爱是最好的良方

守护爱动的天使
抽动症儿童康复指南

海夫人◎著

青岛出版集团 | 青岛出版社

推荐序一：爱可以疗愈一切

在儿子上小学的时候，我才知道妥瑞症（抽动症）。儿子说患妥瑞症的同学总是动来动去的，当时孩子不觉得怪，我也没有把这件事放心上，只是顺势提醒他，看看同学需不需要帮助。女儿上学后，也发现班上有这样的同学。我同样也是借机会教育了她一番。可能我觉得这些孩子在正常的班级上课，他们的问题应该是不算严重的，所以我以前并没有特别关注妥瑞症。

直到我采访有名的年轻花艺师吴尚洋，才真正见识到什么是妥瑞症。妥瑞症让他总是无法控制地抽动和发声，但这并没有妨碍他成为一名优秀的花艺师。吴尚洋的花艺课非常受欢迎，他还经常去国外授课并进行交流学习。

吴尚洋不由自主的抽动频率很高，不时还会伴随无法控制的尖叫。我发现，他会用更大声的尖叫或更大的肢体动作将无法控制的尖叫声掩盖过去，于是在我的报道中，我用"顺势而为"四个字来形容他对症状出现的反应。吴尚洋从不抱怨自己的不一样，反而是跟这个先天问题和平相处，家人也没把他当病人看，而是用爱陪他成长。他告诉我，他的很多朋友看了我的报道后，才知道他有妥瑞症。他对我说："你害我顿时成了罕见疾病专家，我不断地向朋友说明和解释。"你看，他多豁达啊！

我采访吴尚洋的时候见到了另一个妥瑞症患者大蒋，蒋云生，我的东北老乡。他为了让大家更清楚地认识妥瑞症，决定拍纪录片，而且特地采访吴尚洋。通过大蒋我又知道了海夫人，知道了她的故事和经历，并拜读了她根据亲身经历写成的书稿《爱是最好的良方》，至此我对妥瑞症才有了一个比较全面的了解。

随着时代的进步，很多问题似乎越来越集中地通过孩子来表现，比如自闭症、多动症、妥瑞症（抽动症）等。为什么会这样呢？海夫人的看法是，在团体环境中，最先感受到压力、困惑和干扰的通常是团体环境中最弱的那个人，而孩子就是家庭中最弱小的那个人。随着现代生活节奏的加快，人的压力越来越大，如果家长的压力太大，而他自己又没有调节好，就会将自身的压力、困惑传递到孩子身上。按海夫人的说法，许多家长并没有意识到这一点，尽管自己做得偏激了或者过分了，还蒙在鼓里，所以这种对待孩子的不良方式才会持续下去。有一句话叫"大乱方能大治"，当然这不是说我们可爱的宝贝们"大乱"了，我认为海夫人的理解是对的，宝贝们其实是用"抽动"的方式来提醒家长注意教育方式。当孩子有了抽动障碍时，家长需要反省一下自己，是否平时无意识中转嫁给孩子太多的焦虑。这个时候家长不能总盯着孩子，数落孩子，首先需要调理和平衡好自己。

海夫人说，妥瑞症患儿要增强体质，多运动。其实现在很多孩子都缺乏运动。如今城市寸土寸金，高楼大厦取代了绿地，孩子们可以自由嬉戏、自由奔跑的地方越来越少，"宅"其实是被时代逼出来的。这一点我自己也深有体会。我不喜欢我的孩子宅在家里，我愿意让他们出去玩、奔跑、打球、玩游戏，一有时间我便带他们去旅游。

海夫人提到的情绪疏导，我觉得这正是当前人们普遍需要的。许多成年人都有这样的需要，更别说孩子了。说到情绪疏导，又不得不提到刚刚所说的"宅"。一个人"宅"得多了，有可能觉得闷，"闷"其实就是情绪的不通畅。当一个人情绪不好的时候，我们会说他闷闷不乐，也就是不开心，甚至烦躁，严重时会乱发脾气。海夫人所说的情绪疏导，可以给情绪一个温暖的流动空间，这是非常有道理的！

海夫人所说的心力，也就是内心的力量，培养孩子积极勇敢、乐观阳光的性格，对于成长中的孩子都是很好的。海夫人提出的核心理念就是通过运动和情绪疏导，保持心理健康，达到身心平衡。海夫人认为，抽动问题的出现，本身就代表不平衡，身心不平衡了，和谐被打乱了，所以问题就来了。

我的东北老乡大蒋，他的症状比吴尚洋轻多了，我们在吴尚洋的花艺教室相处了几个小时，我观察到他只是偶尔眼睛跳一下。不过，我心中清楚，对妥友来说，无论他们病情严不严重，都跟正常人不一样，都会被另眼相看，都会受伤。要无畏异样眼光，真的不容易！

台湾的吴尚洋，上海的大蒋，还有青岛的海夫人，他们都做到了用爱勇敢面对一切！海夫人，一位伟大的母亲！她用爱治愈了自己患妥瑞症的儿子。海夫人将亲身经验写成书，不仅对妥友和妥友家庭适用，而且对普通家长也是一种教育。认识它，了解它，就能接受它，因为爱能治疗一切。

知名电视台制作人、主播

2016 年 3 月 7 日

推荐序二：爱是你身后的那片海

用心，用情，我花了半月余的时间认真而专注地读了这本书。

很久以来，我在读书时都是被干扰的，事情繁杂，心神不宁，往往一目十行，点到为止，而读这本书，我着实花了些心思。原因很简单，一位抽动症孩子的母亲源自心底的爱打动了我。

现代社会多元文化、各种理念并存，科技飞速发展，人类的物质财富不断累积增长，各类信息迅速传播。信息、理念、文化以及各种物质财富，这一切都在影响着人们，于是焦虑不可避免地成为现代人较常出现的心理问题。

作为心理学专业人士，我深深地感到惭愧。本书作者海夫人并不是医生，她却把自己活生生地训练成了专业致力于儿童抽动症研究的专家，这期间她所花费的心力可想而知。这也再次验证：爱，其实是最好的良药；爱，具有无穷无尽的力量。

在本书中，你会发现作者在陪伴孩子和梳理孩子问题的同时，作者自己的心理问题也得到治愈，并获得了心态的提升。

爱汇聚成海洋，需要的是分享和传播。海夫人不仅使自己的孩子受益，还一直帮助更多的抽动症孩子和家长寻找康复方法，她让这份爱得以升华和完善，书中诸多案例也说明这一点。如何让患有抽动症的孩子在社会上学会生存、发展，像普通人一样享有幸福的权利，本书将带给你许多有价值的思考和借鉴。

《爱是最好的良方》是抽动症儿童的康复指南，这本书不仅仅是一部工具书、方法论，更是爱的汇集和滋养，它能让抽动症儿童的家长干涸的心灵得到慰藉。

这就是一个母亲，耗时八年的时间，用母爱挖掘出来的那片海。

2016 年 5 月 5 日

北辰：中央人民广播电台中国高速公路交通广播心理情感节目《北辰在找你》主持人，北辰全国巡回演讲创始人，实战心理专家，国际认证心理咨询师。

推荐序二：爱是照亮心灵的那束光

我和海夫人在同一个城市——青岛，我们曾一起交流过对抽动症的看法。海夫人专注于抽动症的研究，她不断地将新的文章和案例无私地分享给那些饱受困扰的抽动症儿童家长。海夫人建的"沐浴阳光群"，帮助了不少处于痛苦中的抽动症儿童家庭。也许是自身孩子的经历，让她深深地体会到抽动症孩子的家长多么需要帮助，所以才给了她巨大的精神力量，让她成为照亮抽动症家庭的那束光。

海夫人的亲身经历，以及深入持续的分享交流给她提供了丰富的实践土壤。她是一个聪慧、有悟性的人，有着深厚的人文底蕴，对心理学也有独到的见解，逐渐总结和提炼出不少有效的理念和方法，这些理念和方法的实用性、可操作性都很强。实践是检验真理的唯一标准，"沐浴阳光群"中许多成功的案例证明了这些理念和方法是有效的。

抽动症的症状是内在紧张焦虑和身体不舒服感的外在表现，我们可以通过改变教育方式来减少孩子负面情绪的产生，及时疏导孩子的情绪，关注孩子的心理，并且长期坚持如此，孩子就会变得放松、快乐，症状自然随之减少。我也做过抽动症孩子的咨询，也采用这种方法，并取得了良好的效果。

海夫人专注于抽动症的研究，全面深入了解抽动症家庭的困惑，在抽动症康复方面积累了丰富的经验和案例，这些经验和案例在本书中都有充分的展现。这本书是系统研究抽动症康复的专著，书中在介绍抽动症的机理、帮助抽动症孩子康复、心理疏导、亲子教育等方面，都有精彩阐述，您可以从中了解抽动症康复的系统方案。书中涉及了与孩子相处的大部分常见问题，您的很多困惑都可以从中找到答案。海夫人提出了不少切实可行的抽动症康复方法，比如通过心理疏导提高孩子心力、如何解决发声问题等。书中案例丰富，语言通俗易懂，就像海夫人面对面地回答您的问题，所以它是一本很好的自助康复读物。

"当你救了一个人，就等于救了全世界。"对于一个家庭来说，孩子有时就是父母全部的世界。如果本书能给抽动症儿童家庭带来光明，那真是善莫大焉！

维尼老师

畅销书《顺应心理，孩子更合作》著者

2016 年 4 月 23 日

推荐序四：爱让一切改变

作为一名妥瑞症（抽动症）患者，我在2015年拍摄了国内第一部聚焦抽动症人群真实生活的励志纪录片《妥妥的幸福》。因海夫人是其中一集的主人公，我对这位平凡而伟大的母亲有了更加深入的了解。也因海夫人，我对自己身体里的"妥瑞小伙伴"有了更加透彻的认识。

为海夫人撰写本书的序言，我的心情无比激动。其实，我对海夫人也是充满感激和崇敬的。她从一位重度抽动症儿童的母亲，变成一位对抽动症的护理康复有贡献的民间博主，这一切都是因为爱，无私而又伟大的爱。正是这份爱，让海夫人用耐心、理性、勇敢和坚强，帮助曾经是重度抽动症患者的儿子走向康复，还让海夫人改变了原有的事业轨迹，并让她将自己身体力行的经验无私地通过网络分享出去。她的博文帮助了不计其数且素未谋面的抽动症儿童家长，让许多家长重新认识抽动症，改变了许多家长对待抽动症儿童的不当的观点和态度，并激励他们通过努力，帮助孩子战胜顽疾和心魔，还帮助他们抹去了家庭中的不和谐音符，也使得他们和孩子一起沐浴阳光，健康成长……

虽然海夫人没有任何医学背景，但我认为她对抽动症的认识和贡献不亚于国内某些专家。海夫人可以用同理心去对待所有儿童和他们的家长，而有多少人能真正地做到和抽动症小天使们共情呢？也许只有那些身患抽动症的人和他们的家人才可以深切感受吧……

《爱是最好的良方》这本书是海夫人多年来的心血之作。本书记录了海夫人与很多抽动症儿童家长和部分成年抽动症患者的沟通交流内容，收录了海夫人多年来查阅的相关文献、国内外抽动症科学研究报告和自己孩子的病情观察日记，对抽动症的成因、病理，尤其是抽动症的非药物康复方法进行了系统详尽的分析，用通俗易懂的语言和大量的实例向读者们展现了抽动症的本质和应对抽动症的理想方式。但我想恳请各位抽动症儿童家长朋友们注意：不要把这本书当成"解药"一样去看待，真正能够帮助孩子们走向康复的，正是阅读此书的你们和你们真真切切的行动！

在拍摄海夫人这一集的时候，我曾经私下里问过海夫人，这本书对她意味着什么。她是这样回答的："我希望这本书的出版不仅可以帮助更多的抽动症儿童家长，而且也能让我从紧绷的生活中彻底放松。也许这本书出版以后，我就可以'退休'了。"

是啊，很多人也许只看到了海夫人数百篇的博文、数以百万计的文字和活跃在"沐浴阳光群"的身影，但他们没有看到海夫人每天不断地面对患儿家长们充满负能量的诉苦时的辛劳付出。而这不仅仅是时间的付出，还有这些信息给她的内心所带来的压力和对身体承受力的考验。在我与海夫人一家朝夕相处的一个月拍摄时间里，我目睹了海夫人的辛苦，而这种辛苦并非每个人都可以承受的。所以，我也希望这本心血之作的出版可以让这位43岁的女人、18岁孩子的母亲、丈夫的贤妻和民间的博主好好地歇一歇。

最后，我想用海夫人写过的一段话做个结尾：

"我觉得自己像是一个使者，上辈子和抽动症儿童们有个约定，今生来替他们向家长们传递心声。告诉家长们每一个抽动症的孩子都是一个特别的小天使，他们带着使命而来，他们是来提醒父母的，让父母知道不一样的孩子成就不一样的父母。"

本书不仅对抽动症儿童家长有着非凡的意义，而且对正常儿童的家长在亲子教育方面也有一定的启发和帮助。希望阅读此书的你能感受到爱的力量。因为爱可以治愈一切。

大 蒋

纪录片《妥妥的幸福》导演，患有妥瑞症的摄影师

2016 年 3 月 10 日

作者序：爱是最好的良方

我出生于一个普通的工人家庭，自幼体弱，性格敏感，喜欢看书。

1998 年，我的孩子出生了。孩子 1 岁多的时候表现出自闭倾向，眼神不和人交流，总是一个人玩，不看动画片，只看广告；孩子两岁多时开始出现抽动症症状，频繁眨眼，同时出现情绪障碍，不会表达情绪、情感，他要么生闷气压抑自己，要么乱发脾气。孩子的表现让我感觉如五雷轰顶，深深地刺激并触动了我。我的焦虑、烦躁、抱怨、愤怒和情绪化给年幼的孩子带来了非常大的恐慌，这使他不断地往自己的内心世界躲，因此自闭倾向便开始显现。

孩子的状况让我看到了自己。孩子是家长的镜子，如果你对镜子里的人不满意，这个时候不应该责怪、抱怨镜子，而应该通过镜子审视自己，审视一个更真实的自己。我们只有看见了自己，才会有真正意义上的改变。

于是，我开始努力，努力帮助孩子，同时修复自己。伤害的递增远比爱的递增来得快，当你觉知到一切的时候，"万里长征"只是刚刚开始。

多年来我有阅读的习惯，书和文字已经成为我生命的一部分。以前，我看了很多优秀的文学类书籍，哲学类书籍接触得并不多，但是到后来哲学类书籍占了主导。文学类书籍表达的是环境和人性，是在不同的环境中人的发展变化；哲学类书籍探讨宇宙和人类的存在，也就是精神和物质的关系。再后来我开始接触心理学书籍，因为有了前面的知识，我对心理学的领悟如鱼得水。

当发现孩子的问题后，我除了疯狂学习、了解相关知识以外，还在努力实践。我每天都写观察日记，思考孩子的种种表现，审视自己内心存在的那个"黑洞"。不能不说，我曾经看过的那些书，还有大师们卓越睿智的思想和美好高尚的心灵一直在指引着我，影响着我。之前获得的知识给了我思想上的累积和准备，帮助孩子和自己的过程又让这些理论和实践完美地结合在了一起。

我转变后，孩子的自闭倾向迅速好转，紧接着抽动症症状表现——频繁眨眼与情绪障碍表现都逐渐减轻。"当一个人不能正常表达自己的愤怒时，就会出问题，所以孩子情绪不好，表达出来是好事！"这是我现在经常对抽动症孩子家长讲的一句话。虽然很多家长害怕看到孩子的恶劣情绪，但其实问题及时表现出来远远比隐藏着好。

当我开始尝试换一种方式对待孩子时，他压抑的情感开始释放，对于孩子释放的过程，我先接纳后引导，这便是我最初摸索出的一种方法——心理疏导。

情绪和心理相关联，情绪障碍或者情绪淤堵久了，心理阴影便相应产生，所以心理疏导也就是接纳孩子的情绪，帮助孩子疏导不良情绪，要做到先疏通后引导。孩子内心的淤堵疏通后，症状便会奇迹般减少，甚至消失不见。

抽动症症状的幕后指挥者是心，而环境又对心产生着影响。身体是我们内在世界和外在世界的媒介、桥梁，如果环境的干扰太大，而孩子内在的世界尚未建立起来，这样的矛盾和紊乱首先就会从身体上表现出来，抽动障碍便由此而来。抽动症症状有三种表现形式：一是身体表现，二是情绪表现，三是心理表现。与此相对应的解决方法便是加强体质锻炼，同时做好情绪疏导和心力的培养与提高（增强心力）。心强大了，才能够自主平衡环境对身体的干扰。

当初我的孩子症状太厉害，不仅出现抽动症的三种表现形式，如身体抽动、情绪障碍、心理阴影等，而且脾气大、强迫、焦虑、自己打自己等。当时我并没有奢望孩子能好，只希望尽我所能，努力帮助孩子健康阳光地面对他的抽动症，然而孩子现在好了，抽动障碍已不复存在。事实上，生活回馈给我们的总是多过我们想要的。

孩子让我知道什么是爱！

分享经历

2009年1月，我开始通过QQ空间分享发布关于抽动症的文章，开始在网络上和家长们接触。这么多年过去了，我接触了无数位不同年龄、不同职业的家长，通过他们我了解到了许多抽动症孩子的情况。2010年，我的新浪博客、微博（海夫人）开通；2015年，微信公众号（海夫人：HFRCDWX）开通；2015年12月，青岛海夫人优酷视频开通。

书和文字带给我的最大好处是我可以用这样的方式分享，和更多的人进行沟通、交流和共鸣。我的文章甚至吸引了一些精神科医生参与讨论，这些专业的医生给我提供了专业的资料。我的文章中多次引用的专业文献——《欧洲儿童少年精神病学》杂志2011年20期《欧洲抽动秽语综合征与抽动障碍临床评估准则》就是医院的工作人员提供的。

不断分享的过程让我不断收集整理案例，不断思索，不断总结，不断完善在实践中摸索出的理论和方法。这本书便是从实践到理论，再从理论到实践的过程。

不能只有医生知道

这些年我接触了许多家长，大多数家长对抽动症一无所知，我自己刚开始面对孩子的抽动症时也一样迷茫，我们没有关于抽动症的基本常识，不知道抽动症属于什么障碍，成因是什么，家长们该如何面对抽动障碍。关于抽动症的基本常识和问题不能只有医生知道，家长们也需要知道。

这本书可以帮助家长们了解一些最基本的抽动症常识。人们对事物的认识符合"无知才会恐惧"的人性特点，只有了解了才不会害怕，才不会盲目焦虑。因为太多家长不了解抽动症，一旦孩子出现抽动症状，往往会让整个家庭陷入极度恐惧和慌乱中，绝大部分家长首先会经历打骂、制止、搜索信息、崩溃、寻医问药、复发、吃药这样循环反复的过程，这给无数家庭造成了痛苦。

目前，世界上还没有一种药物可以治愈抽动症，所有的治疗都只是降低抽动的频率，这是一个事实，那么抽动症孩子是不是就没有机会康复了呢？当然不是。"一般来说，抽动症状会随着时间推移而减轻。临床调查表明，10岁以前就伴有抽动症状的患者中，有80%的患者在青春期症状明显减少，到18岁时，虽然客观评定表明，大多数人仍然有轻微的抽动，但症状的强度与频率均会减弱或降低，大多数患者不会再受到抽动所带来的影响。"（摘自《欧洲抽动秽语综合征与抽动障碍临床评估准则》）

现在抽动症属于世界难题，成因不明，所有的书籍，无论是专业书籍，还是非专业书籍，给出的答案都是比较含糊的。

抽动症的主要病因有以下几种：

（1）抽动症孩子的神经类型：强而不平衡型（敏感，神经的平衡性却相对弱）。"巴甫洛夫提出的高级神经活动类型特点和个性有密切关系。它不仅是气质的直接生理基础，也影响性格的形成。强而不平衡类型有较长的紧张而有力的活动周期，但在形成成熟时，有许多多余的和违反抑制性要求的动作，属于其他类型的人多余动作则较少，而且随着熟练的形成便很快消失。"（摘自由高玉祥所著的《个性心理学》，北京师范大学出版社出版。）

（2）环境因素：社会环境和家庭环境，包括母亲怀孕时遭遇的刺激事件和不良环境、母亲的情绪状态等。

（3）遗传因素。

（4）其他因素：主要包括以下几个研究方向。

①抽动症神经解剖学研究。

②抽动症神经生化研究（大家非常关注的多巴胺）：在抽动症的发病机制中，多巴胺的变化规律尚不清楚，其改变是原发性的，还是继发性的呢？这有待进一步研究。

③抽动症的免疫因素与感染：与链球菌感染有关的儿童自身免疫系统疾病有待进一步研究。

……

尽管抽动症的形成与遗传、感染、生化、免疫及社会心理因素有关，但是哪个因素都不能完全解释该病的特殊表现和严重程度，该病可能是由遗传因素、环境因素和非遗传因素共同发挥作用所致。Leckman JF等强调，具有抽动症遗传素质的儿童，当遇到不利的环境条件，超出神经系统的耐受力或内环境平衡遭到破坏时，可促使发病。他提出的遗传因素、其他危险因素和保护性因素与神经生物学发育因素相互作用导致抽动、强迫及其他抽动相关症状的观点，目前已得到众多学者的认可。基因的分离和最后的成因还有待于进一步研究。（摘自由杜亚松主编的《儿童心理障碍诊疗学》，人民卫生出版社出版。）

爱能创造奇迹

多年积累的事实和经验告诉我，积极的态度和方法能够让你带着孩子勇敢面对疾病，成功面对疾病。奇迹是人创造的，爱能创造奇迹！

美国人根据真人经历改编拍摄的电影《自闭历程》，于2010年2月6日在美国上映。该片根据美国畜牧学家坦普·葛兰汀的人生经历改编，讲述了她如何战胜自闭症成为学者的历程。坦普·葛兰汀是一个自闭症患者，她的妈妈为了抚养她竭心尽力。葛兰汀4岁时还不会说话，在妈妈爱的照顾下，在后来欣赏并认可她的恩师卡洛可博士的引导和指点下，葛兰汀考进了大学。大学毕业后，葛兰汀继续努力，孜孜不倦，63岁时，成为卡罗莱纳州立大学的畜牧学和动物学教授、农场设计专家、作家……

我认为人们只要心中有爱和阳光，无论遇到什么问题，都不用过于纠结和害怕。因为爱可以疗愈一切，爱可以修复一切，爱是最好的良方。

一位网友的留言

袁媛：作为一个生物学方面的科研工作者，我在国内外期刊上发表了许多有关疾病与蛋白质表达的文章。那是研究，是理论推导，而且很多研究是在特定的条件下进行的，研究的过程往往是将复杂的生理过程简单化。复杂的生命过程都是由多种因素共同调控的。因此，我非常赞同海夫人的观点，我们不要过多地关注抽动症与多巴胺的关系，而要更多地爱孩子。读海夫人的博客已经成为我生活中的重要组成部分。真的，从内心深处很感动……

众多网友的反馈

李娜：非常感谢您，在我最无助的时候是您的理念给了我坚持的理由。现在孩子大了，症状不知道什么时候就不见了，但我还是一直关注着您，一直关注着这个群体，而且不断提醒我自己，增强孩子的心力，让她的内心更加强大！谢谢您！我会继续关注的，祝福您！

江苏张女士：亲爱的海夫人，你好。我家孩子目前很好。我只想把这个好消息告诉现在正处于迷茫状态的家长们。没有捷径，没有诀窍，用心付出，爱孩子，一切会好的。现在的我真心感谢抽动症的到来，它真正改变的是我。谢谢你，由衷地感谢在我最迷茫的时候遇见了你。加油，保重身体。

一笑而过：儿子患有抽动症，整夜整夜睡不着觉！深夜查阅资料，看到了你的文章，让我信心大增！谢谢你！给一颗无助的心以无穷的力量！

唐顺泰：海夫人，您好。一直想加入咱们的群，没加上，有幸搜到了您的文章，让我对抽动症有了更深入的了解。我儿子从2014年9月份大爆发，各种症状都有，大喊大叫，说脏话，医生确诊为抽动症。庆幸的是看到了您的文章，我改变了以前充满暴力的教育方式，给孩子足够的空间，不再限制孩子的自由，不再追求完美，和老师积极地沟通，和孩子积极地沟通，采用了您提出的先疏后导的方法。这半年以来孩子大喊大叫、说脏话的症状基本消失，还存在各种小动作。但是，我已经不在乎。因为孩子每天都很开心，他觉得妈妈变了。抽动症并不可怕，可怕的是妈妈们失去信心、耐心、恒心、爱心！

咖啡：海夫人，我儿子好了！特意谢谢你！如果没有遇到你，我现在还不知道是给孩子吃药还是手术，或者是采取什么措施给他医治所谓的抽动症。从离婚前给孩子留下的阴影到后来离婚后抽动的爆发，我用你文章中所说的方式去对待孩子，对待家庭，对待身边的人。现在不仅孩子好了，连我自己也改变了。只有改变自己才能让孩子彻底康复，真的谢谢！

开心每一天：不要只盯着孩子的症状，家长内心的成长很重要。我曾经焦虑不安，甚至怀疑，但随着时间的推移，不断提高自己，反复看海夫人的文章，自责—反省—领悟—实践，一步步走过来。必须说明的是，并不是看一遍海夫人的文章，孩子的症状就会消失。对于愿意沉下心来、真正领会其意的家长来说，海夫人的方法无疑是一副对症的良药。我们不能抱着功利的思想，看完后就想让症状立竿见影地消失。关键在于自己的内心是否真正做到了平和、平静，如果一直愁云密布、着急上火，那快乐积极的因素如何生根？孩子有了症状，相信一句话："生命有了裂缝，阳光才能照进来！"告诉我们的孩子："你是最幸运的！"

都想走捷径，但哪有捷径可走啊！这不是一期一夕可以改变的事。看看海夫人的经历就会明白，很多家长其实做得太少太少了。海夫人从荆棘中开拓摸索出了一条路。

我一直在认真地看海夫人的文章。"沉下来，用心爱，莫着急，希望在。"我在心里给自己这样鼓劲，为了我们的孩子，我决不放弃。

前几天儿子班主任给我打电话说，儿子 2015 年升级考试全年级第一，并且学生会工作开展得也不错！再次感谢海夫人让我重新拥有了一个阳光向上的孩子。海夫人，谢谢您！

草根群体的智慧

这么多年和广大网友接触、分享并交流，无形中让我成了孩子们的代言人。

我内心的力量代表了家长的力量，我对抽动症所领悟到的一切代表了家长的智慧，我的坚持也代表了家长的坚持。

我们都爱孩子，虽然我们的爱会偶尔迷失，但是一种博大的爱会让我们相互连接，相互提醒，相互帮助……

海夫人

2016 年 4 月 7 日

目 录

 第一篇
海夫人其人其事

任何时候，嗔恨带来的只有毁灭和不幸，唯有爱和宽容能带来美好和希望。曾经不懂爱，后来学会爱！当爱的情感在我心中开启，我的世界也因此变得不同……

第二篇
帮助小天使修复"隐形的翅膀"

　　有这么一群孩子，他们时常会有一些奇怪的行为举止，有人说他们做鬼脸，有人说他们是异类，有人说他们无法停下来，有人说他们没礼貌……

　　这些不被理解的小天使有一双"隐形的翅膀"，只是这些天使被赐予的翅膀受伤了。小天使们只要修复好受伤受损的隐形翅膀就能飞，他们能飞得更高、更远、更好……

第三篇
抽动症常见问题

本篇收集整理了历年来家长们最关心、问得最多的常见问题。见招拆招，方法总比问题多。实实在在去努力，爱始终是最好的！

第四篇
对抽动症的思考

家长要积极地面对抽动症，主动地进行康复，抽动症才能彻底好。逃避只能让康复的过程变得更长。

第五篇
心理疏导与亲子教育

抽动症的康复需要时间和过程，过程无法省略！面对抽动症，除了耐心、爱心和恒心，还是耐心、爱心和恒心！我们要等待一颗心的成长，还要帮助小天使修复后天形成的身心障碍和压力。

授人鱼不如授人以渔，父母对孩子的教育也是如此。我们需努力帮助、培养、引导孩子自己追求幸福的能力，而不是一味提供条件让他们幸福。

第六篇
精选案例

　　不一样的孩子成就不一般的妈妈！不一样的孩子需要不一般的妈妈！我们有不一样的孩子，所以需要我们成长为不一般的妈妈！

第一篇

海夫人其人其事

任何时候，嗔恨带来的只有毁灭和不幸，唯有爱和宽容能带来美好和希望。曾经不懂爱，后来学会爱！当爱的情感在我心中开启，我的世界也因此变得不同……

第一章 爱动的天使

我们全家原来生活在长江边的一个小城市，老公是海员，我叫他船长。因为老公大部分工作时间漂泊在海上，所以我们聚少离多。在孩子不到7岁时，我们迁居青岛，从此全家团聚。

儿子从小就好动顽皮，男孩子如此，没人觉得有什么不对。儿子6个月时就会匍匐在地上向前爬，像个侦察兵一样四处侦察，侦察地点就是我们的家（家里装的是木地板）。儿子从会爬开始，只要醒着就动个不停，爬、蹬、跳、翻滚、钻、攀……

儿子两岁多时开始出现眨眼症状，比正常眨眼频繁且用力，眨一段时间会恢复正常，平静一段时间后又会开始挤鼻子，挤一段时间后停止，停止一段时间后又出现别的动作，差不多一直这样。

我和家人虽然奇怪，但都没当一回事儿，我们还时常会开玩笑地问："仔仔怎么了，一个动作完了就会换另外一个动作做？"儿子自己更不以为然，他会接着我们的话顽皮地说："是啊！我一段时间这样。"说到这里他会有趣地眨眨眼，接着说："过段时间又这样。"他接下来会可爱地挤挤鼻子，说："我也不知道为什么，反正就是这样！"然后我们哈哈大笑，每个人都是轻松的，没有人觉得这有多么严重或者多么可怕。

儿子上小学后，无论是精神还是情绪都好像突然兴奋了许多，总是出现奇怪的面部表情和身体动作，如挤眉弄眼、耸肩、扭动身体等，并且特别频繁，吃饭都不能停下来，坐也坐不安稳。我不知道这是怎么了。孩子虽然一直好动，但是从来没有这样怪异，特别是在他扭动身体的时候，他自己使劲用着力气，我不知道这个小身体里究竟有一种什么样的内在力量驱使他如此。

第二章　确诊

2004 年初秋的某个午后，我和孩子爸爸商量带孩子到医院看看，想弄清楚他到底是怎么回事。

我们沿着湖心小坝往医院走去。小坝上绿树成荫，高大的法国梧桐树排列在小坝的两边，繁茂的枝丫向空中伸展，相互交错形成一道天然的遮阳屏障。

儿子兴高采烈地跑前跑后。"妈妈，我们这是去哪啊？"儿子跑过来问。刚到我身边，他的肩膀非常夸张地耸了一下，好像不过瘾一样，紧接着又用力地耸了一下，耸完肩膀，身体如同扭麻花一样扭了扭，再扭扭。做完这些，儿子的身体保持了平静，但是脸部表情开始变得丰富，眉毛挤到一块儿，像是在皱眉，皱完眉毛开始翻眼睛，眼睛通常不会只翻一下，会翻好几下，不知道的人会以为这孩子在做怪样或者翻白眼。

一系列的动作做完以后，儿子才可以顺顺当当地和我说话，通常他一句话刚说完等不及我回答就跑开了。任何一个小东西都会引发他的兴趣，比如路边树旁有一个小坑，他会从小坑上跳过来跳过去，反反复复，不知疲倦；如果有栏杆，他就会攀越、翻、爬、钻，甚至爬上栏杆立在上面，试图在栏杆上行走……

到了妇幼保健院，导医引导我们挂了儿童保健科。刚开始听到儿童保健科我还挺安心，以为保健科不就是指导身体保健方面的知识嘛。

在医院的儿童保健科，医生先问了孩子的基本情况，然后让我们做了两大张心理测试卷，最后医生非常小心翼翼地告诉我们："孩子得的是抽动症……"当时我的脑子"嗡"的一下，然后一片空白。我始终记得医生当时小心谨慎的表情，她非常含蓄地问我："你们夫妻感情是不是不大好……"

当听到"抽动症"三个字时，我就有些失去感觉，反应也变得迟钝，因为我从来没听说过什么"抽动症"，只知道多动症，对多动症也只有粗浅的认识，多动不就是孩子好动嘛。人面对未知的东西会恐惧，会害怕，我当时就是这样的反应。后来，医生还说了些话，并且继续开检查单，后面的过程我已经没有什么反应了，只觉得自己飘了出去，飘到空中……

我看着我的孩子，他还有一个月满6周岁，9月份刚上一年级。一个多么可爱的小男孩啊！瘦瘦小小，童稚的脸上带着好奇与欣喜，满诊室折腾，翻翻这个，摸摸那个，他觉得什么都有意思。测身高和体重时，他会站上去观察指针的转动，然后跳下来再观察指针的转动，这个举动一直反反复复做到他不想继续了，紧接着，他又用手扶起量身高的拉杆，推上去滑下来，推上去滑下来，推上去滑下来。他还从医生的大桌子下面钻过去钻过来。在孩子马不停蹄地活动的时候，每分每秒都伴随着挤眉弄眼、耸肩、扭动身体的动作。我不知道我可爱的小天使是如何同时完成这些的。

当时诊室里的医生和护士居然没有一个嫌弃孩子，没有一个皱眉头，甚至有一个医生还相当配合，孩子无论拿起什么她都让他玩……

我可爱的小天使怎么了？到底怎么了？

海夫人：孩子两岁多开始出现眨眼症状，到上一年级的时候症状爆发，我们带孩子去医院确诊，第一次知道世界上有抽动症！

第三章 伤心的天使

1/ 我成了妈妈

○ 意外

1998年初春，很突然地，我发现我怀孕了。新房正在装修，可是我一点也不高兴，不知道为什么。我觉得一切都来得太快！我们的新房在老家的湖边，位置非常好。

我的早孕反应不同于别人，我不呕不吐，没有怀孕后的种种早孕表现，但是也很难受。这是一种潜藏的难受，就好像发生食物中毒了一样，时时刻刻有轻微恶心和眩晕感，并且这样的感觉一直伴随我直到分娩。

那时候，我的心情是焦虑的，我满腹的心事、想法，无人可以倾诉，我对人生充满了惶惑。面对这个已经生长在我体内的小生命，我没有一丝喜悦感。

◎ 矛盾与争吵

我偶尔去新房看看，然而每次去都和船长大吵一顿，然后离开。不知道怎么了，我发现我无法和这个人很好地沟通，我们好像是来自两个不同世界的人，我的语言他不懂，他的语言我不想懂！我暴怒的火焰不知从何而来，我知道这对腹中的胎儿不好，但是当时的我完全被情绪所控制。

船长同样容易火冒三丈，更爱生气。他不知道孕妇需要怎样的照顾，他从小在农村长大，在照顾人这方面他是粗糙的，他找不到合适的路走入我的内心，他不懂我，不明白我，我也不理解他。

◎ 新的家庭

搬进新房的时候，我还是非常高兴的，因为我有了一个属于自己的家。这是船长用他的全部积蓄为我和孩子准备的。一个男人爱一个女人最好的表达方式是什么？就是这个，只不过当时的我不懂也不明白。

我们在家中等待孩子出世。我的肚子一天一天大起来。为了我，船长暂时没有上船。那个时候我是幸福的，然而我的身体极度虚弱，出怀后不久我开始贫血，头晕得厉害，有时候一站起来就会眩晕半天，怀孕6个月后我开始腿脚抽筋……

◎ 我成了妈妈

分娩时的疼痛和艰难不是每个女人都想回忆和描述的。当时，医生给我用了催产素，进入产房3个多小时后，孩子还没有生下来，医生开始着急了。儿子在从产道往外滑行时不知为什么偏离了轨道，他先露出的是耳朵而不是头顶。一个孩子如果在产道卡得太久，就容易因为缺氧窒息而死。为避免意外，医生用产钳把孩子夹了出来。

当我被抬进病房的时候，我的室友说，她被吓住了，因为她感觉不到我生命气息存在的特征，她说我像一张纸一样轻盈、虚弱！

等我有了力气后，我挣扎着支起身子看那个被包得像小蚕宝宝一样的孩子。我的孩子，他闭着眼睛睡着了，皮肤微黑，并不像我，高挺的鼻子，大大的鼻头，小脸蛋，两只耳朵弯弯地耷拉着，我知道这刚好是产钳夹住的部位。我有些喜悦，然而没有爱，我低下头凑上去很轻很轻地吻了他一下，这个时候我对他只有一种喜欢的感觉，就是那种任何一个大人在看见一个可爱而幼小的生命时都会产生的感情……

我从此成了妈妈，而他，成了爸爸！但那时我们都不懂爱！

2/ "魔鬼妈妈"

第一次做母亲的我非常奇怪自己心中竟然没有多少爱，我对孩子既没有渴望也没有憧憬，好像这只是我应该完成的事情而已。我的冷漠无情在孩子生命的最初便深深地伤害了他，伤害了这个幼小无辜且无力反抗和拒绝的生命。

每个伤心小天使的背后也许都有一个"魔鬼妈妈"，即便妈妈没有真的成为"魔鬼"，也肯定被"魔鬼"蛊惑引诱了，且"魔心"或"魔性"都已入木三分。

我是一个在性格和情感方面有残缺的人，婚姻并不能帮助我从这种不幸的残缺中走出来，反而让我有了更大的残缺。意外的怀孕没给我带来一点惊喜，因为我远远没有准备好。孩子在我肚子里的时候就感受到了我的冷漠，一种深沉的源自母体的冷淡。儿子生下来的时候表情沉重，显得早熟，完全不像一个新生的婴儿。

儿子出生后很长一段时间里我都不爱他，真的不爱。不仅不爱，我的心中更多涌出的是恨，是对生活状态的不满和抱怨。

海夫人：夫妻之间最重要的是沟通和理解，不要小看夫妻之间有效的沟通和交流。一个没有融合感情交流的家庭会慢慢演变成一个缺乏温情、死板冷漠的无爱之家，如同一潭死水。

○ 可怜的孩子

孩子是天使，是降落人间的天使，在生命的最初，天使的秉性和优势都保持得最为完整。我们大人会理所当然地认为这么小的孩子能知道什么，能懂什么。其实不然，这么小的孩子的确什么也不懂，什么也不知道，但是有最本能的感觉，这些感觉会传递到孩子的内心并被储存下来。

孩子在一个不和谐的氛围中整夜整夜睡不好，在睡梦中，他像受了惊吓般浑身弹动，每小时都要吃一次奶，每次都吃不了多少。我每天怄气，本来就体弱，奶水又不足，几经折腾，奶水便越来越少。

在这种缺乏关怀的冷漠环境中，这个小婴儿不喜欢任何人抱他，不管是谁抱他，他都用自己的小手尽量地抵挡着，让他自己和抱他的人保持一定的距离。

○ 独自面对

当孩子 50 多天的时候，老公就离开了家，他必须回去上班，他就那样留下一个烂摊子：羸弱不堪的母子俩，一个心结重重、毫不快乐、不懂爱的母亲和一个孤独的孩子。

我的坏脾气和怨恨与日俱增，在孤独和绝望中，我常常独自哭泣，一切都那么糟糕。在一次次给孩子喂奶的过程中，我感觉到了孩子的弱小无助，一种本能的母爱在我的内心萌发，我开始偶尔抚摸孩子，亲吻孩子，然而孩子不喜欢我，那个时候的他不喜欢任何人。

26 岁的我憔悴不堪，我不知道怎么了，上天为什么给了我一个如此磨人的孩子。儿子每天半夜都要啼哭，并且不哭满两个小时就不停止，任凭你怎么抱着他摇摆、晃动、亲吻、安慰，他就是要哭。随着时间的推移，我的体力和耐力全部消耗殆尽，我每天的睡眠先是被无情地切割成几段，然后分段的睡眠也逐渐消失，最后我患上了严重的神经衰弱，孩子闹我睡不着，孩子不闹我也睡不着。

海夫人：恨和抱怨是生活中的毒药！恨和抱怨是生活中最厉害的情绪加码器，一点不如意就能被无限放大放大……

○ 初现端倪

一岁多的时候，儿子的性格初现端倪。他胆小，不合群，不与同龄的孩子玩，他整日与我寸步不离，只要有一会儿看不到我，就会紧张，会哭；他脾气大，气量小，一点不如意就要哭上几个小时。一天二十四小时，最难对付的就是他的脾气，他太容易生气了，从小就被自己的性格和情绪折磨着。

儿子体质差，体温调节能力弱，动不动就发烧，并且一烧就是近40℃，常常把我吓得手足无措，只有哭的份。

儿子从童年就开始表现出沉重的状态，没有别的孩子那样轻松快乐，这样的沉重状态似乎随着年龄的增长日益明显。

两岁的孩子大都爱看动画片，可是他不看，他只对广告感兴趣。

从几个月开始，儿子就从没有笑着醒来过，每一场睡眠过后伴随的必定是发脾气、生气、不高兴。

儿子体弱，上医院是家常便饭。他的身体已经很折磨人了，可是同性格比起来真不算什么了！

看着别人的孩子那么阳光，那么活泼，而我的孩子总是处在极端恶劣的情绪中，自打出生开始身体就没有长好过，年年都是一张黄瘦的脸和一个羸弱的身体。我非常痛苦，不知道孩子是怎么了。

一次，姐姐提醒我儿子似乎有些自闭的倾向。儿子一岁多的时候，他基本不理外人，也不怎么玩玩具，手指非常不灵活，拿东西拿不住。我当然不相信孩子会自闭，不过孩子的胆小不合群倒是不争的事实。那时候带他出去玩是一件痛苦的事情，他只会寸步不离地靠着我，让他和别的小朋友玩，他怎么也不肯。

那天，我把自己关在房间里狠狠地大哭了一场，我知道孩子是没有错的，错的是大人。每个孩子都是上天派来的使者，带着帮助、拯救父母和家人的使命，他们带着快乐而来，带着爱的渴望而来。但是，是谁一而再、再而三地伤害他们？是谁伤害了这些小天使？

当时我确实不知道孩子怎么了，现在我明白是孩子的心受伤了，我的嗔恨造成了这一切，我伤害了我最爱的孩子。

3／小天使的呼唤

当我心中的恨和抱怨几乎要毁掉我的生活和我的孩子时，仿佛出于孩子天生的本能，为了引起我的注意，也有可能因为孩子在母体内就受到母亲情志不好的干扰，受到惊吓而心神不安，儿子从出生开始就没日没夜地闹腾，睡几十分钟就要哭几十分钟，每天都是如此。我的体重很快由100多斤降到90斤，再到80斤，再到70斤（我身高1.62米）。由于疲乏，休息不好，再加上心情不畅，我的奶水很快就没有了，为了把他养育好，我更加辛苦，每天晚上我都得起来试水温调奶粉。

我永远记得他是如何日夜吵闹让我无法入睡的，我永远记得我那一头美丽的秀发是以一种怎样惊人的速度掉落的，那时我每天清晨起床后落在枕头上的不是几根头发，而是一层头发。

我想那时孩子是在报复我，狠狠地报复我，用尽了一个婴儿可以用的方法。儿子特别难带，特别折磨人。

海夫人：*其实，任何时候嗔恨带来的只有毁灭和不幸，唯有宽容和爱能带来美好和希望！*

4／被初次唤醒的母爱

奇怪的是，原本对他一点母爱都没有的我，竟不可救药地爱上了他，并且越爱越深，越深越浓，不能不说这个小家伙成功了，他非常成功地赢得了我的全部母爱。

我开始像别的母亲一样傻傻地、无私地爱着他，尽心地呵护他。我认真又细心地做着每一个母亲该做的事情，为他洗澡、理发、剪指甲，喂他吃饭，带他出去玩，教他唱儿歌，给他讲故事。

随着我心境和态度的转变，儿子似乎也在健康快乐地成长着。儿子6个月大就会爬，他似乎天生在运动方面有潜质，从会翻身、会爬开始，就非常喜欢运动。不仅如此，儿子后来又用他独特的方式提醒了我，让我深刻地反思和反省自己。

海夫人：*曾经不懂爱，后来学会爱！当爱的情感在我心中开启，我的世界也因此变得不同……*

第四章 症状大爆发

1／ 第一次症状大爆发

儿子刚上一年级的时候，还不满6周岁（因为提前上学）。他不是一个温顺听话、规规矩矩的孩子，但也不算特别调皮。因为儿子从幼儿园小班直接进入学校的学前班，接着进入一年级，少了幼儿园中班和大班的过渡期，所以他比同班的同学都小。这使他从一开始就面对着必然的压力，并且这个压力是突然的。

开学一个星期，老师把我请到学校，告诉我，孩子一个星期没写作业。我便开始粗暴地管孩子，打孩子，之后孩子很快表现出症状，总是动个不停，甚至无法写字，一写笔就断。因为他紧张，所以写字时用的劲特别大。有一次，孩子哭着对我说："妈妈，怎么办？写不了，我一写字就想用笔戳自己的眼睛。"那个时候，孩子一天要写断20多支笔，即使是这样，作业还是无法完成。孩子的行为状况和身体语言深深地刺激了我。

我没有做好孩子进入一年级的幼小衔接。虽然孩子之前一直有抽动症症状表现，但是都比较轻微，等进入一年级后症状就开始大爆发。

儿子上小学后，无论是在精神上还是在情绪上，都好像突然兴奋了许多，总是出现奇怪的面部表情和身体动作，如挤眉弄眼、耸肩、扭动身体等，并且特别频繁，连吃饭时都不能停下来，坐也坐不安稳。

在这之前，儿子的症状一直是单一的，比如只频繁眨眼，眨上一阵就不再眨了，症状缓解并停止了。过了一段时间之后，儿子开始挤鼻子，挤上一阵就不挤了，症状缓解并停止了。又过了一段时间之后，儿子开始扭头，扭上一阵就不扭了，症状缓解并停止了。又过了一段时间之后，儿子开始耸肩，耸上一阵就不耸了，症状缓解并停止了。

儿子从两岁多开始频繁眨眼，到一年级之前，儿子的症状一直是这样，不严重，但是断断续续，持续出现。上一年级之后，儿子之前曾经有过的症状差不多全部呈现，并且增加了新的动作，比如扭身体、弓背、夹手、跺脚等。

儿子第一次症状爆发，促使我们带儿子到医院看病，然后儿子被确诊为抽动症。

◎ 服用西药

我和船长带着儿子从医院出来，带着医生开的西药泰必利。医生说一天吃两次，一次是三分之二粒，还是半粒，记不清楚了。

当时我们像所有初次知道孩子有抽动症的家长一样不知所措。我们不知道抽动症属于什么病，更不知道抽动症的康复需要做什么。我们没有任何关于抽动症的小常识。

回家后我并没有马上给孩子吃药，而船长建议吃。我们都不知道孩子到底怎么了，为什么他会有如此奇怪的举止和动作。我因此消沉了好几天，每天都这样问自己："孩子到底怎么了？"

确诊后，孩子照样每天带着他特有的肢体语言，高高兴兴地去上学，快快乐乐地回家，而我每天接送孩子的心情却跟以前大不一样。

一两个月后，在老公的坚持下，我们开始给孩子吃泰必利，同时我开始通过各种渠道，比如网络、报纸、书籍等了解抽动症。

孩子服用泰必利后抽动症状得到控制，大幅度的身体动作，如扭身体的症状得到缓解，但脸部的轻微症状表现还会出现，比如眨眼、挤眼等。

2/ 第二次症状大爆发

2005 年 8 月，我们全家来到青岛。青岛有一片美丽的蓝色海洋！为了孩子，为了家庭的团聚，老公放弃了跑远洋的职业，参加了全国公务员招考。

海夫人：既然爱，就应当努力生活在一起。爱是行动，爱是担当，爱是在一起，爱是理解，爱是宽容！

○ 停西药

来青岛不久，就没给孩子吃泰必利了。因为刚开始吃泰必利时，症状好像得到了控制，但是吃着吃着就没什么作用了。服药半年后孩子开始出现头痛的现象，来青岛刚好服药 10 个月。当孩子再次告诉我头痛不舒服时，我果断给孩子停了药。停了西药后，孩子经历了第二次症状大爆发。

○ 第二次症状大爆发

2005 年 9 月，儿子在青岛就读二年级。开学以后，儿子承受着陌生环境带来的各种压力。当时我们刚刚从老家搬到青岛，孩子读书和居住的环境都变了。半年后我们又搬一次家，儿子再次转学，一个环境还没熟悉紧接着又换一个环境，他身边总是有不熟悉的老师和同学，陡然之间，他要承受所有的变化。

渐渐地，儿子的抽动症症状开始卷土重来，然后越演越烈，动作频繁，情绪恶劣，脾气大、火暴，不开心。

第二次症状大爆发比第一次还要猛烈持久，症状表现的力度、强度、频率都比第一次爆发厉害，孩子极度难受。

我的生活也随之陷入一种孤独、绝望和紧张之中，我像一个溺水者，屏住呼吸，用心地观察着一切，想抓住一丝一毫的生机。

在孩子成长的过程中，我有长期写观察日记的习惯，那个时候的日记内容总是沉甸甸的，在一片灰色言语的描述后，总会记录下我不甘心的疑问和鼓足勇气的面对。

我已经记不清第二次抽动症大爆发具体从什么时间开始了。大概在

2006 年年初，孩子的抽动症状开始出现，刚开始并不剧烈，挤眉、弄眼、歪头、夹手等这些轻微的症状开始断断续续地出现，时好时坏。2006 年春末，他的症状陡然加重，还开始出现身体突然一紧然后再放松的情况。第一次爆发没有情绪上的表现，而这次有极度恶劣的情绪表现：暴躁、厌烦、生气、恼火……

有一天早晨一起床，儿子就赤着脚在家里跑，像疯了一样！我把孩子抱住，搂着他问："怎么了？儿子！怎么了？""难受啊！妈妈，我难受啊！想撞墙！"我把他抱到床上，紧紧地搂着他，我的眼泪在眼眶里打转，问："儿子，跟妈妈说说，怎么个难受法？"儿子说："不知道，就想很快速地跑，跑了就不难受，好像是骨头里面难受，似乎有小蚂蚁在爬。"

我替孩子请假了。这是孩子第一次因为抽动症没有去上学。他当时的班主任非常关心孩子的情况，还帮我们介绍了一位在青岛非常有名的老中医，于是处于绝望中的我带着孩子去了老中医那里。

○ 看中医

儿子在求医这方面是幸运的，寻医问药的过程中自始至终没有遇到一个庸医。

第一次带儿子去看中医的时候，那个慈善的老人就给了我这样的承诺："放心，没什么，能治好！"当时觉得好像做梦一样，有些不相信。

中医对抽动症的解释是脾常不足，肝常有余，肾常虚。老中医给儿子把脉后说儿子肝火旺，他说这么旺的肝火如果换作大人会受不了，孩子还小，表达不出来。老医生告诉我，孩子肝火太旺，人确实难受，并且这个难受不是一般的难受。

儿子开始吃中药，每星期去一次老中医那儿。老中医开的药似乎和泰必利的功效有些类似，儿子才吃了一个星期，症状就明显减轻，动作少了。这时我再问儿子难受的感觉，他也说好了一点儿。我挺高兴，当时心想也许能出现奇迹吧。中药一吃就是两个多月，儿子刚开始吃中药时效果比较明显，后来效果慢慢就不明显了。

我每个星期都会问儿子吃中药的感受，问儿子难不难受。儿子除了刚开始告诉我稍微舒服点儿以外，以后每次问他都说难受，还是难受。

既然儿子坚持吃那么苦的中药，病情也没有好转，在他服用中药第80天的时候，我便决定给他停药。从那以后，我再也没给孩子吃过任何一种治疗抽动症的药。

○ 停中药后反弹

中药停服后不久，儿子的抽动症状出现反弹式爆发。这一次孩子开始出现往前走三步往后退一步的情况。我记得由于孩子这样反常的举止，我的手每天会无数次被往后拽。因为每天我走路时都领着孩子，牵着他的手，我习惯往前走，从来不会想着后退，所以每次都是被儿子硬生生地往后拽，那段时间我的胳膊总是被拽得生疼。

后来，还出现走不多远，儿子就会用脚来绊我的情况，弄得我时时有摔跤的危险。那段时间是痛苦且无奈的，我知道儿子不是故意要这样，他控制不了。

○ 抽动症状爆发对孩子的影响——自卑

抽动症状爆发的时候，最难受最痛苦的是孩子。他在慢慢长大，他的奇怪行为开始被人注意，甚至被人嘲笑。那时儿子因为自己的怪异行为而非常自卑。

有一次我接他放学，他伤心地说："妈妈，同学们笑我，他们说我有毛病。"

还有一次我送他上学，走在路上，孩子无限烦恼地说："妈妈，为什么我和别人不一样，为什么？"我微笑着看向儿子，坦然地说："你没毛病，你好得很，你确实和别人不一样，因为你从上天那里得到了一份额外的礼物。看看那些说你的人是不是没有你幸运，因为他们没有得到这份礼物，他们无须经受考验，你比他们幸运！"我的话当时给了孩子很大的安慰。（这便是初期我对孩子的心理疏导。）

这个时候，孩子最需要的就是鼓励和关爱。

海夫人： 我们的孩子只是从上天那里得到了一份"特殊的礼物"，我们可以让这份"礼物"成为真正的礼物而不是惩罚！上天为你关上一扇门，必定会为你打开一扇窗。

○ 陪伴孩子，爱孩子，接纳孩子

后来，孩子常常怀疑自己是否能好。

我每天牵着他的手送他上学，他总是无比难受地问我："妈妈，为什么我是这样，为什么只有我是这样，别人都不这样，我难受啊！我什么时候能好？"看着他那张饱受折磨的黄瘦的小脸，我能不难受吗？当然难受。即便我这样爱他，也不能替代他，只能站在一旁关切地看着他，让他知道我是爱他的，我在关心他，我永远在这里陪伴他。

每次孩子问我他什么时候能好，我总是故作轻松地说："哦！没什么的，你没有什么的，12 岁，等你满了 12 岁就会好，真的，没什么大不了的！"

当时儿子 8 周岁，我何以这样自信地确定他 12 岁就能好？我那时想传递给孩子一种信心。孩子信任我，他知道妈妈说能好，那就肯定没问题。

儿子抽动症状大爆发时，他身体的难受程度达到了顶点。我比以往任何时候都爱他，关心他，我的耐心和细致也达到了空前的高度。我每天用心陪伴孩子，接送孩子上学和放学，我及时和老师沟通，以便让他们知道孩子的情况，我也努力和孩子的同学交朋友。

那是我和儿子度过的最艰难的时光，同时也是我们母子同甘共苦、最幸福的时光，我们心贴心，相互信任，彼此爱着对方，儿子特别依恋我。

为了自己的承诺"等你满了 12 岁就会好"，我开始试着琢磨、研究抽动症。

海夫人： 当我发出爱的承诺时，我的力量也被空前激发出来。爱就是最强大的力量，爱是最好的良方。

3/ 第三次症状大爆发——黎明前的黑暗

2007年的暑假好像黎明前的黑暗，儿子的抽动症状再次表现得空前厉害，也就是第三次大爆发。他难受的时候会吼叫，有时会让我们用力抓他或拍打他。他的身体动作非常夸张，幅度很大，就好像有一种奇怪的力量在控制着他一样。总之，儿子要多难受就有多难受，这种难受是身心双重的难受。

小孩子不知道如何准确详细地表达这种感受，他只会说："妈妈，我难受！""妈妈，我难受！""妈妈，我难受！"

儿子第三次抽动症状爆发后，既没有吃西药，也没有吃中药，生活照旧，该干什么还是一样干什么。

2007年秋冬季节，儿子的抽动症状开始缓解；2008年春天，小有反复，然后基本上没有出现抽动症状；2009年春天，抽动症状没有反复。

通过细致的观察和日记的记录，我很快就知道了抽动症症状表现的一些规律：一年四季之中，春天往往是抽动症的高发期和复发期。抽动症在夏天也容易复发，在秋天和冬天，抽动症状通常稍微有所缓解。另外，在季节交替时，抽动症状也会有所表现；在孩子感冒、发热、疲劳时，抽动症状往往会表现得更加频繁；孩子在看完电视、玩完电脑游戏后，会特别兴奋，抽动症状就会变得更加频繁；当孩子的内心变得紧张，或者受到什么刺激或打压时，抽动症状也会表现出来。

海夫人：我并不害怕抽动症状，我一直在探索和思考症状背后的原因。我从一开始就不纠结于症状，这让我获得了正确的方向。

我没有因为孩子眨眼、扭头、耸肩等抽动症状而训过孩子，所以孩子的抽动症尽管曾经那么严重，让孩子深受折磨，但是并没有在孩子的心底留下阴影。

我允许孩子充分地释放情绪，孩子的起床气可以绵延很久；我允许孩子充分地表达内心的感受，不高兴就是不高兴，没礼貌就是没礼貌；我培养孩子体育锻炼的习惯，孩子从一开始就养成了运动的习惯，而且一直在坚持。

2008年春天，孩子的抽动症复发了，我觉得这很正常，并没有把这件事放在心上。孩子顺利平稳地度过了夏天、秋天和冬天，各方面的表现都不错，起床气持续的时间在减少，情绪总体上在好转。

2009年初，我习惯地等待孩子抽动症复发，但是并没有复发。在那个春天，尽管孩子经历了一次感冒发热，往医院跑了四五次，但是孩子的状态仍然非常好，没有出现抽动症的症状。

2009年的某一天，我看着孩子，他快乐地冲着我嘻嘻一笑，没有挤眉弄眼。在那一刻，我突然意识到真正的转机出现了，我初步判断孩子好了。日后随着我接触的抽动症案例的增多，思考的深入，我知道孩子稳定了，并且这种稳定是一种真正的大稳定。

海夫人：要想让抽动症得以康复，需要由内而外地缓解症状，只有这样的缓解才具有真正的实际意义。"内"指的是关注孩子的内心，做好心理疏导，培养和提高孩子的心力。"外"包括三个方面：加强体质锻炼、物理疗法和中药调理。抽动症的康复原则始终都是以"内"为主，以"外"为辅。

日记摘要：

○ 2007年8月17日（儿子8岁9个月，第三次症状大爆发期间）

儿子像一个浑身长满刺的小怪人，任何一个不小心都有可能引起他剧烈的反应，他要么破口大骂，要么挥掌打来，其激烈程度和力度让人觉得他不可理喻，像个小疯子。我对他的过激行为常常保持沉默，只有在他实在太不像话的时候，我才会以同样的方式对待他。

晚上，我们去看电影。在电影院，抽动症促使他不停地动，他一会儿使劲地抓挠自己，一会儿眨眼睛、扭头，一会儿全身用劲地一伸，身体再猛地一缩。不明就里的人会奇怪这孩子是否身上爬了虫子，全身瘙痒不断。

儿子的动作幅度挺大，并且使上了不小的力气，坐在我们后面的人最后忍无可忍地换了一个座位。

儿子不停地动着，他的动作牵动并搅乱我的心。现在是暑假期间，不用面对来自学校的压力，按照常理来说，儿子这一阵的症状应该比较轻微，可是这些天他的症状突然厉害起来，也许儿子的抽动和气温有关系。儿子每次抽动最厉害的时候也是脾气最火暴的时候，这两者之间又有什么关联呢？

海夫人：通过写观察日记，我一点一点走近抽动症，了解抽动症。当某个事物在你面前不再神秘，不再不可揣摸时，你也就不害怕了。

第五章 爱是最好的良方——孩子稳定

儿子的童年是以一种沉重的方式开始的，不合群，没有安全感，不交流，对动画片不感兴趣，起床气，无时无处不有的坏情绪……这已经引起了我的警觉。我大哭一场后去了新华书店，只要是关于儿童教育、儿童心理方面的书，我都买了回来。我必须先把我自己武装起来，然后才有信心、有力量帮助孩子。

我本来是个脆弱平凡的女人，因为孩子，我的能力得到了空前的锻炼和发展。

海夫人：爱是最好的，因为爱，我有了力量，有了勇气；因为爱，我不惧怕，不退缩；因为爱，我不彷徨；我所有的力量都源于我对孩子的爱。我要帮助我的孩子，这是我的责任！

"母爱是伟大的。"这话一点也不假。其实从自身的角度来说，我是一个非常需要得到帮助的人，可当时为了孩子，我自身的问题全被克服了，或者说隐藏了起来。

当时我眼里、脑海里只有孩子，我做每一件事情都是从孩子的角度出发。

我坚持写关于儿子的观察日记。当他睡觉的时候，我就想，一会儿等他醒了，我要带他去哪里玩。我那时的宗旨就是孩子玩好了，心情愉快了，性格就会自然而然地改变。

之后，我开始全身心地投入到帮助孩子的行动中，从最简单的小事做起。这是一个漫长而艰辛的过程，不是一天、两天、一个月、两个月就能看到成效的，也许需要一年、两年、十年，甚至更长的时间。

要想帮助孩子，首先需要修复的是家长自己，如果自己不完整，对孩子的帮助就很难到位和彻底，因为那个隐藏起来的残破的自己会随时跳出来干扰孩子的康复。

1／ 心理疏导的作用

在孩子第二次抽动症状大爆发的阶段，由于我全身心的陪伴，孩子的疑问、心头的疑惑和疙瘩都能在我这里得到疏导，只是那个时候我并没有把这个定义为心理疏导。

通过我和孩子之间的沟通和交流，我发现每一次释惑都能让孩子内心轻松。他内心的疙瘩一解开，心疏通了，抽动症状便会奇迹般减少，甚至会在短时间内消失。这个发现让我明白，在抽动症状背后的总指挥是"心"，而环境又对"心"产生着影响。

由于我全身心的投入，我和孩子几乎融为一体，我们亲密无间，关系特别铁。孩子对我无话不说，孩子相信我，觉得妈妈可靠并且有办法。

孩子在第二次抽动症状大爆发时，因为身心极度难受，心情常常不好，厌世的情绪比较强烈。比如有一次，我接他放学回家，路上他一直灰头土脸，心情沉闷，不高兴，快到家楼下的时候，儿子开始表达："活着真没有意思，做人一点儿都不好，还不如做海鸥……"

我笑了，轻松地接过话头说："做人怎么不好了？人可以吃巧克力冰激凌，可以吃奶油蛋糕，海鸥就吃不到……"

儿子当然一点不否认我提到的那些美味甜点，因为那都是他爱吃的，但他还是反驳了："海鸥会飞啊！想飞哪去就飞哪去，自由自在。人又不会飞，还有那么多讨厌的事情……"

我接着说："哪里呀！海鸥只会飞，人却可以做更多的事情，比如我们可以做游戏，可以去旅游，可以看电影……"

海夫人：我不光努力和丈夫和睦相处，还要学会和儿子恰到好处地相处。对这类孩子最难把握的就是一个"度"。因为他们常发脾气，脾气又大，还难缠，大人往往容易心软，而一味地迁就只能助长孩子的脾气，所以在耐心和细心对待孩子的同时，还要软硬有度。

2/ 贯穿始终的爱

孩子获得了真正的大稳定，在抽动症康复的路上迈出了坚实的一步。这扎扎实实的一步源于我用心用爱的付出，及时的心理疏导，合理的情绪释放，一直在坚持的体育运动和游戏。

我和儿子在一起做得最多的还是玩，我一直在陪着他玩，比如登山、滑冰、打球、游泳、唱歌、下棋、做游戏、讲故事等。

我向孩子表达最多的还是爱！贯穿始终的爱！

有一种无穷无尽的能量源，迄今为止，科学都没有为它找到一个合理的解释。这是一种生命力，包含并统领所有其他的一切，而且在任何宇宙的运行现象之后，甚至还没有被我们定义。这种生命力叫"爱"。

——爱因斯坦

第六章 稳定后的反复

1/ 稳定后的成长

2009 年年初，我以为儿子好了，就开始放松，也没有从前那么关注他。他当时常说："妈妈，以前你一看见我就满脸笑容，现在怎么搞的……"

我疏忽的行为却意外地促成了儿子心力的培养和锻炼。

如果说在孩子抽动症大爆发的过程中，我充分运用了心理疏导的方法，让孩子获得了稳定，那么，在孩子稳定后，我又适时引导并培养了孩子的心力，这让孩子顺利地从稳定后出现的小反复进步到真正意义上的好。

儿子真正的稳定是在 2008 年春天之后。2008 年春天，儿子出现过小反复，之后一直非常好。由于我的放松，儿子像脱缰的小马驹一样疯狂地游戏玩乐，放了学不着家，三点半放学，六点以后才到家，我任由他去。

进入初中后，儿子曾数次回忆小学阶段这段快乐的时光，放了学，几个人背着书包出了校门就跑，每天总有那么多有趣的游戏和安排。每次疯玩后回到家，儿子黑瘦的小脸上总是洋溢着幸福和快乐。

"妈妈，我们今天……"

"妈妈，你知道吗？……可有意思了……"

"妈妈……"

2/ 稳定后的反复

2009 年 6 月，儿子出现了轻微耸肩的情况，这给了我一个提醒，说明儿子并没有完全好。

通过进一步的学习研究、观察、接触案例、累积经验，我明白了抽动症的康复不是一蹴而就的。这个康复过程是这样的：一般从抽动症状稳定开始，稳定之后会出现反复，反复的过程就是让抽动症状变得更加稳定的过程，然后从稳定逐渐进步到抽动症好了。抽动症的康复就是稳定、反复、好了的过程。

2009年6月，儿子出现轻微反复，抽动症状的持续时间不长，很快平稳。在2009年10月，因为和最要好、最崇拜的同学发生争吵而闹得不愉快，儿子又开始出现轻微眨眼。这次眨眼症状的反复和上次耸肩的情况一样，持续时间不长，很快恢复平稳。

海夫人：通过对这两次反复的观察，我发现不能再靠我对孩子的心理疏导来解决问题。随着年龄的增长，孩子遇到的问题会越来越多，我不可能时时陪伴在他身边；随着年龄的增长，孩子的内心会越来越丰富，我也会越来越难以揣摩和弄懂他的心思。抽动症康复最重要和最关键的环节是要孩子学会自我疏导，让他的心在遇到事情的时候具有弹性和韧性，懂得自我保护和自我平衡。

儿子心力的培养和锻炼是从我的疏忽开始的，后来就成了一种有意识的行为。儿子从小习惯遇到什么事情都来问我，习惯从我这里得到答案，后来他再来问我，我就反问他，把问题巧妙地还给他。

第七章 沐浴阳光——孩子好了

1/ 放手——心力的增长

儿子进入初中后，我试着慢慢将儿子推开，让儿子成为自己的引路人，而在此之前，我一直是他的引路人。

初中三年，我和儿子的交流频率呈阶梯式下降。曾经的同甘共苦让我对自己和孩子之间的关系很自信，让孩子摆脱恋母情结的想法在我心里也逐渐明晰。

从初中开始，儿子就在慢慢成为自己，自己面对、处理、解决自己的事情。

他曾经疯狂玩智能手机，导致学习猛烈退步，到后来，自己主动将智能手机换成普通的手机。

他玩游戏太入迷，就不写作业，"跑跑卡丁车"游戏每个假期都玩。

他看的书不是课本，而是课外书，偶尔写篇让人大为称赞的读后感。

他上课时常开小差，成绩不稳定，忽上忽下。

因为年龄小、个头小，所以他在学校参加的活动不多。

2009年，在儿子的抽动症症状出现两次小的反复后，抽动症基本淡出我们的生活。儿子读初中时，我给了他充分的自由权和决策权。他以自己的节奏成长着，自己选择游泳、登山、打羽毛球、玩游戏等活动。虽然玩的时间没有他上小学时所占的比重那么多，但是和同龄人相比一点也不少。

海夫人：给孩子成长的空间，让孩子自己去经历和体验属于自己的人生，父母要做的并不是替孩子扫平道路，而是陪伴孩子成长。当孩子偏离方向的时候，应提醒或引导他调整方向，更多的时候，我们只需要站在一边鼓励孩子，欣赏孩子，如此足矣！

2／挫折考验

中考是儿子目前经历过的最大、最紧张的考试。青岛中考升学率只有50%，中考之后会有一半的学生上不了普通高中。对学习一直不那么认真且不在状态的儿子，在中考前半年似乎醒悟，开始认真学习，晚上自习居然能坚持到12点以后。我开始明白，在我不想让孩子有恋母情结，让孩子变得独立的同时，孩子也变得我行我素。

2013年，儿子以几分之差没能考上青岛最好的重点高中。因为他的轻视和不踏实，他失去了进入青岛最好的重点高中的机会。他半年的努力到底没能比过别人3年的踏实勤恳，真的是付出多少才能收获多少。

中考的挫折和打击并没有使儿子的抽动症出现反复，相反，他调整得很快，心情低落几天后，他开始扛着他的山地自行车出征，开始他最快乐的暑假。

这个暑假没有作业，他每天扛着几十斤重的山地自行车从六楼走到一楼，和同学一起沿着海边木栈道，从青岛的东部骑到青岛的西部，再从西部回到东部的家，然后再扛着山地自行车走上六楼。他们还自行设计骑行路线，有时候中途车坏了（车链子脱落），就停下来修理。有一次，儿子半夜两点才回来，他说车出状况了，他们停下来捣鼓了半天也没弄好，后来是一个路过的叔叔帮他们修好的，他们这才回了家。

也正是从中考后，我正式宣布儿子的抽动症好了，真正好了。我已经有挺长时间没有看到孩子有任何异常动作，同时我也看到了孩子心力的成长。他的抗挫折能力和自我平衡的调整能力都有了很大的提升。

海夫人：成长过程中，适当的小挫折给孩子最大的好处是能让他保持清醒和冷静，不会盲目自大和骄傲，并且能磨炼人的勇气和毅力。挫折是上天为了让你更强、更好而准备的。

3／ 抽动症好了

抽动症状不再出现并不代表抽动症好了。如果给孩子无限制地减压，无限制地顺着孩子，满足孩子，孩子基本上也不会出现症状。没有压力，没有紧张，没有纠结，没有内心的冲突和不平衡，症状就无从表现。判断抽动症是否好了，有无症状表现只是其中的一个判断要素，年龄和内平衡能力（身体平衡能力、情绪平衡能力和心理平衡能力）也是不可缺少的判断要素。

判断孩子抽动症是否痊愈，需要等孩子到了青春期或者过了青春期。因为对抽动症儿童来说，青春期是一个标志性的转折点，在这个特殊时期，约有80%的抽动症儿童病情会大为好转，这80%中有完全好了的，也有症状大为减轻，几乎看不出来的，另外20%的患儿病情会往反方向发展，也就是说，青春期之后，他们的病情反而会更严重。我这里所指的是抽动症，并不是由其他因素引起的抽动。抽动和抽动症并不一样，具体参看本书第四篇的文章《抽动和抽动症的区别》。

对于孩子心力的判断，就是看孩子遇到事情时的抗挫折能力、自我应变能力和调整能力。

4/ 青春期叛逆是另一种契机

进入高中后，儿子的身高快速增长，高二时长到了一米八，他和所有青春期叛逆的孩子一样独立、张扬、懵懂、自大。

高一时，他开始积极参加学校的各种社团活动。他在英语方面有优势，就加入了学校的模拟联合国社团，到了高二，他当上了学校的模拟联合国社团的秘书长。

之后，儿子开始为他的模拟联合国社团疯狂努力。除了频繁参加此类活动和比赛以外，他还总是通宵达旦地准备材料和写稿子。正因为如此，儿子频繁的晚睡开始成为我的噩梦。

高一的暑假，儿子要到北京参加模拟联合国活动，为了准备材料，整整三个晚上都没有睡觉。我看他瘦得像竹竿一样，心疼不已，只对他说如此透支体力将来会受到身体的报复。

我再也不用担心什么抽动症症状了。因为无论他连续多长时间地玩游戏，还是好几天在外面奔波，还是连续几个晚上不睡觉，都不会出现任何症状，所以这时我的关注点早已不是抽动症，而是青春期的叛逆在儿子身上张牙舞爪的表现。

2015 年，儿子参加第十届全国中学生创新作文大赛，获得山东赛区决赛一等奖。这对我来说是个很大的惊喜。儿子从小受我的影响，阅读量很大，从小学三年级开始看《读者》，六年级开始接触名著，初中曾经写过一篇《笑面人》的读后感，我看了这篇文章后很惊叹他的思想。尽管从初中开始我就建议他写周记或者日记，他却从未当回事儿，很少练笔。

儿子虽然有小聪明，但是并不勤奋；虽然有上进心，但是对做出的计划缺乏执行力。我问他以后是不是想读一个和英语相关的专业，因为英语是他的优势，他竟然说："为什么要学英语专业？每天背英文单词多烦啊！"他参加作文比赛意外获奖，我问："是不是可以考虑转文科（他是理科生）？"他回答说："我才不读文科呢！每天背东西，头疼！"

或许青春就是这样糊涂，我们的青春不也是这样过来的吗？

我的家庭教育并不成功，儿子青春期表现出的叛逆和我当时有些像。我当年的叛逆至今让我的同学记忆犹新。

叛逆其实是自我觉醒和自救的开始，叛逆并不可怕，叛逆所带来的痛苦觉醒正是重生的开始。多年前，我是靠好书的指引一步一步走出叛逆漩涡的。通过阅读好书，我一点一点地学会了面对生活的"苦"与"惑"。如今我也指引孩子走上阅读之路，长期的阅读和思考已经让孩子成为他自己，后面的路需要他自己摸索把握。

5/ 相信我们的孩子

有资料说患有多动症或抽动症的孩子智力有问题，学习不好，这的确是一个不科学的观点。我接触的许多抽动症孩子都很聪明，少部分孩子还拥有高智商。更有甚者，有些广告把患多动症和抽动症的孩子说成了问题孩子，这无疑误导了大家对多动症和抽动症的理解。

海夫人：面对抽动症，最有力量的支持是家长的接纳，最好的良药是爱，最佳的方法就是在加强体质锻炼的同时，做好心理疏导，加强心力的培养和提高。

第八章 互动、心理疏导、解惑事例分享

1/ 剥鸡蛋的小事例

因为儿子的性格中有着追求完美的一面，所以他做什么都希望尽善尽美。先从一个简单的剥鸡蛋故事开始说吧！

儿子两岁以后，我每天早晨会煮一个鸡蛋给他吃，为了锻炼他手指的灵活性，我要求他自己剥。一个两岁多孩子的手指还没有那么灵活协调，儿子每次剥鸡蛋都会把鸡蛋剥破，然后就咧开嘴大哭："破了，破了，呜呜……破了……"追求完美的个性让他要求自己剥出来的蛋完好无损。

对此我总是哭笑不得。虽然在别人看来这真的不是一件值得哭闹和伤心的事，但是对于爱钻牛角尖的儿子来说，这太重要了。我当然需要保护他幼小的心灵。儿子认为重要的事，我也认为重要。

遇到这种情况，我会先给他一个爱抚的动作，然后认真地看着他，再看看那个蛋，表示我和他一样重视这个蛋，表示我很理解蛋剥破了的感觉，确实挺糟糕。我先充分和孩子共情，看见并接纳他的情绪，然后做出回应："哦，不小心剥破了。"接着我会用轻松的口吻告诉他："剥破了有什么关系呢？反正都是要吃到肚子里去，破的蛋也是吃，好的蛋也是吃。"

第一次我会如此耐心，第二次也会，第三次还会，第四次我的口吻就开始随意起来，越往后我就越轻描淡写。在这个过程中，我始终允许儿子的情绪表现，接纳他的情绪表现，并做出回应。一个月，两个月，半年……这样锲而不舍地灌输，改变是缓慢的，然而效果是永久的，一两年后他终于不再关心鸡蛋剥得是否完美了。

2/ 巧用小故事

儿子不到两岁的时候，我开始给他讲故事，他是在我讲述的故事中长大的，并从中得到了语言启蒙。故事我一讲就是许多年，直到他上学可以

自己看书后，我才放手让儿子自己读。

为了帮助他认识自己的小缺点，我用小故事来教育他。比如儿子小时候比较胆小，为了锻炼他，当带他去面包店买面包时，我会把钱给他，让他自己买，可是他拿着钱会在柜台前站许久，有时营业员主动问他："买什么？"他也不说话。

之后我就天天给儿子讲同一个故事。我说："有个小朋友，他很喜欢吃面包，但是每次到面包店，他总是拿着钱站在那儿，不告诉阿姨他要买什么面包，这样别人怎么会知道呢？所以他总是白站在那儿，面包始终没有吃上。"当我讲了三四遍后，儿子害羞地笑了，说："我就是那个小朋友。"我看着儿子问他："那以后去面包店，你该怎么做呢？"儿子腼腆地说："告诉阿姨我要买面包。"

海夫人：方法总比问题多。

3/ 求 知

儿子3岁时，有一天早晨，我决定带儿子到医院看咳嗽，那两天他一直咳得比较厉害。

我告诉儿子今天不用上幼儿园，因为妈妈要带他去看医生。他听后非常高兴。儿子背着我给他买的小黄书包，天真可爱，虽然他的脸色不那么好看，小胳膊小腿也不粗壮，但他仍然是一个人见人爱的小天使。

出门后，小家伙兴奋不已，一路上说个不停。他对高压线、电线杆、下水道、下水管、电缆线、变压器等这一类非自然的固定物体很感兴趣，每次看见都要问个不停。

"妈妈，看高压线！"儿子每次看见这类东西，总会不停地对我说很多话。而我在这方面的知识显然不够，所以他常常不满足。今天他一指高压线，我立马用了我所擅长的语言来回答。

"这个高压线乱七八糟的，一点也不美观，没有条理，又难看，将来肯定要被淘汰。"我用我的语言把这个高压线简单描述并且评价了一番。

儿子愣了一下，他没有像平日那样问高压线有什么用、如何用之类的问题，而是很快重复了一句话："嗯，这个高压线乱七八糟。"接下来，这个小家伙居然不断地重复这句话："妈妈，你看，那些天线乱七八糟。""妈妈，哎呀！那真是乱七八糟！"

他就这样学会了第一个形容词"乱七八糟"，并且很快运用得当。

4／ 如果妈妈错了，一定要主动承认

时至今日，我已经不记得当时发生了一件什么事情，我只记得我非常粗暴蛮横地对待儿子，而儿子其实并没有错，当时儿子的小脸上充满了委屈。

我曾经是个专横的妈妈，同许多自以为是的父母一样，觉得自己是家长，是威严和权力的代表，孩子必须绝对服从我。记得那个时候，当孩子用满脸委屈和不认同的表情看着我时，我冷漠地咬紧牙关，凶狠地坚持着自己可笑的原则。

儿子非常失望地仰头看着我一脸焦躁的表情，他那双纯真的眼睛涌出了泪花。当他受到不公正的对待，尤其这样对待他、伤害他的人是他亲爱的妈妈时，当时才3岁多的他除了咧开嘴准备大哭一场以外，毫无其他办法。

儿子嘴巴张得大大的，眼泪已经哗哗地流了出来。他非常生气、无奈，但他并不想对着我哭，所以他转过身，喊了几句："爸爸！……我的爸爸啊！……"眼泪像决堤的洪水汹涌不断，他哭得非常伤心。他的妈妈是这样不讲道理，以大欺小，那爸爸呢？爸爸又去了哪里？

当时老公刚上船一个月，儿子对爸爸还有非常清晰的记忆。爸爸在家的时候，家里明显要快乐温馨许多，妈妈好像也没有这样不耐烦和凶巴巴。

当儿子转过身的那一刻，我突然被触动了，我是怎么了？我为什么要让历史重演？明明是我错了，我为什么还要去伤害孩子纯洁美好的心灵？大人难道就必须是绝对的权威，孩子难道就一定要无条件地服从吗？

儿子准备走开，要找个小角落一个人伤心地哭，孤独地想爸爸。我似

乎已经看到，由于我的情绪化，由于我的错误和无知，我已在这孩子幼小而美好的心灵上狠狠地抽了一鞭子。这鞭子不幸地落在他的心上，同时加剧了我的创伤，我以前的伤口连同这个新的创伤一起让我的内心更加痛苦！

儿子的哭声并不大，不是号啕大哭，而是像大人那样隐忍饮泣！他的小肩膀耸动着，背对着我缓慢地挪动着步子。

我蹲了下来。每逢我想好好跟儿子说些什么，跟他交流或者分享什么时，我都会先把自己放低，让自己和他一样高，而不是居高临下地站在他面前。

我用手轻轻拉住准备走开的儿子。儿子满脸泪痕，他转过身子看着我。

"仔仔，刚才是妈妈不对，妈妈向你道歉！真的，是妈妈不对！"我看到儿子露出了惊愕的表情，泪珠还挂在脸上，眼睛睁得大大的。

"妈妈向你道歉！妈妈保证以后尽量不这样了！"我缓慢地说完了我想说的话，满怀歉意地看着他，我的眼睛已经湿润。

儿子待在原地，表情好像做梦一样，他不敢相信地看着我。因为在儿子眼里，妈妈从来都是对的，妈妈从来不说"对不起"，妈妈从来都是打过人以后就不理人的。

儿子没有再哭了，只是木木地站着，也许让他接受妈妈的突然转变需要一点时间。

"来，仔仔，到妈妈这儿来！"我轻轻地唤着儿子，伸手牵着他走到我身边来，他慢慢地向我靠近，最后我把他搂在怀里。

儿子很安稳很幸福地趴在我怀里，他第一次有了一种可以信赖的安全感！

从那以后，我学会了道歉。

海夫人：在不断犯错误又不断修正自己的情况下，我和儿子一起艰难缓慢地往前走。不管怎样我都在努力，从未放弃。

5/ 妈妈，我是从哪里来的

在我的老家，初夏是一个让人无限留恋的黄金季节。在这个时候，夏的热情已隐约可见，但还没有正式登场，春的温情和浓郁芳香刚轰轰烈烈地席卷而过，清新温暖的感觉还留在心底。在这季节转换的时候，不冷不热，不急不躁，一切都处在一个平和的状态，连带着人的心也无限柔和起来。

儿子三岁半时，一个初夏夜晚，收拾好一切的我带着儿子上床了。晚饭已经吃了，厨房和餐桌也已打扫干净，澡也洗好了，接下来就是一天当中最闲适、最轻松快乐的亲子时光。我总是半躺着，儿子躺在我身边或者趴在我的身上，我一边缓缓地摇着蒲扇，一边绘声绘色地讲故事。

那天不知是否是阴历十五，窗外的月光特别亮，屋里没有开灯，皎洁的月光给屋内涂上了一层银光。我和儿子相依在一起，享受着大自然赋予我们的舒适，躺在草席上，无须风扇，月光又让家里的亮度恰到好处，我给儿子开心地讲着故事。

故事讲完了，我的手还在缓缓地摇着蒲扇，整个房间沐浴在月光中。儿子似乎在想着什么，一动不动，那样安静。

我习惯性地伸出另一只手，开始抚摸儿子，当没有语言的时候，一切反而更和谐。月亮看着我和亲爱的儿子在一起，都忍不住要屏住呼吸，生怕惊动了我们……

"妈妈，我是从哪里来的？"儿子突然抬起头，看着我，这样问我。

他可爱的小脸在皎洁的月光中骄傲地仰着，他在找寻答案。

我微笑着带着甜蜜的回忆开始讲述："你本来是天上的小天使，在天上自由地飞。一天，我和你爸爸突然想要一个小宝宝，于是我们俩一起往天上看，我们看见许多小天使。我们发现你是其中最好、最可爱的一个，于是我们就决定要你做我们的小宝宝。后来你就快乐地飞啊飞，飞到妈妈肚子里来了，就这样，你来了……"

说完，我继续摇着蒲扇，一如亘古以来的妈妈。

儿子笑了，他满意地把头轻轻靠在我身上。我从未看见过他的笑容如此甜蜜，如此满意。原来他是这样好，他是天上的小天使！

那一屋子的清辉悄悄地颤动了一下……

6/ 和妈妈讨论问题非常尽兴

儿子5岁时，正好碰上老公哥哥的儿子结婚，我便带着儿子下乡了。此时老公的船还不知道在哪片海上漂荡，他赶不回来参加婚礼，我和儿子便做他的全权代表。

我带儿子下乡的那几天，天气格外好，风和日丽。在我们老家，一到寒冷的冬令时节，雨雪经常绵延不断，这样好的天气是不多见的。

到了乡下，我和儿子是最清闲的人。家里的事婆婆都做完了，大侄子的婚事有大家在帮忙，我也插不上手。这么美好的时光，又是这样轻松自由，不做点什么就太可惜了，所以我每天都带着儿子在乡间四处转悠。

那天早饭后，我又牵着儿子的手从村里出发，沿着乡间的小路慢慢走。春播春种还没有开始，路边的田地里还有旧的水稻埂子。因为天好，许多蔬菜长势非常好，绿莹莹的，一片接着一片。

我和儿子一边走，一边说着话。儿子5岁多点，正好是喜欢提问、喜欢问"为什么"的年龄。

"妈妈，那是什么？"儿子的小手突然往路边上一指，就这样发问了。

我往路边一看，当时就怔住了。我亲爱的儿子手指的是路边的一个坟墓。高大的墓碑像是新弄起来的，对着马路。那时正值春节，儿子大哥哥的婚礼正在紧张地筹备着，在这么喜庆的日子谈论坟墓总是让人觉得不舒服。

"那是坟墓，死去的人住的地方。"我停顿了一下，稍稍想了想，这样回答了他。为了表示尊敬，我没有直接说那是死人住的地方，而是说"死去的人"。

"妈妈，死去的人就住在坟墓里啊！"

"是啊！那是他们的家。"

"那他们在里面干什么？我怎么没看到他们？"儿子发出了他的疑问。

"他们在里面像我们一样生活，他们在他们的世界，我们看不见。"

"为什么有的坟墓排在一起？"

"因为他们是一家人，所以排在一起。"

"老虎怕坟墓吗？"

"不怕，因为老虎不知道坟墓。人类是有文明、有感情的，人死了以后，他们的亲人就会把他们埋在坟墓里，然后在想念他们的时候会给他们上坟。动物没有坟墓，动物死了以后尸体就自然腐化。那些腐烂的物质会滋养泥土，肥沃的泥土可以让草木长得更旺盛，这就是自然规律。"

"死去的人的朋友如果想念死去的人，就会来坟前看他？"儿子问。

"对，会来坟前跟他说话。"

"死去的人能听见他朋友的话吗？"

"能听见，但是不能回答。"

"为什么？"

"因为是两个世界……"

"为什么爷爷和大伯都不要我说坟墓？"看来他早就注意到乡村这独特的风景，也早就向其他的大人问过同样的问题。

"这是农村的传统习俗，他们认为过年过节谈论死去的人不吉利。你在他们面前就不要说，也别问。"

"那我现在可以说吗？"

"可以，在妈妈面前可以，不过到了家就不要说了。"

那天儿子的心情非常愉快，一双小手不时兴奋地挥舞着。因为他和妈妈讨论问题非常尽兴，这让他感觉自己像个大人！

海夫人：*你心里有什么，你传递的便是什么，不要破坏孩子的好奇心。*

7／妈妈，老师拧了我的脸

有一天在家里，儿子突然扬起他的小脸，微皱着眉头对我说："妈妈，老师拧了我的脸！"

我听了扑哧一笑!

儿子上学比较早,上一年级的时候不满6周岁,那个时候他刚上一年级。在我看来,刚上学的孩子能有多大点事,纯粹是好玩。

"老师逗你呢!妈妈有时候也喜欢拧拧你的脸。"

在妈妈的眼中,自己的孩子都是最可爱的。我以为是因为儿子招人喜欢,所以老师才对他有这样的亲密举动。

"不是的,妈妈!"这个小人儿的表情严肃了起来。

"老师是认真的,拧得我很痛!"儿子的小脸上露出了疼痛和困惑的神情。

我看着儿子,观察着他的脸部表情。他的脸上满是疑惑,显然没明白老师为什么拧自己的脸。"你是不是不听话了?"我问他。儿子想了想,茫然又天真地摇摇头。

"你是不是上课说话或者没有认真听讲?"我继续问。

儿子不说话了,然后点点头,但是并没有恍然大悟的理解。

儿子刚上学的时候闹过不少笑话。比如开学一个星期没做作业,因为他不明白什么是作业,什么是做作业。他经常理解不了老师说话的意思,回家总是说:"妈妈,你去问问老师吧!我不明白老师说了什么。"每回考完试问他考得怎么样,他次次必说:"没问题,一百分!"老师吩咐了什么事,比如要他放学后参加某某比赛,但是他一放学就回家,因为不明白老师说的是什么意思。现在想想,对上学太早的孩子要求真不能太高,因为孩子确实不明白。

我笑了笑,告诉儿子:"以后上课认真听讲,不要说话,更不要和别的小朋友打闹,这样老师就不会拧你的脸了。"

后来,我了解到儿子在学校是有些小顽皮,以致老师不光拧他,还让他罚站。从幼儿园到小学,儿子都适应得不很顺利,而我又没有做好辅助引导工作,所以儿子以为上一年级还是和上幼儿园一样,上课照样和同学说话打闹,小动作不断。

这些惩罚在儿子心里并没有留下多少痕迹。他只告诉我被老师拧脸，很痛，还没说过被罚站。也许在他心中，罚站不就是站着嘛，或者比坐着更好玩，拧脸就不行，疼！妈妈从来不这样，妈妈的力度总是恰到好处！

海夫人： 有一天，我碰巧往群里瞅了一眼，看见群友们在谈论老师，大家几乎一边倒地认为老师的方式方法不好。家长是孩子的指引路标。当孩子告诉家长老师对他的处罚时，如果家长的第一反应是焦虑、抱怨并且愤愤不平，孩子也会如此。我建议家长们遇事不抱怨，多理解别人。很多时候家长们也需要"大事化小，小事化了"的智慧。有时候孩子心里可能并没有很多委屈，倒是家长的过分紧张在意让事态变得更严重。

8／ 检讨原来可以这样写

在儿子上小学低年级时，我每天都会接送他。在儿子上三年级的那年冬天，有一天，我去接儿子的时间有些晚，天都快黑了。我匆匆赶到学校对面的马路时，路上已经站满了接孩子的家长。孩子们每天都是以班级为单位排队出校门，然后由老师带着过马路，过了马路，家长们就各自领着自己的孩子回家。

他们班那天出来得比较晚，等老师带过马路，马路这边的家长陆续接孩子离开了。我仔细辨认着那个小不点。因为个头小，儿子通常都站在前面。这时天色已经暗了下来，我看了好半天都没看见儿子。

我有些奇怪，便问住在同小区的同学是否见到儿子，他回头指指后面，我往后一看，只见儿子正走在最后一排，像霜打的茄子，低着头，沉重地挪动着步子。

孩子就是这样简单、真实、可爱，心里有什么就表现什么。我想孩子可能在学校遇到了什么事情，并且是让他一时无法面对的事情。

我走上前轻轻唤了一声儿子，然后准备牵他的手，他不让，继续保持着愁苦和沉重的样子，于是我就默默地跟着他走在一边。

我们在遭到意外打击时，最先受到猛烈攻击的通常是我们的心，所以在一开始我们总是不可避免地让心独自去面对打击，这个时候语言通常派不上用场。我们需要一点时间独自承担和消化，等这个前奏过去，我们就会开始寻求帮助，我们会找人倾诉，希望有人分忧解难。

我知道儿子需要先独自默默消化一下所遭遇的事情，我并不急着要他说。我们俩就那样不紧不慢地走着，过大马路的时候我拉起他的手，他没有拒绝。过了马路，我们继续手牵着手行走，我的态度始终是温和而有耐心的。

当我们快要进入小区的时候，儿子开始说话了。

我特别用心地低下头倾听，眼睛看着他，心里感受着他。

原来他在最后一节自习课时，和同学打闹说话，老师不仅批评了他，还责令他回家写检讨，并且检讨要有 400 字！

"妈妈，400 字啊！老师说 400 字一个字都不能少！我怎么写啊？"儿子扬起小脸，蹙着眉头，道出了他最担心的问题，"400 字啊！那么多……"

听完儿子的小烦恼后，我简直要大笑，当然我没有那么做，我只是做了一个特别轻松的动作，说："才 400 字，那有什么，太简单了！晚上妈妈和你一起写，你忘了妈妈最擅长什么吗？"

儿子将信将疑地看着我，400 字的检讨如一个沉重的包袱压在他的心头。我牵着他的手，心情开始变得轻松愉快起来，我边走边继续安慰他："400字算什么……"

海夫人：这就是"疏"的过程。

晚饭后，我和儿子一起坐在桌前，我们各自拿了一张纸。我让儿子把事情的经过讲述一番，然后告诉他，要把这件事情当作文来写，要详细介绍事情的经过，在叙述的过程中还要加上场景描写、心理描写等，总之如何渲染就是我们自己的事情了。为了让这篇文章看上去像份检讨，在最后结尾处一定要自我批评一下，然后就可以了。

我记得在写检讨的过程中，儿子在我的指导下兴奋得眼睛发亮。我们俩同时写，写完后数一下字数，我的那篇有 500 多字，儿子的那篇有 300

多字，然后我们相互交换着看。儿子将事情经过描述得真诚实在，而我写得有些夸张。最后儿子问："妈妈，怎么办？我这个不够400字。"我说："放心，就这样交上去，老师不会说你的。"

海夫人：这就是"导"的过程。通过这件事，我指导孩子如何写作文，把一件本来有些严肃的事情俏皮化，并且让孩子知道叙述可以简单，也可以丰富。

第二天，儿子的检讨顺利过关。

第九章　日记摘要

○ 2001年9月26日（儿子2岁10个月）

"长期处于愉快心理环境中的孩子，往往表现为精神振奋，性情豁达，活泼乐观，充满自信。"

"长期处于紧张压抑的家庭气氛中的孩子，往往忧心忡忡地迈入家门，久而久之，孩子就会变得缺乏热情，性格内向，感情脆弱，甚至有严重的心理障碍，出现忧郁症、逆反心理等，与父母形成思想上的代沟或情感上的隔离。"

"问题孩子是出自问题父母。"

面对我的孩子，我充满了愧疚。此时的我不仅泪流满面，而且心痛不已。我的不幸难道要在儿子身上重演？我的孩子不满3岁，性格内向，缺乏热情，忧郁，逆反心理严重……每天面对儿子，我就像看到了我自己的人生，为什么会这样？为什么？

要帮助我的孩子，首先需要改变的是我自己。

我该怎样去挽救我的孩子？如果我挽救不了他，那么20年后，他面对我就会像我今天面对自己的父母一样。不同的是，我的父母完全不知道他们曾在无意中给我带来过多少伤害，而我今天明白了自己带给儿子的一切。

我的孩子已经早早地失去了笑容，早早地就被恶劣的情绪所俘虏。也许我就是那个想要努力扭转局面的人。

海夫人：我需要自我修复，我要为将来争取机会，我每天都要用心对待孩子，我要用我的爱、我的真心去帮助我的孩子，我要我的孩子能够真正地开怀大笑，我要真正地改变自己。

○ 2001年9月28日（儿子2岁10个月）

为了儿子，为了让他的生活更加丰富多彩，为了找到一种最适合他的教育方式，我一直在竭尽全力，我必须战胜自己不爱说话的毛病，改变自己冷漠的个性，用最热情的态度、最温暖的笑容去面对他。

也许我该认真地检讨自己以前的教育方式。一直以来，我对儿子做出的某些行为确实是过分冷漠了，然而我并不是故意这样的。因为我自己就是在这样的环境中长大的，所以也就不自觉地这样对待儿子。

我首先需要破除的就是儿子性格上的障碍，只有性格的障碍破除了，他的潜力才能得到更好的发挥。儿子的智力绝对没有问题，要命的是性格，他的身上几乎遗传了我们这个家庭中所有的问题，家庭成员身上所有不良性格的基因仿佛同时集中在了他一个人身上。

○ 2001年9月30日（儿子2岁10个月）

面对儿子发脾气、闹情绪的情况，我不能硬着来，要展现女性温柔的一面，采用兴趣转移法、满足法、说教法或者冷处理法。

关于儿童教育和儿童心理的书，我已经从书店买回来不少，虽然已经掌握理论知识，但是还不能做到学以致用。

从孩子出生到现在，我就没有认真教育过他，惭愧啊！但我的孩子是否没有希望了呢？不是，绝对不是。我一定要帮助他摆脱情绪化的问题，培养良好的习惯，培养学习的兴趣。

海夫人：我一定不能坐以待毙，我分分秒秒都要帮助孩子！

○ 2001年10月9日（儿子2岁10个月）

国庆节时，小姑带着孩子来到九江。那几天儿子玩得非常尽兴，嘴巴笑得就没有合拢过，天天和小哥哥玩，晚上不肯睡觉。

送小哥哥走的时候，儿子心情很愉快，一路上向我要求："妈妈，让我去小哥哥家玩吧！我在小哥哥家乖，不哭，不发脾气。"后来小哥哥和姑姑上了车，却没让他上车，他便开始哭，还哭得挺伤心。我抱着他安慰了许久，带他坐了小火车（儿童摇摇车），他这才破涕为笑，高兴起来。

在我不断地引导和教育下，儿子的性格开始有了一点点微妙的变化，他发脾气的次数远没有从前多了，发脾气的时间也缩短了。我多么需要及时肯定自己的努力，这样才能坚定、持续、努力地往前走。

儿子非常容易生气，一点点的不顺心，旁人无意的一句话，都会使他一触就"气"，首先他的脸由晴转阴，然后悄悄地对我发小脾气，轻轻拍打我，或者"哼啊哈啊"地摇动身体。如果我严厉地训斥他，他就会大哭；如果我温柔地看着他，耐心地对待他，磨一阵子，再想办法转移他的注意力，那么他的脾气也就过去了。一天里儿子这样发脾气的次数简直多得无法计算，很多时候我都能平静面对。我时常告诫自己："如果我也发火，那无疑是对他最坏的教育。"对待儿子的坏脾气，我拿出了最大的耐心，不过偶尔也会发一次火，严厉地阻止他无理取闹，有时甚至会打他的小屁股。

海夫人：我多么需要及时肯定自己的努力，这样才能坚定、持续、努力地往前走。

○ 2001年10月12日（儿子2岁11个月）

儿子咳嗽，持续地咳，已经有10多天没有上幼儿园了。

因为我很累，因为儿子的咳嗽长时间不见好转，我不免心烦起来，精神明显萎靡，一直持续高涨的热情和信心也随之减少，我好像从一个高峰跌入了低谷。儿子很快感觉到了我的忧郁和闷闷不乐。

"你有些不高兴？"儿子问。

"嗯，因为我心情不好。"

"哦。"儿子点点头。

因为我的坏情绪并没有过多外露，面对儿子我依旧笑容满面，所以儿子的心情一直不错。

下午午休后，儿子一醒来就哭。我正心烦着，本不想理他，但停顿了一下后我还是走过去，和颜悦色地问："怎么了？是不是被楼上装修吵醒了？"儿子点了点头。就算他本来有些小脾气，也被我温和的语气所平复。"有没有尿？"儿子摇了摇头。"要不要再睡一会儿？楼上是有些吵。"我继续关切地询问。儿子点点头又睡下了。我替他把毯子盖好，然后摸摸他的头，亲吻了他一下，一会儿他就睡着了。

许多时候，儿子的脾气完全取决于我的态度……

○ 2001 年 10 月 18 日（儿子 2 岁 11 个月）

我每天都要拥抱儿子，抚摸他，亲吻他，我也经常要儿子拥抱我，主动搂着我亲我，我和儿子之间非常亲密。

每天去幼儿园接儿子，我都要问他在幼儿园里发生的事情，比如今天学了什么，唱了什么歌，和谁一起玩了，看了动画片没有。我坚持问，每天都问，每当儿子说出点事情时，我都表现得很高兴。昨天在我积极主动的要求下，儿子居然给我唱了一首歌。这对于胆小害羞的他来说是多么大的转变啊！他唱完歌后，我立刻给他热烈的掌声和亲吻，并很快满足他要求抱抱的愿望。

我要培养儿子和我顺畅沟通交流的习惯。

如果说在生命的最初我不小心对儿子造成了伤害的话，那么在随后的日子里，我所做的只有一件事，那就是爱他……

海夫人：在孩子的人生最初，家长的一个小小的失误所导致的后果，将来可能需要花费几倍、几十倍，甚至上百倍的力气来修复。如果不试图改变，那就只能接受这样的局面。而如果随波逐流，就永远不可能有转机。

○ 2004年5月8日（儿子5岁6个月）

休息日照例是我带儿子出来活动的日子。今天天气特别好，我带着儿子来到了公园。

每年的五月和十月，结婚的人总是特别多。今天上午我们在公园看见好几对拍婚纱照的，新娘们穿着白色的落地婚纱，新郎们则西装革履，都在那里摆着各种造型拍照。

儿子好奇地打量着他们，最后忍不住用小手一指，问我："妈妈，他们在干什么呀？"我牵着他的手，慢慢地说道："他们在拍婚纱照，他们要结婚了！""那什么是结婚啊？"儿子接着问。我愣了一下，想了想，很快接着说："就是一个男孩长大了，会遇到一个女孩，他们两个彼此都很喜欢对方，于是他们就会结婚，然后他们就会有小宝宝，就好像爸爸和妈妈。你长大了也会结婚，会有自己的小宝宝。"儿子笑了，他笑得非常甜蜜。

○ 2004年9月15日（儿子5岁10个月）

中午，我和儿子吃饭时，儿子不断地眨着眼睛，摇着头，不停地扭动身体，隔了一会儿就使劲地眨眼睛，奇怪地摇头，继续扭动身体。我看着难受，忍不住问："儿子，怎么了？为什么会这样使劲地眨眼睛，奇怪地扭动身体？"儿子用他那充满童真的表情看着我，有些认真地说："妈妈，完了，我这样长大了会没有老婆，也没有孩子！"

我有些不相信自己的耳朵，以为自己听错了，就问："儿子，你说什么？"儿子认真地重复了一遍刚才的话，眼里带着坏坏的笑意。

"为什么？"我问他。

儿子说："难道你不觉得我这个样子很丑吗？"

"我不觉得。"我摇着头回答他。

"你当然不觉得，你是我妈妈，我怎么样你都喜欢我。"

"如果你老婆像我一样爱你，她就不会嫌你……"我这样笑着回答。

海夫人：当我开始帮助孩子的时候，并不是采用针对抽动症的方法。因为那个时候我们还没带儿子去医院确诊，所以我也不知道孩子有抽动症。那时我帮助的是孩子的情绪、心理。一直以来，我都希望孩子的内心能充满阳光，希望儿子心理健康，我认为这比什么都重要。

○ 2004 年 10 月 17 日（儿子 5 岁 11 个月）

傍晚，我正在厨房洗碗，儿子独自在阳台玩。他突然跑过来对我说："妈妈，我以后不学画画了。"说完儿子有些紧张地看着我，我也看着他，对他这句没头没脑的话，我一时还没弄明白，停顿了一会儿，我问他："你做什么啦？"儿子不回答我的问题，只是搓着他的小手说："反正我不学画画了。"说着还用手指了指阳台，我一下子看见儿子那双染满颜料的小手，到了阳台，总算明白他干了什么。

他把整整一盒水彩颜料全部挤在小盆里，那么多的颜色混合在一起，变成了蓝黑色，然后他就用小手抓着玩。我虽然并没有大怒，但是也没有看出这有什么好玩的。我皱着眉头摇了摇头，然后准备走开。儿子伸出变了色的小手拦住我，说："对我笑！"每逢他认为我不高兴的时候，都要我对着他笑笑，以此证明我确实没有生气。当我没好气地咧着嘴对他笑了以后，他这才放心，继续用他的小手搅弄着"魔水"（他是这样说的）。

如果我们想要自己的物种得以存活，如果我们发现了生命的意义，如果我们想拯救这个世界和每一个居住在世界上的生灵，爱是唯一的答案。

——爱因斯坦

第十一章 和爱一起成长

1／分享

2009 年 1 月，我的第一篇关于抽动症的文章《和爱一起成长》发布；2009 年 3 月，我的第二篇文章《关于抽动症，爱是最好的良方》发布；2009 年 5 月，"沐浴阳光群"在 QQ 上建立；2010 年，海夫人新浪微博开通；2015 年，海夫人微信公众号（HFRCDWX）开通；从此我便踏上了分享、交流、提高、探索、互助之路。

从 2009 年年初开始，我不断接触抽动症孩子的家长，我的 QQ 从此不再清闲，QQ 小窗最多的时候一天能有几十个。我写的关于抽动症的分享文章发布后，每天都有人找我。"沐浴阳光群"建群初始，我每天都到群里和大家分享交流，然而现在我已经没有这样的时间和精力。"沐浴阳光群"里的气氛一直不错，大家带着感恩的心相互帮助。从那个时候起，我开始接触具体的案例，包括成年人抽动症。此后，我对抽动症的思索范围从自己的孩子扩大到所有的抽动症群体。

在"沐浴阳光群"里，我曾问过一位管理员："你发现没有？帮助别人，其实提高最快的是自己！"管理员回答说："嗯，对的，心力提高快，也不焦虑。"这位群友自从当了管理员，不仅责任心提高了，还主动热情地关心群友。她的进步有目共睹，不仅如此，她孩子的情况因为妈妈的进步、提高而也大为好转。

和爱一起成长！当你主动帮助别人时，因为有一份责任心，你会对自己有一个比较高的要求，你会通过更加认真努力地学习来提高自己。当你一次次地将良好的理念和方法告诉别人时，其实就是一次次向自己的内心灌输好的东西，如此一来，受益最大的人是你自己。同时，助人者人恒助之，当你有需要的时候，那些你曾经帮助过的人同样会给你回报，给你支持。

海夫人：爱能带来良性循环。一个向善的、正能量的气场会在你的周围形成。你越努力付出，这个气场的力度就越大，在惠及别人的同时，深受其惠的就是你自己。

2/ 初 衷

那天在群里，有人问我："海夫人，你这样做是为了什么？"

我的初衷极其简单，我的方法在我的孩子身上得到了神奇的验证，这样就可以让更多的家长借鉴，可以让他们少走弯路，所以我想和大家分享。

我的经历最早并不是由我自己发到网上的，而是我的一个朋友，也是我的老乡，目前在青岛我们两家关系最密切，就像亲人一样。我们从同样遥远的故乡来到了同一个地方，并逐渐相识。孩子表现症状的时候，她曾好奇地问过我孩子是怎么回事，孩子稳定后，她又问我是如何让孩子好起来的。当时对我来说，那几年辛苦努力的过程是我最不想回首的，所以我就轻描淡写地跟她说了说。

谁知道没过多久，她打来电话告诉我，有一次，她在一个网站上看到许多抽动症患儿家长的求助，就把我的事例写成跟帖发布了，安慰这些家长，并且告诉他们我的孩子好了，抽动症没那么恐怖。

可想而知，这样的帖子发出去会得到什么样的反应，求助者的电话接踵而至。她虽然开始时犹豫要不要告诉他们我的电话号码，但是后来又觉得没有理由不告诉他们。她觉得那些人真的好可怜，所以她告诉我，她已经把我的电话号码告诉那些求助者了。

接下来，求助电话就纷纷打给了我。当时我还根本没有进入这个圈子，我对每个求助者的电话都认真回复，告诉他们该怎么做，如何面对。

在我接到那些家长的求助电话后，我朦朦胧胧地意识到，其实我的经历和经验是可以给别人借鉴的，这对于需要的人来说就是帮助，所以我开始写有关抽动症的文章，并在网上发布。

海夫人： "简单"的好处就在于你可以心无旁骛地做你想做的事情，专注并且专一。"单纯"可以让你全情投入，你就是彼，彼就是你。

3/ 过　程

发帖子的那天，我记得很清楚，我花了大半天的时间整理修改了几天前就已经写好的《关于抽动症，爱是最好的良方》，修改好以后，我便发布到网上，发完以后我有种轻松感，觉得就像完成了一个任务。

接下来的事情让我始料未及，求助的人群如潮水般向我涌来。我起初以为，如果别人有需要，想直接问我，我是可以回答的，所以我在帖子上留了自己的 QQ 号。

在还没开始回复问题的时候，我不知道找我求助的人竟然会有这么多。刚开始的一段时间，我经常是同时回复数个小窗，几天下来我发现这样不行，我没那么多的精力。持续几个小时同时回复问题相似的多个小窗，这对一个人的耐心是极大的考验。为了缓解一对一回复效率太低的情况，我建了群，建群的初衷是：我在群里回答一个人的问题时，群里其他的人都能看见，或许这样我就能轻松点。这又是一个天真的想法。

我就这样糊里糊涂地把自己推到了前沿阵地。从 2009 年的三四月份开始，我每天的任务就是回答问题。最初我以为，只要我说，家长们就会信，就知道该怎么做。等我真的像个复读机一样每天重复地说我的理念、方法和我的经历时，我意识到自己的天真和幼稚，我把这件事情看得过于理想化。真的是"理想很丰满，现实很骨感"。

就这样，我在群里日复一日地接触着抽动症孩子的家长们。

○ 来看一个小窗

网友：我儿子 3 周岁，他患气管炎之后长期咳嗽，上个月 10 号开始出现哼哼声，后来他睡觉翻身时就哼哼。儿子平时跟他奶奶睡，他奶奶告诉我，带他出去坐车时，发现他会偶尔"嗯"一声，声音挺小的。

我上网搜了儿子的问题，看起来真的挺吓人的。他当时正吃着顺尔宁。我怀疑是药物导致神经紊乱，几天后我给他停药了，他就好了！

没想到过了 10 天左右，儿子又有症状了。虽然一天只出现几次症状，但是我天天跟他在一起，每次都能发现。我是个心眼儿特别小的人，凡事总是想不开，总为儿子的事感到害怕、担心。有一天，儿子白天没睡觉，在家累了一天，晚上就不停地小声哼哼。

我知道我不应该提醒他，可是我控制不住，经常问他能不能不这样，到底哪里不舒服。问他，他就说后背不得劲，我感觉他在胡说。儿子特别聪明、特别敏感，我每一个眼神的意思他都能明白，我观察他，他也知道。

最近，我控制不住自己的坏情绪，跟儿子待在一起时总是不开心，我还时时刻刻地观察他，我烦躁得都不想活了。家里除了我以外，没人觉得这是问题，他们都觉得是坏习惯。我老公说他小时候好几年都这样，还挤眉弄眼，我小时候其实也会眨眼睛和皱鼻子，可是这个问题出现在自己的孩子身上，我就受不了了。我的心情很矛盾，我知道要无视症状，可是控制不住，我想对他好，但是听到他的声音就闹心。我每天失眠，焦虑，我感觉这样下去自己迟早会出问题……我多么盼望孩子可爱健康，却受不了孩子一声哼哼！

通过这个小窗，大家发现什么了吗？抽动症孩子具有的普遍特质：敏感、焦虑、苛求完美、悲观、矛盾，容易被负性情绪左右，深陷其中而不自知，其实家长身上也会有这些特点。

在这个世界上，没有救世主，如果有，那就是自己，自己才是自己的救世主。

我所做的事情不过是自我成长，每个人都需要经历自我成长。至于如何成长，怎么成长，什么时候醒悟，怎么醒悟，是每个人自己的事情。

我觉得我只是一个信使，为孩子们传递心声。

4/ 和爱一起成长

一直以来，我都在做同一件事情，那就是通过和家长们沟通交流，来分享自己的心得体会和经验方法。简单的事情重复做，重复的事情用心做。

我的努力和实践告诉我，抽动症康复需要花费的是心，无价的心。

通过这件事，我知道了心的重要性。我也知道社会的变化让很多人在物欲横流中迷失，失去了自己的本心，在迷茫中看不到事情的本源（本质）。

通过分享，我结识了大家；通过分享，我和许多家长沟通交流。这样一种简单直接的交流方式，对我最大的馈赠就是关于抽动症的第一手真实宝贵的资料和翔实的数据，我分享的所有案例都是真实的。

现在，我虽然已经无力应付接踵而至的无数小窗，但是我非常感谢大家，和大家的互动交流让我不断地获得进步。

所有这一切都始于我最初的一个小小心愿：提醒家长用正确的态度和方法面对抽动症孩子。

"沐浴阳光群"已经从 2009 年的 1 个群发展到现在 14 个群，从当初我一个人微弱发声发展到现在众多群友共同努力发声。

感谢一直陪伴"沐浴阳光群"并做出努力和贡献的管理员和热心群友，没有他们，就没有今天的"沐浴阳光群"……

和爱一起成长，我在路上……

和爱一起成长，我们在路上……

我只是一个信使，为孩子们传递心声。

我的信已经发出，您是否收到？

每一个独立的个体内都带着很细微的但是有待释放的强大的爱的发电机……爱能降服一切，爱超越每一个存在和任何存在，因为爱就是生命的精髓。

——爱因斯坦

海夫人：许多家长在面对孩子的抽动症时喜欢抱怨，抱怨自己怎么如此不幸，别人的孩子都好好的，为什么单单自己的孩子如此？其实，孩子不是来拖累我们的，我们的孩子是来帮助并拯救我们的。

第二篇

帮助小天使修复
"隐形的翅膀"

有这么一群孩子，他们时常会有一些奇怪的行为举止，有人说他们爱做鬼脸，有人说他们是异类，有人说他们无法停下来，有人说他们没礼貌……

这些不被理解的小天使有一双"隐形的翅膀"，只是这些小天使的翅膀受伤了。小天使们只要修复好受伤受损的隐形翅膀就能飞，他们能飞得更高、更远、更好……

每一次都在徘徊孤单中坚强

每一次就算受伤也不闪泪光

我知道我一直有双隐形的翅膀

带我飞

飞过绝望

……

我知道我一直有双隐形的翅膀

带我飞

给我希望

我终于看到所有梦想都开花

追逐的年轻歌声多嘹亮

我终于翱翔

用心凝望不害怕

哪里会有风

就飞多远吧

……

隐形的翅膀让梦恒久比天长

留一个愿望让自己想象

有这么一群孩子，他们时常会有一些奇怪的行为举止，有人说他们爱做鬼脸，有人说他们是异类，有人说他们无法停下来，有人说他们没礼貌……

这些不被理解的小天使有一双隐形的翅膀，只是这些天使的翅膀受伤了。小天使们只要修复好受伤受损的隐形翅膀就能飞，并且能飞得更高、更远、更好……

爱是光，爱能够启示那些给予并得到它的人。爱是地心引力，因为爱能让人们互相吸引。爱是能量，因为爱产生我们最好的东西，而且爱允许人类不用去消除看不见的自私。爱能掩盖，爱能揭露。因为爱，我们才活着……

——爱因斯坦

第一章 认识"隐形的翅膀"

本书以下内容所介绍的都是非器质性抽动症。非器质性抽动症是指孩子的身体检查结果和专门的神经系统检查结果都没有问题的抽动症类型。

1/ 什么是抽动症

"抽动障碍是一种起病于儿童和青少年时期，以不自主、突发、快速、重复、非节律性、刻板的单一或多部位肌肉运动或（和）发声抽动为特点的一种复杂的、慢性神经精神障碍。"（摘自由杜亚松主编的《儿童心理障碍诊疗学》，人民卫生出版社出版。）

"抽动是指突然的、迅速的、有复发性的、无节奏的机械动作或是频繁发声。这些抽动动作或发声会时而消失，时而出现。抽动动作和发声情况多种多样，它们的频率和强度也不同。抽动障碍一般包括抽动秽语或抽动秽语综合征（简称抽动症），通常在 5~6 岁的儿童期发病。抽动症症状通常包含动作和发声，且发病 1 年以上。"（摘自《欧洲儿童少年精神病学》杂志 2011 年 20 期《欧洲抽动秽语综合征与抽动障碍临床评估准则》）

"抽动障碍是一种起病于儿童时期，以抽动为主要临床表现的神经精神性疾病。为一组原因未明的运动障碍，主要表现为不自主的、反复的、快速的、无目的的一个部位或多部位肌肉运动性抽动或发声性抽动，并可伴有多动、注意力不集中、强迫性动作和（或）其他精神行为症状。有关抽动症状的记述可以追溯到远古时代，首次对抽动障碍的主要类型 Tourette 综合征进行详细描述与命名，至今已有一百二十多年的历史。长期以来，抽动障碍被当作罕见病而未受到应有的重视，对抽动障碍进行系统的临床分类并制定相应的诊断标准是 1980 年美国精神病学会制定的《精神疾病诊断与统计手册》第 3 版（DSM-III）开始的。

"抽动障碍的抽动症状可以时轻时重，呈波浪式进展，间或静止一段时间。新的抽动症状可以代替旧的抽动症状，或在原有抽动症状的基础上出现新的抽动症状。"

以上内容摘自由刘智胜编著的《儿童抽动障碍》(人民卫生出版社出版)。

2/ 抽动症的类型

"根据发病年龄、临床表现、病程长短和是否伴有发声抽动,抽动症可分为以下几种:

"①短暂性抽动障碍(症状表现不超过1年);

"②慢性运动或发声性抽动障碍(症状表现在1年以上);

"③发声和多种运动联合抽动障碍或Tourette(妥瑞)综合征(症状表现在一年以上)。"

以上内容摘自由杜亚松主编的《儿童心理障碍诊疗学》(人民卫生出版社出版)。

1. 短暂性抽动障碍

"短暂性抽动障碍,又称为暂时性抽动障碍、一过性抽动障碍、抽动症或习惯性痉挛,是抽动障碍中最多见的一种类型,也是最轻的一型。尤其在青春期之前的儿童中非常常见,其中男孩的发病率明显高于女孩。短暂性抽动障碍以单纯性或一过性肌肉抽动为特征,临床表现为突然的、重复的、刻板的一种或多种运动性抽动或(和)发声性抽动。大多数表现为简单性运动抽动,少数表现为单纯的发声抽动。特别常见的运动性抽动是脸部、头颈及手臂的抽动,发声性抽动也很常见。病程中,抽动症状往往时轻时重,在紧张、过度兴奋、疲劳等情况下容易加重。儿童常常忽视自己的抽动症状,或是努力掩盖(如我感冒了,所以我才会吸鼻子)。而事实上,这些强烈的、反复的眨眼、吸鼻子、清嗓子等,常导致儿童被带到眼科、耳鼻喉科或变态反应科,被当作近视、沙眼、结膜炎、咽炎、过敏等病症来治疗。

"短暂性抽动障碍病程短,最多不超过一年。"

以上内容摘自由杜亚松主编的《儿童心理障碍诊疗学》(人民卫生出版社出版)。

2. 慢性运动性或发声性抽动障碍

"慢性运动性或发声性抽动障碍以病程长、抽动形式相对单一、持续、刻板为特点。该障碍通常起病于儿童早期，与其他抽动障碍一样，在其病程中，抽动症状也是时好时坏，此消彼长，症状严重程度的波动范围较大；同样，症状会在紧张、过度兴奋、疲劳的情况下加重。主要临床表现为一种或多种运动性抽动或发声性抽动，但是运动性抽动和发声性抽动并不一定同时存在。最为常见的抽动为运动性抽动，尤其是脸部、头颈部和肢体的抽动。其中以简单或复杂的运动性抽动最为常见，部位多涉及头、颈、上肢等。发声性抽动明显少于运动性抽动，并以清嗓、吸鼻子相对多见。"以上内容摘自由杜亚松主编的《儿童心理障碍诊疗学》（人民卫生出版社出版）。

3. Tourette 综合征（慢性运动和发声联合抽动障碍）

"Tourette 综合征是一种以慢性、波动性、多发性运动性抽动，伴有不自主发声为特征的神经精神疾病。既表现有运动性抽动，也兼有发声性抽动，但是运动性抽动和发声性抽动不一定同时出现，病程在 1 年以上。"

以上内容摘自由刘智胜编著的《儿童抽动障碍》（人民卫生出版社出版）。

3／ 抽动症的发生率

受抽动症影响的人数占总人口的 0.3%~1%。此项数据是根据当时被调查的年龄群和当时所使用的统计方法总结出来的。抽动症主要发生在年轻人（18 岁之前）中，抽动症状呈时强时弱的状态。男性抽动症患者和女性抽动症患者的比例在 3∶1 到 4.3∶1 之间。（摘自《欧洲儿童少年精神病学》杂志 2011 年 20 期《欧洲抽动秽语综合征与抽动障碍临床评估准则》）

以上数据是欧洲的数据，可供参考。

4／ 抽动症的确诊

在刚发现孩子挤眉弄眼或者有一些奇怪动作的时候，家长往往不知道该如何判断，既担心孩子有抽动症，又害怕是误判。比如孩子眨眼，也有可能是沙眼或者结膜炎导致的，所以孩子的眼睛会眨得有些频繁。因此经常有家长在初次发现孩子有一些动作时来问我，甚至会发来视频请我帮忙看看，看孩子是否有抽动症。

○ 如何确诊抽动症

如何确诊抽动症呢？让我们先看看欧洲的资料。

"抽动症的确诊条件如下：

"①出现两个或两个以上机械的抽动动作，并且同时出现有一个（或多个）发声性抽动，在发病过程中，这些症状并非同时出现，但都要出现过。

"②抽动动作几乎每天出现，并且每日出现多次，这样的状况持续一年或一年以上。

"③症状在 18 岁以前出现。

"④症状并非由其他病症或药物引起。"

以上内容摘自《欧洲儿童少年精神病学》杂志 2011 年 20 期的《欧洲抽动秽语综合征与抽动障碍临床评估准则》。

○ 确诊抽动症需要做的检查

为了确诊抽动症，需要做普通的身体检查和专门的神经系统检查，以确保诊断的正确性，并且要排除其他神经系统疾病，比如肌阵挛性肌张力障碍，以及一些以癫痫和刻板症的形式表现出的运动障碍。检查手段包括脑电图和核磁共振成像扫描等。

这里我列举的是欧洲的标准，摘自《欧洲儿童少年精神病学》杂志 2011 年 20 期的《欧洲抽动秽语综合征与抽动障碍临床评估准则》。

○ 国内的诊断情况

1. 我孩子的确诊过程

我的孩子不到 6 周岁（2004 年）的时候，在当地的妇幼保健院确诊为抽动症。医生观察了孩子的身体动作，询问了这些症状持续多长时间（孩子是从两岁多开始频繁眨眼睛的），还让我们做了两大张心理测试卷，当时未做任何其他的检查。

在国内，医生一般根据家长对孩子症状的描述以及医生自己观察到的孩子症状表现来进行判断，然后根据情况，安排身体检查，决定是否需要做脑电图或者核磁共振成像扫描，部分儿童医院或者妇幼保健院会进行相关的心理测试。

2. 国内相应的检查包括颅脑 CT 检查、脑电图检查和抗链 O 检测

（1）颅脑 CT 检查和脑电图检查

1320394 咖咖：海夫人，您好，为了确诊抽动症，需要做颅脑 CT 检查和脑电图检查吗？医院不同，说法也不同，真不知道该怎么办。

海夫人：通过颅脑 CT 检查可诊断出脑损伤，通过脑电图检查可排除癫痫。利用这些检查方法都无法确诊抽动症，但可以排除孩子的抽动症状是否是由其他病症引起的。

网友：海夫人，您好，在最无助时，我有幸读到了您的文章，让我烦乱焦躁的心情变得平静。现在我六岁的女儿在北京的一家医院儿童神经内科住院，做了腰椎间隙穿刺，检查脑脊液，查出免疫系统出了问题，引起脑炎，导致锥体外系出现问题，语言功能退缩，手舞足蹈，无法走路。孩子的其他检查结果全部正常，只有这一项有问题。

海夫人：家长并没说医生给出的诊断是什么，到底是小舞蹈症，还是别的锥体外系疾病。如果孩子患有其他疾病，导致抽动的出现，那么这种抽动只是一个副产品，这就是海夫人所说的器质性原因引起的抽动。这种抽动和抽动症是不一样的。（具体参看本书第四篇的文章《抽动和抽动症的区别》）

（3）抗链 O 检测

链球菌感染引起的儿童自身免疫系统疾病是不是抽动症的一个发病因素呢？关于这个问题，海夫人专门写了一篇文章。自从链球菌感染引起的免疫性精神障碍假说被提出后，关于这方面的研究一直在进行。目前这种假说并不成立（因果关系未得到证实），这方面的研究在继续。更多具体相关内容可以看本书第四篇文章《鼻炎、颈椎问题、过敏或扁桃体肿大等引发的抽动》。

3. 目前并没有专门针对抽动症的诊断检查

"由于抽动障碍的病因和发病机制迄今尚未明确，而各种检查包括神经系统软体征、脑电图（EEG）、诱发电位（EPs）、神经影像学检查（CT、MRI、SPECT、PET 等）、实验室检查和神经心理测验等，虽属客观指标，但这些检查仅在部分抽动障碍患者中发现了有非特异性异常，只能作为诊断的辅助依据，目前尚未找到一种特异性的诊断手段来诊断本病。头颅 CT 或 MRI 等检查对抽动障碍的价值不在于诊断，而在于排除其他脑器质性病变。在抽动障碍的诊断方面，主要依据患者的临床表现（病史和临床症状）来进行诊断，国内外学者均采用临床描述性诊断方法对抽动障碍进行诊断。

"抽动障碍的诊断需要详细询问病史，认真做好体格检查（包括神经系统检查）和精神状况检查，直接会谈，观察抽动和一般行为表现，弄清症状的主次、范围及规律以及发生的先后过程。对抽动障碍的诊断，必须排除其他疾病。"

以上内容摘自由刘智胜编著的《儿童抽动障碍》（人民卫生出版社出版）。

海夫人：以上这两段话表达的主要意思是什么呢？就是说，现在并没有专门针对抽动症的诊断手段，家长带孩子做有关抽动症的各项检查，检查的目的在于排除其他疾病。

"在抽动障碍的诊断方面，主要依据患者的临床表现（病史和临床症状）来进行诊断，国内外学者均采用临床描述性诊断方法对抽动障碍进行诊断。"

目前为什么尚未找到专门针对抽动症的诊断方法呢？因为目前抽动症的成因不明。

很多家长带孩子到医院做了很多检查。多数家长并不知道，通过这些检查并不能确诊孩子是否患有抽动症，只能排除其他疾病。因为大家容易对这些疾病的症状表现和抽动症的症状表现产生混淆，比如锥体外系病变、肌阵挛性发作、病毒性脑炎、药源性不自主抽动、风湿性舞蹈病等。

4. 请到正规医院就医

抽动症的确诊过程并不复杂，但是需要时间。比如：

①需要确定症状表现持续的时间，症状表现持续的时间如果没超过一年，就属于短暂性抽动障碍。

②需要观察症状的类型，比如是身体表现还是声音表现，是单一症状表现还是复合症状表现，等等。

③请医生详细地问诊，如果医生能够详细地了解孩子的情况，并酌情考虑，那么孩子需要做的检查就不会那么多。

④在什么情况下需要进行额外的检查呢？

在普通情况下，孩子如果只是出现一些症状，没有任何其他异常的表现，也没有感觉到特别不舒服，就没有必要做那些额外的检查。

只有当孩子出现异常的表现，并且比较严重，或者有加剧的趋势，医生通过问诊也无法确定时，才需要通过相应的检查来排除其他疾病，比如医生需要确定孩子的抽动是否由小舞蹈症或其他疾病引起，或者是否出脑损伤所致。

普通的身体检查和专门的神经系统检测都是有必要的，某些神经系统疾病的确与抽动动作有关联，需要通过对神经系统的检查来区分抽动障碍与其他的运动障碍，比如肌阵挛性肌张力障碍，通过脑电图检查来排除癫痫，或者排除肌阵挛性肌张力障碍被误认为典型的抽动障碍的可能性。

医生会根据孩子的实际情况来确定是否需要进行额外的检查。

5／ 抽动症的具体症状

通过前面我对抽动症的介绍，相信你对抽动症已经有了一个初步的认识。认识事物的过程就是看到事物的轮廓和景象的过程，使你不至于在黑暗中什么也看不见，什么也不知道。认识事物之后就需要了解它，因为知己知彼，方能百战百胜。

想要具体地了解抽动症，当然要从大家最关心的症状开始。因为症状是家长们纠结的焦点；症状是指挥和影响家长心情的调节器，孩子一有症状，家长的心情马上变得沉重、紧张、烦躁、焦虑，孩子症状减轻，家长就跟着轻松；症状也是迷惑家长的烟幕弹，让家长很容易被症状的表面现象所迷惑，而看不清隐藏在症状背后的本质问题。

在专业书籍中，抽动可分为简单抽动和复杂抽动两种，还可分为运动性抽动和发声性抽动两种。

"简单抽动的表现包括眨眼、斜眼、皱眉、张口、伸舌、噘嘴、歪嘴、舔嘴唇、动鼻子、露牙齿、点头、仰头、转头、斜颈、耸肩、动手指、搓手、握拳、动手腕、甩手、举臂、动脚趾、伸腿、抖腿、踮脚、蹬足、伸膝、屈膝、挺胸、收腹、扭腰等。

"复杂抽动的表现包括挤眉弄眼、摇头晃脑、眼球转动、拨弄手指、甩手、拍手、挥舞上臂、四肢甩动、用拳击胸、弯腰、扭动躯干、跳动、下蹲、翘臀、触摸、嗅手、嗅物体、走路转圈、后退等。

"以上两类表现都属于运动性抽动。

"发声性抽动可分为简单发声性抽动和复杂发声性抽动两种。

"简单发声性抽动的表现包括单音、吸鼻声、吼声、哼哼声、清嗓子、咳嗽声、吱吱声、尖叫声、喊叫声、咕噜声、吐唾沫、吹口哨、吮吸声、鸟叫声等。

"复杂发声性抽动的表现包括单词、词组、短语、短句、重复单词或短语、重复语句、模仿言语、突然改变音量或声调、秽语等。"

以上内容摘自由刘智胜编著的《儿童抽动障碍》（人民卫生出版社出版）。

6/ 抽动症症状的特点

1. 症状可以暂时得到控制

症状可以通过克制忍耐暂时得到控制。许多家长奇怪地问我，为什么孩子在外面没什么症状表现，回到家就频繁表现。这是因为孩子在外面能控制住自己，他们怕别人异样的眼光，但症状只能在短时间内得到控制，一回到家，孩子就需要表现症状，以便释放、缓解，否则他们会很难受。

2. 压抑症状会让孩子内心紧张并且焦虑

每次克制症状都会让孩子心里难受，因为症状表现能起到释放和平衡身心的作用。当症状被克制，没有表现出来时，这些得不到释放的东西便会传递到心里，引起心理的不舒服感，如紧张和焦虑等。

成年抽动症患者能够详细描述自己的症状感受。如果你问他为什么隔段时间就会做耸肩的动作，他会说："舒服啊！"如果症状表现是耸肩，很可能是因为每次肩部做动作的那个位置有痒、酸、胀等不舒服的感觉，耸一下肩就会使这种不舒服的感觉消失。如果不耸肩，这种不舒服的感觉就会一直在，还会蔓延。

3. 有一股内部意志驱使力（内在感觉）促使症状表现出来

症状的表现受内部力量的驱使，所以抽动症患者只能在短时间内忍耐，却无法长久抑制。抽动症真正的症状导向是内部意志的驱使力，也就是抽动症发作的内在原因。

这种内在原因是如何形成的呢？原因是多方面的，包括体弱、敏感、精神压力、家庭不和谐、遗传因素等。简单说就是身心不平衡，即身心没有相互协调好，处于不平衡的状态。当外界信息干扰影响了心，心的力量又不足以应对，无法达到平衡时，身体便需要一些额外的动作来帮助协调整个身心的平衡，这种额外的帮助就是症状表现。

7／抽动症症状的表现形式及思考

抽动症症状的表现形式主要有三种：身体表现、情绪表现和心理表现。

1. 第一种表现形式：身体动作，即身体表现（身体抽动）

抽动症症状的身体表现（身体抽动）一般从脸部（头部）开始，比如眨眼、抬眉毛、翻白眼、转眼珠、张嘴、扭头、甩头等；从脸部发展到肢体，比如扭身体、甩手、甩胳膊、踮着脚走路、前走后退（往前走三步往后退一步等）、身体僵硬（身体突然一紧一松）等。

这些动作无论出自身体的哪个部位，都属于抽动症症状的身体表现。

2. 第二种表现形式：恶劣脾气，情绪表现（情绪抽动）

抽动症症状的情绪表现（情绪抽动）包括起床气、暴怒、冲动、发声、秽语（复杂发声抽动）等。

经常有妈妈这样说："孩子现在挺好，基本看不到什么动作，但是脾气大得吓人。我不知道孩子怎么了，刚刚还好好的，也没发生什么事，孩子就突然火冒三丈，大叫大嚷，真让人受不了！"

这就是抽动症的另一种表现形式——恶劣脾气（情绪抽动）。另外，我把发声和秽语也归类到情绪抽动中。

身体内某种不可言状的不适感，看不见摸不着，会怎么表现呢？发脾气、秽语、发声就是它的表现途径，表现在脾气和情绪上就是孩子的脾气一点就着，或者不点也着，火大。

情绪抽动最典型的症状之一就是起床气。

我的孩子就是这样，从小就有起床气，并且持续时间长，最长的时候能达到两三个小时。儿子每天早上起来有起床气，中午睡觉起来还是有起床气。不管以什么方式起床，儿子都不高兴，都要发脾气。刚刚起床能有什么事情呢？什么事也没发生。

反过来说，起床气消失也是抽动症逐渐变好的一个标志。

面对孩子的情绪抽动，家长该怎么办呢？

家长要正确认识孩子的情绪抽动。孩子出现抽动秽语，有火暴脾气，对家长无端发火，年纪稍大的孩子与父母在生活中形同陌路，针锋相对，面对这些问题，不能简单地将其归纳到孩子的品质优劣上，换言之，不要过早给孩子贴上标签。

谁都希望自己的孩子知书达理，温文尔雅，因为这样可以让家长在亲朋好友面前很有面子，也说明自己的孩子确实优秀，但是，咱们的抽动症孩子品性就坏吗？不是。

有这样一个案例，当孩子的奶奶与妈妈在对待孩子抽动症问题上产生分歧时，孩子这样安慰妈妈："你去告诉奶奶，当我发脾气的时候，心灵的大门是关上的，你们说什么我都听不进去，你们应该等我静下来后再跟我说。"

海夫人：多么善良睿智的孩子，这时他才7岁。

很多家长在聊天群里说过，孩子发完脾气，会主动向妈妈道歉认错，说他自己也不知道怎么回事就发火了，好像有一股无形的力量在控制他，但静下来后他就知道自己错了。

记得有一天早上，我儿子自己起床后，站在我们卧室门口，笑着说："妈妈，我今天心情很好，没发脾气吧。"当时我和老公都很惊讶，以为孩子可以从此告别臭脾气了，可那只是昙花一现，此后孩子的恶劣情绪持续了多年。

由上可知，存在情绪抽动的孩子并不是坏孩子，他们也爱爸爸妈妈，也不想故意伤害自己最亲的人。关键是家长需正确认识和对待他们的坏脾气，将其与眨眼、甩手、耸肩、扭动身体等症状同等对待，这样你就知道该如何去做了。

当孩子出现恶劣脾气时，家长需要好好检讨一下自己。如果平时孩子自然流露的情绪被打压过多，被否定过多，受到过多冷漠对待，孩子多半会表现出情绪障碍。这首先是对家长的提醒和抗议！

家长除了检讨自己平时对待孩子情绪的方式以外，还应该开始改变自己，并积极帮助孩子康复。

3. 第三种表现形式：心理阴影，即心理表现（心理抽动）

抽动症症状的心理表现（心理抽动）包括强迫倾向、焦虑倾向、抑郁倾向等。

对于孩子来说，一切都在变化，一切皆有可能，所以当你发现孩子有心理阴影时，不要恐惧，也不用焦虑，更不要夸张地给孩子贴上强迫症、自虐、好色、恋物癖等标签。实际上我常常被家长们的定义惊呆了。其实幼小的孩子身上出现的心理阴影只是一种倾向，比如强迫倾向、焦虑倾向、抑郁倾向等，这些倾向通过家长的引导和环境的改变是可以缓解的。

（1）恋物倾向小例子

一位妈妈说她5岁的女儿特别喜欢抚摸某一类料子的小东西，她问我这是不是恋物癖。说起这个女孩所喜欢的柔软料子，在孩子内心或许是把它当成了某个亲密的人的替代物。或者孩子原来一直由奶奶带，晚上也是和奶奶一起睡，奶奶走后孩子的内心一下子不能完全接受，焦虑中她自己找了一个替代物来安抚自己。

（2）对食物渴望的小例子

另一位妈妈问我，她 10 岁的儿子每当不小心把好吃的食物打翻在地的时候，就会自己打自己，这是不是自虐症。

其实这只能说明这个孩子对食物非常渴望，可能因为他食欲比较好，平时家长对他吃东西限制比较多，如果孩子偏胖，可能家长的限制更多，所以孩子对食物既渴望又珍惜。如果食物被打翻了，就没有了，父母很可能不再买，而且父母本来就不让他多吃东西。

这个妈妈对孩子行为的定义吓我一跳。我告诉她自虐症属于变态心理，家长怎么能这样草率且错误地给自己的孩子贴标签。后来这个妈妈很快向儿子道歉，并承认是她自己太焦虑了。

（3）亲近妈妈是否为好色

还有一位妈妈问我，她 15 岁的儿子总喜欢和她亲近，这是不是好色。

孩子的这个问题是由妈妈不当的教育方式引起的。妈妈和孩子一直保持着亲密，如同小时候一样。男孩 5 岁以后，妈妈就应该注意与他保持身体上的界限。

我接触过一个很糊涂的妈妈，她的儿子 17 周岁了，还和妈妈睡一张床，而且这位妈妈对自己错误的行为竟毫无意识。

针对不同的心理阴影，要采用不同的方法，在这里我就不一一详谈了。

8/ 抽动症的症状发展

抽动症的平均发病年龄为 5 岁，40% 的患儿在 5 岁前发病。抽动症的最大特征是症状时而加重，时而减轻或消失。通常来说，复杂的抽动症状会在简单的抽动症状之后出现，动作抽动先出现，发声抽动后出现，这两种症状出现的前后间隔一般为 1~2 年，仅有大约 5% 的患者发声抽动先于动作抽动出现。对于大多数患者而言，抽动症状最严重的时期是 8~12 岁。

一般来说，抽动症状会随着时间推移而减轻。以人口为基础的临床调查表明，10 岁以前就伴有抽动症状的患者中，有 80% 的患者在青春期症状明显减轻。到 18 岁时，虽然客观评定表明，大多数患者仍然有轻微的抽动症状，但症状的强度与频率均会减弱或降低，大多数患者不会再受到抽动的影响。然而少部分（20%）患者症状强度并不会减轻，这些人的症状不仅恶化，还会出现更严重或极端的抽动症状。（摘自《欧洲儿童少年精神病学》杂志 2011 年 20 期《欧洲抽动秽语综合征与抽动障碍临床评估准则》）

9／抽动症症状表现的意义

通过我对抽动症症状的 3 个特点和 3 种表现形式的描述，你是否对抽动症症状有所了解呢？

大部分家长从一开始见到我就详细描述孩子的动作，先眨眼，然后吸鼻子，最后动胳膊，接着告诉我持续的时间，多长时间以后动作又变了，变成甩头、吸肚子等。

○ 症状为什么会表现

抽动症的症状是当小妥妥自身身心失去内平衡的时候产生的一类表现。症状是小妥妥身心状态的一种反应，是抽动症孩子身心情况的晴雨表，症状反映出抽动症孩子在身体、情绪和心理方面的状态。

○ 症状表现的意义是什么

当小妥妥失去自身的内平衡时，症状就会表现出来。症状表现就是康复的机会，因为这个时候通过面对这股内部意志的驱使力，能够看到导致失去内平衡的症结点（薄弱点），积极面对并努力改善，就可以自主提高内平衡能力。

让小妥妥自身内平衡能力由弱变强的过程就是抽动症康复的过程。一个人的内平衡能力属于自主的力量，需要在自己主动面对和努力改善的过程中获得。

我的这一说法受到了反驳。

网友：照这么说，饿了就不用吃饭，靠自身平衡就好了！

海夫人：饿了是人机体本能的反应，饿了就需要吃东西，补充身体所需的营养。内平衡能力属于人自身身心协调的能力，这种自身身心协调的内平衡能力并不是简单吃了什么就能获得的，因为这属于能力范畴。

饿是自然本能的反应，因为失去内平衡而出现症状表现，传达的是孩子的内平衡能力需要通过成长来获得提高。这就好比当你一分钟只能跳绳五十次的时候，如果想提高跳绳的能力和水平，仅仅通过多吃饭是无法达到目的的，多吃饭可以补充体力，而跳绳的技巧和水平只能通过每天的练习来获得。

海夫人：症状表现的意义就是给你机会发现问题并找到问题所在，然后面对并解决问题。这个过程包括两个方面的内容：其一，释放抽动症的这股力量；其二，帮助并鼓励孩子面对问题，使孩子获得心理疏导，心力得到提高。心理疏导和心力的提高可以让孩子从内心获得化解抽动症的力量，它们可与抽动症力量抗衡。症状表现就是康复的机会，每次表现都是机会。

10/ 抽动症症状强度受什么影响

抽动症症状的强度受身体因素、环境因素、情绪与心理因素等影响。

身体因素：体弱的孩子在生病或过于疲劳时，就容易出现症状；身体平衡协调能力弱的孩子在出去疯玩或者稍微过量运动时，容易频繁出现症状。

环境因素：比如孩子转学了，换了一个陌生的环境；家庭不和谐，学校不接纳；在某些季节（尤其春季）或季节交替时，容易频繁出现症状。

情绪与心理因素：比如孩子遇到了令人兴奋、紧张或害怕的事情，遭受了挫折打击，和别人发生了矛盾，心情变得烦闷，容易频繁出现症状。

11/ 抽动症症状的表现规律

很多家长不太理解抽动症的症状，觉得很古怪或莫名其妙，一会儿出现这样的症状，一会儿出现那样的症状，一会儿有症状，一会儿没有症状，等等。很多家长不知道这些症状什么时候出现，什么时候消失。很多家长总是胆战心惊，总是盯着孩子，看今天孩子的症状是否多了点儿，明天孩子的症状是否少了点儿。

抽动症症状的表现其实存在着规律。当抽动症孩子的身心失去平衡时，症状就会表现出来，这种身心不平衡的情况分为身体不平衡、情绪不平衡和心理不平衡三种。

1. 身体不平衡

面对气候或温度的变化，小妥妥往往容易出现比较明显的反应，这属于身体不平衡的情况。比如有的孩子在平时没什么症状表现，往往在春天可能出现反复。在夏天高温天气里，小妥妥的症状表现往往会频繁些；在季节交替的时候，小妥妥的症状表现也容易变得频繁些。

应对方法：增强体质。

生病或过于疲劳会对小妥妥产生影响，这属于身体不平衡的情况。如果小妥妥在生病或过于疲劳时症状表现频繁，就说明小妥妥的体质需要增强。

应对方法：多运动，增强体质。

2. 情绪不平衡和心理不平衡

孩子如果对环境的变化有明显的反应，就属于情绪不平衡和心理不平衡的情况。

比如小妥妥转学，换到了一个陌生的环境，他会感到紧张，有压力，症状表现就会变得频繁。如果环境过分嘈杂或杂乱，有太多干扰，小妥妥初次进入这样的环境中，就可能表现出症状，但是适应环境后就不再受影响了。

应对方法：心理疏导和提高心力。

对于挫折、压力、内心紧张导致的症状增多，这属于心理不平衡情况症状表现。

比如考试考砸了，小妥妥内心有疙瘩，有纠结，感到紧张时，和人发生矛盾时，症状频繁表现，在这个时候，小妥妥就需要提高心力。

应对方法：心理疏导，提高心力。

总的来说，抽动症症状会在孩子失去内平衡的时候表现出来。了解了抽动症症状的规律，家长对小妥妥出现的症状就能做到心中有数了，症状的出现都有原因的。

每当孩子表现出症状的时候，家长都有针对性地帮助孩子，让孩子获得提高，获得成长，让孩子的内平衡能力由弱变强，这个过程就是抽动症康复的过程。

12/ 抽动症症状的转移或变换

1. 抽动症症状转移或变换的原因

不少家长有过这样的疑惑：孩子的症状为什么会转移或变换？比如这段时间眨眼睛，过段时间耸肩，再过段时间可能走路踮脚，这是为什么呢？

症状为什么会转移或变换呢？这让不少家长担心：症状如此变换，是不是意味着症状越来越严重了？

"有人将慢性抽动障碍分为保持不变型和慢性波动型，前者抽动症状刻板不变，可持续多年甚至终生；而后者抽动症状此起彼伏，部位多变。"这句话摘自由刘智胜主编的《儿童抽动障碍》（人民卫生出版社出版）。

抽动症的这股力量，这股内部意志的驱使力，感觉强烈的孩子会这样详细地描述：

抽动症的这股力量好像一股气，会在孩子的体内游走，这股气游走到哪里，哪里就会不舒服。如果这股气游走到了肩膀这个位置，孩子就会觉得肩膀有"痒""酸""胀"的感觉，就像有一股气堵在这里的感觉。这时孩子如果耸一下肩膀，动一下身体，就能明显地感觉到那股气消散了。当这股气消散后，孩子就会感觉舒服些了，这也就是我所说的释放。出现症状就是一种释放，孩子做出动作后，这股气便消散了，肩膀部位"痒""酸""胀"的感觉就会马上消失，整个人也变得轻松了。如果孩子一直压抑着自己，不去做出动作，这股气就会一直堵着或顶着，而且这种感觉会继续蔓延和发展。

当孩子眨眼睛的时候，这说明抽动症的这股力量此刻集中在眼睛部位。孩子会觉得眼睛不舒服，眨一下眼睛就会好受些。孩子眨眼睛的力度大小和频率高低取决于当时集中在眼睛部位的抽动症这股力量的大小。如果抽动症的这股力量比较大，孩子就会很频繁地眨眼睛。如果抽动症的这股力量不太大，孩子就不会很频繁地眨眼睛。

当孩子清嗓子或者发声的时候，这说明抽动症这股力量集中在气管或肺部，这股气在此处冲撞，孩子感觉很不舒服，所以孩子会频繁地清嗓子或者发声，就是为了让这股气跑出去。只有这样做，孩子才会感觉舒服。

当抽动症的这股力量在孩子体内到处游走时，孩子的症状就会相应地不断变化。有人问过我，孩子的症状是转移变换好，还是固定好。我这样回答：症状无论是转移变换的，还是固定的，只是不同的表现形式，家长不必对此纠结。

家长关注什么，就会收获什么。家长如果整天盯着孩子的症状，总是关注症状，那么看到的只会是捉摸不定的症状。

抽动症的这股力量也有潜伏安静的时候，在这样的时候，孩子好像没有什么症状，但这并不代表抽动症的这股力量没有了，也不代表孩子的抽动症好了。

当抽动症的这股力量开始出现，并且以游走的方式在孩子体内到处跑时，孩子的症状就会时常转移变化。当抽动症的这股力量以固定的方式，集中在一个部位出现时，孩子的症状也会集中在这个部位。比如孩子总是感觉眼睛不舒服，有"痒""酸""胀"的感觉，这样孩子的症状只有固定的一种，就是眨眼睛。抽动症的这股力量淤堵在眼睛这个部位，孩子出现眨眼睛的动作，其实就是在自主疏通淤堵，"动"的目的就是疏通淤堵。

2. 症状转移或变换的另一种形式

网友 A：海夫人，我发现，每当孩子的症状变得稳定的时候，孩子的脾气反而变大了；每当孩子的症状多的时候，孩子的脾气却不错，这是怎么回事呢？孩子脾气大，是不是说明抽动症的症状从身体动作转换成了情绪抽动呢？

海夫人：当抽动症的这股力量从孩子的身体上转换到情绪上时，孩子通过宣泄情绪的方式来摆脱那种不舒服的感觉，身体的动作就会表现得轻微些。当抽动症的这股力量主要通过身体动作的方式表达时，那种不舒适感的突破口在身体上，孩子主要的症状表现就是身体动作，孩子在情绪上的表现相应少一些。

当抽动症比较严重，抽动症的这股力量非常大时，孩子有可能同时在身体上、情绪上和心理上有症状表现，也就是同时存在抽动症的三种表现形式，即身体抽动（身体动作）、情绪抽动（恶劣情绪）和心理抽动（心理阴影）。

13/ 对抽动症症状的建议

（1）如果孩子出现的是普通的抽动症症状，出现的频率不高，孩子没有感觉到特别难受，症状也没有影响孩子的生活，家长就应该放宽心，将症状适当忽略。

（2）如果抽动症造成的躯体性障碍影响了孩子的身体健康，或者对孩子的身体造成损伤，或者影响了孩子的日常生活，家长就需要积极地帮助孩子缓解症状，可以采取按摩、针灸、服用中药、服用西药等多种辅助方法，比如出现以下的情况，就需要进行综合治疗。

①如果孩子走上三步就跪在地上，这种下跪的动作就会损伤膝盖。

②如果孩子仰头、点头、甩头过于频繁，这些动作就会影响或损伤孩子的颈椎。

③孩子的抽动症症状严重到影响孩子睡眠的程度。

④孩子的发声症状特别严重，声音大，频率高，严重到影响课堂秩序的程度。

关于综合治疗的内容，请参看本书本篇第三章《修复"隐形的翅膀"须知》中的相关文章《抽动症的治疗》。在综合治疗中，药物治疗只是其中的一部分。

像按摩、针灸、服用中药、服用西药这样的治疗手段，只能起到辅助的作用，无法凭借单一的治疗手段就能让孩子彻底痊愈。

14／抽动症的常见并发症及其表现

"在临床系列中，大部分的患者（79%）伴有多种并发症，其中比较常见的并发症为多动症，大约占儿童和成人患者的60%，主要是注意力不集中或相关症状，其次是仅发生在青少年和成人中的强迫症……其他并发症还包括冲动、自我伤害与攻击性行为、自闭谱系障碍和睡眠障碍等。并发症经常成为患者寻求帮助的主要原因。

"在并发多动症的抽动症儿童当中，大约有2/3的患儿先出现多动症状，后出现抽动症状，大约1/3的患儿先出现抽动症状，后出现多动症状。

"儿童期的抽动症状几乎不能预示此人未来的症状，而伴有强迫症和多动症的抽动症儿童容易出现更多的心理问题。

"抽动症和多动症虽然共享同一病因，也就是抽动症和多动症有关联，但是严格意义上并不共病，多动症并不是抽动症的另一种表达疾病。

"强迫症是抽动症的另一种表现形式。抽动症和强迫症之间共享遗传的影响，但目前还不清楚抽动症和多动症之间的遗传关联。"

以上内容摘自《欧洲儿童少年精神病学》杂志2011年20期的《欧洲抽动秽语综合征与抽动障碍临床评估准则》。

单纯的抽动症并不可怕，让人头疼的是并发症。抽动症孩子如果伴有严重的并发症情况，就需要接受对并发症的治疗，也就意味着会出现更多的心理问题。

抽动症最常见的并发症就是多动症和强迫症。一个抽动症并发强迫症的孩子，如果强迫行为表现比较频繁或者比较明显，那么抽动的行为会相应地减少或者不太明显；如果抽动的症状表现比较频繁，那么强迫行为的表现会相应地减少或者不太明显。

海夫人：有关抽动症并发症的内容，比如多动症、强迫症、情绪障碍等，海夫人的第二本书《看见才是爱》中有详细的讲解。

第二章 天使守护者的初始反应

1/ 初次面对的茫然

很多家长在刚刚得知孩子有抽动症的时候是茫然的，我自己也如此。因为很多人很可能从来没听说过抽动症，大多数人熟悉多动症，对抽动症却是陌生的。近年来，随着抽动症发生率的增高，越来越多的媒体开始对抽动症进行介绍，知道抽动症的人也慢慢多了起来。

现在信息网络发达，获取资讯便捷迅速。家长在得知孩子患抽动症后，从医院得到的有关抽动症的信息是有限的。医院门诊的医生没有那么多时间向家长介绍什么是抽动症，没时间告诉家长应该以一种什么样的态度面对抽动症，医院的宣传栏里也没有关于抽动症的介绍。在这种情况下，家长会上网了解抽动症的相关信息。只要一上网，一些纷繁的信息会铺天盖地冒出来。不了解还好，一了解，家长的心就会乱。

家长为什么会这样呢？这多半是由家长们对抽动症不了解以及担忧抽动症孩子的未来造成的。

2/ 医学难题

○ 成因不明

尽管抽动症的形成与遗传、感染、生化、免疫及社会心理因素有关，但无论是哪一种因素，都不能完全解释疾病的特殊表现和严重程度。抽动症可能是遗传因素、环境因素和非遗传因素共同发挥作用所致。Leckman JF 等强调，具有抽动症遗传素质的儿童，当遇到不利的环境条件，并超出神经系统的耐受力或内环境平衡遭到破坏时，易发病。遗传因素、其他危险和保护性因素与神经生物学发育因素相互作用导致抽动、强迫及其他抽动相关症状的观点，目前已得到众多学者的认可。基因的分离和最后的成因还有待于进一步研究。（摘自由杜亚松主编的《儿童心理障碍诊疗学》，人民卫生出版社出版。）

○ 和资深护士的交流

高山流水：海夫人，你好！我是一名资深护士。朋友的儿子4年前患抽动症，正在治疗，口服硫必利，在药物减量过程中症状复发。我读了你大量的博客文章，想请问，你的这些观点都是你从你儿子抽动症康复过程中总结积累的，还是通过其他途径学习提升而得的？

海夫人：美国、澳大利亚、加拿大等国家在帮助抽动症孩子康复时，一般情况（针对一般症状表现）下不建议让孩子吃药，而是让孩子多玩、多放松，并尊重他们，别把孩子当病人。

高山流水：我很认同你的方法，但我要说服别人接受你的这些理念很不容易！

海夫人：我知道我的力量很小，我一直在努力！

高山流水：看了你的文章，我深有感触，很多人很难明白这些道理，帮助孩子康复的关键是要正确地爱孩子，不要伤害孩子幼小的心灵。很多孩子之所以生病，是因为大人头脑里没有这个概念，伤害了孩子。

3／ 根深蒂固的传统

这些年，我接触了许多不同年龄、不同身份、从事不同职业的抽动症孩子家长，这些家长所表现的情绪和传递的信息有着惊人的一致：

◆对抽动症症状感到焦虑、烦躁、恐惧。

◆头痛孩子的挤眉弄眼。

◆觉得丢面子，不敢领患抽动症的孩子出门。

◆害怕孩子的抽动症终生不能治愈，将来怎么成家，怎么就业。

这是受了根深蒂固的"面子"文化的影响。大环境就是这样，追求一致化、大众化，大家差不多就好，所以抽动症孩子挤眉弄眼的"特别"行为在我们这个大环境中会受到排斥。家长们并不希望孩子"特别"，因为这样的"特别"会引来别人异样的眼光。

4/ 怕耽误小天使

来看看网友的留言：

网友C：海夫人，你好！看了你的文章，真羡慕你家孩子已经好了！我现在不知所措。我女儿六周岁半，得抽动症一年多了，一直在吃西药。原来的西药没停，再加上刚吃的中成药，她现在每天吃几十粒药。昨天在网上发现了你们的群，我不知道现在到底该不该给孩子吃药了。不吃药怕反弹，怕我们前面的努力功亏一篑，真的不知道该怎么办了。

云淡风轻：我儿子8岁，今天去医院给孩子做检查，我又纠结了，用药还是不用药？不用怕耽误孩子……

网友D：你好！我的孩子刚被确诊为抽动症，我看了你的文章后，感到很纠结。因为治疗过程漫长，现在不用药控制，怕症状越来越严重……

抽动症的症状表现具有某些特点。外界环境能引起身体和内心的反应。抽动症孩子的神经比较敏感，所接受和感知的信息过多，过多的信息会让他们那还不够强大的"心"超负荷运转。为了帮助"心"协调平衡，身体症状表现介入（也就是抽动障碍出现），症状的表现仅仅是帮助"心"协调平衡，症状所起的作用是释放！

海夫人：抽动症的康复并非完全回避药，也并非只依靠药。爱和改变什么时候开始都不晚。欲速则不达，面对孩子的抽动症也是如此，家长需要帮助孩子的内心一点一点地成长起来。

第三章 修复"隐形的翅膀"须知

1/ 症状表现就是机会

我遇到过无数位因为孩子的抽动症症状而无限烦恼的家长。

比如一个抽动症孩子刚参加合唱队，发声的情况好像更频繁了，家长便愁眉不展,不仅停了孩子的活动,还阻止孩子外出,怕孩子外出被人笑话。

我告诉家长,孩子应该继续参加合唱队,不仅如此,孩子回到家还需要更加勤奋地练习发声。因为当孩子参加合唱队以后,发声情况变得频繁,这正好暴露了孩子的薄弱点。孩子平时受到束缚,有些压抑,唱歌恰好有释放压力的作用,于是释放点开启,孩子初期的表现就是发声稍微频繁点。如果这个时候让孩子放弃合唱队,放弃练声,这个治疗抽动症的机会就被错过了。

再比如一个孩子的抽动症状趋于平缓,家长暗自高兴,但意外事件突然发生,孩子受到惊吓,症状陡然厉害起来,各种动作轮番出现,家长便懊恼不已,焦虑着急。

我告诉家长,这个意外事件的发生是好事啊,应该高兴。如果没有这个意外事件,孩子也许会进入一个虚假的稳定期。假稳定虽然没有什么症状表现,但是并不表示孩子抽动症好了。与其让孩子的病情处于一种虚假的稳定状态,不如让大家知道事情的真相。这个意外事件所暴露出的问题是孩子胆小,心力弱,自我平衡协调应对能力有待提高。既然知道了孩子的薄弱点,从此就可以针对这个薄弱点来培养锻炼孩子。如果孩子的这个薄弱点得到克服,或者转变为强项,那么今后再遇到类似事情,孩子就可以稳定面对,不会再出现抽动症状。

再比如一个孩子情况一直挺好,只有轻微的抽动症状,不影响孩子的生活,家长也不必纠结。某一天,孩子的抽动症状表现突然厉害起来,身体表现、情绪表现相继出现。看着孩子难受痛苦的样子,家长如同热锅上的蚂蚁……

我经常说,症状表现就是机会,机会来了应该高兴,别错过。我还经常说,抽动症状大爆发是最好的机会,抽动症孩子症状大爆发的时候可以暴露很多问题。这个时候家长只需细心观察,沉着应对。(参看本书第三篇《抽动症常见问题》中的相关文章《症状大爆发》)

家长看到孩子表现出抽动症状时应该高兴,尤其当年龄小的孩子表现出症状时,因为这表明机会来了。如果不是合唱练习诱发发声,不是意外事件导致孩子抽动症状增多，你就不知道这些症状何时表现出来，也就不知道什么时候才能发现真正的问题所在。

抽动症状表现出来就代表机会来了，不要因为机会的出现而烦恼。针对抽动症状表现暴露出的问题，家长应引导孩子正确面对并加以解决，这就是帮助抽动症孩子康复的过程。

2/ 当失去内平衡时症状就会表现出来

小妥妥的症状在什么时候会表现出来？是在小妥妥失去内平衡的时候。内平衡主要包括身体平衡、情绪平衡和心理平衡。

如果体弱的小妥妥出门玩耍了一趟，累了，症状就会表现出来，这属于孩子的体质和体能无法应对游玩劳累，从而导致身体不平衡的情况。

如果小妥妥转学了，换了新环境，遇到了新的老师和同学，而且融入新环境的能力比较弱，小妥妥就会感觉到紧张，就会产生压力，症状就会出现，这属于情绪不平衡和心理不平衡的情况。

小妥妥如果在生活中处处被管控、限制，情绪受到了压抑，经过日积月累，就会产生淤堵，就会出现症状，比如开始发声，这属于情绪不平衡的情况。

海夫人：抽动症的症状是小妥妥自身情况的晴雨表。

○ 症状的出现是一种表白

网友：近一年来，我的牙龈一直出血，一直有口腔溃疡。最近我找了一位很好的中医大夫，请他给我看病。这位中医大夫没有给我开任何中药，他说我长期忧思过重，导致免疫力低下，不用喝任何中药，最重要的是调节好心情。我对中医大夫说孩子有抽动症，所以这一年来我一直很焦虑。他说抽动症不是病，孩子是我的影子，孩子有抽动症，肯定是因为我长期以来都不快乐。

我给中医大夫讲述了自己的经历。自打我有了孩子，我婆婆就和我们一起生活。婆婆长期寡居，恋子情结很严重，对我很排斥。我一直感到很压抑，想和婆婆分开住，又怕没人帮忙看孩子。

中医大夫说："如果你想改变孩子，就必须先改变自己，改变自己的心情。"我给孩子的姥姥说了这个情况，孩子的姥姥把自己的孙子交给了他姥姥看，就过来帮我看孩子了。孩子的奶奶回到老家后，我们家的氛围慢慢变好了，我的心情也慢慢变好了，我的牙龈和口腔问题也慢慢消失，孩子的抽动症状也越来越轻。

同时，我给孩子换了一所幼儿园，让孩子离开了原来那个特别严厉的老师。孩子遇到了一个特别有爱心的老师。

这段经历让我对海夫人的理论深信不疑。海夫人的影响力很大。您如果觉得我的经历有分享价值的话，那么可以给更多的家庭分享，希望能给更多的家庭带来幸福。

海夫人：婆媳关系是一个很敏感的话题。媳妇遇到一个把儿子当成情人的寡居婆婆，儿子并不能很好地处理婆媳关系。媳妇因为婆婆能帮忙看孩子而一味地忍让，是不可取的。

如果妈妈的内心很痛苦，常常流泪，或者很焦虑，孩子就会感受到妈妈的不良情绪，就会缺乏安全感。妈妈本来想让奶奶帮着带孩子，觉得奶奶总比保姆好，本想忍气吞声，等孩子大了再让奶奶离开，但没想到这种情况影响了孩子。

总之，天下的妈妈，千万别为了孩子一味地委屈自己，牺牲自己，只有活出真正的自己，才能养好孩子。

海夫人：症状的出现是一种表白。小妥妥在用身体动作的方式来表达自己内心的需要。现代人的生活节奏太快。很多时候，成年人往往容易忽略小天使们特殊的表达，或者即便看见了小天使们在挤眉弄眼、耸肩、动胳膊，也读不懂这些身体动作背后的含义，也不明白小天使们内心的需要。

3／单纯"止抽"的后果

只要方向对，方法好，抽动症儿童是可以康复的。只是每个抽动症儿童病情的严重程度不同，康复所需要花费的时间和付出的努力就不同。病情越厉害，患儿、家长所需要付出的努力就越大，耗费时间就越长。抽动症的康复一般包括稳定（稳定分真稳定和假稳定）、反复、好这几个过程。抽动症的康复没有捷径，只有朝着对的方向努力，使用对的方法，再根据抽动症的轻重程度进行治疗，病情轻的可以在短时间内缓解并稳定，但不可能在两三个月内康复（彻底痊愈）。

○ 说说什么是"止抽"

"止抽"包括以下含义：

◆当孩子有抽动症状表现的时候，家长阻止。

◆当孩子身体有动作时，比如眨眼，家长让孩子不要眨。

◆当孩子情绪抽动，发脾气时，家长不准孩子发脾气。

◆当孩子心理抽动，出现强迫行为的时候，家长不让孩子做。

"止抽"的做法有以下几种：

（1）药物"止抽"

西药：大量使用精神类药物，抑制神经的兴奋性，能起到控制抽动的作用。

中药：使用含有大量镇定安神成分的中药。

（2）行为"止抽"

父母对孩子表现出的抽动症状给予暴力制止或言语阻止，用打骂、不高兴、发怒、斥责的方式禁止孩子表现出症状。

（3）情绪、心理"止抽"

父母对孩子的抽动症状始终放不下，孩子眨几下眼睛，父母就在心里默数几下，然后焦虑、担心、恐惧。父母的心境和情绪传递了一种准确的心理暗示："别眨了，别动了！"

○ "止抽"的后果

为什么我不建议单纯"止抽"？"止抽"的后果是什么？

抽动症的症状表现是由一股内部意志驱使的，"抽动症大魔头"在身体里面闷得久了，想要出来看看。随着孩子症状的表现，抽动症这股内部意志的驱使力也就露出了头角。这个时候，如果你用药物"止抽"，或者拳脚相加，棍棒伺候，对孩子打骂，不让孩子做出动作，这股内部意志的驱使力就会缩回去，孩子有可能暂时不出现症状。

但这股内部意志的驱使力缩回去后会善罢甘休吗？不会，它会停留在孩子的体内积蓄力量，并慢慢壮大自己。家长可以问孩子，当抽动症症状表现出来后，他心里是否有一种轻松感；如果憋着不做出动作，他心里是否就会难受，是否会焦虑。

这股内部意志的驱使力是如何壮大的呢？一个人有怨气闷在心里，自己无法化解，没有人帮助，又找不到人倾诉，时间久了，小小的怨气就容易演变成毒气。抽动症变得严重也是这个道理。

心理疏导起到什么样的作用呢？心理疏导的作用就是减弱抽动症的这股内部意志驱使力，也就是逐步将其化解，好比一个疙瘩太紧了，你帮助松松。

如果只是单纯"止抽"，抽动症这股内部意志的驱使力就跑不出来，也就没有机会得以疏导，再加上外部环境不能改善，抽动症这股内部意志的驱使力在孩子体内不断集结，变得越来越有力量，等它积攒了足够的力量后，就会再次跑出来兴风作浪。

海夫人：单纯"止抽"是不让抽动症的这股力量跑出来，这就好比是关住一个"魔鬼"。

○"止抽"是堵，是最低等的方法

无语：你们是用什么方法控制住症状的啊？我的孩子停药1个月，现在抽动症状大爆发，总是挤眉歪嘴，情绪极不稳定，经常哭，能连续哭1个小时。我的孩子还说自己病好不了了，以后怎么见人。看着孩子一睡醒动作就不停，已经影响到了走路，我快崩溃了，求教。

雨过天晴：我觉得不应该控制症状，而应该让孩子完全发泄出来。我的孩子2014年10月抽动症状最严重，状态和你的孩子一样，也是每天哭。我在最无助时加了这个群，每天看海夫人的文章，学习改变对孩子的态度。当孩子发脾气时，我就让他发，也不再急，让自己的心静下来。孩子严重时大声发声，还做各种动作，现在发声好了，动作也几乎没了，每天回家都很开心。我和孩子关系也变好了，真心感谢海夫人！感谢各位群友！

无论用何种方式单纯控制抽动症症状，如药物"止抽"；情绪心理暗示"止抽"，孩子有症状就焦虑，让孩子不要动；暴力"止抽"，孩子一有症状就打骂孩子，不许孩子表现；这些都是最低等、最不可取的方法。

海夫人：要想抽动症康复，一定不能用外力"止抽"。要想缓解症状，需要由内而外，只有这样才是真正意义上的康复。

4/ "隐形的翅膀"像什么

抽动症这股内部意志的驱使力像什么？

我们用一个小故事来比喻：孙悟空不知道红孩儿的三昧真火用普通的水浇不灭，请来四海龙王帮忙，结果火越烧越旺。最后还是观音菩萨帮忙，用柳枝蘸点净瓶中的甘露水，三滴就灭了红孩儿的三昧真火。

抽动症这股内部意志的驱使力和红孩儿的三昧真火有些类似，用普通的水浇不灭。什么才有用呢？爱，这是人世间最美好的情感！不仅包括父母对孩子的爱，还有孩子自己心中的爱。孩子心中的爱是谁培植的呢？是父母！

红孩儿的三昧真火不是普通的火，所以需要用不一般的水才能浇灭。甘露水不是一般的水，它是纯净之水。我们的孩子体内刚好也有一股非同一般的"邪火"，所以我们对孩子的爱也应是不一般的爱！

海夫人：不一样的孩子成就不一般的妈妈！不一样的孩子需要不一般的妈妈！我们有不一样的孩子，所以我们需要成长为不一般的妈妈。

爱是一切力量的源泉，爱是最好的……

5/ 抽动症的这股力量

1. 来看一段群里的聊天记录

北京－微笑－8岁女孩：我女儿从小就不愿意往头上别发卡，她感觉戴发卡难受。另外，她连衣领稍微紧一点儿、高一点儿都不愿意，鞋要足够大才穿，一定要穿足够肥大的裤子。她如果感觉到身上有一丁点儿不舒服，就要动一动。

北京－艾－6岁女孩：那就不要让孩子穿高领的衣服。我女儿也是这样，说穿高领的衣服会感觉呼吸不畅，所以一直穿没领子的衣服。我女儿不愿意穿紧身的衣服，她说如果穿了紧一点儿的衣服，就感觉像有很多蚂蚁在身上爬。那么漂亮的小姑娘就是不愿意穿好看的衣服。不好看就不好看吧，我也没办法。当时已是深秋，孩子非要穿夏季的裙子，我天天担心孩子受冻。身边的人都觉得我很奇怪，孩子的老师也曾经跟我说起这件事。

深圳－康康－7岁男孩：我儿子也有这样的习惯，特别不愿意穿牛仔裤。

北京－微笑－8岁女孩：我孩子也是这样，特别敏感，容不得身上有一丁点儿不舒服，一旦哪里不舒服，就要动一动，让自己舒服才行。

北京－艾－6岁女孩：的确因为孩子比较敏感。我从来不给孩子买带有胶印图案的衣服，就是可惜了我女儿的颜值。

深圳－康康－7岁男孩：我儿子以前也是这样，而且当我牵他的手时，他让我不要轻轻地拉着他的手，而要用劲地搂着、捏着，这跟孩子写字使劲握笔是同一个道理。

海夫人：我孩子原来也这样，从小不愿穿内裤，他说穿了内裤以后感觉不舒服。孩子要求贴身的裤子是全棉的，否则就不穿，因为穿非纯棉的衣服不舒服。孩子有时候要我紧紧地抓住他的手臂或手掌，而且要我用很大的劲抓，不能轻轻地抓。孩子刚上学时，写字非常用劲，常常导致铅笔芯折断。随着年龄的增长，孩子的抽动症好了，以上这些情况就没有了。

为什么会这样呢？抽动症体现的是一股内部意志的驱使力，这股力量并不和谐，甚至会妨碍、干扰和影响孩子。这股力量就存在于孩子的体内。在本书第二篇第一章的相关文章《抽动症症状的转移或变换》中描述了这股力量的转移和变换。

这股力量有安静的时候。当这股力量安静的时候，孩子感觉比较舒服，也没什么症状表现。当这股力量不安静或者活动频繁的时候，孩子就会感觉难受，症状表现也比较频繁。孩子如果穿上了过紧的衣服，就会加剧抽动症这股力量产生的不舒适感，甚至有的孩子会感觉好像有很多蚂蚁在身上爬。

为什么孩子不让家长轻轻地牵手，而要重重地牵手呢？是因为抽动症的这股力量是无形的，而且一直存在，甚至会有膨胀感，当家长轻轻地触碰到孩子时，孩子会有一种挠痒痒的感觉，会感受浑身痒痒，不自在。

患有神经官能症、神经衰弱或自主神经紊乱的人会有相似的感受，神经高度兴奋活跃，处在一种亢奋失调的状态，心里好像有源源不断的火要发出来，这股火在体内膨胀，在皮肤下游走窜行。这个时候，就需要想办法把这股火释放出来，否则就会折磨人到疯狂的地步。我以前常用的方法就是出去运动，到户外跑步。这个时候，最好不要安静地待在家里，需要到户外更大的空间去释放。

2. 来看一个成年人的描述

网友：儿子得了抽动症，我自己也得了抽动症，我一直在感冒。我原本比较平静，但是吃了一种可导致中枢神经兴奋的感冒药后，结果睡午觉时就开始不停地抽动。这是我的亲身经验，所以提醒大家注意一下。

我已经被确诊为抽动症。在刚发病的那15天里，我每天烦躁不堪，全身都在疼，不知该如何形容那种痛苦不堪的感觉，感觉生不如死，每天度日如年。

紧接着，我开始发高烧，抽动得更厉害了。整个晚上，我全身的各部位都在抽动，力度非常大，还出现了发声症状。

在这段时间里，我特别注意饮食和休息，及时调整心情，每天让自己静心，症状好了一些，但是每天都会发作，就是从头开始火辣辣地疼，疼痛开始遍布全身。我没料到我也会得抽动症。

自从我家孩子得病以来，我的压力特别大，身心疲劳，一家人精疲力竭，后来我也得了这种怪病，连我老公也出现类似的抽动症状。这是心理问题导致的疾病。得了抽动症后，我感觉自己的神经异常敏感，晚上睡觉时，一点儿响声都会把我惊醒，然后变得紧张，疼痛遍布全身，开始抽动。

海夫人：这位家长吃的感冒药和孩子的抽动症是诱因和导火索，导致她因神经兴奋和心理压力过大而出现暂时性机能紊乱，这种紊乱通过抽动障碍的方式呈现，这种应激反应的表现就是出现了抽动障碍，这属于短暂性抽动障碍。

这位家长出现了短暂性抽动障碍，这种抽动障碍是机体的自我防御保护方式，也是一种提醒。这说明她自身具有一些和抽动症相关联的因素，比如过于敏感、追求完美、心力弱等。她的老公也出现类似的抽动情况，说明她老公的心理素质也不是很强。同样他们的孩子也是如此，也患有抽动症。

再来看看下面这个孩子，这个孩子目前处在抽动症爆发的阶段，抽动症的这股力量比较活跃。

小微：海夫人，我家孩子四岁半，我和老公以前都不在孩子身边，孩子一直和奶奶或姥姥生活在一起。孩子今年检查出患有抽动症，我果断放弃工作，回到孩子身边。孩子以前爱清嗓子，我没有注意到。后来，孩子开始眨眼睛。我带孩子去看医生，医生刚开始说孩子患的是结膜炎，后来诊断为抽动症。孩子说胳膊和腿很难受，鼻子也开始抽动，又说后背也不舒服。孩子在晚上有时候会使劲哭闹，还想晚上出去溜达。孩子吃饭的情况也没有从前好，吃得很少，晚上爆发得很厉害，脾气也特别暴躁。我以前不在孩子身边，现在孩子不听我的话，不愿去幼儿园，也不愿去舞蹈班。我应该怎么做？请海夫人帮助我一下。

海夫人：孩子感觉胳膊和腿难受，鼻子也开始抽动，后背也不舒服，晚上总是闹腾，睡不安稳，情绪不好，胃口不好，这些情况都是抽动症这股力量比较活跃导致的。抽动症的这股力量妨碍并影响了孩子。孩子才四岁半，年龄比较小，不知道该怎么表达，也不知道该如何转移和释放这股力量，所以孩子表现的就是身体本能的反应。

我经常说症状表现出来是好事，爆发是最好的机会。当抽动症这股力量开始活跃时，家长就有机会把这股力量引导出来，释放出来。细心的家长能够看见抽动症的这股力量，并且可以有针对性地帮助孩子。

针对这个孩子，首先需要进行的是身体上的帮助，比如中药调理、运动出汗、睡前用热水泡脚、按摩脚心、食疗等。然后孩子需要情绪和心理方面的帮助。父母经常不在家的孩子缺乏高质量的陪伴，缺乏父母的爱，缺乏父母的爱抚。父母需要弥补对孩子的爱，亲子关系需要修复和改善。

关于抽动症症状爆发的内容，参看本书第三篇《抽动症常见问题》中的相关文章《症状大爆发》。

处在抽动症爆发阶段的孩子是特别难受的，这种难受表现在身心两个方面。这个时候，孩子体内抽动症的这股力量要开始活跃了，如同火山熔岩积累到一定的程度，势必要喷发。

○ 了解清楚抽动症的这股力量，知己知彼，百战不殆

抽动症体现的是一股内部意志的驱使力。家长如果想让抽动症孩子康复，需要做的第一步就是把抽动症的这股力量释放出来，只有将其释放出来，才不会继续干扰和影响孩子。如果这股力量没有被完全释放出来，孩子一直受到干扰，就会一直有身体动作、情绪表现和心理表现。

当抽动症的这股力量形成后，孩子势必会受到影响。孩子需要把这股力量释放出来，或者从内部化解掉，从内部化解的过程就是心理疏导和增强心力的过程。

对比让孩子简单释放和从内部化解这两种方法，对家长来说，第一种方法更容易些，那就是让孩子疯玩，不再约束或限制孩子，孩子想哭就哭，想闹就闹，家长尊重孩子的自然表现。第一种方法对六岁以内的孩子有立竿见影的效果。

很多家长一看见孩子有症状就紧张，就会立刻停止孩子的活动，不让孩子奔跑游戏、看电视、看书等。其实抽动症的这股力量就是要靠症状表现的时候得到释放。更主动、更理想的化解方式是对孩子进行心理疏导和提高孩子的心力。具体的实践过程和检验过程都需要机会，机会恰恰就是孩子症状表现的时候。

只有在孩子症状表现的时候，家长才能看到抽动症这股力量的真实情

况，才能看到抽动症这股力量究竟有多大，有多强，才能分析出是身体因素主导的，还是情绪或和心理因素主导的。正所谓知己知彼，百战不殆。

6／ 抽动症的普遍性和特殊性

随遇而安：海夫人，我读了您的文章。您认为症状表现和症状爆发都能促进康复，对于这一点，我很认同。如果家长做得比较好，孩子的症状一直较轻，就是不爆发，怎么办呢？

为爱去旅行：自从我们一家三口搬出来住之后，孩子很少出现翻白眼、清嗓子这类的动作。以前我们蜗居在双方父母的家里，大家管教孩子的方法不统一，现在只有我和老公，教育理念比较统一，孩子的症状也就自然地消失了。我担心的是，孩子的症状还没有出现大爆发，到底有没有爆发的可能呢？抽动症孩子是必须经过大爆发，才能恢复吗？如果症状大爆发，会有多剧烈呢？

网友：海姐姐，请教您两个问题：如果孩子的抽动症表现一直很温和，是不是就意味孩子的自愈率相对较低？您说过大蒋老师就没有经历过症状大爆发。什么是症状大爆发，大爆发会在青春期出现吗？

纤：我家孩子从5岁开始抽动，现在刚刚9岁，症状一直都有，但不知为什么从来没有大爆发过。是不是经过了症状大爆发后才能早日康复呢？

海夫人：海夫人提出的抽动症康复理论，体现了抽动症的普遍规律。海夫人在本书中介绍了抽动症的症状特点、症状表现形式以及康复过程等内容，讲述的是大多数抽动症儿童的普遍情况。

在抽动症领域，目前还没有能囊括所有抽动症表现的理论和数据，因为抽动症涉及身心两个方面。无论是国外，还是国内，目前都没有关于抽动症痊愈的精准数据，很多书中给出的都是大体的数据。

抽动症还具有特殊性，这也表明抽动症具有康复的主动性。

海夫人撰写的关于抽动症的文章都是来自十多年来接触的个案，是海夫人十多年来对抽动症的实践、学习、了解和思考。

在海夫人接触的个案中，很多彻底好了的孩子往往很早就表现出症状，很早就开始爆发。到底有没有没经历过爆发，也彻底康复的抽动症孩子呢？有。

有些抽动症孩子并没有吃药，也康复了。还有些抽动症孩子，反复求医问药，却一直没有好。还有些抽动症孩子，并没有求医问药，也没有好起来。每个孩子都是不同的个体，家庭环境不同，家长的认识不同，遇到的医生不同，孩子自身的成长过程不同，所以结果也不一样。

海夫人曾经在青岛举办了第一届抽动症分享交流会。在现场，有一位家长一直默默地流泪。在举办交流会之前，她曾经单独找过我。她的女儿从6岁开始断断续续地接受治疗，如今10年过去了，现在16岁，还在治疗，一直在吃药，而且不敢停药，一旦停药，她女儿的症状就变得厉害。这位家长读了我的文章，在现场听了我的分享，才明白，抽动症孩子不是单凭吃药就能好，也不是通过简单的治疗就能好。在分享交流会之前，这位家长就表达了自己的懊悔，因为不懂，错了10年。这位家长总是在孩子症状出现时，让孩子通过吃药去"止抽"。

虽然这位家长没有反复求医问药，但是她的个人成长和家庭环境一直保持原样，近10年来对抽动症的认知都没有提升，孩子的抽动症症状一直持续。

一些家长起初带着抽动症孩子到处求医问药，但是并没有取得疗效，然后逐渐放弃治疗。在放弃为孩子治疗的同时，这些家长并没有进行自我成长，也没有改善家庭环境，孩子的抽动症症状就没有得到缓解，一直处在原地踏步的状态。而有些家长快速成长起来，他们的孩子好了，这些家长也就退群了。新入群的家长一拨又一拨，而那些原地踏步的家长，从2009年到2021年，始终保持原状。

抽动症康复的难点就在于症状的变化多，症状的反复多，甚至有的孩子稳定期长达10年。

抽动症具有普遍性，也就是说具有基本的发展变化规律，同时又具有特殊性。每个孩子都是不同的个体，每个孩子所处的环境不同，机遇也不同，每个孩子的努力程度不同,努力的方向也不同,所以孩子的发展结果体现着普遍规律,又具有各自的特殊性。

无论孩子的症状会发生怎样的变化,无论孩子具有怎样的特殊性,最重要的都是家长和孩子的成长,只有真正成长起来,才能得到稳定有益的收获。

海夫人: 抽动症本身并不算是一个严重的问题,如果家长过度地关注孩子的症状,忽略了自己和孩子的真正成长,这才是比较严重的问题。

7／ 抽动症反复的必要性

我曾经遇到一些成年人,他们在幼儿时期得过抽动症,后来"好"了,也就是处于我所说的稳定状态,基本上没有症状,他们也都认为自己已经"好"了,但是经过若干年后,他们的症状会再次出现,再次出现症状的年龄最晚不超过 21 周岁。

当再次出现症状时,他们一般都蒙了,有些不相信这个事实,也不知道再次出现症状的原因。再次出现症状的时间一般都在数年以后,大多在 5 年以后,有的甚至在 10 年以后,而且大多是通过爆发的形式出现的,或者是小爆发,或者是大爆发,与此同时,他们的郁闷和痛苦也真正地开始了。

无论他们是选择治疗,还是不选择任何治疗,这种成年后的症状反复都会让他们非常头疼。

○ 反复的意义

症状的反复在抽动症的康复中起什么作用呢?作用就是让稳定的状态巩固下来。从另一种意义上说,症状的反复为抽动症的康复提供了机会。无论是真稳定后的小反复,还是假稳定之后的大反复,在抽动症的康复过程中都具有积极的意义,都是在提醒父母或妥妥需要继续努力,康复的道路如同长征,大家还在途中。

当孩子经过了稳定期之后,又开始出现反复时,家长应当为此感到高兴,因为反复的作用就是让稳定的状态巩固下来。经历了稳定、反复、再稳定、再反复的循环过程之后，孩子就得到了相应的成长和提高。孩子经历的这个过程就是抽动症康复的过程，他就会逐步由稳定、反复走向彻底康复。

这个稳定、反复、再稳定的过程，最重要的意义就是让孩子对抽动症有了认识，学会了面对抽动症，最终战胜了抽动症，并因此获得了成长，孩子自身的力量也得到了壮大。

抽动症的康复过程不是一蹴而就的，症状反复是抽动症康复过程中必然会出现的一个环节。

在面对抽动症时，欲速则不达。抽动症的康复没有什么捷径。

如果妥妥在成年后出现反复，这就给妥妥提供了面对抽动症的机会，他们就可以在反复中认识抽动症，了解抽动症，更好地面对抽动症。在数次面对抽动症的过程中，他们就逐渐康复了。面对抽动症的过程正是让他们得到成长和提高的过程。

如果妥妥一直没有机会去面对反复，那么抽动症的这股力量就会一直在妥妥的体内隐藏着，潜伏着。如果妥妥自身的力量没有通过其他的方式得到提高，那么在数年之后，当抽动症这股内部意志的驱使力积蓄到一定量时，抽动症症状就会再次表现。

一旦抽动症的反复在妥妥成年后出现，妥妥在成年后去面对就不如未成年时那么容易，并且这说明他们错过了成长过程中的最佳康复期。

抽动症的反复为抽动症的康复提供了机会。因为只有当抽动症的这股力量开始活跃时，我们才能看得到这股力量，才能学着去面对。我们如果连看到这股力量的机会都没有，就无法确定努力的方向。所以说，先要看到，然后再去面对。

8/ 抽动症，到底什么情况才算是严重

很多家长都关心这样的问题：

"哎呀！孩子的症状变得严重了，眼睛越眨越厉害！"

"孩子昨天还好好的，没什么症状，今天为什么突然变得严重了？眨

眼睛，扭头，动胳膊，哎呀！怎么办呢？"

"孩子动个不停。哎呀！我的心好难受啊！如果不治疗，孩子的症状越来越严重怎么办？"

海夫人在这十多年间，一直在做分享，接触到了很多家长，遇到了很多有以上困惑的家长。尤其是那些刚刚得知孩子患抽动症的家长，他们对抽动症了解很少，容易被症状牵着鼻子走，容易被症状绑架，往往错误地理解抽动症，从而陷入病急乱投医的误区。他们还会出现认知上的偏差，以为控制住症状（抽动动作），掩盖住症状，就是对抽动症的治疗，于是在症状的指引下，无休止地带孩子进行治疗。那些让孩子接受治疗长达 10 年、15 年或 18 年治疗的家长，在他们头脑里有一个根深蒂固的想法，那就是消灭症状。他们觉得，孩子的症状没有了，抽动症才算好了，只要有症状，就要一直带孩子治下去。

○ 症状的出现表明孩子启动了身体的自我防御机制

抽动症的症状是抽动症孩子身心情况的晴雨表。症状的出现说明孩子的身心暂时失去了平衡。当受到外部环境的巨大影响，或者承受的压力或刺激过大，超过了孩子自身的承受能力时，孩子就会无法面对，无法协调或平衡自己的身心状态，症状就会表现出来。抽动症症状的出现，说明抽动症孩子启动了身体的自我防御机制，在进行自我平衡。

○ 没有出现症状并不代表孩子的抽动症好了

孩子之所以没有出现症状，在很多时候是因为没有遇到导致身心失去平衡的情况，也就是说，孩子没有遇到"对境"，"对境"在此处引申的意思就是能够给孩子造成压力、带来挑战的情况。

抽动症的康复需要时间，抽动症的康复过程包括三个步骤：稳定、反复、好。关于这方面内容，请参看本书第二篇第四章中的文章《抽动症的康复过程》。

孩子没有出现症状并不代表孩子的抽动症好了，真正地好了是指以后无论遇到什么样的"对境"，孩子都不会出现症状。

○ 有症状就说明抽动症变得严重吗？

孩子如果出现了症状，就表明遇到了导致他失去内平衡的情况，比如环境压力、情绪紧张、内心压力、体能跟不上等，这些情况导致孩子的身心失去了平衡，从而让孩子出现了症状。

孩子出现了症状并不是说明抽动症变得严重了，而是说明孩子在通过症状来表达自己，孩子自身在努力地寻求康复。

○ 来看一个群聊天信息，因不懂症状而导致的错误理解

群友 - 6 岁 - 男孩：疲劳会让症状加重，真是防不胜防！

海夫人：如果疲劳会让孩子出现症状，就说明孩子的体质需要增强。如果家长一直希望防止孩子出现症状，孩子就没有面对抽动症和得到锻炼和提高的机会，孩子又怎么能好起来呢？

从另一种意义上说，让孩子处在假稳定的状态，其实相当于让孩子错过了最佳康复期。症状的出现为抽动症的康复提供了机会。如果家长连康复的机会都不抓住，那么孩子怎么能好起来呢？

○ 到底什么情况才算严重？

海夫人在这十多年间，一直在做分享，经常遇到这样的情况，很多家长认为自己孩子的抽动症症状很严重。其实当我了解了孩子的实际情况后，我往往发现，孩子的情况并不是很严重。家长之所以认为孩子的抽动症很严重，是因为家长并不了解抽动症，而且对抽动症过于担心焦虑。

这些家长之所以对孩子的症状产生错误的理解，是因为用了放大镜来看待孩子的症状表现，其实在很多时候，孩子只是出现了比较普通的症状，但是家长觉得如同到了世界末日一般。

举个例子，我在上海浦东图书馆做分享的时候，一位家长曾经给我看她孩子的视频，当时她很紧张，也很焦虑。她说，她恨不得一天 24 小时都用手机对着孩子拍。我看了孩子的视频后，差点笑出声来。因为视频中的孩子只是在轻微地动脖子，并且动作的频率并不高，幅度也不大。因为我接触过很多抽动症孩子，所以我能发现孩子身上细微的不同。我知道这种

表现有可能属于抽动症的症状表现。其实如果是一个普通人，和这个孩子在一起时，并不能发现孩子有什么不妥。

这位家长因为过于焦虑，而且对抽动症存在错误的理解，所以在用一个超级放大镜看待孩子。如果一个过于焦虑和担忧的家长在严密地监控一个有轻微的抽动障碍的孩子，那么将来会出现什么结果呢？

○ 多数家长不明白什么情况才算严重

所谓抽动症比较严重的情况，就是出现了严重并发症的情况，比如抽动症并发精神分裂，这个时候就需要马上治疗并发症。

严重并发症的出现，通常都伴随着心理因素，孩子也许存在心理障碍或心理阴影，而心理障碍或心理阴影多半来自孩子成长过程中受到的直接的心理创伤，或者来自父母长期不当的养育方式。这种心理障碍或心理阴影并不是在短时间内形成的，通常都持续较长的时间。

比如，一个抽动症孩子出现自残的情况，其实自残往往是并发症引起的，可是有些人会把自残简单地归咎于抽动症。如果一个抽动症孩子出现自残的情况，就说明孩子的并发症非常严重，就意味着孩子存在心理创伤或心理障碍。这个时候，与药物治疗相比，孩子更需要进行心理治疗（心理修复）。

如果一个抽动症孩子只出现单纯的身体动作，这种单纯的身体动作不管如何表现，只要没形成躯体性障碍，就不算严重。如果孩子出现走三步会下跪的情况，就说明孩子的身体动作造成了躯体性障碍，就需要进行治疗，来缓解症状，否则容易损伤孩子的膝盖。

什么样的抽动症症状才能称得上严重？比如孩子出现了严重的并发症情况，出现了严重的心理问题或心理障碍，而且出现了明显剧烈的身体表现和反应，影响了孩子的正常生活，比如严重的睡眠障碍、严重的躯体障碍等，以上这些情况才称得上严重。这个时候，家长需要做的是改善环境，对孩子进行心理修复和药物治疗。如果孩子发展到了这一步，药物治疗是必要的，但只进行药物治疗并不够。如果家长只对药物治疗寄予全部希望，那将是孩子最大的悲哀！

9/ 关注小妥妥的成长比关注症状重要一万倍

四川－羚妈－10 岁女孩：在我女儿症状最严重的时候，我让她爬青城山，爬了山之后，孩子的症状就得到了缓解，那股力量只有在运动中才能释放出来。

海夫人：抽动症是一股内部意志的驱使力，理想的做法是将这股力量释放出来，或者由内而外地将其化解掉，无法用外力或者外在的方法去控制、打压或消灭这股力量。这位妈妈的办法非常好，通过户外运动的方式来释放这股力量，同时还能让孩子的心情变得舒畅。

四川－羚妈－10 岁女孩：以前我女儿想去攀岩，我以她年龄小为由来阻止她，其实我担心她因为过于兴奋而症状变多。

海夫人：不少家长都经历过这样的误区，用很多办法去避免孩子出现症状，去消灭孩子的症状。

其实家长避免孩子出现症状，就如同浪费了孩子绝佳的康复机会，因为孩子在成年前康复的概率最高。现在如果家长仅仅靠外力抑制住孩子的症状出现，仅仅为了单纯"止抽"，那么将来这些被抑制住的症状会更加剧烈地出现。家长如果整天都处在对症状的焦虑和担心中，整天都在纠结孩子的症状，整天都在关注孩子的症状，那么反而会忽略了最重要的事情，那就是家长和孩子的成长。

四川－羚妈－10 岁女孩：我不让她再去游泳了，因为有一次她玩了水之后，症状就变得很严重，当时医生说不能让孩子过于兴奋。

海夫人：医生说不能让孩子过于兴奋。医生为什么会给出这样的建议呢？也许医生正在给孩子进行治疗，希望让家长看到治疗的效果，或者正在让孩子服用中药，在孩子服用中药期间要求孩子不要过于兴奋。

如果孩子过于兴奋，他的身心平衡能力就比较弱，就会表现出症状。有关情绪不平衡的症状表现，请参考本书第二篇的文章《抽动症症状的表现规律》。

在孩子身心平衡能力比较弱的时候，家长是应该避开这种情境，不让孩子得到锻炼的机会，还是应该理性引导，不焦虑，不担忧，放平心态，放宽心，让孩子在这种情境中得到锻炼呢？家长的这两种做法，哪一种做法有利于孩子面对和适应情境呢？

四川－羚妈－10岁女孩：后来我读了海夫人的书，我便不再限制孩子的活动了。孩子学会了游泳，喜欢攀岩、唱歌、跳舞。我鼓励孩子做一些以前没做过的运动。即使孩子穿着白衬衫，我也照样允许孩子去公园玩滑滑梯。孩子怎么高兴怎么来，我觉得孩子这样挺好的，我不再大声和孩子说话。孩子慢慢变成了一个好孩子，坏脾气自然地消失了。

当我心情不好时，我会告诉孩子妈妈现在心情不好，妈妈需要发会儿呆，需要想点儿事情。我还会对孩子说："你能帮我出出主意吗？"这时孩子会给我一些建议，如果孩子给出的建议确实可行，我就会采纳。后来当孩子遇到不开心的事时，我同样帮助孩子分析，给孩子一些建议，孩子逐渐愿意接受别人的意见了。

我觉得我的这些方法都是可行的。前几日有一位妈妈说我在说大话，在喊口号，我想说的是，其实我以前和她一样焦虑，但是如果我们不成长起来，那么谁也帮不了我们。

海夫人已经给我们指明了方向，已经告诉我们以前的养育方式错了，要我们努力地去改变。一年多来，我就是这样做的，现在亲子关系非常好，孩子很开心，很阳光，也很善良，症状在不知不觉中缓解了很多。

海夫人的理念让我受益匪浅，所以我向大家分享我的经历，希望妈妈们少一点儿焦虑，努力做好自己吧。

海夫人：这位妈妈相信自己，也相信孩子，于是转机从自己和孩子的共同成长开始。

这位妈妈在放手的过程中，让孩子充分体验各种情况和情境，比如游泳、攀岩、唱歌、跳舞等，孩子在充分体验各种情况和情境的过程中，从刚开始的有症状发展到后来无论怎样体验都没有症状，这就是在帮助孩子成功地面对各种情况和情境，这个过程就是抽动症康复的过程，也是让孩子得到锻炼、进步、提高和成长的过程。

这位妈妈在放手的过程中和孩子一起努力成长，感受到了成长所带来的变化和喜悦。事实就是如此清楚地呈现我们眼前。

如果抽动症的症状严重到了影响孩子日常生活的地步，就需要通过药物治疗来进行干预，辅助缓解症状。那些无毒、无副作用的按摩、食疗、泡脚等方法都适合抽动症孩子，但有一点需要家长明白，那就是这些方法的作用是辅助缓解症状，在必要的时候可以采用，但是用这些方法并不能让抽动症彻底好了。

要想让抽动症孩子得到康复，最终靠的是孩子自身的力量，比如良好的体质体能、良好的心态、良好的情绪和健康的心理等。要想孩子提升自身的力量，靠的是什么呢？是不是孩子自身的成长和自己的努力呢？试问像运动和锻炼这样的事，别人可以代替吗？试问良好的心态、良好的情绪和健康的心理，别人可以代替建立吗？这也是海夫人一直反复提醒家长的原因。家长不要把所有的精力都耗费在对症状的关注上，不要忽略最重要、最需要关注的事情，那就是小妥妥的成长。

海夫人：关注小妥妥的成长比关注症状重要一万倍。

10/ 没有症状并不代表抽动症好了

○ 举三个具体的小例子

1. 一个 QQ 小窗

网友：海夫人，您好，我家孩子五年来没有出现症状，结果现在突然出现反复，我觉得我的心慌了。五年前，孩子还没有上学，现在孩子上三年级，我觉得自己突然没有了五年前的那份淡定……

孩子在五年后复发，是因为孩子的内心又变得脆弱了吗？我一直以为，随着年龄的增长，孩子掌握的知识多了，孩子的内心就不会那么脆弱了，结果我错了，我低估了妥妥。

海夫人：这个孩子五年来没有症状，然后突然反复了，家长慌了，这样说："结果我错了，我低估了妥妥。"

孩子五年来没有症状，家长起初认为孩子的抽动症已经好了。

很多家长都把孩子是否有症状作为抽动症是否好了的评定标准。事实真的如此吗？海夫人在本书第二篇第三章的文章《抽动症的康复过程》中，详细地讲述了抽动症的康复过程要经历稳定、反复、好三个阶段。

抽动症康复的第一步是稳定，康复的第三步是好，乍一看，这两个过程似乎没有什么区别，都是没有症状，但实际上这两个过程的区别非常大。稳定分为真稳定和假稳定两种，在真稳定之后往往会出现小反复，在假稳定之后往往出现大反复，而好了以后则不会再出现反复。

稳定和好最本质的区别是：稳定之后会有反复，而好了以后不会再有反复。

上文提到的这个孩子虽然五年来没有症状，但是其实处在稳定的状态，到底孩子稳定的状态是真稳定还是假稳定，还需要通过了解孩子具体的情况才能判断。

要想让孩子达到真稳定的状态，需要内在基础，也就是需要壮大孩子自身的力量。要想让孩子达到真稳定的状态，同样需要时间，在短时间内无法让孩子达到真稳定的状态。

一般可以在短时间内让孩子达到假稳定的状态。打比方说，如果家长把孩子放在真空里，甚至连大气都不敢对着孩子吹一下，不给孩子任何压力，为孩子排除和清理掉所有的障碍，那么孩子可以在比较短的时间内缓解症状，获得假稳定。具体相关内容请参考本书第二篇的文章《抽动症症状的康复过程》。

2. 海夫人儿童抽动症问卷调查表

海夫人在几年前进行过一次儿童抽动症问卷调查。我至今依然清晰地记得，当我给一位家长发送儿童抽动症问卷调查表的时候，这位家长拒绝接收，回复我说："海夫人，我的孩子已经好了，所以我不想填这份问卷表，我不想让孩子知道他曾经得过抽动症。"

我说："这是我个人做的问卷调查表，对于调查的内容信息，我会绝对保密。请你放心，我不会透露孩子的任何信息。"

她后来勉强地填了一些非常简单的内容，我也没说什么，也不合适再说任何话。

几年后，这位家长又找到我，对我说她家孩子的抽动症复发了。几年前，当我在进行儿童抽动症问卷调查时，这位家长告诉我她家孩子的抽动症已经"好"了，但其实孩子的抽动症并没有好，只是处于稳定状态，到底孩子是处于真稳定状态还是假稳定状态，需要在详细了解孩子的具体情况之后才能判断。

3. 一位成年妥友告诉我，他"好"了 10 年，然后复发了

一位成年妥友在 22 岁时找到我，在找到我之前，他已经做了大量的功课，学习了妥瑞症的相关知识。当时他发给我好多资料，我不知道他是如何在网络上找到这些资料的。

这位成年妥友告诉我，他在七八岁的时候表现出症状，但在两年后自己好了，此后一直都挺好的，他和家里人都没把症状放在心上。但是在他 21 岁时，症状再次表现，和以前的区别是，这次症状一出现，就呈现出很严重的样子，他处在接近崩溃的状态。

当时，我告诉他，他在七八岁时表现出症状，两年后"好"了，其实只是处于稳定状态，并没有好。我教给他判断抽动症是否好了的方法，他听了以后沉默了很久。

我告诉他，症状表现都是有诱因的。我问他究竟是受了什么刺激，导致出现症状。他开始讲述自己的经历，与其说他是在讲述，不如说他是带着莫大的悲愤和恼怒在控诉。

起因是工作上的不顺心，后来他和父母之间的矛盾彻底爆发，接着便出现症状。他猛然发现，他的整个家庭都处在一种不健康的状态中。他的父母脾气都比较暴躁，家里常年争吵不断。他自己的性格和脾气也很不好，和父母水火不容。他当时正准备要搬出去住，忽然发现自己出现的症状动作，他对此难以接受。

他查了很多资料，知道那些精神类药物吃了以后，只能暂时抑制症状，

并不能治疗症状本身，而且长期服用这些精神类药物会影响男子的生殖功能。

这是我早年接触的一位成年妥友，他因为自己在 21 岁时抽动症症状开始猛然表现，而开始了思考。他从 21 岁开始承受考验，接受磨砺，进行蜕变，在此之前，他也许一直处在浑浑噩噩的状态。

他和家人一度认为他的抽动症已经好了，并且好了 10 年。他们都完全忽略了抽动症的存在，自然不会为了康复而努力，比如不会从身体、情绪、心理三方面来获得成长。

为什么他们会错误地以为没有症状就代表抽动症好了？是因为他们都不了解抽动症。

刚刚接触到抽动症的家长，大部分会以有没有症状作为抽动症是否好了的判断标准。

4. 为什么说没有症状并不代表抽动症好了呢？

抽动症症状的出现源自妥妥身心不平衡的情况，身心不平衡包括身体不平衡、情绪不平衡、心理不平衡三种。

孩子如果被家长保护得很好，没有机会体验身心不平衡的情况，那么基本上不会有什么症状表现，家长就很容易误认为孩子的抽动症好了。

当出现有可能导致身心不平衡的情况时，孩子是否出现症状取决于孩子身心平衡能力的高低。如果抽动症孩子的身心平衡能力能够应对这种情况，孩子就不会表现出症状。如果抽动症孩子的身心平衡能力无法应对这种情况，他就会表现出症状。

综上所述，抽动症康复的关键就是提高抽动症孩子的身心平衡能力。孩子的身心平衡能力包括以下几种：

（1）孩子身体的平衡能力，比如孩子的体质、体能，以及孩子身体的平衡和协调能力。

（2）孩子情绪的平衡能力，比如孩子看见情绪的能力、接纳情绪的能力和疏导情绪的能力。

（3）孩子心理的平衡能力，比如孩子心理的自我调整平衡能力、孩子的心力等。

如果抽动症孩子的身心平衡能力比较高，能够承受环境的压力，能够面对各种对境造成的困扰，那么抽动症孩子就能康复，无论在什么情况下都不会再有症状表现。

海夫人：抽动症症状的缓解方式至关重要。如果抽动症孩子自身的力量由弱变强，而且凭借自身的力量化解和疏通了身心的障碍或淤堵，症状因此减少，甚至消失，那么这就是抽动症康复的过程。

11/ 抽动症的治疗

"迄今为止，还没有一种治愈抽动症的治疗方法，因而，现在的治疗目的是降低抽动的严重程度和频率。一般来说，为了更好地改善心理社交的发展与运作（也就是人格的发展与运作），更为重要的是有效管理多种症状并存的综合症状。"以上内容摘自《欧洲儿童少年精神病学》杂志2011年20期的《欧洲抽动秽语综合征与抽动障碍临床评估准则》。

"抽动障碍的病因尚不明确，其发病是遗传、生物、心理和环境等因素相互作用的综合结果。症状较轻者不需要特殊治疗，症状影响了学习、生活和社交活动的，需要及时治疗，采用药物与心理调适相结合的综合治疗方法。"以上内容摘自由刘智胜编著的《儿童抽动障碍》（人民卫生出版社出版）。

Sunny Zhao：我在加拿大生活。妥瑞症（Tourette Syndrome）患者或妥瑞症并发症患者都需要治疗，治疗的方法不仅包括药物疗法，还包括行为疗法和心理辅导。

一说到抽动症的治疗，很多人往往想到的是药物治疗。抽动症孩子在严重的情况下需要的是综合疗法。综合疗法不仅包括药物治疗，还包括行为治疗和心理疏导。

◎ 国内治疗方法

1. 正规公立医院西医治疗方法

正规医院西医首选西药治疗，常用的西药有以下几种：

（1）氟哌啶醇：治疗精神分裂症的药物，药物副作用包括迟发性运动障碍和锥体外系反应等。

（2）盐酸硫必利：治疗舞蹈症和抽动秽语综合征的药物，药物副作用包括嗜睡、乏力、头昏、胃肠道不适等。

（3）盐酸可乐定：降血压药物，药物副作用包括嗜睡、低血压、头晕、口干、便秘等。

（4）利培酮：治疗精神分裂症的药物，药物副作用包括焦虑、头疼和锥体外系反应等。

（5）匹莫齐特：用于治疗急性、慢性精神分裂症，药物副作用包括锥体外系反应等。

（6）舒必利：抗精神病药物和止吐药物，药物副作用包括失眠、体重增加等。

（7）阿立哌唑：用于治疗各类型的精神分裂症，药物副作用包括头痛、失眠等。

（8）盐酸胍法辛：用于治疗中度至重度高血压，药物副作用包括嗜睡、直立性低血压等。

（9）奥氮平：一种新的非典型神经安定药，适用于精神分裂症和其他有严重阳性症状和（或）阴性症状的精神病的急性期和维持治疗，也可缓解精神分裂症及相关疾病常见的继发性情感症状。药物副作用包括体重增加、嗜睡等。

（10）托吡酯：主要作为其他抗癫痫药的辅助治疗，药物副作用主要是中枢神经系统不良反应，比如头晕、疲劳、复视、眼震、嗜睡、情绪不稳、抑郁、共济失调、食欲减退、失语、注意力障碍、意识模糊等。

（11）盐酸苯海索片：主治帕金森病，长期服用的副作用包括嗜睡、抑郁、记忆力下降、幻觉、意识混沌等。

2. 正规公立中医医院的治疗

中医是中国传承千年的国粹，汤药、针灸、按摩、拔火罐等中医疗法在民间广为流传，深受百姓欢迎。许多家长认为，西药的副作用大，所以首选中医疗法。常见的中医疗法是汤药，其次是针灸和按摩。

正规的中医会对抽动症孩子做出具体的诊断，然后开出汤药。抽动症的中医说法是肝火旺，脾胃虚，痰症等。

3. 非正规医院的治疗

非正规医院的治疗五花八门，疗法的名词层出不穷，比如"五步四维法""APS 五轴三维阶梯疗法""健脑止抽丸""RNC 生物修复技术""生物靶向治疗""美国 DRG 脑神经递质检测仪""穴位注射针麻"等。

（1）来看看网友们的经历

陈陈：我儿子去年曾在某个医院做检查，医生让我儿子每次吃 12 颗，而药物说明书上标明每次最多吃 4 颗，医生的理由是儿子的症状有些严重。医生甚至让我儿子每次吃 24 颗胶囊，喝两包冲剂，一天服用三次。医生还让儿子每天理疗 4 小时，一小时收费 900 元。我带儿子理疗了两次，结果没有效果。我还发现医院的发票不正规，才发觉被骗了。医生的服务态度非常好，还经常打电话联系。后来我听说这家医院是被承包出去了！冤啊！我当时花了 5 万多元，结果儿子吃药吃得直吐，我看着很心疼。现在我给儿子停药了。

踏雪寻梅：我也上过当。我曾经带孩子去一家医院，医生在孩子的后背上扎了很多针。我还给孩子买了一个月的药，花了 1 万多元。后来我看孩子扎针太难受，又不甘心半途而废，就让孩子吃了一个月的药，总共花了将近两万元，可没什么效果，觉得他们在骗人，就没再去了。后来医院给我打电话，要我再带孩子去做治疗，我拒绝了。

平平淡淡：前几年，我总是忙着去医院给儿子看病，忙着给儿子熬药，总共花了十几万元，结果儿子变得神经质。后悔啊！

家和：我们也去过这样的医院，花了四五万元，孩子很遭罪，医生在孩子的后背上扎针，一次扎 24 针。我带孩子去了 4 次，后来才发现上当了。

海的归宿：自从得知孩子得了抽动症后，我曾经陷入好几个误区。有一次，医院推荐使用安思定理疗仪，这个仪器的售价是 6500 元左右，租用一天的费用是 30 元，押金 6500 元。我当时花钱租了一台，准备给孩子用。孩子对这个仪器很排斥，只用了一周，孩子就不愿用了。我想这是孩子自我保护的行为。

后来我让孩子喝中药，每天喝一次，中药黑黑的，苦苦的。孩子喝了几个月，但没有什么效果，真是难为孩子了。后来我果断停药，坚持以自我改变、心理疏导和锻炼身体为主。虽然孩子现在还没完全好，但是我觉得我们每天都在改变，都在成长。我相信孩子将来一定会好起来。谢谢海夫人，我会继续学习，永不放弃。

哲妃：我曾经使用医院推荐的治疗仪，使用一个小时竟然收费 4500 元。后来我明白这是一个骗局，就赶紧扔掉了医院开的西药，没有给孩子吃。

开心每一天：海夫人，我带儿子去一家医院，治疗了两天，花了几千元。刚开始，医生很热情，结果治疗了几次，儿子的情况变得更严重了。我告诉医生儿子的情况后，医生给儿子开了抑制抽动的西药。我拒绝了，医生的态度变得很差。

真心感谢海夫人，您让我们少走了弯路。我读了您的文章，开始和孩子进行心灵的沟通，以平常的心态对待儿子，儿子的性格也比以前好多了。我用中药给儿子调理，儿子恢复得挺好。现在儿子在一所中医学校求学，以最高的票数当选班级的宣传委员。儿子还当了校学生会的干部，是乒乓球比赛冠军。孩子的学习成绩名列前茅，暑假联系了实习单位，组织六个同学去实习。老师对儿子的评价很高。如今的儿子阳光帅气，既有想法，又有热情，正在为创业积极努力，付出辛劳的汗水，我感到很欣慰。特别感谢海夫人，我们一家人真诚地祝福海夫人，祝海夫人好人一生平安！谢谢您！

海夫人：我建议到正规医院就医。

（2）来看家长的留言

网友：我认识很多医生，有能力的医生都不会说抽动症可以很快治愈。

鲁墨：中医对抽动症的表述是肝火旺，一般会开出平肝舒筋的方子，但收效比较慢。家长在轻松的家庭环境中对孩子进行心理疏导，是比较理想的康复方法。我相信困难终究会被克服。

Miss.W：一位上海老中医说抽动症孩子不一定非要吃药。一位儿童医学中心的医生也说，可以在症状非常严重的时候吃药，用来缓解症状。

海夫人：抽动症孩子在需要的时候进行药物治疗没有错的，但是过度进行药物治疗会对孩子产生新的伤害。

药物治疗需要遵照医嘱，无论是换药、加药，还是停药，都需要听医生的。

◎ 心理疏导

心理疏导一般包括以下几个方面：

①对孩子进行心理疏导，释放孩子的焦虑。

②对家庭进行干预，让家长正面、正确地看待抽动症，为家长普及抽动症的基本常识。家长要接纳、理解、正确面对孩子的抽动症。家长不要过度焦虑，以免给孩子造成较大的心理压力。

③对学校进行干预，做好学校老师、同学的沟通工作，在学校普及抽动症的基本常识。要让老师和同学们明白，抽动症孩子的动作并不是故意做出来的，而是孩子无法控制的行为。老师、同学的理解和接纳能帮助抽动症孩子融入环境，缓解孩子的自卑感和紧张感。

◎ 行为疗法

很多人都听说过行为疗法，但真正了解行为疗法的人并不多。行为疗法目前在国内并不系统，也不成熟。行为疗法一般适用于16岁以上的孩子，12~16岁的孩子可以根据自身的具体情况，选择适合的行为疗法。小于12岁的小孩子不适合采用行为疗法。

行为疗法一般包括以下几个方面：

1. 正性强化

"关于正性强化，要求家长帮助患儿用意念去克制自己的抽动行为，只要患儿的抽动行为有一点减轻，就及时给予适当的表扬和鼓励，以强化患儿逐渐消除抽动的症状。"

以上内容摘自由刘智胜编著的《儿童抽动障碍》（人民卫生出版社出版）。

海夫人：正性强化的方法并不适合小于 12 岁的孩子，也不适合抽动症并发强迫症的孩子。如果抽动症并发强迫症的孩子采用这个方法，往往会导致强迫症更严重。正性强化只适合有轻微的身体动作表现，而且没有并发强迫症的抽动症孩子。

2. 密集练习

"密集练习，又称为密集消退练习，依据多次重复一个动作后引起积累性抑制的理论，让患儿主动重复其抽动症状，1 分钟内重复数次。通过反复重复靶抽动症状，可引起"反应性的抑制"，随着时间的推移，患者逐渐感到疲劳，抽动频率减少，症状减轻。"

3. 自我监察

"自我监察是鼓励患者通过自我监督以达到减少或控制抽动症状。令患者每天在指定的时间内将自己的不自主运动详细记录下来，如抽动的次数、频率与环境有无关系等。通过一段时间的记录，可增强患者对抽动的意识，并努力克服。此法适合较大儿童或成人。"

以上内容摘自由刘智胜编著的《儿童抽动障碍》（人民卫生出版社出版）。

海夫人：自我监察的方法不一定适合小于 12 岁的抽动症孩子和抽动症并发强迫症的情况。凡是用了"克服""控制"的行为疗法，都不适合小于 12 岁的孩子，也不适合抽动症并发强迫的孩子。因为极可能适得其反，抽动症并发强迫症的孩子如果采用对抗、克制、控制的方法，那么往往会导致强迫症情况更严重。

4. 自我观察

海夫人把自我监察方法做了调整，改为自我观察方法。通过自我观察，妥妥能够看见症状，觉察到症状，以达到减少或缓解抽动症状的目的。

可以让妥妥每天详细地观察自己不自主的抽动症状，并通过描述的方式记录下来，如抽动的次数、频率，以及引起抽动的原因等。

通过一段时间的观察与记录，妥妥能增强对抽动症这股力量的认识，并且能够在抽动症这股力量刚出现的时候意识到，觉察到，看到。在不断觉察和看见的过程中，妥妥能越来越了解抽动症的这股力量。

觉察和看见意味着转变的开始。属于单纯抽动症的妥妥可以有意识地看见这股力量，可以有意识地对抗和化解这股力量。孩子如果属于抽动症并发强迫症的情况，那么只需要觉察和看见，不要去对抗这股力量。随着看见的深入，这股力量会慢慢减弱，抽动症症状能够得以缓解。

5. 放松训练

"最常应用的放松训练是渐进性放松，它教会患者如何以系统的方式去轮换地紧张、放松每一肌群。其核心是通过各种固定的训练程序，反复练习，以达到全身放松。放松训练有两个目的：一是放松肌肉，二是缓解焦虑。由于抽动症状会因负性生活事件或环境因素影响而加重，部分患者合并焦虑障碍。当患者焦虑情绪加重时，其抽动症状也加重，放松训练常可减轻焦虑。以往研究表明，放松训练可减少抽动频率，但是大多数对照研究发现其作为单一治疗手段无显著效果。由于抽动障碍者常因应激或焦虑而加重，因此，放松训练常作为综合性治疗抽动障碍的组成部分。"

以上内容摘自由刘智胜编著的《儿童抽动障碍》（人民卫生出版社出版）。

6. 其他方法

其他的行为治疗方法包括基于功能或情境的管理方法、习惯逆转训练、效应预防的暴露、认知行为疗法等。这些方法不一定适合低于 12 岁的抽动症孩子或抽动症并发强迫症的孩子，在此处不进行详细介绍。

总之，行为疗法属于抽动症综合治疗中的一部分，目前在国内应用不多。每个孩子不同，抽动症的情况也不同，需要采用的行为疗法也不相同。

12/ 抽动症孩子在什么情况下需要进行治疗

○ 器质性原因引起的抽搐需要进行治疗

器质性原因引起的抽搐，比如由癫痫、脑瘫、小舞蹈症等引起的抽搐，需要到正规的医院，在专业医生的指导下进行治疗。由器质性病变引起的抽搐和抽动症并不是一回事。有家长告诉我，她的孩子患的是由癫痫引起的抽搐（抽动），服用抗癫痫药物后抽搐（抽动）症状就好了很多。

○ 孩子的抽动症症状特别严重时需要进行治疗

如果孩子的抽动症症状特别严重，影响了日常生活，动作表现引起了躯体性障碍或对躯体造成损害，就需要进行治疗，比如孩子出现以下这些情况：

①如果孩子走几步就跪下，这个动作就会伤害孩子的膝盖，孩子就需要进行治疗，来缓解症状。

②如果孩子非常频繁地扭头、甩头、仰头，频率高，力度大，这些动作就会伤害孩子的颈椎，孩子就需要进行治疗，来缓解症状。

当出现以上这些情况时，药物治疗可以起到辅助缓解症状的作用，可以让孩子不再那么难受。

在进行药物治疗的同时，孩子还需要进行心理辅导，需要家长和孩子自身积极的努力，去积极正面、正确科学地面对抽动症。

在让孩子服用药物的同时，还应该让孩子做到以下几项：

①在身体方面，让孩子多运动，加强体质锻炼。

②在情绪方面，多和孩子沟通交流，多进行心理疏导。

③在心力方面，培养、锻炼和提高孩子的心力。

从以上这三个方面来帮助孩子，才是抽动症康复的关键。

○ 抽动症孩子出现严重并发症时需要进行治疗

抽动症孩子如果出现了严重并发症，比如并发强迫、情绪障碍、自残和自伤行为、品行障碍等，就需要进行治疗。严重的并发症一般都伴随着多种心理问题，所以孩子需要进行综合治疗，一般以心理辅导或心理治疗为主，以药物治疗为辅。

○ 家长严重焦虑时需要进行治疗

有的家长并不清楚孩子属于抽动症的哪种情况，也不了解孩子的症状是否特别厉害，总会产生严重的焦虑情绪，常常担心如果不给孩子吃药，就会耽误孩子的病情，甚至焦虑得吃不下、睡不着，感觉度日如年，甚至有的家长因为过度焦虑而出现精神分裂。

家长如果产生了强烈的焦虑情绪，而且这种焦虑的情绪严重到了影响生活的程度，就不要在是否让孩子吃药的问题上反复纠结了。因为如果再不给孩子吃药，家长自己就需要吃药了。如果家长的状态不好，就会给孩子带来不好的影响。在这个时候，家长最好还是遵从自己的想法，给孩子进行治疗。

○ 在什么情况下需要进行中药调理？

如果孩子的体质比较差，家长就可以让孩子进行适当的中药调理。适当的中药调理是一件好事，但是不宜让孩子长期服用中药。对于抽动症孩子来说，要想增强体质，应当以运动为主，以均衡膳食为辅。

13／ 抽动症的主动康复

抽动症孩子需要进行主动康复。所谓的主动康复，就是孩子自身获得了成长，孩子自身的力量得到了提高，能够面对和化解抽动症的这股力量。孩子只有做到了这些，才算是真的康复了，真的好了。

比如，一个抽动症孩子特别爱宅在家里，运动协调能力和身体的平衡能力比较差，他一出去活动或玩耍，就很容易表现出症状。这个时候，孩子需要的不是被动治疗，而是多到户外活动，多锻炼身体，让身体的平衡能力得到提高，让体质得到增强。

如果抽动症孩子的身体得到了锻炼，体能和身体平衡能力得到了提高，那么无论孩子怎么玩，怎么运动，都不会激发出症状。这个主动提高的过程就是抽动症的康复过程。

这个主动提高的过程需要小妥妥自身做出努力。抽动症的康复过程应以小妥妥自身的努力为主，以其他方式为辅。

有些治疗方法只是在治疗孩子的身体，并不能对孩子的情绪、心理和能力起作用，所以主动康复比被动治疗更重要。抽动症的康复要以主动康复为主，以被动治疗为辅。

家长要让孩子进行主动康复，让孩子的自身力量得到提高，让孩子的体质、体能、身体平衡能力得到增强，让孩子的情绪得以健康地流动，让孩子的心力得到提高，让孩子的身心变得健康舒畅，这样孩子的抽动症才能好起来。

海夫人：抽动症的康复需要的是早发现、早改变、早努力。家长和孩子都要快速成长，这样孩子才能早日康复。

14／抽动症康复的关键是内平衡能力

一旦妥妥失去了内平衡，抽动症的症状就会表现出来。妥妥自身的内平衡能力，指的是妥妥的身体、情绪、心理相互协调，应对外部情况达到平衡的能力。内平衡能力包括身体的平衡能力、情绪的平衡能力和心理的平衡能力。

○ 来看一个小窗

网友：我家孩子13周岁，在放松的时候基本不会抽动，周末在家的时候，只会耸一两次肩，但是昨晚一想到要去学校，就开始抽动了。孩子担心语文没考好，怕在老师和同学面前丢脸，还跟同学发生过矛盾。当孩子感到紧张时，就会出现抽动。请问海夫人，我该怎么处理呢？

海夫人：孩子在放松的时候基本不抽动，说明孩子的身心在这个时候处于平衡状态。但是当孩子想到要去学校时，就开始变得紧张，于是开始抽动，这说明孩子出现了情绪和心理的不平衡，导致症状出现。孩子担心语文没考好，怕在老师和同学面前丢脸，这也说明孩子出现了情绪和心理的不平衡，导致症状出现。孩子跟同学发生矛盾，也说明孩子出现了情绪和心理不平衡，导致症状出现。

从严格意义上说，心理的不平衡会伴随情绪的不平衡，反过来，情绪的不平衡也会导致心理的不平衡，因为情绪和心理是紧密相连的，相互影响，互相作用。

孩子一想到要去学校，就担心语文没考好，怕丢脸，就会感到紧张。当孩子的心理变得紧张时，孩子的情绪也会处在紧绷的状态。和同学发生矛盾时，孩子的情绪会变得激动愤怒，孩子的心理也会跟着激动愤怒。在这个时候，孩子的症状就会表现出来，这反映出这个孩子的情绪平衡能力和心理平衡能力比较弱。家长该如何帮助孩子呢？

如果孩子只有 5 岁，家长就可以很容易地应对，只需要看见孩子，允许孩子表现情绪，接纳孩子的情绪，及时地对孩子进行心理疏导，让孩子学会应对困难。家长需要做的是陪伴、鼓励、欣赏和引导孩子。

海夫人：*我的第二本书《看见才是爱》的第二章专门介绍情绪。*

家长应当深刻地理解孩子的情绪，要明白情绪是用来表达的，而不应当被评判。家长应该引导孩子学会区分情绪，避免用情绪来绑架孩子。家长要看得见孩子的情绪，允许孩子出现情绪，接纳孩子的情绪。如果家长做到了以上这些，那么 5 岁的孩子就能够逐渐拥有健康良好的情绪，孩子的情绪就能健康自然地流动，情绪不平衡导致症状出现的情况就会越来越少，直至症状消失。

上面这位家长的孩子已经 13 岁了。13 岁的孩子和 5 岁的孩子相比，存在很多的差异，就不能采用同样的方法，无法在同等的时间内获得相同的效果。

13 岁孩子的思维固有模式比 5 岁孩子的强，20 岁年轻人的思维固有模式又比 13 岁孩子的强。

当 13 岁的孩子出现情绪不平衡和心理不平衡时，家长不应当设法消灭孩子的症状。对于低龄孩子来说，心理疏导能够有效缓解孩子的症状，但是对于 13 岁的孩子来说，心理疏导不一定那么有效了。

面对一个 13 岁的孩子，家长最需要做的是引导孩子正面面对抽动症，也就是让孩子做到自我觉察，孩子只有在面对抽动症的过程中，才能提高情绪的平衡能力和心理的平衡能力。

让孩子自身强大，才是正道。只有通过本人的努力，才能切实有效地提升能力，他人都无法代替孩子。

心力，也就是心的能力。关于如何提高心力，在本书的第二篇有详细讲解，而且详细列出了提高心力的具体步骤。

○ 家长如何对待 13 岁的孩子

孩子一想到要去学校，就开始抽动。在这个时候，家长如果关心的只是孩子抽动的症状，就无法面对此刻的情况，因为家长只盯症状，就看不见孩子内心的感受。

家长此时只需要问一问孩子的感受和体会，让孩子充分地表达出自己的感受和体会。孩子可以向家长详细地诉说自己紧张的情绪，为什么事而紧张，家长可以耐心认真地倾听孩子的倾诉。孩子表达情绪的过程自然就能起到自我疏导的作用。

家长需要做的只是专注地倾听，不过有些家长做不到单纯地听，往往带着评判，而且会急切地和孩子讲道理。

当孩子详细地表达情绪时，家长要允许孩子出现情绪，还要接纳孩子的情绪。如果家长不知道该如何疏导孩子的情绪，那么什么都不用说。家长可以这样对孩子说："妈妈知道你现在有些紧张，有些难受，没关系。妈妈了解你，支持你，一直陪着你。"

家长倾听孩子的表达，允许孩子出现情绪，接纳孩子的情绪，温暖地回应，这个过程就是让爱流动的过程。家长要对孩子表达爱，和症状毫无关系。

如果亲子关系不好，孩子就不愿向家长表达自己的感受、体会和想法。因为无论孩子说什么，家长都在评判、说教和讲道理。

○ 提高孩子的内平衡能力需要环环相扣

要想提高孩子的内平衡能力，就需要环环相扣。家长要把亲子关系放在第一位，把爱的能力放在第二位。如果亲子关系比较糟糕，爱的能力也不够，那么家长还有一个补救办法，就是放手给孩子自由。

在提高能力的过程中，孩子要付出行动，学会体验，家长要陪伴、鼓励、欣赏和引导孩子。

○ 如何提高孩子的内平衡能力

1. 如何提高孩子的身体平衡能力

让小妥妥多运动，增强体质，就可以提高小妥妥身体的协调平衡能力。运动锻炼需要小妥妥自己的努力，家长即使每天跑步，也无法增强小妥妥的体质，也无法提高小妥妥的身体协调平衡能力。

2. 如何提高孩子的情绪平衡能力

建议家长读一读海夫人的第一本书《爱是最好的良方》和第二本书《看见才是爱》中关于情绪的内容。要想提高孩子情绪的平衡能力，家长就要让孩子的情绪健康地流动起来，要看见孩子的情绪，允许孩子表达自己的情绪，接纳孩子的情绪。

如果孩子的情绪出现淤堵或障碍，就会导致情绪不平衡。

如果孩子的情绪平衡能力比较弱，家长不必让孩子避开产生情绪的情境。让孩子避开产生情绪的情境，并不能起到提高孩子情绪平衡能力的作用。每当孩子的情绪出现淤堵时，家长要允许孩子出现情绪，要让孩子表达自己的情绪，要主动地疏通孩子的情绪，给情绪一个温暖的流动空间，让孩子的情绪在流动中得到改善。

家长允许孩子表达情绪，家长接纳孩子的情绪，就相当于给孩子的情绪一个更大的空间，孩子的情绪能量和力量就能够慢慢汇聚形成。

3.如何提高孩子的心理平衡能力

孩子的心理平衡能力，也就是孩子的心力，心的能力。如果孩子的心力比较强，那么孩子在遇到事情时，应对和协调的能力自然就强。

一个人真正的强大在于内心的强大。具体内容可看本书本章关于心力的内容。

在孩子出现症状时，家长如果只盯着孩子的症状，总是纠结于孩子的症状，就无法引导孩子正向地面对遇到的事情，也无法帮助孩子提高心力。

家长如果看到的只有孩子的症状，总是纠结于孩子的症状，总是为孩子的症状而焦虑，就看不到孩子的内心。看见才是爱，家长如果看不到孩子的真实情况，那么表达的内容都和爱无关。

15／ 家长为抽动症孩子的康复做了什么

面对抽动症孩子的症状表现，尤其当孩子的症状表现稍微频繁、稍微厉害时，很多家长便开始担忧、恐慌、不知所措和焦虑，但是如果问这些家长平时都做了什么努力，采取了什么行动，具体做了什么事，很多家长并不能回答出具体的行动内容，回答总是含糊其词。

○ 来看一段群聊天记录

河北 - 惜缘 -14 岁男孩 (沐浴阳光 8)：群中有没有 14 岁孩子的家长？请联系我一下。我儿子 14 岁了，抽动症时好时坏，总是不见好转。孩子时断时续地吃过西药。群中的家长有什么好经验？和我说说吧！我真是急坏了。

海夫人：请问你我为孩子做了什么努力？吃药不吃药不是最重要的。

河北 - 惜缘 -14 岁男孩 (沐浴阳光 8)：我们一直再改！

海夫人：请问你们做了什么努力？做了什么事？采取了什么行动？有什么具体的改进？你说一直再改，这句话很空洞，没有具体内容。比如，孩子是不是每天坚持跑步？坚持跑了几年？孩子每天的运动量是否不少于 40 分钟？

河北－惜缘－14岁男孩（沐浴阳光8）：我不知道具体做了什么。

海夫人：台上三分钟，台下三年功。抽动症的康复也是这样的道理。孩子平时没症状的时候，家长皆大欢喜，都很放松，等到孩子出现症状时，全家人都急坏了，特别焦虑，然后病急乱投医。

当孩子表现症状的时候，家长首先应该问问自己平时都做了哪些努力，从哪些方面开始努力了，开始行动了，并且是否坚持了。

症状的表现为康复提供了机会。当孩子表现症状的时候，家长能够观察到孩子的薄弱点，然后有针对性地引导孩子自主锻炼和提高，这个提高的过程就是抽动症康复的过程。

◦ 来看看其他家长的经历和心得

大连－铭妈－14岁男孩：我家宝贝虚岁14岁，年龄和你家宝贝差不多，症状消失近4年，我的经验就是海夫人的理念：以内为主，以外为辅。请读一读海夫人的文章。每天都问问自己做得好不好，只要你坚持做，孩子的症状就慢慢地缓解。

陈：我的孩子快11岁了。一把钥匙开一把锁，不过钥匙和锁的搭配原理都是一样的。家长要做的就是学习原理，要找到打开孩子心门的钥匙。请多读海夫人的书，去用心地体会。我读了海夫人所有的微信和微博文章，又读了海夫人的书，每次读完的心得都不一样。

◦ 再来看类似的信息

网友A：海夫人，你好，新年快乐。我已反复读了几遍你的书，但是我现在依然很焦虑。我的孩子7岁时得了抽动症，吃药两年，因为药的副作用太大，我就强行把药停了。现在孩子16岁了，孩子的抽动症症状一直没停过，以前并不影响孩子的生活和学习，现在孩子抽动得有些厉害，而且影响晚上睡眠。我很迷茫，麻烦海夫人给我一盏明灯。请问，孩子到底该不该吃药？谢谢海夫人。

海夫人：这位家长没有提到任何努力，没有采取任何行动，只是反复提到症状，问该不该吃药。

家长如果从来没有积极地努力过，从来没有正向地面对过抽动症，那么抽动症的康复从何谈起呢？

网友 Q：我在两年前就买了您的书。这一年来，孩子没什么症状，我就大意了。寒假时，孩子的压力比较大，我又很凶地对待孩子，结果孩子的症状爆发了。

海夫人：有些家长在向海夫人提问的时候，都会强调买了海夫人的书，读了海夫人的文章，明白了道理，但不去做，就和不明白道理一样。

没有症状就代表抽动症好了吗？不是的。

孩子一年来没什么症状，只是处在假稳定的状态。什么是假稳定？没有内在基础的稳定状态叫假稳定状态。什么是内在基础？就是指孩子从体质、体能、身体平衡能力、情绪平衡能力、心力等全方面获得进步和提高。

假稳定之后会有大反复，真稳定之后会有小反复。

孩子症状爆发，说明孩子的自我疏导能力比较弱，自我平衡能力比较弱，心力不够强大，也就是说，孩子的内在基础比较薄弱，家长的大意只是诱因，并不是成因。

网友 U：海夫人，你好，我的孩子现在上高三了，还有 4 个月就要高考了。我知道孩子得了抽动症，但我一直在逃避这件事，不想让孩子吃药。我一直以为，只要我忽略他的症状，他就会好起来。从小学三年级开始，孩子有舔嘴唇的症状。后来，孩子出现了其他的症状，我都没在意，因为这些症状并不影响孩子的生活和学习。我一直执拗地认为抽动症不是病，就是坏习惯。进入高三以后，孩子的学习压力太大，症状就表现出来了，现在孩子无法写字，总是举胳膊，我不知道该怎么办了。

海夫人：我建议家长忽略孩子的症状，关注孩子的内在成长（也就是内在基础），但并不是要家长忽略一切，即使孩子症状轻微，家长也应该做出努力，采取行动。

孩子以前症状轻微，这位家长抱着侥幸的心理，没有采取任何行动。如今孩子面临高考，压力很大。这说明真正的对境来了，考验来了，结果孩子的症状频繁表现，家长开始慌了。

这位家长应该问问自己和孩子，以前做过什么努力，采取过什么具体的行动，孩子的能力是否得到切实的提高。

当对境出现时，孩子如果能够积极应对，而且身心处在平衡的状态，就不会有症状表现。这说明孩子身心平衡能力已经得到提高，而且有能力去面对任何对境，这说明抽动症真的好了，而且不再有反复。

○ 帮助抽动症孩子康复的具体做法

每日一汗，让孩子每天运动，出一身汗。

每日一歌，让孩子每天酣畅淋漓地释放自己。

每日一谈，让孩子每天表达自己的心情。

每日一思，家长每天反思和反省自己，问问自己是否真的用心陪伴孩子，是否真的尊重孩子，是否看见了孩子，是否和孩子分清了界限，是否给孩子成长的空间和足够的自由。

第四章 如何帮助小天使康复

1/ 海夫人关于抽动症康复的理念

抽动症不像感冒发烧，简单地吃吃药、休息休息就能好，抽动症的康复需要一步一步来。康复的具体过程分三步：稳定、反复、好。

关于抽动症的康复，海夫人的理念是：以内为主，以外相辅助，内外结合才能达到最佳的康复效果，内外结合的过程是一个持续的、系统化的过程。

◆以内为主："内"指的是关注孩子的内心，做好心理疏导，培养和提高孩子的心力。对于抽动症的康复，以内为主自始至终都是最主要、最关键的。

◆以外相辅："外"包括以下三个方面。

1. 加强体质锻炼

制订长期有效的运动计划，并且持之以恒地坚持。身体强壮了，疾病自然不易侵入。

2. 物理疗法

人工物理疗法：包括按摩、拔火罐、磁疗等。

自然物理疗法：包括日光疗法、温泉疗法、运动疗法等。

这些物理疗法可以明显缓解孩子身体上的紧张感，从而减轻孩子内心的焦虑，而且这些方法无毒、无副作用。

3. 中药调理

中医的用药原理是讲平衡，中药是目前适用于康复抽动症的药物。只是任何药物都不宜长期服用。如果病人长期服用药物，人自身的平衡体系将无法建立。在孩子情况特别不好，需要调理的时候，可以用中药调理，在情况好转或稳定后就应当停药，让孩子自身系统恢复平衡。

2／抽动症最简单的康复方法 —— 平衡

抽动症的症状表现是一种内部意志驱使的结果，而这种内部意志的源头是身心的不平衡。抽动症孩子的神经类型属于强而不平衡型。换句话说，抽动症孩子的神经类型是超敏感型，他们的感受力强，感受的信息多，但是在他们的内心，分辨信息和处理信息的能力跟不上，于是障碍（抽动症状）便出现了。

那么，在帮助抽动症孩子康复的过程中，要重点针对两点，一是"强"的神经类型，二是内心的"不平衡"。针对"强"的神经类型，就需要进行心理疏导。孩子感受的信息多，内心的矛盾和困惑就多，需要家长及时帮助他们疏导，也就是解惑。针对内心的"不平衡"，就需要提高心力。

当孩子心力提高后，他就可以自我疏导，自我平衡。

为了达到平衡，具体做法是什么？

1. 身体平衡的做法

可以通过加强体质锻炼来达到身体平衡，这个方法尤其适合体弱的孩子。体弱的孩子一旦出现感冒发烧，抽动症状就会被诱发出来。

◆让孩子多参加运动，比如跑步、登山、游泳、骑车、滑冰、跳绳、玩滑板、打篮球等。

◆保证睡眠，养成良好的生活习惯。体质好，身体的平衡性能就强，感冒、发烧、劳累、游戏等就不会诱发出症状。

2. 情绪平衡的做法

情绪是人自然的反应，是人（机体）应对环境和事情最本能、最直接的反应。然而很多父母常常打压孩子的情绪，让本该自然表达的情绪出了问题。比如孩子哭是自我宣泄和表达的一种方式，太正常了。哭对孩子来说也是锻炼肺活量的一种方式。哪些是家长错误的做法呢？家长阻止孩子哭或者干脆不准孩子哭，长期如此，孩子的情绪障碍便会出现。

当情绪障碍出现时，该如何缓解情绪呢？

第一步：接纳释放

当孩子哭闹时，应给孩子充分的空间和自由，允许孩子哭闹。妈妈可以坐在一边，拍拍孩子的背部，或者抚摸孩子的头，无须语言。妈妈一定要温柔安静，要让孩子知道，情绪没有错，该来的时候就来，没关系！

海夫人：其实，聆听孩子的号啕大哭是一件多么自然贴心的事情，因为孩子在用自己的语言和你交流。

第二步：宣泄

释放是自我表达情绪的一种表现。宣泄是更为激烈的释放，带有更强烈的情绪。我们每个人的细胞都是有记忆的。家长不要以为孩子会忘记他曾经受父母伤害的过程。大脑可能忘记了，但细胞还记着呢！宣泄的时候就是细胞群体发力，帮助孩子将情绪表达出来。

当孩子宣泄的时候，哪怕是用极端的方式，比如摔东西、扔书等，都要让孩子宣泄，因为孩子需要这样宣泄。等孩子冷静后再和孩子讲道理，提醒孩子正确面对和表达情绪。

我儿子有一次在宣泄的时候把我的书撕了。儿子知道我爱书，也知道我最喜欢做的事情就是看书和写文章。当儿子宣泄过后冷静下来，我拿着已经残破不堪的书对儿子说："儿子，无论怎样，都不要撕妈妈的书！"孩子当时没说话，但是从那以后再没有撕过我的书，孩子其实自己心里有数。孩子每次发火过后都告诉我，他心里难受，发出来就好多了，这一点我非常理解。

第三步：理解安抚

等孩子的狂风暴雨过后，我们可以和孩子坐下来好好谈谈。这个时候，孩子也愿意和家长聊聊。其实，孩子每次宣泄过后，都有愧疚感。此时我们对他进行及时的沟通疏导，及时的安抚，效果会非常好。这不仅能增强亲子感情，也能提醒和帮助孩子修复因受损而变得恶劣的情绪。

除了通过缓解情绪来帮助孩子达到情绪平衡以外，还可以通过运动和情志宣泄的方式来让情绪达到平衡。

总体来说，情绪平衡的方法有以下几种：

●情绪宣泄释放：当孩子哭闹时，父母不要阻止，可以陪伴在他身边。家长不要因为孩子哭闹就斥责孩子，态度也不要变得冷漠，更不要躲得远远的，否则会让孩子感受到家长的冷暴力。记住，这个时候首先应接纳孩子的情绪，冷处理并不是冷暴力。

●运动宣泄情绪：当孩子感觉压抑时，可以运动，如打沙袋、打水漂、打枕头等。

●情志宣泄释放：用唱歌、大声喊叫、与人谈心等方式来宣泄情志。

遵从自然法则，让孩子情绪自然流露，不要让孩子为自己的情绪背上沉重的思想包袱。

如果情绪平衡做得好，孩子的情绪抽动就会好很多。孩子即使遇到打压或刺激情绪的事情，也会懂得自我平衡，症状就会明显减轻。随着孩子应对情绪能力的提高，孩子再面对情绪事件时，会渐渐不受其影响，慢慢就没有抽动症状表现了。

3. 心理平衡的做法

当孩子遇到压力、刺激、打击等事件而使内心起波澜，变得不平衡时，抽动症状就会表现出来。这个时候，体现的是孩子心力的不足。这里所说的孩子心力不足，并不是和别人相比不足，而是指孩子属于强而不平衡的神经类型，孩子应对这些繁杂信息的能力不足。

使孩子恢复心理平衡的具体做法是心理疏导。心理疏导的第一步是接纳，接纳孩子的情绪，关注孩子的内心，查明内心的纠结点；第二步是和孩子沟通，引导孩子表达，帮助孩子疏通心理障碍。

心理疏导的前提是良好的亲子关系。心理疏导做得好，抽动症状就会减轻。对于抽动症孩子来说，家长只要做好孩子的身体平衡、情绪平衡和心理平衡，那么抽动症的稳定是非常容易达到的！

3／ 抽动症的康复过程

康复的过程分为三步：稳定、反复、好。

1. 康复第一步：稳定

（1）什么是稳定

所谓稳定，就是通过外在环境的改变达到使抽动症稳定的目的。父母改变自己对待孩子的方式，减少孩子的压力，对孩子进行内在疏导，引导孩子打开心门，增强孩子体质，使孩子从自身获得更多的力量，家庭气氛由紧张压抑变得民主，这样孩子的症状就会基本消失，坏脾气和激烈的情绪也会有所缓和。

稳定是一种暂时的平稳状态。从成因上说，抛开遗传因素，单说环境因素的影响，抽动症是长时间累积的结果，所以抽动症的康复也不是一蹴而就的。

（2）稳定的特点

◆稳定的特点是基本没有症状。这里指的只是基本没有症状，并不是完全没有症状，偶尔还会有一些轻微的症状。

◆脾气和情绪的表现：如果动作症状等同于没有，在脾气和情绪上就会表现得强烈些；如果动作症状轻微表现，脾气和情绪就会和原来差不多。原来有起床气的孩子稳定后照样有起床气，只是频率会慢慢降低，持续的时间会慢慢变短；原来火大、脾气大的孩子稳定后脾气照样有，只是力度降低，持续的时间变短。

（3）抽动症稳定的分类

抽动症的稳定分为真稳定和假稳定两种。

①真稳定

父母要从内心认识到问题所在，改变对待孩子的方式和态度，积极引导和疏导孩子。在合理引导和疏导孩子的同时，给予孩子爱的支持，并鼓励孩子积极面对所遇到的困难和挫折。在此基础上，锻炼、培养、提高孩子的心力，让孩子加强体质锻炼，让孩子的身体变得健康，内心变得阳光。通过这种"以内为主，内外结合"的方式获得的稳定就是真稳定。

有内在基础的稳定就是真稳定。内在基础指的是孩子的心力，比如抗压能力、自我平衡能力和自我调节能力等。

真稳定能给抽动症的康复打下基础。真稳定之后一般不会出现大的反复，更不会有反弹性爆发的情况。真稳定的获得需要时间的支持（短时间无法获得）和家长内心彻底的改变。

真稳定的例子：一天，我在收集"海夫人儿童抽动症问卷调查表"的时候，一个人来谢谢我，她告诉我她的孩子已经稳定3年了，她一直在看我的文章。我问她是怎样做的，她说她做了太多太多，付出了太多太多。听她这样一说我立刻就明白了，这个孩子的稳定就是真稳定。如同这个妈妈告诉我的，她的孩子在稳定之后没有出现过大的反复。

②假稳定

大家知道抽动症孩子的症状是身心健康状况的晴雨表。如果家长把孩子放在一个温室的环境中，总是包办代替，解决一切可能出现的问题，让孩子在完全无压力的情况下成长，就能明显缓解孩子的抽动症状。但是这种稳定没有内在基础（心力的提高和支持），就像没有地基一样，所以这种稳定是一种虚假的稳定。

单纯靠外在方法，没有内在基础获得的稳定都是假稳定。如果在给孩子服用中药，外加物理疗法的同时，给予孩子心灵上的支持和力量，也就是心理疏导加心力提高，便能使孩子的身心得到协调并达到平衡。这个时候，抽动症状才能出现真正意义上的稳定。

假稳定的特点就是不需要时间的支持，短时间就能办到，一个月，甚至几天、几小时。溺爱孩子，对孩子百依百顺，也能让孩子感觉轻松，会使抽动症状出现假稳定，但假稳定之后有可能出现大反复（爆发）。

海夫人：假稳定类似于带着隐藏起来的问题前行，会暂时麻痹你，让你心安。

2. 康复第二步：反复

抽动症的反复指的是在抽动症稳定之后再次出现症状表现。

反复分为真稳定之后的反复和假稳定之后的反复两种。在前面，我已经告诉大家抽动症康复第一步稳定的概念，也告诉大家稳定分真稳定和假稳定两种情况，也就有真稳定之后起巩固作用的反复，以及假稳定之后的大反复（爆发）。

如果孩子的抽动症状每次出现反复后，家长都能及时地对他进行心理疏导，孩子就不会出现大的反复。因为这个大反复的潜在机会被家长适时的心理疏导化解了。

反复在抽动症的康复中所起的作用是什么呢？是让稳定更稳定，也就是起巩固和加强的作用，所以反复也是康复的机会。无论是真稳定之后的小反复，还是假稳定之后的大反复，在抽动症的康复中都有积极的意义，都是在提醒父母或者患儿，应当继续努力，万里长征还在途中。

3. 康复第三步：好

抽动症好了的概念是什么呢？抽动症这股力量（内部意志的驱使力）在孩子体内大约只占三成，也就是说，抽动症这股力量和本人的主导力量相比明显处于弱势,占下风,抽动症这股力量对本人构不成主要的影响因素,本人自主的力量完全有能力应付和面对。

抽动症好了的表现和特点是什么呢?

抽动症好了的第一个标志: 没有动作,没有症状表现。稳定和好了最大的区别就是稳定之后会有轻微的症状表现,好了以后没有症状表现。

抽动症好了的第二个标志: 当面对容易导致症状出现的紧张、压力、刺激、疲劳等事件时,并不会出现反复,不会再次出现症状。

抽动症好了的第三个标志: 在各种对境(指让孩子出现症状的不平衡情况)中,抽动症儿童的情绪心理症结没有继续加剧,而是减缓,基本能够做到自主平衡。

该如何检验抽动症是否好了呢?因为如果不仔细区分,抽动症的"好了"似乎和抽动症的真稳定有些像。

如果孩子已经稳定了两年,那么这个时候,你可以检验一下孩子是否已经好了。怎么检验呢?比如以前孩子在什么情况下容易出现抽动症状,你就让孩子回到那个情景中。比如孩子看电视或玩电脑游戏有症状,你就让他看电视或玩电脑游戏,连续看几个小时,看看孩子是否会有症状出现。如果没有,非常好,这个检验过关。

那是不是做一次检验就可以了?不是。确定抽动症好了需要多方面检验,包括体能、抗压能力、心理、情绪等。当然这些检验无须刻意去做,自然而然地面对生活就行。

从体能上怎么检验呢?如果孩子以前一累就出现抽动症状,那么让孩子持续运动一段时间,比如跑步、打球、游泳、登山等,或者带孩子出门旅游,看看孩子在身体极度疲劳的情况下是否有症状出现,情绪是否良好,再看看生病以后会不会有症状表现。

从抗压能力上如何检验?如果孩子以前因为大考紧张而出现抽动症状,那么现在呢?如果大考期间不出现症状,就再用别的事情检验。仔细观察,当遇到一件特别有压力的事情时,孩子会如何面对,如何自处,能不能保持内心平衡,会不会出现症状。

从心理上怎么看呢？看看孩子的心力是否足够强大，遇到事情是否可以独立面对，是否能够化解和摆脱所遇到的困境和逆境。如果孩子以前有强迫意识，容易焦虑，那么看看现在孩子是不是好了很多，如果还有强迫或焦虑，看看是否已经在合理范围内。

从情绪上如何判断呢？孩子在和最好的朋友或者最亲近的人发生不愉快、争吵、闹矛盾时，情绪变得特别激动（特别生气或者特别高兴），看看这时有没有症状出现，看看以前有起床气的孩子现在是否还有起床气。我的孩子从小就有起床气，长的时候能维持两三个小时，天天如此，当抽动症好了以后，起床气就没有了。起床气的消失是长期帮助和纠正孩子的结果，也是检验抽动症好了的一个小标志。

海夫人：抽动症稳定之后会有反复，好了以后就不再有反复。

4/ 秘密武器——心理疏导

我在介绍抽动症康复方法时提到最多的就是心理疏导和心力提高，那么什么是心理疏导？什么情况需要心理疏导？什么是心力？心力又该如何提高？

1. 什么是心理疏导

什么是心理疏导？简单来说，心理疏导是指情绪的疏导。孩子遇到某些负面事情后，会感到烦闷和不痛快。家长应帮助他先面对情绪，理顺情绪，再面对问题，这样才能自然地解决问题。

从医学的角度来说，抽动症属于神经精神障碍类疾病，其特点是容易因情绪的波动影响心理，从而带来身体上的动作。即使是普通人，遇到特别强烈的刺激引发情绪上的不平衡时，也需要疏导宣泄，否则恶劣的情绪就会伤害我们的身体，严重的时候会波及心理。

很多时候，要想对情绪进行疏导，首先要接纳情绪，只有接纳才会给孩子带来认同和信任。如果不接纳孩子的情绪，孩子会直接拒绝家长或者与家长对立起来，疏导便无从谈起。

一个接纳情绪的小事例：

方方：晚上9点多，儿子拿我的手机看动画片。我告诉他只能看15分钟，可到时间后怎么说他都不肯关掉手机。当时他的眼睛已经眨得非常厉害，我强行拿走手机并关机，儿子开始大声哭。我没有像往常一样训斥他，也没有跟他讲道理，我把哭泣的孩子搂进怀里，说："妈妈知道你还很想看，妈妈有时候也是这样。有时候妈妈回家一直看手机，都忘记做饭了，有时候妈妈到睡觉时间了还想看电视，但是我不能这样做，我们都要守规矩，对不对？"儿子虽然嘴上说着"我就不守规矩"，可是已经破涕为笑了，接下来他就高高兴兴地洗漱去了。这时我终于体会到什么是接纳情绪。感谢海夫人，相信我们的孩子在理解与关爱的环境中一定会越来越好！

一位妈妈从不懂接纳情绪到尝试接纳情绪的转变：

湖南8岁男孩：昨天儿子回家时手上拿着一个用纸做的卷筒，上面好像还画着画。他去玩游戏的时候，我顺手把卷筒打开看了一下。

儿子玩完游戏后，看到被拆开的卷筒，不满地说："这是我好不容易折好的枪，你为什么要拆掉它？"

我向他解释道："我以为是你不要了的，就拆开看看。"不说不要紧，一说他就开始哭闹，要我把它弄回原来的样子。我试着弄了几次，他在旁边又哭又闹地说："不是这样的。"我说："那你自己把它复原吧。"他说："我也不记得怎么做的了，你为什么要打开？你帮我复原。"接着号啕大哭，边哭边说："如果我把你的书撕坏了，又不能变回原来的样子，你会怎么样？"我说："如果你不小心把我的书撕坏了，虽然书再也回不到原来的样子，但我也不会怪你，把书粘好就可以了。"

他还是在无休止地哭闹。我突然意识到自己在整个事件中一直推卸责任，并没有接纳他的感受。于是我说："你好不容易折好的枪，被妈妈拆坏了，又复原不了，所以你很生气，是吧？"结果一说完，他立马就不哭了，拿着那个被拆开的纸就开始折，不一会儿就折好了。我说："这个枪看起来挺特别的，你教妈妈折好吗？"他就手把手地教我折，然后又告诉我他下午是如何摸索很久才折出这个样子的，后来他一晚上都很开心。

接纳孩子的情绪真的很奇妙！

来看一位妈妈一次成功的心理疏导：

迷迭香：海夫人，您好！想向您请教下我昨晚的处理方式是否得当。

我女儿七岁半，确诊两年。这段日子，她的手和腿一直有小动作，如果不仔细观察就看不出。

昨天，她爸爸先接她放学，之后再接我下班。我一上车就发现孩子情绪不对，问她是否有什么不开心的事，她的回答是否定的。

回到家后向她爸了解到，班上选出了小队长和中队长，而她并不在其中。其实，当队长一直是她所祈盼的事。她装作不以为然地说："这没什么，他们那些被选上的在体育课的时候还要出去开会，我们却能在教室完成作业。"我觉得，这是她的自我安慰。正是她的这种自我安慰让我感觉她过于紧张，情绪存在压抑，因此我要做的是如何帮她将这种压抑的情绪释放出来。

在这里我还要自我批评一下，那天回家后，我还因为她做事粗心、不够认真而严肃地批评了她。

快到睡觉的时候，我陪着她一起在床上聊天，我对自己今晚的态度和她的表现都做了批评。我的话可能对她的情绪起了作用，她伏在我耳边悄声说："妈妈，我也有心里话想和你说。"但是过了好久，她始终鼓不起勇气说出来。在我的鼓励和引导下，她哭着说出了关于选小队长的看法。她觉得她自己也很棒，并不比那些同学差，起码比一半同学要好。说完她就大哭起来，而且在很伤心很伤心地哭。我听了都情不自禁地掉泪。

我一边轻拍她，一边告诉她，这个不重要，不管怎样，妈妈和爸爸都永远爱她，不管她是个怎样的小孩，就算做错事，都一样永远爱她……待她情绪平静下来，我拿来纸和笔，说："来，你把你觉得你比他们棒的那些同学的名字告诉妈妈，我和你一起分析你们各自的优点和你要努力的方向。"

她大概说了几个名字。我把名字都记下来，在左右两边各写上他们的优点和我女儿认为不足的地方，同时也把我女儿的名字写下来，也写下她的优点以及有待改进的方面。一对比，我们发现，当选的 11 个小朋友中，有 8 个男生，3 个女生，他们相同的特点是管理能力强，但他们自身的纪律性不是很好（这个是我女儿的看法）。我女儿的特点是听话，守纪律，做事有时不够认真细致。然后我帮她分析老师选这些同学的原因（帮助管理）……慢慢地，她接受了，也明确了自己需要努力的方向。

直到 11 点，她才安心地睡去。

做好心理疏导其实就是和孩子做知心朋友，和孩子有良好的沟通交流，彼此是一种平等友爱的关系，但切记不要过度，不要颠倒位置次序。如果为了让孩子心里痛快，一味地顺从和溺爱孩子，这就完全不是疏导了，而只是泻，好比洪水，一旦泻起来就会泛滥成灾。

2. 心理疏导的重要性

心理疏导对于抽动症孩子来说犹如活水之源。抽动症孩子之所以会出现抽动的症状，是因为身心不平衡。为什么会身心不平衡呢？

第一，抽动症孩子一般比较敏感。敏感的人会放大外界的刺激，对于同样的事情，敏感的人的反应要远远超过不敏感的人的反应。所以敏感的人需要更多的内心交流，来舒缓身体过度感受外界刺激所带来的困惑和干扰，也就是舒缓身体感受对内心造成的冲击。

第二，抽动症孩子和父母之间缺乏和谐的沟通交流，无法和周围的人进行良好的沟通交流。家庭的民主和谐以及孩子和父母之间能正确沟通交流是抽动症孩子康复的基本保证。

海夫人：心理疏导，顾名思义先"疏"后"导"，"疏"就是疏通，"导"就是教导。

3. 心理疏导的前提是什么

（1）心理疏导最重要的前提是良好的亲子关系

良好的亲子关系是心理疏导最重要的前提条件。如果亲子关系不好，孩子不信任家长，那么孩子无论遇到什么事情，产生了多大的压力，都不会告诉家长。

家长如果无法成为孩子的好朋友，就走不进孩子的内心。家长如果不了解孩子，就容易对孩子进行无用的说教。

成年人如果遇到问题，有了压力，就会选择一个完全信任的，能给我们足够安全感的人倾诉。这个人往往是关系非常好的知心朋友。

如果亲子关系不好，家长就没办法为孩子做心理疏导，因为家长不了解孩子的内心动态。家长如果不了解孩子，就没办法帮助孩子疏通内心的障碍，更没办法引导孩子往积极阳光的方向发展。

（2）家长要平和淡定地接纳孩子的状态，倾听孩子的心声

心理疏导的另一个前提是疏通。心理疏导，顾名思义，先"疏"后"导"，"疏"就是"疏通"，"导"就是"引导"。家长如果没有进行疏通，就谈不上引导。

当孩子遇到问题时，很多家长的第一反应往往不够淡定，要么非常烦恼和焦虑："真烦啊！怎么会这样！"要么非常生气和愤怒："这个人这么讨厌，专门欺负我孩子。"家长一旦产生了怨气，内心就不再淡定，内心的平衡会被破坏。如果一个人的内心失去了平衡，就开始产生内耗。过度焦虑的人往往缺乏智慧。家长要先调整好情绪，再去解决问题。

家长要做到淡定平和，家长的态度是孩子的定海神针。如果家长的内心很安定，孩子就会毫不保留地表达出自己的想法。

当孩子向家长表达自己的想法时，无论孩子表达了什么，有多么出格或不可理喻的想法，无论孩子多么情绪化，多么愤怒，甚至失去理智，家长都要全盘接纳。家长即便当时无法理解孩子的想法，也要做到全盘接纳。

家长可以用一个简单的方法，那就是重复一遍孩子说的话，表示你在认真地听孩子讲。在疏通的过程中，家长需要详细地了解孩子所遇到的事情，了解事情发生的整个过程，只有这样，才能找到问题的症结，帮助孩子正确面对问题。

当孩子在向家长倾诉时，家长要耐心地倾听。孩子在倾诉的过程中，其实就释放了情绪，孩子内心的小障碍就会自动消除。

（3）看见孩子，接纳孩子，及时回应

家长保持平和淡定的心态，接纳孩子的情绪，倾听孩子的倾诉，同时允许孩子出现情绪，而且及时地给予回应，在这样的过程中，孩子得到了家长的包容和接纳，孩子的情绪和能量就能得以正向地流动。

4. 小天使在什么情况下需要心理疏导

许多家长都知道心理疏导的效果。我曾经说过，如果心理疏导做得好，就可以大大缓解孩子的症状。有些爱钻牛角尖的家长又开始为此焦虑了。

福建5岁：孩子玩玩具的时候突然清嗓子，这个时候我就不知道该如何对他心理疏导。

冬日暖阳：请教海夫人，我孩子一玩游戏动作就多，去淘气堡玩完后症状就厉害了，像这种情况该用什么方法疏导？请指教，谢谢！

网友：孩子一出去玩，玩疯了，症状就特别厉害。这个时候我就不知道该怎么办了，该如何疏导？

我曾经还遇到过一个极端的家长，这位家长的孩子一看书就有抽动症状（孩子特别喜欢看书），为此家长就不让孩子看书。我反问过这个家长：如果孩子吃饭有症状，是不是就不让孩子吃饭？

只要是幸福、愉快、高兴的情景让孩子的抽动症状多起来，家长都不用在意，更无须疏导。家长此时错误的做法就是进行干涉，为了让孩子症状缓解而不让孩子奔跑、游戏或者看书。

愉快情景下的抽动症状释放，是孩子自身的身体机制在帮助孩子平衡，也就是孩子在自主锻炼自身的平衡性。这一点是可以检验的。比如孩子一和小伙伴玩（疯玩），症状表现就厉害，你就每天带着孩子和小伙伴疯玩，持续一段时间，也可以根据孩子体质玩一天休息一天，坚持一两个月，然后休息休息，再看看孩子的表现。当你再带着孩子出去疯玩，孩子的症状就会比之前减轻许多。这就是在快乐情景下训练孩子机体的自主平衡，对抽动症儿童是非常有益的。这类症状表现出来远比压抑着对身体好。

海夫人： 任何时候，忽略症状，接纳孩子，关注孩子的内心，给孩子内心需要的！

什么情况下需要及时进行心理疏导？当孩子遇到了压力，或受到了不公平的对待，或心里有疙瘩时，内心产生郁结，症状就会增多。这个时候，家长就需要了解具体情况，然后有针对性地对孩子进行心理疏导，疏而后导。心理疏导就是情绪的疏通。

北京的星：我家3岁的孩子在外面不小心碰倒了另一个3岁的孩子，那孩子的奶奶大声地骂我的孩子，我的孩子特别生气。请问妈妈们遇到这种事时，都是怎么疏导孩子的？

海夫人：可以这样对孩子说："生气会让人变丑。那个奶奶骂人是不对的，骂人不光会变丑，还会没人喜欢，得不到礼物，所以奶奶没有白雪公主的裙子穿。"如果孩子生气了，可以让孩子大声表达出来："那个奶奶真的让我很生气，我是不小心碰到的！"大声说3遍，3遍不行说10遍，说完带孩子去做平时最喜欢做的事情。3岁的孩子注意力很容易转移。针对3岁的孩子，家长要做的是疏导情绪，大道理不用讲太多。

福建－亦云－3岁：在碰倒别人孩子的第一时间，如果大人发现，应马上扶起小孩，并引导自己的小孩说对不起，同时告诫他要小心。伸手不打笑脸人，只要我们态度妥当，一般就不会有大问题。如果老人还是不依不饶，就告诉老人小孩不懂事，有时磕碰是不可避免的，大人再次向他们道歉，并带孩子离开这种环境。

北京－小草－6岁：我觉得第一时间首先要保护孩子，告诉奶奶请不要对孩子喊叫，之后说对不起，抱孩子走开。家长要及时给予孩子支持，过后再疏导孩子："那个奶奶情绪不太好，情绪是奶奶的，跟你无关。"划分情绪关系也是让孩子建立安全感的一种方法。

这个3岁孩子遇到的事情容易造成情绪上的障碍，容易引起孩子内心的不愉快和紧张，所以这个时候的心理疏导是非常必要的。我们不仅要疏导孩子郁闷淤堵的情绪，还要打开孩子的心结，让阳光照进孩子的内心。

心理疏导是指在孩子内心郁结、情绪不畅的时候，家长及时给予帮助的做法和行为。当孩子心情愉快后，家长就不要再打着"心理疏导"的名义去干涉孩子的自由。

海夫人：心理疏导是在帮助孩子化解情绪淤堵。抽动症这股力量用中医的说法，可以形象地表达为身心不平衡而产生的一种淤堵，淤则滞，滞则堵，堵则痛，痛则病！化解了淤堵，自然也就化解了抽动症。

5. 心理疏导并非简单说教

许多家长在孩子遇到事情的时候，爱简单说教，把大人已有的经验简单地告诉孩子。这样有用吗？如果孩子和你关系够好，够铁，就可能还有些用；如果孩子对你不够信任，就一点用也没有。家长通过说教告诉孩子的是成年人的经验。成年人通过经验来判断，而孩子没有经验，家长的经验属于家长，不属于孩子。

遇到事情要疏通，首先要找到孩子纠结和害怕的地方，然后有针对性地进行引导。

网友：海夫人，您好！教师节那天，儿子回家后情绪非常低落，我问他为什么。他说他送了一枝花给老师，可下课的时候老师并没拿走。他觉得老师不重视他，所以心情不好。我应该怎么引导他呢？

这个时候孩子难受非常正常。无论谁遇到这样的事情，情绪上都会受到一个小打击。

许多家长错误的表达方式是拼命安慰孩子，故作轻松地告诉孩子这没什么，不需要难受。这个方法并不可取，这是在错误地引导孩子面对情绪。

正确的方法非常简单：直接搂着孩子，轻轻拍着孩子，告诉孩子，如果妈妈遇到这样的事情也会很难受。先不要指责或评价这件事，先接纳孩子的情绪，接纳情绪的过程就是帮助孩子"疏"的过程，然后引导孩子说出心里的难受，倾诉的过程就是释放，也是"疏"的过程。

等孩子平静了，再和孩子分析一下老师为什么没把花拿走。老师没有拿走花可能有两种原因：一是太忙，忘记了；二是花太多，被忽视了。

老师有那么多学生，每天那么多事，确实很忙，忘记拿花是很正常的。

当你能够接纳自己的时候，你也就能够接纳别人。生活中那些爱挑剔、处处不满的人，许多时候，他们对自己也是如此，这是完美主义的误导。

心理疏导没那么复杂，首先是接纳，在孩子遇到负面事情的时候接纳孩子的情绪，接纳孩子的状态。

有些家长一遇到事情就反复说教，希望抹去这件事情。家长们认为自己都讲道理了，孩子该听啊，可为什么讲了还是不听。家长忘记了说教是自己对以往经验的总结，而孩子没有这些经验，家长还要强迫孩子接受自己的说教。

海夫人： 心理疏导，顾名思义，先"疏"后"导"，没有前面的疏通，后面的教导也就没有意义，起不到实质作用。

6. 讲道理为什么不是心理疏导

当孩子遇到问题时，家长总是急着开导孩子。孩子是需要开导，还是需要共情？

baby 洪：我孩子从上幼儿园开始，出现抽动症症状，每天晚上睡觉前都说老师要吃了他。我感觉很无助，不知道如何开导孩子。我问孩子为什么这样说，孩子说他不希望老师凶巴巴地批评其他孩子。也许老师也批评过孩子，孩子也许心里有些委屈。不管我怎么开导，孩子每天晚上都说老师要吃了他，我不知道该怎么办了。

海夫人：孩子给妈妈讲了一件事，那就是幼儿园老师凶巴巴地批评其他的孩子，而且表达了自己的情绪。在这个时候，家长只需要共情地说："老师这么凶啊？的确有点儿影响心情。"接着家长可以进一步地引导孩子："老师当时是什么样子啊？"家长可以学学老师的模样："是不是这样凶巴巴的？"。

在这个时候，孩子就愿意和妈妈倾诉了，孩子在描述和表达的过程中，孩子内心压抑或害怕的情绪就能够得到释放，孩子的情绪就能够流动起来。

这位家长为什么会觉得无助呢？因为家长不知道该如何开导孩子，家长希望通过讲道理，让孩子变得不害怕了。家长的这种想法其实是对疏导的错误理解。

家长如果总是想走捷径，总想省掉努力的过程，直接得到结果，最后往往是竹篮打水一场空。

这位家长之所以觉得无助，是因为总想直接得到结果，就是让孩子变得不害怕。

当孩子遇到问题时，最重要的是面对问题的过程，解决问题的策略和方法都是在面对问题的过程中获得的。

活在当下，意味着要接纳孩子当下的情况。家长只有做到接纳孩子，才能做到和孩子共情，才能真正看见孩子。

看见才是爱，没有看见，爱就无从谈起，什么事也做不了。

当孩子遇到问题时，如果家长能和孩子共情，共同面对问题，家长和孩子就紧密地联结起来了，孩子就会觉得家长真好，能如此理解自己。

家长做到与孩子共情之后，才能对孩子进行引导。

家长可以这样引导孩子，可以把自己的感受和体会说出来。比如，老师凶巴巴的，那是老师自己的事情，也许她当时不开心，但那是她的事情，我们做好自己就可以了。也许我们开心的情绪能够感染老师，即便感染不了老师也没关系，因为每个人对自己的情绪负责。家长要引导孩子学会区分情绪，不被别人的情绪绑架，也不会让别人对自己的情绪负责。老师的情绪属于老师的，孩子的情绪属于孩子的。老师不开心，别人谁也没办法。

另外，孩子有这样的表现，说明平时在家庭生活中，家庭成员之间有可能出现过情绪绑架的情况，也就是我不高兴都怪你。建议这位家长认真地读一读海夫人第二本书《看见才是爱》第二章关于情绪的内容。

当孩子害怕的时候，孩子需要的是疏导还是接纳？

四川 −c 妈 −六岁半：大家好，我孩子在 4 岁开始出现症状，我很幸运地读到了海夫人的书，并且加入了海夫人的 QQ 群。我改变了自己，孩子的症状基本上稳定了。现在孩子要上小学了，这几天孩子的发声症状比较明显，孩子说害怕上小学，不认识老师和同学，怕老师不温柔，怕学不会知识。我该怎么疏导她呢？

海夫人：家长先接纳孩子的表现，告诉孩子害怕胆怯很正常，然后倾听孩子的心声，主动和孩子共情。

这位家长提出要疏导孩子，真正的意图是什么？家长希望通过疏导让孩子不再害怕上小学，能够应对上小学的情况。

很多家长错误地理解疏导的含义，认为疏导就是对孩子说教和讲道理，孩子就能顺利通过这个"坎"。其实说教和讲道理并不是疏导，这是成年人的错误认知。

海夫人：建议家长阅读《爱是最好的良方》《看见才是爱》两本书中有关心理疏导和心力提高的内容。

孩子即将上小学，这是一次很好的成长机会，家长可以很好地引导孩子面对上小学这件事，孩子能在应对上小学的过程中获得成长，心理疏导和心力的提高是相辅相成的。

看见孩子是什么意思呢？孩子说害怕上学，不认识老师和同学。家长首先要看见孩子害怕和胆怯的情绪，要接纳孩子害怕和胆怯的情绪，然后及时回应："哦，你害怕上学，是因为新同学和新老师，妈妈看见了，妈妈了解了。"接着可以共情："妈妈刚上学的时候也是这样，忐忑不安，紧张。"

还有一个比较简单直接的办法，那就是每当孩子说害怕的时候，家长温暖用心地拥抱孩子，直接用肢体语言，通过身体动作来表达对孩子的爱和支持。

如果父母从内心彻底地接纳孩子的表现，孩子害怕和胆怯的情绪就有了一个容纳的空间和流动的方向，这个时候双向的沟通就起到了疏导的作用。

因为讲道理和说教是单向的，所以起不到疏导的作用。沟通是双向的，如果父母在内心不接纳孩子，就无法做到双向的沟通，往往变成了单向的讲道理。心理疏导需要的是能量的流动。所以，讲道理并不是心理疏导。

5/ 制胜法宝——提高心力

1. 什么是心力

所谓心力，从字面上说就是心的能力，心面对压力、刺激、挫折等各种事情的反应能力。

许多家长都问我该如何培养并提高孩子的心力，还有许多家长一方面想提高孩子的心力，另一方面又害怕孩子在遇到挫折的时候出现抽动症状。这些家长根本的心理症结是害怕症状，不明白沟通疏导在培养心力过程中的重要性。

心的力量是怎样生成并健康成长起来的呢？对于幼小的孩子来说，家长一方面要给孩子锻炼的机会，另一方面要多陪伴孩子。当孩子获得锻炼的机会时，父母首先应给予鼓励、安抚，然后沟通，沟通及时有效就能够疏导。心如果堵起来，堵塞不通，形成心理障碍，就会导致心理不健康。当疏导有效后，心就如同小溪流入大海一样，力量会源源不断地增长，就好比长江的源头原本只有一滴水，因为顺畅，并且一直增长，所以汇成一条闻名的大河。

如果你希望孩子心力增长并且强大，就不要害怕挫折和压力，而是要做好沟通疏导，做好安抚。记住你只是起到辅助的作用，奔流的力量、汇聚的力量是孩子自己形成的，你温暖的只是孩子的内心。

一直以来不断有家长问我："海夫人，心力是什么？怎样提高心力？"

我在前面对心力做了一个简单的介绍和描绘。心力并不是什么高深莫测的东西，不神秘，也不难理解。人人都有自己原始的心力，人人也都有机会在这个基础上努力提高，一切皆有可能，就看你怎么做，如何去做。

心力一开始是怎么来的呢？每个人出生时就带着自己原始的心力，有的弱，有的强。这和家族中的先天遗传因素有关系，还和每个人天生的体质强弱、敏感性高低有关。对于先天因素，我们就不必多谈了。先天的心力不是我们可以选择和决定的，但是后天的心力完全属于我们自己。我们每个人后天所获得的心力全是我们自己借助周围的环境和所遇到的每件事情，从碰撞交流中努力吸取并获得的。后天的心力代表的是我们对这个世界的容纳和征服，后天的心力才是我们值得骄傲的东西。

海夫人：为什么我在抽动症中反复提到心力？因为对于抽动症孩子来说，心的韧性和强度是战胜抽动症最有力、最强大的武器。心力的武装是这类孩子最有用、最实质的武装，如果这个武装做得好，孩子同抽动症这个"大魔头"斗争时就会必胜无疑。

2. 如何培养和提高心力

在前面我已经把什么是心力，以及心力先天的形成和后天的发展表达清楚了，那么心力后天的发展是不是很复杂，很难？大家一听我说"发展"，估计在心里就会嘀咕了：海夫人说"发展"，"发展"是个多么大的概念啊！一个事物的发展也许需要许多条件，如同一个公司要发展壮大，首先必须有资本，然后得有好的项目、好的平台等。

心力的发展，也就是心力的培养和提高，并没有大家想得那么复杂，就是利用你的生活，抓住生活中的点滴来培养。心力的培养和提高犹如小树苗的生长，需要利用自身的土壤和环境，自然地经受日常生活中的风吹雨打和日晒。

养过花和种过树的人都知道，花木最忌讳的就是被照顾得太好，浇水过勤，施肥过多，松土频繁，被照顾得太好的花木多半经历不了什么风雨，很容易夭折。培养孩子的心力也是这个道理，如果你把孩子照顾得太好、太细，总是面面俱到，那么你是在人为地阻断孩子心力成长的道路，是在以爱的名义损毁孩子的心力。

对抽动症孩子心力的培养和对别的孩子有所不同，需要我们家长付出更多的智慧和耐心。许多机会我们不仅要抓住，还要充分地利用，别错过每一次宝贵的机会。我们是在用心力武装孩子，最终战胜抽动症需要靠孩子自己，不是靠我们家长。

心力培养的第一步需要合适的土壤和机会，就是合理利用生活中的点滴，让孩子面对遇到的事情。

（1）第一步：碰撞

第一步是碰撞，如果任何碰撞都没有，也就谈不上机会，也谈不上培养和提高了。

比如孩子在学校被人嘲笑，这个时候最忌讳的是家长还没了解具体情况就开始焦虑、烦躁，觉得："老天不公啊！为什么对我这么不好，对我的孩子这么不好？"家长在第一时间的态度对孩子有风向标的作用。家长应该冷静并且感到高兴，这是多好的一次机会，一次锻炼心力的机会，如果通过这次考验，孩子的心力就能提高一点。

当孩子在学校因为动作被人嘲笑时，你知道后首先要保持冷静。如果孩子哭了，你就拥抱孩子，什么也别说，拥抱孩子就好了。你的身体语言以及你内心的信念会全部准确地传递给孩子，能很好地安慰孩子。

孩子每次和外界发生碰撞时，要耐心地等孩子冷静下来，不要急着帮孩子解决，而要让孩子的内心和这个碰撞充分接触。如果孩子始终无法冷静，内心憋闷得厉害，又不想表达，没关系，那就带孩子出去走走、跑跑；如果孩子什么也不想做，就让孩子独自待一会儿，给孩子时间，让孩子的内心和这个碰撞充分接触。

（2）第二步：疏导

第二步是疏导。当孩子的内心和这件事情充分碰撞后，孩子会想倾诉。这个时候，你应该耐心地聆听，要温和耐心地聆听。等孩子讲述完，你再来帮助孩子分析，用你全部的智慧和爱帮助孩子慢慢打开心结，帮助他面对他暂时还无法面对的问题。解决问题需要时间，好比一次考试可能没过，那就继续考，只要你愿意努力，通过考试只是时间的问题。

孩子被人嘲笑可能分为以下两种情况：

第一种情况：如果对方只是顽皮，品质并不坏，那么你可以选择化敌为友。我就这样做过。孩子上小学时，一个既同班又同小区的孩子嘲笑儿子的症状，我了解情况后主动和那个孩子的妈妈交朋友，串门，接着两个孩子成了好朋友。好朋友还会嘲笑你吗？不会。当你帮两个孩子建立起友谊，再有别人嘲笑你的孩子时，好朋友就会伸出援助之手。

第二种情况：如果对方是恶意的，就需要具体了解是两个人之间有什么矛盾，还是对方品行不端、搞恶作剧、恶意嘲笑，那么对待这样的人，除了勇敢地回应他以外，就是保持距离。遇到这样的情况，还需要借助老师的力量。

（3）第三步：面对

后天的心力如果得不到培养，就得不到提高。当孩子遇到打击和挫折的时候，家长们请记住，因为我们有不一样的孩子，所以我们需要成为不一般的家长。请不要急着为孩子扫清所有障碍，应该先让孩子直面障碍，充分地和这件事情接触，前提是保障孩子的基本安全，然后根据情况进行合理有效的疏导。

将军是从战场中历练出来的，纸上谈兵的将军不是真正的将军。孩子心力的培养和提高靠的就是每次面对挫折的机会，挫折就是锻炼心力的战场。

如果说挫折是锻炼心力的大战场的话，那么什么是小战场呢？就是日常生活的方方面面，比如吃饭、穿衣、跑步、游泳等，这些都是小战场。如果你替孩子做了所有的事情，孩子就没有机会得到锻炼，也没有机会上战场，那么孩子怎么能提高呢？

海夫人：散养的孩子更健康。在家长爱的鼓励下，经历过挫折考验的孩子会更勇敢，更积极向上！

3. 哪类小天使的心力弱

在抽动症中，我提得最多的是心理疏导和心力。

在这里我要说说哪类孩子的心力弱。许多家长都问过我这个问题。因为他们对心力这个概念比较模糊，也不明白为什么孩子的心力就弱了。心力弱分以下几种情况：

（1）天生的心力弱

天生的心力弱和遗传有很大关系。这种先天的心力我们不做过多讨论。因为心力不仅与先天因素有关，还需要后天的培养和提高。

（2）在溺爱中长大的孩子心力弱

在溺爱中长大的孩子心力一般比较弱。由于父母溺爱，孩子总是要什么有什么，想怎样就怎样。

大家都知道孩子学走路时会摔跤。摔跤带给孩子的不仅是经验，还有挫折和考验。孩子摔跤之后得爬起来，孩子就会思考：为什么摔跤了？摔跤除了让孩子的身体感到疼痛以外，对孩子心力的成长也有小小的促进作用。这就是一种自然成长法则。在动物界，妈妈们都会有意识地锻炼自己的孩子，比如小斑马若不练习奔跑，跑得慢，体力弱，等它将来遇到狮子，必定会被吃掉。在溺爱中长大的孩子就没有这样锻炼的机会，摔跤后大人立刻将他抱起来，不仅如此，还要百般安慰一番："这个地，岂有此理，居然让我的宝宝摔跤了？"

孩子在成长的过程中，对世界的好奇和探索越来越多，他希望自己穿衣服、洗澡、爬沙发、从上往下跳等。很多时候，孩子的探索欲望被父母扼杀在萌芽状态，家长在孩子还没开始尝试的时候立刻阻止："宝贝，你还小，等你大了再做！"或者说："宝贝，那样不行，你做不到！危险！"

有一个跟着老人生活的孩子，七八岁了还没有掌握穿衣、吃饭、睡觉、上厕所等基本的生活技能，因为这些事情都被老人包办了。结果这个孩子不仅形成了退缩的性格，还因为很少动手，所以手指不灵活，身体的协调能力也非常不好。孩子在老人包办的情况下基本没有机会实现自我，无论身体能力还是心力都处在停顿的状态。

在溺爱中长大的孩子还有一个特点，就是个性很强，这是家人对他一直百依百顺的结果。但是这种强是尖锐的，没有弹性和韧性，一旦遇到挫折，或者别人无法答应他们的要求，他们的心就会失去理智，变得疯狂。这类孩子早已习惯家人的百依百顺，一旦遇到不顺心的事，或遭到拒绝，可能别的孩子没觉得什么，但这类孩子就会出现内心的大风暴。这也是在溺爱中长大的孩子容易乱发脾气，容易狂躁的原因。遇到挫折时，他们的内心确实受不了。别的孩子是在挫折中一点一点成长的，对于风雨有种自然的认同，而被溺爱的孩子是在温室中长大的，一旦离开温室，他们就受不了。

许多抽动症孩子的家长有恐"症状"症，为了不让孩子出现症状，总是对孩子千依百顺，连吹口气都怕，怕吹一口气就让孩子的症状出现了。这是错误的做法，属于溺爱，并不是在帮孩子。溺爱所获得的稳定只是暂时的假稳定，经不起敲打。溺爱的后果是孩子心力弱和遇到事情时就情绪化、暴躁或者退缩。

溺爱孩子的家长给予孩子的生长环境就像温室，但没有哪个父母能给孩子提供一辈子的温室。溺爱也是爱，只不过是浓度过高的爱，如同孩子从小就被反复给予过甜的食物。初生孩子的味蕾如果习惯了过甜食物的反复刺激，长大以后品尝任何食物时都会觉得没味道，甚至会觉得苦，这就是溺爱的后果。

（3）在条件限制中长大的孩子心力弱

有这样一类父母，他们优秀，人品好，对孩子要求高，期望也高，或者他们自己比较普通，但是希望孩子出类拔萃，于是他们为孩子规划未来，希望把孩子培养成他们希望的样子。

这类家长具有一些共同的特点：

●非常在意别人对自己的评价，希望获得别人的认同，希望有成就感。

●他们可能个性强，对孩子严厉，并且要求严格，管束多，要求多。

●他们和孩子有距离，无法走入孩子的内心，跟孩子没有合理有效的沟通和交流，甚至存在冷暴力。

在条件限制中长大的孩子一般容易被压抑，从小心力就比较弱。因为他们没有机会发展自我，更没有和父母沟通的机会。不过到了第二成长期，也就是从青春期到成年期，自我有了发展的机会，个人先天素质和后天努力融合得好，也有可能会培养出强大的心力。

在条件限制中长大的孩子，如果情绪一直没有机会释放，心力也一直提高不上来，这种被压抑的状态会一直持续到成年后，易出现抽动或抑郁。

据我了解，有一个孩子就是在典型的条件限制中长大，孩子的父亲强势而专制，孩子和母亲都非常怕父亲，在家里父亲是权威，所有的事情都是父亲说了算。

我在和这个孩子聊天的时候，发现这个孩子不仅仅是心力弱、胆小，更重要的是没有自我意识和方向感。他不知道自己想要什么，可以要什么，或者应该去要什么，反正爸爸怎么安排就怎么做。反抗可以吗？反抗是没用的。他也知道爸爸是为他好。这个孩子17岁，本该是自我极度膨胀的年龄，本该叛逆，本该有个性，但是他没有。虽然他有高大魁梧的外表，却有一颗极其脆弱的心。

第三篇

抽动症常见问题

本篇收集整理了历年来家长们最为关心、问得最多的常见问题。遇境对境，见招拆招，方法总比问题多。实实在在地努力，爱始终是最好的！

1/ 孩子频繁眨眼睛、挤眼睛、翻白眼怎么办

很多小妥妥的家长告诉我宝贝喜欢眨眼睛，有些家长看到这里就会有这样的疑问："孩子眨眼睛不是很正常吗？这有什么问题呢？"我在这里谈的并不是孩子正常眨眼睛，而是有些用力地频繁眨眼睛。在日常生活中，大家是否注意到有些孩子眨眼睛特别频繁？其实这可能是宝贝抽动的一种表现。

频繁眨眼睛是抽动症最典型的症状，很多抽动症孩子初期的症状表现都是频繁眨眼睛。当孩子刚开始频繁眨眼睛时，家长和医生都很难判断病因是沙眼、结膜炎、倒睫毛等眼睛不适，还是抽动症。

如果家长已经带孩子到医院眼科就诊了，已经给孩子滴了眼药水，孩子依旧频繁眨眼睛，并且频繁眨眼睛的持续时间超过一年以上，我们基本上就可以判断孩子频繁眨眼睛属于抽动症的症状。

研究表明，如果一个人的心情变得不平静，他眨眼睛的频率就会增加。如果孩子开始频繁用力地眨眼睛，那么眼睛作为人体非常敏感的器官，在替孩子发出这样的信息："爸爸，妈妈，我感觉有些不舒服。"

抽动症孩子频繁眨眼睛，一方面是在释放紧张和压力，另一方面是在告诉家长："我累了，我感觉不舒服。"

有的家长这样问我："海夫人，在你接触的抽动症孩子中有没有像我儿子这样挤眼睛的？为什么群里都在讨论眨眼睛？为什么从没听说过把眼睛挤得脸部皱皱的？"

凡是反复频繁的眨眼睛、挤眼睛、斜眼、翻白眼等，持续时间超过一年以上，在医院检查不出任何器质性问题，一般都属于抽动症的症状表现。孩子频繁眨眼睛、挤眼睛、斜眼、翻白眼等一般属于抽动症症状的身体表现。当孩子出现以上这些情况时，家长该如何应对呢？

1. 适当点些眼药水

如果孩子频繁地眨眼睛、挤眼睛、斜眼、翻白眼，孩子的眼睛就会感到很难受，家长可以给孩子适当点些眼药水，暂时缓解孩子眼部的不适。

2. 眼部瑜伽操

可以让孩子做做眼部瑜伽操，具体包括以下几个步骤：

①让孩子自然地闭上眼睛，活动眼球。让眼球尽量朝左侧转动，最大限度地转到左侧，再尽量往右侧转动，最大限度地转到右侧。从左到右来回做 10 次。

②让眼球尽量朝上方转动，最大限度地转到上方，再尽量朝下方转动，最大限度地转到下方。从上到下来回做 10 次。

③让眼球尽量往左上方转动，最大限度地转到左上方，再尽量往右下方转动，最大限度地转到右下方。从左上方到右下方来回做 10 次。

④让眼球尽量往右上方转动，最大限度地转到右上方，再尽量往左下方转动，最大限度地转到左下方。从右上方到左下方来回做 10 次。

⑤按照顺时针方向转动眼球 10 圈，再按照逆时针方向转动眼球 10 圈。

⑥闭着眼睛做完上述步骤，再睁开眼睛同样做一遍。

⑦让孩子闭上眼睛，自己轻轻地按摩眼部周围，按摩 5 ~ 10 分钟，至此步骤完毕。

频繁眨眼睛、挤眼睛、斜眼或翻白眼的孩子，可以根据自己的情况做一做眼部瑜伽操，可以每天早晚各做一次，也可以根据眨眼睛或挤眼睛的频率增加做眼部瑜伽操的次数。

抽动症的康复需要综合全面的措施。当发现孩子出现频繁眨眼睛、挤眼睛、斜眼或翻白眼等行为后，家长要重视孩子的心理状态，认真思考孩子紧张焦虑的原因，并在家庭教育中做出相应的调整，比如要尊重孩子，不要对孩子过度干涉和包办，同时要淡化孩子的症状，对待孩子的症状要采取顺其自然的态度。

有些家长认为孩子频繁眨眼睛、挤眼睛或翻白眼是坏行为，觉得孩子不应该这样做，而且阻止孩子的这些行为，甚至训斥和打骂孩子。家长这样做会带来什么后果呢？

其实孩子是通过频繁眨眼睛来缓解自己的紧张和压力，如果孩子的这些行为被家长粗暴强硬地阻止了，孩子的紧张和压力就得不到缓解和释放，孩子就会产生更多的压力。

频繁眨眼睛是孩子发出的求救信号，如果这种求救信号没有被家长看到，也没有得到家长的理解，反而被家长误解，往往就会给孩子带来二次伤害，甚至会让孩子的抽动症变得更加严重。

2/ 孩子入睡困难怎么办

有些抽动症孩子存在入睡困难、夜惊、夜啼等睡眠不好的情况。通常睡眠不好又会直接导致抽动症状增多，这让不少家长头疼。先说说我的孩子，我的孩子当时不仅入睡困难，而且从出生开始就夜惊、夜啼，夜夜如此。为什么会这样呢？第一，在孩子的预产期尚未到来的时候，在医生的建议下，孩子是在打了一整晚催产素的情况下出生的。第二，孩子体质弱。第三，孩子出生后，家庭出现矛盾，我错误地对待孩子，让孩子的内心受到极大的创伤。

○ 陪伴安抚孩子

我发现，在陪伴孩子的过程中，如果在每晚临睡前我陪伴孩子，给他讲故事，用手掌轻抚孩子，当孩子在心理和情感上得到满足后，他就能比较快地入睡。孩子睡着后，如果我继续陪伴他，孩子就能睡得安稳；如果我离开，他就会立刻醒来。我知道孩子从情感上需要我，依恋我，但由于我的错，孩子并没有建立起安全感。

孩子小的时候，即便是睡午觉，也离不开我。孩子睡了，我就拿本书坐在旁边看。如果我守在孩子身边，孩子就能睡两三个小时；如果我不在孩子身边，孩子可能睡半小时就醒。

孩子小的时候，每晚临睡前都会趴在我身上听我讲故事，我会边讲边抚摸孩子。孩子需要的不只是感情，更是心的融合与交流。我的声音语言和肢体语言加上我内心的爱，极大地满足了年幼的孩子对情感的需求。

那段时间是我们母子相处的黄金期，这样的黄金期大概持续到孩子5岁。做妈妈的必须理智点，不能和儿子一直如此温情下去。孩子5岁以后，我便和孩子分床，我把他的小床放在我的大床边上。

刚开始时很难，他总要先到我的被窝里睡一会儿，或者要我去他的被窝里睡一会儿，每天早晨他一定要来我的被窝里亲热一下。6岁以后，他已经习惯一个人在自己的小床上睡觉了，但是每晚临睡前一定要我把手给他，让他抓着。我很理解孩子的感情，每晚一定会把手给他，让他抓着，等他睡着后我再慢慢抽出来。

分房间后，每晚我都会守着孩子上床，给他盖好被子，然后陪他说说话，离开的时候会再摸摸他的头或者亲吻他一下。

◇ 学习袋鼠妈妈的育儿方法

如果孩子睡眠不好、入睡困难、夜惊夜啼的原因是受到惊吓、父母感情不和或者母亲的不良情绪，那么除了弥补孩子这方面的缺失以外，没有更好的办法。做妈妈的在这个时候一定要多多付出，就算再苦再累，也要在情感上充分满足孩子的需要，每天都要拥抱、爱抚孩子，每天都要和孩子说悄悄话，给予孩子充分恋母的机会，就像袋鼠妈妈那样（孩子5岁前）。

◇ 用心用爱弥补孩子的安全感

有人说："海夫人，我确实照你说的做了，但孩子还是老样子。"

首先，在陪伴孩子的时候，你的抚摸拥抱不能是机械的肢体语言，而应该用心。如果简单的肢体语言没有融入心中的爱，那只是机械的动作。只有融入爱的肢体语言才能在孩子内心引起共鸣，机械的动作引不起共鸣。尤其是带着不耐烦、抱怨和无可奈何的情绪陪伴孩子，不仅达不到传递爱的作用，而且让孩子感受到了你的冷漠无情。

如果你真的坚持做到每天给孩子的内心传递爱和温暖，孩子的心神就能很快安宁，睡眠自然会变好。高质量睡眠的前提是心神安宁。在什么情况下心神才能安宁呢？首先是安全感，然后是愉悦感和温暖感，这一切唯有爱可以给予，爱能够做到！

海夫人：爱是最好的，爱让我们的内心充满柔情！爱可以温暖自己，也可以温暖他人。

由于周围人的疏忽，我孩子的人生有了一个非常糟糕的开始。当时我并不知道我的爱是否能抚平孩子在生命初期所受到的伤害，但是后来我发现，我的做法确实起了很大的作用。孩子在 3 岁前夜夜啼哭，3 岁以后逐渐好了起来。随着我和孩子之间感情的加深，孩子的睡眠越来越好。

针对抽动症孩子睡眠不好的情况，除了在感情上充分弥补孩子以外，还有什么需要注意的呢？

○ 加强体质锻炼，多运动

加强体质锻炼，我经常强调这一点。如何加强，怎样加强，就需要家长根据自己孩子的情况制订一个周详的长期计划，计划不光要制订，更重要的是要执行。

○ 睡前用热水泡脚

这是一个辅助康复的小方法，需要家长长时间坚持。睡前让孩子用热水泡脚，泡 20 分钟左右，以孩子身体微微出汗为宜。另外，孩子泡完脚后，要按摩孩子脚心的涌泉穴，每只脚按 300 下。

3/ 关于"神"安

老刘：海夫人还记得我吗？现在我的小孩已稳定大半年了，只是偶尔还有小动作，现在小孩身心都很健康。不过我还是想告诉大家，小孩的精神很重要，因为我发觉抽动症并不单是通过心理疏导和减压就能稳定的。我的小孩如果精神不好，动作就多；如果小孩睡好了，休息充足了，动作就明显减少，甚至消失。各位家长应注意，如果小孩精神不好，动作就会多。

关于"神"安的问题，我曾经在不同的文章中表达过。中医里面有句话叫"心主神安"，确切地说，神不安和心有很大关系！

神不安会让孩子出现夜惊夜啼的情况。（参看《孩子入睡困难怎么办》）

○ 案例：孩子小时候受到惊吓，导致"神"不安

网友：我刚出生时，父母把我送给了亲戚，在亲戚家的一个星期里，

我每天啼哭。一个星期后，妈妈又把我接了回来。回来后，妈妈母乳少，于是家人用牛奶和母乳一起喂我。听妈妈说，我小时候睡觉不多，大人几点睡，我就几点睡；大人几点醒，我就几点醒。在我的记忆里，我没有睡过午觉。

部分抽动症孩子具有这样的特点，不爱睡觉，精神亢奋，还有许多抽动症孩子不会主动午睡，需要大人陪伴或者强制才会午睡。

针对上文的案例，从中医学的角度来分析，刚出生的她被迫离开母亲，来到一个陌生的环境，所以受到了惊吓，而且是一个不小的惊吓，在亲戚家的一个星期里每天啼哭。人在过度受到惊吓时，会变得"惊心动魄"。在她生命的最初阶段，"心魂"便被干扰，经历了一场折磨，精神上的刺激令她的神经格外敏感（"神"不安）。

那个时候，她家里的大人如果能够懂得用一种特殊的办法哺育她，也就是用袋鼠妈妈的办法，每天把她兜在怀里肌肤相亲，母女之间百分百肌肤接触，就可以极大地抚慰她那颗受到惊吓的心。袋鼠妈妈的办法特别适合那些受到惊吓、极度恐惧和没有安全感的孩子。

每个孩子刚出生时最依恋的人就是母亲，离开母亲的子宫，孩子最渴望的就是母亲的怀抱，这种情感需要没有任何其他东西可以替代。每当听到一个人自幼就失去母亲的怀抱，老人总会叹息地说一声："真可怜！"

如果一个人刚出生时受到了惊吓，又没能得到及时的安抚和修复，那么他可能变得易怒暴躁，敏感，焦虑，缺乏安全感，同时很难完全信任旁人。

海夫人：抽动症是毛病吗？确切地说，是心受了惊扰，或者受了伤，导致心自主的良性动力循环遭到破坏，所以有了许多古怪的行为。

○ 心主神安和心身关系

中医的心主神安和西医的心身关系所探讨和研究的其实是同一个问题，只是表达方式不同。

心主神安，人就健康，这是中医的说法。

心身和谐，身心必定愉快、健康，这是西医的说法。

按照海夫人的理念该如何具体做呢？就是在心理疏导和心力提高的过程中加入父母满满的爱！心理疏导解决了心堵塞的问题，心通畅了才能自主、有活力。心力提高了，才可以做到心为主导、心主神安。那么爱是什么呢？爱是所有力量的源泉！

海夫人：爱是所有力量的源泉，爱是一切！

4/ 孩子半夜大喊大叫怎么办

网友：海夫人，你好。我想咨询一下，我孩子9岁了，得病有几年了，为什么天天睡到半夜时都要喊几声，每次都把我吓醒呢？他这样已经好几年了，我很苦恼！

在抽动症孩子当中，某些孩子睡着后会出现半夜突然大喊大叫的情况，并且孩子对自己这种反常的举止毫不知情。一般体质差、受过惊吓、难产、早产、剖宫产的孩子出现这种情况的概率高一些。

我的孩子就是如此，并且持续多年。他从婴儿期就开始夜夜哭闹，刚开始属于婴儿期的夜惊夜啼，也就是从出生到一两岁，夜夜必定哭闹，这个时候的哭闹是醒着的行为。到了儿童期，儿子夜惊夜啼的情况好了很多，但是开始出现半夜大喊大叫的情况，一般在半夜12点以后突然地大喊大叫，有时候还会伴有身体动作，比如踢腿、蹬脚、挥拳等，每次持续时间并不长，并且喊叫的行为是在睡梦中出现，孩子自己并不知道。第二天醒来，如果你问孩子，孩子就会摇头，孩子的确什么也不记得。

○ 分析原因

通过我细致观察，孩子出现这类情况一般有以下几个原因：

（1）白天太兴奋。

（2）白天太累。

（3）心里有事，感觉到紧张压抑，却又找不到发泄口。

○ 根据情况应对调整

每当孩子出现晚上大喊大叫的情况时，我会根据情况帮助孩子调整。

如果是因为孩子太兴奋，我就让他暂时离开那个兴奋源；如果是因为孩子太累，我就让孩子多休息，恢复体力；如果是因为孩子心里有事，感到紧张压抑，我就及时和孩子沟通，帮助孩子疏导。

只要孩子出现喊叫的情况，我就及时帮助孩子调整，一般都能让他很快恢复正常。但是这种情况一直在反复，也就是说，这次我帮助孩子调整好，孩子睡得安稳了，下次又过于兴奋或过于疲劳时，孩子还会出现这样的情况。我需要持续地帮助孩子，一方面让他加强体质锻炼，另一方面加强沟通疏导和心力培养。

◎ 注意睡觉的舒适度，不要盖太多

家长还要注意孩子睡觉的舒适度，不要给孩子盖太多。抽动症孩子一般存在内火内热的情况。有的家长总站在自己的角度上，担心孩子着凉，生怕孩子冻着，孩子盖得太多，时不时地帮孩子掖被子，一蹬就盖，一蹬就盖，最后家长很累，孩子还睡得不安稳。

◎ 持续努力，情况就能好转

我孩子的半夜喊叫行为是什么时候消失的呢？说心里话，我还真没在意，没有记住具体时间。

因为儿子是姥姥姥爷帮着带大的，所以他对姥姥姥爷特别亲，每次回老家儿子都特别兴奋，每天晚上都玩到很晚，并且每次都和姥爷睡。姥姥姥爷对儿子晚上睡着后突然大喊大叫的行为一点儿都不陌生，因为在我们没来青岛前，还在老家的时候儿子就这样。每年回老家，两位老人都做好了被儿子吵闹的准备。再加上我们一年好不容易才回去一趟，孩子能不高兴吗，能不折腾吗？

可是有一次，姥爷很高兴地对我说："孩子好了！你看这几天白天玩得那么累，晚上睡得又晚，半夜一下也没叫。"如果不是姥爷这样说，我还真没注意。姥爷这样一说，我就留意观察。我发现儿子半夜已经不再大喊大叫了，兴奋、紧张、疲累等因素对他已经没有影响了。可能随着儿子年龄的增长，神经发育逐步完全，自身的调控能力慢慢变强，儿子的抽动症也慢慢稳定了。一直以来，我都在默默地帮助他，坚持让他进行体育锻炼，及时进行心灵上的沟通疏导，给予他关爱，使他内心的伤痕得到恢复，伤口逐渐减小。

海夫人： 如果说在儿子生命的最初，我犯了致命的错误，把儿子的心打入疯狂、恐惧、冰冷的黑暗世界的话，那么后来我所做的一切努力都是为了让儿子的心重新沐浴在阳光下，我希望儿子的内心健康阳光。

如果孩子半夜持续大喊大叫而没有缓解，这说明孩子的身体和内心都处在不好的状态。要想解决这个问题，家长需要细心观察孩子。

当孩子过于疲劳以致无法休息好时，可以让他在睡前泡脚，然后再按摩孩子脚心的涌泉穴，也可以给孩子拔火罐，帮助孩子放松，提高睡眠质量。

孩子半夜大喊大叫的行为和白天表现出的频繁动作所表达的都是同一个意思，这是孩子在用身体语言提醒父母：我需要增强体质，我需要沟通，我需要关爱，我需要理解，我渴望阳光！

随着抽动症的好转、稳定，孩子体质和心力的逐渐增强，半夜大喊大叫的情况会逐渐减少，直至消失。

海夫人： 动物受伤后，通常会寻找一个安全的地方（那里要阳光温暖，既不灼热也不阴暗），然后躺下，它需要在温暖适宜的阳光中沐浴疗伤。阳光是自然界一切生物的母亲，她向自然界的一切提供着自己的爱。爱拥有最强大的能量。

5/ 看电视、玩电脑游戏的问题

这个问题出现的频率非常高。就算孩子没有抽动症，许多家长也被这个问题所困扰。

很多家长问我："因为孩子一看电视就出现症状，所以我就不让孩子看，不敢让孩子看。海夫人，请问我的孩子能看电视吗？"

首先，看电视属于被动接受信息，长时间看电视肯定不好。玩电脑游戏对眼睛不好。因为玩游戏时人必须专注地盯着屏幕，这对眼睛损害比较大。

其次，一个孩子如果过分沉溺于电视和电脑，就容易宅在家里。经常宅在家里对孩子的身心健康肯定有影响。孩子需要在自然环境中成长，在自然环境中游戏奔跑，尤其是抽动症孩子，更需要多到大自然中去，多运动。

○ 什么样的孩子特别容易迷恋电视和电脑

（1）孩子的生活单调，没有伙伴。家长对孩子吸引力不大，不会讲故事，不会和孩子玩，或者不愿意理孩子，没耐心，家长的陪伴缺乏质量，不够用心。

（2）平时家长限制太多，一旦放假，孩子就容易任性撒欢，家长很难控制。

（3）家长自己的生活状态对孩子有直接影响。

有个家长告诉我，她和孩子搬出父母家以后，她觉得很无聊，因为她觉得自己和孩子生活在一个陌生的环境中。我问她："怎么会无聊呢？"我有几年的时间都是一个人带孩子，我偶尔会觉得寂寞，会觉得家里冷清，但是很少觉得无聊。因为我的兴趣爱好一直陪伴着我，我也知道该怎么引导孩子做些有益的和喜欢的事情。

在孩子两三岁的时候，我教孩子剪纸。在那段时间，每天晚上孩子都在我身边兴致勃勃地剪纸，我坐在沙发上看书。后来我教儿子画画，讲故事，骑自行车，游泳。安排好了孩子的生活，其实也就是安排好了自己的生活。

如果家长的内心始终是丰富和充满情趣的，孩子的内心还会无聊吗？

○ 我的孩子接触数码产品的过程

在儿子6岁的时候，我姐姐买了一个新手机。暑假时，姐姐带着女儿到我家小住。那个时候，老公在上海考船长。

儿子对于大姨的新手机充满了好奇，那是一个红色的翻盖手机，妈妈没有这样的手机。大姨对儿子说："来，大姨教你发短信，你就可以给爸爸发短信了，你告诉爸爸你非常想他！"儿子立马靠在大姨身边，兴致勃勃地看着大姨操作，没过多长时间儿子就学会了。这是儿子第一次接触手机，一条短信刚发出去，儿子的症状就表现出来了，挤眉弄眼，扭动身体。我姐姐难受起来，摸摸他的头说："好了，学会了就可以了！"儿子不肯，拿着手机自己摆弄，两眼放光。姐姐后来悄悄跟我说："这么聪明的孩子怎么会得这个病（抽动症）？"

当时我对抽动症远没有现在这样了解，只有一点认识。我从来没有为孩子的症状焦虑过，当儿子拿着手机，症状不断出现的时候，我没有像别的家长那样不让孩子玩。当儿子继续摆弄手机的时候，我只是在观察孩子，为什么拿着手机摆弄时症状就那么多？

后来，儿子又迷上了手机游戏。不管是谁的手机，他都要拿过来玩上面的游戏，每次都要玩到通关或他觉得没意思了才会放弃。我的做法就是不让他长时间持续地玩，我会在中途打断他，用另一件更有趣的事情来转移他的注意力。当然偶尔也有失败的时候，这个时候我就会严厉制止。儿子玩这些东西的时候年龄并不大，处在小学阶段。

儿子一直在接触高科技数码产品。初中时，他痴迷智能手机，导致成绩大幅下降，最后他自己主动交出智能手机，换成了普通手机。

儿子是什么时候接触这些东西却没有任何症状表现的，我没刻意留意。儿子对数码产品的自制力是慢慢形成的，现在这些数码产品对儿子一点影响也没有了。

○ 应合理安排看电视和玩电脑游戏的时间，没必要完全杜绝

现在是高科技数码产品的时代，电视和电脑作为这个时代流行的事物，你完全不让孩子接触，对孩子而言并不是好事。我们家长教育孩子的目的是让孩子认识这个世界，学会适应社会，并能够生存下来。生于这个时代，而对这个时代的东西毫无了解，这是不是落后和封闭呢？作为家长，你可以威慑孩子一时，却无法长久控制他，当孩子大了，独立意识增强后，他就会反抗。

孩子一看电视就出现症状，是因为电视引起了孩子的内心感受——高兴或者紧张，这个时候孩子的神经感受力强，而心帮助平衡的能力弱，于是出现了身体的动作。这个时候家长该如何面对这个问题呢？又该怎么帮助孩子呢？家长可以每天让孩子看电视，时间从十分钟开始慢慢增加，一直增加到每天半小时，然后持续一段时间，让孩子每天在这个相同的情境中得到锻炼，

时间长了，孩子在看电视这方面的神经平衡性就强了，并且适应了。等到孩子看电视不会再出现症状的时候，这个锻炼就成功了，以后你再也不用担心电视对孩子的不利影响了。

这里有一个前提，就是在孩子看电视出现症状的时候家长不要干涉，也不要焦虑。如果家长每次都着急地说："看你又眨眼睛了""看你又……"这只会让孩子看电视更紧张，害怕家长说自己。

○ 看看"沐浴阳光群"群友的看法

网友：孩子看电视，玩手机，玩电脑，虽然没什么严格的禁忌，但是当孩子症状厉害时，接触这些电子产品肯定有推波助澜的作用。建议大家，虽然接触电子产品不是导致症状的根本因素，但孩子接触电子产品要适度，普通孩子也应如此。天天迷恋电子产品，对孩子的健康成长不利。父母应多带孩子进行户外运动。

有的家长只因为孩子看电视、玩电脑游戏有症状，就绝对不让孩子接触电子产品，这种做法是没必要的，这和一些极端的家长因为孩子看书有症状就不让孩子看书是一个道理。我们帮助抽动症孩子的目的是让他康复，而不是让他获得一个假稳定。孩子康复的前提是家长要有一个积极阳光的心态，这种对什么事都绝对化的偏激状态本身就是焦虑的表现。

海夫人：对什么事都绝对化的态度反映出家长的心力不足。当一个人内心的正能量不够时，负能量就很容易乘虚而入。我们每个人都带着有待释放的强大的爱的发电机，我们可以用爱让自己变得更强大。

6／ 抽动症孩子在饮食方面有禁忌吗

抽动症孩子的饮食有什么需要特别注意的吗？

平时在我的 QQ 小窗中，问这个问题的人还真不少。有很多问题让我匪夷所思，比如：

"海夫人，能不能吃苹果？"

"海夫人，可以喝酸奶吗？"

"海夫人，听说不能吃羊肉！"

"海夫人，海鲜不能吃吧？"

在服用中药时，医生会要求遵守某些饮食禁忌。如果孩子在吃中药，你就听医生的，医生说什么需要忌口，你就暂时不要让孩子吃，但这仅限于吃中药期间，并不是要一直忌口。

我的孩子在饮食上没有禁忌，基本的饮食原则该遵守还是会遵守，比如少吃垃圾食品、油炸食品等。我们靠着海，经常吃海鲜，羊肉、牛肉也没少吃。抽动症孩子的身体没毛病，应合理饮食，少吃垃圾食品和油炸食品，我认为这样就可以了。

有人说糖和巧克力要少吃，这么说是没错，因为糖吃多了会蛀牙，巧克力吃多了会导致肥胖，但是不必完全杜绝，这和看电视、玩电脑游戏是差不多的道理，合理引导孩子，控制在合理的范围内。

抽动症康复的关键并不在这些鸡毛蒜皮的小事上。抽动症孩子应该和别的孩子一样，该吃什么吃什么，该玩什么玩什么，如果连吃和玩都被控制，那么孩子又有什么快乐可言？

7/ 抽动症孩子在运动和游戏方面有禁忌吗

○ 在运动方面有禁忌吗？

网友：海夫人，听说抽动症孩子不能游泳。

海夫人：为什么？

网友：中医说的……

估计这个家长正在给孩子吃中药，在服中药期间，医生一般会要求少吃辛辣的，避免受凉和劳累，否则影响药效。

我的孩子不到3岁时，第一次进入充气的儿童戏水池玩，高兴得简直没法形容。孩子从5岁开始，到正式的游泳培训班学习，以后每年夏天都要游泳，直到孩子长大不想游了。

○ 在游乐场玩游戏有禁忌吗？

网友：海夫人，孩子是不是不能玩游乐场里的那些比较刺激的游戏？我发现每次玩过之后孩子的症状会多起来。

这个问题要根据孩子的年龄和承受力来判断，不能一概而论。如果孩子特别小，平时做运动和玩游戏的时间不多，经常宅在家里，缺乏身体锻炼，这样的孩子就不适合玩游乐场里比较刺激的游戏；如果孩子年龄不是特别小，平时就爱玩，运动也多，玩游戏也多，性格活泼胆大，有一定的承受力，就可以玩那些刺激的游戏。

我的孩子就是如此，什么惊险就玩什么，次次去游乐场都要玩遍所有的项目，像疯狂魔力棒、过山车、蹦极、攀岩、疯狂大转盘、急速弹力球等，他每次都要玩到我口袋里的钞票不够才罢休。我的孩子每次玩都没有症状表现，因为平时运动就很多，这些游戏对孩子来说真不算什么。玩这些游戏靠的就是孩子的心力和运动平衡能力，平时受管束多、宅在家里的孩子肯定会差些。

有些家长纠结的是孩子一玩就出现症状，其实在这一点上不必纠结。如果发现孩子一玩有些难度或刺激的游戏就出现症状，就说明孩子的心力和运动平衡性还不是很好，应该在这方面多锻炼培养孩子。

海夫人：抽动症康复需要的是正面积极面对，不是退缩逃避。

○ 中医所说的禁忌

其实中医所说的禁忌只是针对服用中药期间，并不是泛指整个成长过程，有些家长却错误地将其延伸到日常生活中。家长的这种思想会导致什么后果呢？那就是对孩子平时生活的过多约束、过多干涉和干扰，这也不能吃，那也不能玩，这个不可以做，那个也不能看。

抽动症孩子需要多参加体育运动，多进行体育锻炼，这是因为抽动症的康复需要体力的支持。

在抽动症孩子的游戏选择方面，家长要根据孩子的具体情况来考虑。虽然我的孩子什么都敢玩，越刺激越觉得过瘾，但是我这个妈妈就不敢坐过山车，想到过山车就害怕。玩刺激游戏需要量力而行，所有的人都应如此。

8/ 抽动症孩子能游泳吗

这个问题出现的概率非常高，所以我在此专门讨论一下。

先来看看有些家长认为抽动症孩子不能游泳的说法。

清秋：医生说，游泳会加剧抽动症发作。在治疗抽动症方面，医生说用中药治疗效果好，西药的副作用太大。我个人觉得游泳不能改善抽动症，只会加重！

海豚恋人：中医说游泳的水太凉，凉气进入体内会加重抽动症！

用心创造快乐：中医确实建议我孩子不要游泳。2014年夏天我一次都没让他游过，但是自从看了海夫人的文章，我改变了观点。2015年夏天他一直在游泳，现在很好。

平凡人生：我儿子学了游泳后摇头动作更多了，可能是因为紧张吧。

家长为什么会认为抽动症孩子不能游泳呢？

第一，中医的告诫。

第二，孩子游泳后症状表现更厉害。

我想这些家长带着孩子去看过中医了，如果没看过中医，就没有中医告诫家长这一过程。中医为什么会这样告诫家长呢？这是因为服用中医汤药时有许多禁忌。我猜在服用中医汤药的过程中可能不适合下水，怕受凉水刺激，所以中医才这样告诫家长。

有些家长认为游泳会加剧抽动症发作，孩子的症状会表现得更厉害，到底是不是所有的抽动症孩子都这样呢？不全是。实际上，一小部分孩子会出现症状表现更厉害的情况，但大部分孩子不会如此。

游泳导致抽动症发作，也就是症状表现更厉害，是否就是抽动症加重的表现呢？不是。判断抽动症是否更严重了，应该看抽动症症状的表现形式是否已经从单纯的身体动作发展到情绪表现，是否又进一步发展到心理表现。

孩子一游泳抽动症状就会表现出来，从另一个角度来说，这是好事，因为游泳暴露了问题——孩子体力和心力的不足。症状表现出来就是机会，你首先应找到问题所在，然后想办法解决问题，这才是帮助抽动症孩子康复的正确方法。如果孩子游泳表现出症状，家长就不让孩子游泳，这种做法能对孩子有什么具体的帮助呢？家长就白白错过了帮助孩子康复的机会。

来看一位家长的话：

阳光：对于抽动症还没好或者还没达到稳定的孩子来说，在学习游泳时，孩子将面对内心的紧张和在游泳池里的恐惧。是这些心理因素导致抽动症状加重，并不是游泳这项运动导致症状加重。抽动症好了的孩子或者很稳定的孩子基本不会出现这种现象。

反过来说，一个有抽动症的孩子，如果能在学习游泳项目的过程中经受住内心的紧张恐惧和压力，心力就会得到很大的提升。孩子通过游泳可以加强体质，同时学会平衡自己的内心。

我的孩子就经历了这个过程，所以对于游泳，我有比较多的观察与感悟，我想在此分享出来，希望能帮助大家，也希望大家不要在这个问题上出现认识的偏差，能弄明白下面的路该怎么走。虽然我的孩子现在很好，但是我一样需要继续努力。谁也无法预知未来，但可以决定当下自己的付出！

这位家长很棒！他非常清楚该如何帮助自己的孩子康复。游泳这项运动并不会导致抽动症加重，只不过在游泳的时候，是孩子内心的紧张恐惧和压力，或者是孩子体质弱和游泳后的劳累，导致症状加重。身体上的动作频繁了，并不表示抽动症严重了。如果孩子能在学习游泳的过程中增强体质，并突破自己内心的小障碍，那么孩子的体力和心力都会得到提升。从游泳有症状到游泳没有任何症状，就是扎扎实实的进步，这才是在帮助孩子康复，这样的帮助才有实实在在的积极意义。

来看看更多孩子游泳后的情况。

沙：我不觉得游泳后会加重症状。我儿子也在游泳，身体比以前好了，抽动也好了很多。

哥俩好：放心游吧。我儿子 2015 年暑假学游泳了。我觉得他胆子变大了，吸鼻症状也消失了。孩子在学游泳的时候，大人不要在岸边一直指挥他、指责他，而要让他开开心心地学，游泳课后他想怎么玩水就怎么玩。

夏日阳光：抽动症孩子本来就精力旺盛，通过游泳消耗过于旺盛的精力难道不是件好事吗？还可以锻炼身体，增强体质。我家孩子 2015 年夏天一直在游泳，我没觉得症状加重。

网友：赞同，我家孩子在学习游泳后症状也好多了。

遗失的雪花：我家孩子 2015 年暑假也在学，状态比以前好多了。

山东 - 月亮 -7 岁男：我儿子胆小，通过学习游泳，变得更自信了，也没有什么症状。

北京 - 小草 -6 岁：游泳可以调节身体的平衡能力，理论上有利于抽动症的康复！

晓露：我认为，中医建议不要游泳，不能一概而论，要注意季节和天气。

江苏 - 调皮 -7 岁：通过对自家孩子学习游泳的观察，我觉得游泳对孩子的抽动症康复有很大帮助。孩子学的是蛙泳。刚开始，教练先教孩子腿和脚的动作，再教胳膊和手的配合动作，还教了头部的配合动作。总之，我觉得游泳时全身能动的地方都要配合好，这样能够锻炼孩子的协调能力。我孩子刚下水的那两天，歪头的动作比较明显，只要游一会儿露出水面，就会出现歪头动作，左边歪一下，然后右边歪一下。我不关注孩子的歪头动作，只要他喜欢游就好！这几天好多了，很少出现那个动作了，昨天在家一天也没见他出现那个动作。可能孩子慢慢地消除了刚开始的紧张、过度兴奋的情绪。

水里的鱼：游泳确实能让孩子身心放松，我孩子说他在水里很放松。

网友：游泳真的挺好！我家孩子暑假连续游了 20 天了，刚开始只能扑腾五六下，现在每天基本能在 25 米长的游泳池里游 15 个来回，他在水里越来越放松。而且他游泳后食欲增加，体重没有下降，反而有所增加。他虽然偶尔还会有小的抽动症状，但明显好多了。

陈浩宇妈妈：实践告诉我游泳对抽动症孩子确实有帮助。

遗失的雪花：我儿子刚学了 10 天游泳，大部分时间在学蛙泳。现在症状一点也没有了，状态很好。我不知道他将来会不会再发作。

网友：我的孩子刚学会游泳，游得很开心，症状也少了。孩子说学游泳不紧张。

海夫人：如果家长非要用"病"的眼光来看待孩子，用"病"的状态来约束孩子，用"病"的心理来暗示孩子，那么这个原本并不存在的"病"或许会演变成一个真实的"牢笼"。

9／ 症状早表现早面对

有许多家长问过我这个问题："海夫人，我孩子这么小就表现出症状，是不是不好？是不是越小表现就意味着越严重，越小表现就越难好？"

家长有这样的想法是可以理解的。一个人抵抗力下降才会生病，感冒发烧就是这个道理。体质强的人抵抗力也强，偶尔身体不舒服，通过自己的身体防御机制就能对付，不会那么容易感冒发烧。体质弱的人偶尔有个风吹草动，立马就感冒发烧。大家很容易以此类推，就会问，症状表现得早是不是因为孩子神经脆弱，心里扛不了事？症状表现得晚是不是说明孩子整体素质要强些，能扛得住？

有的孩子 3 岁时就表现出抽动症症状，有的在 6 岁，有的在 15 岁，这有什么不同呢？抽动症的症状什么时候出现代表什么意义呢？

如果一个人患有抽动症，那么要从先天的遗传，后天的家庭环境、家庭教养方式等方面来探究，抽动症的病情基本在生命最初的那几年已经形成了。为什么症状表现有早有晚？这和诱发的时机、概率有关。

我的孩子症状表现早，两岁多就开始有眨眼动作。因为刚开始我对婚姻生活充满了不满和抱怨，所以我把所有的情绪一股脑传给了儿子。按理说在这样的情况下孩子应该特别压抑，抽动症状不该表现得这么早。

有许多孩子的抽动症在体内和心里潜伏着，由于家庭环境的压抑而没有表现出来。这类孩子一般不表现，一表现就会爆发，将出现不可收拾的局面。孩子一直用全部的力量压制着自己，等到某天孩子的身体和内心再也承受不了，就会爆发。

我是在孩子一岁多的时候发现了孩子的不同。那个时候，孩子表现出自闭的倾向，眼神不和人交流，看电视时只看广告，从来不看动画片，似乎周围的一切都不能引起他的兴趣。我在查阅相关资料后有种轰雷掣电的感觉，我把自己关在房间里大哭了一场，我知道是我害了孩子，我对孩子犯下了不可饶恕的错。我对儿子的态度也就是从那个时候彻底转变。如果不是这样，儿子的抽动症状也不会在一年后就表现出来。如果我一直不改变，孩子就会一直在我的黑色情绪的笼罩下，一直压抑自己，症状肯定不会早早表现。因此，抽动症孩子的症状表现得早，说明孩子给父母的机会早，当然也说明这类孩子更敏感。

○ 症状越早表现，父母帮助康复的机会就越多

抽动症孩子的症状是表现得早好，还是表现得晚好？当然是表现得早好，表现得越早，属于父母和孩子的机会就越多。

你想想，做父母的是教育引导一个 5 岁的孩子容易，还是教育引导一个 15 岁的孩子容易？当然是引导 5 岁的孩子容易。年龄越小的孩子内心里根深蒂固的东西就越少，他们如同一张白纸，父母希望白纸上有什么，就可以在白纸上涂抹什么。但是对一个 15 岁的孩子，父母能产生的影响已经很少，如果父母自身水平不高，能力欠缺，那么基本对 15 岁的孩子没多少办法。

比如一棵小树苗在一开始就长歪了，又没有及时扶正，长大后也是歪的。当这棵树已经长成形以后，歪的就是歪的，你再也无法扶正。

○ 一个极端案例

一个成年抽动症患者告诉我，他在六七岁的时候出现抽动症，两三年后自己就好了，但是在 21 岁时再次爆发。21 岁时的爆发让他极其痛苦，因为这是固定的动作，好像成形了一样，他一点办法也没有。

我提醒他，在他六七岁时表现出抽动症症状，两三年后自己好了，这只是他和家人认为好了，这其实是一种假象（假稳定）。因为当时症状表

现得特别轻微，几乎看不出来，所以大家都忽略了，其实他并没有真的好。

我这样一提醒，他一回想，发现还真是这样，他一直有轻微的症状表现。

21岁时的爆发是有诱因的。刚工作的他因为人际交往问题和同事的关系紧张，成年后的他和父母的关系也越来越糟糕。他好像突然发现他的家庭是这样让人失望：父母性格暴躁，动不动就吵架，彼此不尊重，整个家庭没有温情可言。颓废、焦虑、失望一起涌向他，他的动作便出现了，症状是频繁眨眼和甩胳膊。

刚开始他很惊讶，因为他对小时候出现过抽动症症状的印象不是很深了。可是这些古怪动作一出现好像就不会消退，他想弄清楚是怎么回事，后来才知道是抽动症。

看到这里有人会问，他六七岁时症状表现轻微，一直没有吃药，多年以来的动作表现几乎可以忽略，为什么他还没有好？

第一，因为症状没有表现，所以没有起到提醒父母的作用。父母多年以来并没改变对待孩子的方式，家庭环境保持了原样。

第二，因为症状没有表现，所以他自己也没有意识到。从自身来说，他也不知道该如何去做，如何去努力，更别说有意识地锻炼身体、增强体质、提高心力了。

于是抽动症和他一起长大。等到抽动症再表现出来时，症状就比较严重，他需要的是更多的力量和勇气。

○ 另一个极端案例

还有一个极端案例。有一位妈妈产后抑郁，情况一直无法好转，她慢慢发现自己两岁多的宝宝有了一些和别的孩子不同的表现，于是她带孩子去看医生。医生告诉她，孩子很可能患了抽动症。她开始上网了解抽动症并寻求帮助，更为奇怪的是，她发现自己出现了和孩子一样的症状。

她和我聊的时候带着满腹的怀疑和不理解。她说："抽动症哪有成年后才表现出来的呢？"我说是很少，她这样的案例我也是第一次遇到。我问她，在她小时候有没有什么不寻常的情况。她说没有，只是她性格一直不大好，没生孩子的时候性格暴躁，生完孩子却反常地抑郁起来。我告诉她，很可能她的抽动症症状早有表现，只是特别轻微，几乎看不出来，所以被忽略了。另外，当一个人一直在用情绪表达内心的抽动症症状时，他身体上的症状表现就会非常微弱，几乎看不出。不过她否认她以前有抽动症，她说她一直正常，没有眨眼，也没有耸肩。

我没有和她深入探讨，也没有告诉她抽动症的表达方式还包括情绪抽动。关于她个人的经历和家庭的烦恼，我在这里就不说了，不幸的家庭各有各的不幸！

抽动症孩子的症状越早表现越好。因为症状越早表现，属于家长和孩子的机会就越多，整个家庭就可以越早开始努力帮助抽动症孩子康复。

抽动症孩子的症状表现得越晚，属于家长的机会就越少，孩子独自承受的就越多，当然孩子得到的锻炼也就更实在。

海夫人：抽动症这股力量潜伏下来的时候并不表示孩子抽动症好了。与其让其潜伏，不如让其发动，早日面对，早日作为，早日降伏。

10／ 小天使被人盯着看怎么办

许多抽动症孩子的家长都遇到过这样的情况：当孩子症状表现严重，家长带孩子出去的时候，会有人奇怪地盯着孩子看。这是因为不知道抽动症的人太多了。

有的家长告诉我，他每次出门特别担心的就是这类事情，所以每次出门都心惊胆战，一是怕出现这样的情况，二是遇到这样的情况时不知道该如何面对。

我的孩子在上小学三年级的时候，也就是8岁时，抽动症表现得最厉害，出现往前走三步再往后退一步的症状，那个时候孩子所承受的痛苦或压力远非我们大人所能想象。我所能做的就是尽量陪伴他，每天都接送孩子上学放学。

孩子抽动症表现最厉害的时候也是我们母子俩最亲密的时候，无论走到哪儿，我们都手牵着手。儿子常常往前走三步，然后往后退一步，每次都会突然地把我的手往后一拽。我常常忘记儿子这样反常的走路方式，我的手臂因被反复拉扯而疼痛，但是我很少表现出来。因为孩子内心的压力已经够大了，我不能再加一分。

有一天，当我牵着孩子的手走到学校附近的时候，有一个家长走在另一条路上，也送孩子上学，我们所走的两条路相互垂直，在学校门口汇合。我的敏感和细心让我在第一时间发现了这个家长的不同。从儿子出现在他的视野中开始，他就一直盯着儿子看。儿子的走路姿势确实古怪。当我发现了这个家长的行为后，我做出的反应就是立刻盯着他看，眼神犀利、勇敢、专注，我就那样一直盯着他看，用眼神表达着愤怒和不满。假如眼神中能飞出武器，我想我已经拼尽内力把这个武器毫不客气地打向了他。他很快感觉到我传递给他的气场和力量，他看了我一眼。我继续严厉而专注地盯着他看，眼神中有自信、勇敢和坚定。

随着我们同时往学校走去，我们的距离越来越近，我传递给他的信息也越来越明确——请不要这样异样地看着我的孩子。他后来不好意思地移开了目光。儿子没有感觉到这个早晨和以往有什么不同。我牵着他的手，把他送到学校门口，我们和平时一样相互道别后，儿子就进入学校上学。儿子不知道在他进入学校后我并没有离开，而是一直看着他的小身影进入教学大楼。我在观察还有没有人对儿子侧目而视，如果有，我就会毫不客气地将我的目光指向他。

抽动症孩子症状的爆发是必然的，对抽动症孩子来说，爆发并非坏事，就看家长怎么把握爆发的机会。症状大爆发的时候，就怕遇到这样的事情：孩子大幅度的动作会引来别人好奇的目光，这是让每个抽动症孩子家长痛苦并且心如刀绞的事情。抽动症孩子和家长面对的是巨大的心理压力。

作为抽动症孩子的家长，我们应该怎样尽量避免这种情况的出现？出现这种局面时该如何应对呢？

○ 选择爆发的时间

许多家长不明白该如何对待抽动症症状，总是错误地将其压制回去，如在言语上制止孩子眨眼；在情绪上，孩子一有症状就焦虑；在心理暗示上，自己在心里说这孩子怎么又眨眼了；在药物治疗上，一出现症状就单纯吃药"止抽"。

如果孩子在假期里表现出症状，就尽量让孩子释放，然后疏导孩子。正确的释放加疏导是对抽动症孩子最好的帮助。家长选择让孩子在假期释放，潜意识里也给孩子一个暗示：在假期里孩子是可以尽情放松舒展的。大部分抽动症孩子在学校症状轻微，在家里症状就表现得严重很多，这是为什么呢？因为孩子在学校想表现得好一点，会有意识地克制自己的动作，但这种克制只能是暂时性的，如果在假期你不让孩子释放，等到开学孩子再也无法忍受时，就会导致症状频繁表现。

○ 开学后做好心理疏导工作

开学后，家长应认真做好孩子内心的沟通疏导工作。这是从症状的源头入手，防范症状的出现，尤其是爆发情况的出现。抽动症症状的爆发都是累积的结果。因此在孩子上学期间应从源头预防，随时关注孩子的内心，积极沟通、疏导，营造民主和谐的家庭环境，这样孩子在上学期间就能平稳度过。

○ 孩子在上学期间症状大爆发怎么办

如果孩子在上学期间症状大爆发，家长该怎么办呢？

许多家长一看到这个问题，估计不用往后看就开始焦虑了。是啊！上学期间症状大爆发怎么办？

所有经历过孩子症状大爆发的家长都知道，大爆发只会持续一段时间，不会一直持续，如同爆炸一样，爆炸的瞬间威力无比，但是爆炸过后就是平静。我的孩子出现古怪症状——往前走三步，再往后退一步，持续时间是两个月。我所接触的症状大爆发最长的时间为六个月左右，一般两到四个月的占多数，也有只持续一个月或十天的。

孩子症状爆发的时候，肯定会遇到别人奇怪的目光，我自己也有过这样的经历。当你带着孩子外出，遇到某个人用异样的眼神看着你的孩子时，要这样做：

第一，是勇敢。你的表现和反应就是孩子的榜样，你怎样面对问题，孩子就会怎样面对。

第二，是坦然。孩子做几个动作怎么了，不可以吗？孩子冒犯谁了？影响谁了？很多家长在这一点上的心态和想法都是错误的，他们总觉得孩子这样真丑，真丢人，对不起大家！但孩子这样有错吗？没错。我们的孩子非常好，个个都是天使，心地善良又聪明。孩子既没做错事又没做坏事，我们为什么要紧张，为什么要觉得有压力呢？我们应该坦然。

第三，以其人之道，还治其人之身。他不是盯着你的孩子看嘛，那你就盯着他看，眼神要比他更厉害，比他更勇敢，比他更坦然。

如果是好多人盯着你的孩子看呢？你的态度还是一样的，眼神厉害、勇敢、坦然。你可以扫视所有的人，也可以选择一个相对强势一点的人盯着看，这就是"擒贼先擒王"。你从气势上把最强势的人打败了，其他人就会作鸟兽散。记住众人都是草，哪边风强他们就往哪边倒。

当孩子独自在外遇到这样的情况时，也要这样做。记住：

第一，是勇敢。

第二，是坦然。

第三，以其人之道，还治其人之身。

◎ 网友提供的另一种更为温和的方式

未知的自己：海夫人，当孩子抽动症爆发时，面对别人盯着自己的孩子看的情况，我觉得还可以这样做，就是要在别人面前表达对孩子更多的爱和宽容。很多家长担心别人会嘲笑孩子，就先对孩子表现出不耐烦，希望以此来控制症状。别人看到连家长都对自己的孩子如此不接纳，于是更加有理由歧视这样的孩子，孩子就会受到更多的伤害。

我见过一位妈妈，她的孩子是一个痴呆面容儿童。第一次见到他时我也很不礼貌，总不由自主地看那个孩子，想弄明白是怎么一回事。但是那位妈妈表现得十分大方，她是那么地接纳和爱自己的孩子，孩子也很快乐。我真的从心中升起了对那位妈妈的敬意，后来我也受到感染，似乎并不把那个孩子当成不同的孩子来看了。

我在前面提到的是以"刚"的方式主动保护我们的孩子，而这位网友提到的是以"柔"的方式保护我们的孩子，用自己的无限慈爱和包容感动周围的人，让周围的人和我们一样接纳和爱我们的孩子，这个方法也很好。

海夫人： 无论以"刚"的方式还是以"柔"的方式，能适合不同的场合就是最好的。我们所有抽动症孩子的家长都应该团结起来，理解并保护我们的孩子。

11/ 抽动症发声的缓解方法

抽动症的症状有多种表现，其中有一种最让家长头疼且不知道该怎么办的表现就是发声。孩子的喉咙部位会莫名其妙地发出声音，音量还不小，连孩子自己都说不清楚。这种突然的发声症状让家长不敢带孩子出去，不敢面对周围异样的目光。

○ 抽动症发声的具体症状表现

"发声抽动是指声带、嘴或鼻子通过气流发出声音，比较常见的发声抽动表现包括清嗓子、哼哼、尖细地发声和吸鼻子等。其中广为人知的发声抽动表现是秽语（脏话），秽语抽动只出现在14%~20%的抽动症患者中。"（摘自《欧洲儿童少年精神学》杂志2011年20期《欧洲抽动秽语综合征与抽动障碍临床评估准则》）

抽动症的发声症状有哪些表现呢？轻微的发声表现包括打嗝、吸肚子等；普通的发声表现包括干咳、清嗓子、咳嗽等；严重的发声表现包括像火车的鸣笛声、像小鸟的鸣叫声、像小狗的叫声、像青蛙的叫声等；最严重的发声表现是秽语。

○ 抽动症发声的具体原因

抽动症的发声表现，是抽动症的这股力量在口腔、喉咙、气管、胸腹等部位产生淤堵的表现。抽动症孩子是在通过发声的方式来被动地疏通这些部位的淤堵。

孩子在发声之前一般都会有感觉。孩子之所以清嗓子，是因为总觉得嗓子痒痒的，不太舒服。孩子清一清嗓子，就会感觉嗓子变通畅了，淤堵的感觉暂时没有了，就会觉得舒服些。

海夫人将抽动症的发声表现归为情绪抽动的类型。孩子反复干咳、清嗓子、发声，都属于抽动症的发声表现，说明家庭环境存在着淤堵，家庭成员之间的情绪流动遇到了障碍，家长之间或者家长和孩子之间的沟通交流存在着问题，导致相互误解或误会，甚至出现不满或怨恨。

这样的矛盾或不和谐往往会在家庭中出现，比如在爸爸和妈妈之间、妈妈和爷爷奶奶之间、爸爸和姥姥姥爷之间、家长和孩子之间出现。

家庭环境中的淤堵或不通畅，会在抽动症孩子的身上表现出来。比如家长之间存在矛盾，沟通不畅，无法进行和谐的交流，反映在抽动症孩子身上，孩子就会出现喉咙、声带、气管、胸腹等部位的淤堵，主要的症状表现就是发声。

这个时候首先需要调整好家庭环境，比如家长之间要做好沟通，彼此和谐地相处；家长要做到看见孩子，接纳孩子，尊重孩子，及时地对孩子做出回应，这样才能帮助孩子。

难道没有办法解决发声问题吗？发声真的这么可怕吗？很多家长害怕孩子出现发声的症状，尤其是那种严重顽固的发声症状。有的家长甚至说："我宁愿孩子出现别的抽动症状，也不愿意孩子发声，因为发声太令人尴尬了，容易被人盯着看，容易被误解。"

○ 抽动症发声的缓解方法

1. 带着孩子练声

针对发声症状,海夫人总结出的方法非常简单,就是家长带着孩子练声。通过对我孩子的观察，我发现孩子在生闷气或者有心事的时候容易出现发声症状。我曾经问过孩子有什么感觉，他似乎不知道该怎么表达，但是确实难受。为了引导孩子将心里的不痛快抒发出来，我每天晚上带着孩子在家里大声说话。刚开始孩子根本说不出来，都是我在说。我根据孩子的具体需要来选择表达的内容。比如，如果孩子不自信，我就说："我是最好的！我是最优秀的！"如果孩子不勇敢，我就说："我很勇敢！我很坚强！"

我说话的时候，是站在客厅里，用的是丹田之气。我不是用嗓子喊出来的，这股气需要从丹田发出，刚开始发不出来也没关系，慢慢练，只要练上一段时间，就能自然而然地发出声音来，而且声音非常洪亮。

第一次练声时，孩子非常惊奇地看着我，眼神中满是欣喜。在我的鼓励下，孩子开始大声说话表达，这就是最初的练声。

很多家长对这种方法有疑问，一是不知道这种方法背后的原理，二是有很多顾忌，如果带着孩子在家里大声练声，就会担心邻居怎么看，怎么想。

在心理疏导做得好的前提下，让孩子大声练声的效果非常好。第一步进行心理疏导，能够拨开孩子心中的云雾；第二步从丹田发声送气，可以送出孩子的郁闷之气，就如同阳光照进孩子的心田。这两步相结合的结果就是云开日出。

我孩子的发声症状仅持续两个星期就好了，而且没有复发。

那个时候我孩子还在上小学，他是一个热心的好学生，放学回家时嗓子经常是哑的。我问他是怎么回事，孩子得意地说："哎呀！妈妈，你不知道，自习课上老师不在，同学们就吵闹，班长站起来说：'大家别说话，好好写作业。'班长一个人的声音太小，没有多少人听见，我就站起来帮班长一起喊，喊得我嗓子都哑了。"正是因为我的引导，孩子在需要的时候就会大声表达。

虽然孩子放学后嗓子经常是哑的，但是表达得很痛快。孩子的喊叫也许是出于身体的需要，当他感到郁闷压抑时，或者感到胸口难受时，或者觉得心里有火时，只要喊上两嗓子就会觉得舒服些，于是一有机会就通过大声喊叫来表达。

2. 主动练声

我建议家长带孩子参加专门的练声培训，和老师一起练习发声，回到家里就正常地练声，这样邻居们就不会感到奇怪了。家长还可以带着孩子到空旷的地方练习发声。一定要把练声坚持下来，让孩子养成练声的习惯，把大声表达当成一种自然表达的方式。

主动练声的原理是让孩子从被动地通过发声来疏通喉咙、气管、胸腹部的不通畅，变为主动地练声、朗读、大声喊叫，从而达到自主地疏通喉咙、气管、胸腹部的淤堵的目的。

这是从抽动症孩子自身的角度出发，让孩子自主地疏通发声部位的淤堵，从而缓解发声症状，逐步达到康复的效果。

为了缓解抽动症发声的症状，除了采用主动练声的方法以外，还可以让孩子通过主动送气的方法来提高肺活量，比如吹气球、吹笛子等。在吹气球或吹笛子的过程中，主动从胸腹处送气出来，可以达到提高肺活量的效果。

家长可以根据孩子的具体情况，来决定主动练声的时间和频率。如果孩子的症状比较严重，就需要每天坚持练习 1 小时左右，而且需要坚持两三个月才能看到效果。

另外，在进行主动练声的同时，孩子还需要进行体育运动。有网友说，他家的两个孩子都出现过发声症状，后来加强了户外运动，在不知不觉中，症状就消失了。

要想缓解抽动症孩子的发声症状，还需要一个重要的条件，也就是要解决家庭环境（外部环境）中的淤堵问题。如果不改善家庭环境，家长之间的怨气和不满始终存在，那么这样的环境会一直影响孩子。孩子是家庭中最弱小的成员，尤其是敏感的抽动症孩子，他们感受到的和承担的远远超乎家长的想象。

○ 通过内外结合的方式缓解发声症状

要想让发声的抽动症孩子得以康复，就需要采用内外结合的方法，这样才能达到理想的效果。

（1）内在的方式：是指让孩子自主地努力，主动地练声，通过大声唱歌、大声朗读、大声喊叫、吹气球、吹笛子等方法，每天保证进行 30~60 分钟的练声练习，同时进行体育运动，最好选择能够增加肺活量的运动，比如游泳、跑步、打球、登山等。让孩子多运动，长期坚持运动，这样可以让孩子自主地疏通发声部位的淤堵，让发声部位变得通畅。

（2）外在的方式：是指家庭环境要民主和谐，家庭成员要彼此尊重，相互理解，多些善心善念，少些怨恨和不满。家长要看到孩子的情绪，允许孩子出现情绪，接纳孩子的情绪，及时地对孩子做出回应。

◇ 两个食疗方

（1）隔水蒸木瓜，待水煮开后用小火蒸10分钟，加入蜂蜜，吃木瓜，喝瓜汁。

（2）用莲子、百合、银耳煲汤，加冰糖饮用。

◇ 发声抽动和情绪的关联

发声表现属于情绪抽动，发声的原因与小妥妥的情绪和情感出现淤堵有关。小妥妥之所以发声，有可能是因为小妥妥的情绪被压抑住了，没有被家长看见，没有被家长接纳。情绪疏导对发声的小妥妥帮助很大。发声其实属于小妥妥被动自我疏导的一种方式。

无论抽动症孩子出现什么样的症状，家长都不要心急，无须焦虑，要用心地观察孩子，体会孩子的感受，找到症结，用对方法。

关于发声现象，家长无须过于焦虑，孩子在家里频繁表现，但在外面并不一定也会如此，来看看群友的建议。

一般不说话（沐浴阳光群）：对于孩子的发声现象，甚至"尖叫"情况，家长不必过分焦虑。从家长的感受出发，在公众场合，尤其是在安静的课堂上，孩子发出异乎寻常的声音肯定不好，会影响他人，继而会遭到他人嘲笑侧目，当然还让父母"没面子"。可是，家长是否全面了解情况呢？孩子真的会在课堂上叫吗？即使有声音，同学感受到了吗？而且感到厌烦或提出意见了吗？老师察觉到孩子影响了课堂纪律并向家长反映过吗？这些都需要你详细了解，不要坐在家里杞人忧天。

课堂需要安静，这个道理每个孩子都明白，孩子会有意识地控制自己；

同学是友好的、宽容的和纯洁的，对于一些小声音，同学不会像有些大人那样不可忍受，所以会把它当作坏习惯去接纳宽容；家里是放松的，很多孩子就会在家里尽情释放，所以家长总会看到孩子发声的这一面，所以会在群里问。你还觉得你知道的就是全部情况吗？

如果孩子真的在课堂上发声，并且影响了上课，建议家长多和老师沟通，采用最理想的方法来解决；如果孩子在公车上或者亲朋好友面前让您"没面子"，我要说，那是你的问题，说明你不爱孩子，至少是你爱自己胜过爱孩子。

○ 看看网友对发声练习方法的反馈

网友：海夫人，三天前看到你写的文章《针对发声的方法》。我的孩子一直清嗓子，一个月也不见好。刚好我的两位同学（从事音乐专业）上个月在我家练习美声，孩子听到了，也看到了。孩子很配合地一起练，只不过是乱发声，但不是喊出声。第二天，奇迹发生了，孩子清嗓子的次数少了一半。连着两天我们一起喊一喊，孩子竟然只清了几次嗓子，太感谢海夫人了！

记得大学美学老师上课时说，当心情压抑时，我们要跟大自然倾诉。

今天孩子跟爸爸去单位，还是孩子主动要求的。以前孩子绝对不跟爸爸去单位，因为爸爸总是对孩子吼。上个月孩子还说爸爸永远不会爱她，这个月爸爸改变了脾气，孩子竟然跟着爸爸去了单位，还一起住了两个晚上。

现在我明白了，孩子发声就是在释放内心的压抑，我们家长要帮孩子释放出来。这个夏天下雨多，我决定一下雨就带孩子在雨中漫步，对着雨大喊。

风：海夫人，昨天孩子的症状很严重，发声频率很高。我今天按你的方法让他大声喊出来，几个小时过去了，发声就没那么频繁了。我很惊喜……

四川丫头6岁：我是练声方法的受益者。我孩子喜欢玩扮演老师的游戏，又在学钢琴，刚好老师教了她一点声乐知识。我看了海夫人的文章，就准备实践一下，让孩子教我唱美声，用美声的方式唱歌。每天晚上出去骑车或者溜冰，我都鼓励她大声说话，和她一起喊一喊。大概过了一周，孩子彻底不发声了！之所以用美声，是因为担心用通俗唱法把嗓子唱哑了。

乐：好好看看海夫人空间的文章，多带孩子出去走走，爬爬山，跑跑步。如果孩子不想见人，就别强迫他，孩子的自尊心很强，等孩子的症状好转了，他自然就不怕见人了。我家孩子12岁的时候，有一段时间也不愿出门。我就带他去爬山，让他在山上使劲喊出来，发声的症状就慢慢地好转了。发声稳定了，即使有些动作也没关系。可以让孩子邀请聊得来的同学到家里玩，再让同学约他出去玩，他就会主动约同学出去玩了。这时你再和他商量去上学，估计他就不会逃避了。不过这是个很漫长的过程，也许得一个月、两个月，甚至半年，总之会慢慢好起来的。这需要家长的耐心，别着急。

12/ 孩子的喉咙发出像火车鸣笛一样的声音怎么办

很多家长最头痛的抽动症症状就是发声。干咳和清嗓子也属于抽动症发声的症状表现，但是干咳和清嗓子同其他的发声症状比起来，真的算不上是什么严重的症状。

我接触过一个发声症状非常严重的孩子。当时孩子6岁，上幼儿园大班，爸爸妈妈带着孩子来青岛找到了我。我和家长一起带着孩子在马路上走，孩子非常乖地走着，但是喉咙里发出了像火车鸣笛一样的声音，一长串接着一长串，孩子的嘴巴并没有动。

我们所到之处，在场的人们都在寻找声音的来源，甚至有人前后左右地到处找。我表现得很坦然，因为我知道这是怎么回事，我对此一点儿也不奇怪。孩子对这件事也没什么感觉，既没有觉得自己有什么不妥，也没有感觉到周围人的异样。孩子还小，孩子妈妈的情绪比较崩溃，既悲伤又难过。

我后来的一番话让这位妈妈瞬间泪奔，泪雨滂沱。我告诉妈妈，发声症状并不是抽动症的初级表现，孩子一般不会一下子跨越到这个阶段，肯定早有表现，但是家长忽视了孩子早期的症状表现，甚至压根没注意到。

正是因为孩子早期的动作表现没有被家长看见，也没有引起家长的重视，所以孩子的情况无法得到改善，家庭环境没有发生任何变化，爸爸妈妈也许一回到家就开始玩手机或电脑……

这位妈妈说："我们平时和孩子的交流的确很少，孩子从小就很安静，既不哭也不闹，我们就以为他没有什么需要。晚上我们家长不是看电视就是玩手机，确实没有陪伴孩子，孩子好像也不来找我们。"

这个孩子的发声症状很严重，差不多是我遇到过的最严重的表现。因为孩子只有6岁，所以比较容易康复。当时我给了爸爸妈妈一些具体的建议，要求他们回去以后一定照做。

海夫人的建议：

①家长要在每晚临睡前和孩子沟通交流，抚摸孩子。因为这是个男孩子，所以沟通的任务主要由爸爸来完成。我告诉爸爸，每天晚上临睡前，让孩子躺在爸爸的身边，爸爸要调整好自己的内心，让内心变得平静祥和，然后深情地抚摸孩子。爸爸可以从孩子的头部开始抚摸，然后抚摸肩膀，再抚摸背部。爸爸的手掌可以在孩子的背部多停留一阵，反复抚摸孩子的背部。爸爸一边抚摸孩子，一边和孩子沟通交流，说说心里话，聊聊天，讲讲睡前故事，等等。

②家长要每天带孩子出去疯玩，加大孩子的运动量，增加孩子在户外活动的时间。海夫人的建议是带孩子疯玩，就是孩子想怎么玩就怎么玩。现在不少家长连孩子出去玩都有诸多的规定和约束，玩是孩子的天性，既然是出去玩，就要让孩子痛痛快快地玩。

③爸爸妈妈下班回家后不要再玩手机和电脑，而要陪伴孩子，给孩子讲故事，陪孩子做游戏，一起大声唱歌，说说心里话和悄悄话。

回家后，爸爸妈妈的确非常努力，做得比较好。3个月后，妈妈告诉我，孩子的喉咙里已经不再发出像火车鸣笛一样的声音了，只是偶尔会发出"嗯，嗯"的声音。妈妈告诉我，他们夫妻俩放下一切，努力地陪伴孩子，带着孩子疯玩，睡前爱抚孩子，沟通交流。妈妈后来喜极而泣，她亲身见证了奇迹的发生。

13/ 孩子鼓（吸）肚子是腹部抽动的症状

Maggie：海夫人，您好，我儿子10岁了，2019年9月开始眨眼睛，拱鼻子，过了一段时间好了。12月25号开始发热，后来发展为肺炎，打了十几天的针才康复。2020年2月，在开学前一周，孩子在家狂玩手机，便开始眨眼睛，后来又开始耸肩膀，吸肚子，清嗓子。在上学的路上，孩子清了好几次嗓子。我虽然没去管他，但是很焦虑。

我们家还有二宝，大宝有些黏我，我一直忙着照顾二宝，对大宝不够耐心，打过大宝，爱抱怨老公。直到现在，我心里还是在抱怨老公，但是态度好多了。我看了您的文章，买了您的书，只是书还在路上，我还没有收到。

我的孩子腹部出现抽动，尤其在晚上写作业时表现得比较严重，需要让我按摩。我知道他的抽动并不是故意的。我问他如果在学校吸肚子怎么办，他说在学校就把这件事忘了。我该怎么办呢？

海夫人：在抽动症的症状中，发声和秽语算得上是最让家长头疼和烦恼的症状了，因为发声和秽语会影响课堂纪律，在公众场合会让人侧目而视。

发声症状说明抽动症的这股力量处于喉咙、气管、胸部、腹部等位置。如果抽动症的这股力量处在喉咙位置，孩子就会不断地清嗓子；如果抽动症的这股力量处在气管、胸部等位置，孩子就会发声，发声的频率和音量的高低取决于这股力量的大小；如果抽动症的这股力量处在腹部位置，孩子就会鼓（吸）肚子。家长用手抚摸孩子的腹部时，会感觉到孩子的肚子里好像有股气，或者好像有股力量，让孩子的肚子一鼓一吸。就像上面这位妈妈所说，孩子要妈妈帮忙按摩肚子，妈妈按摩一下，好像就能把这股力量化解一些，孩子就会感觉舒服些，吸肚子的症状就会缓和些。腹部抽动症状比较少见，不像眨眼睛、耸肩膀那样常见。

抽动症症状是孩子身心不平衡（不通畅）造成的。孩子之所以出现身体动作，是为了疏通淤堵。哪里出现了不通畅，哪里有了淤堵，哪里就会有不舒服的感觉。比如孩子的眼睛不舒服，就会眨眼睛，眨眼睛的动作能让眼睛这个部位的淤堵变得通畅。

腹部抽动是发声抽动的延伸。腹部抽动虽然不像发声抽动那样让人紧张，但是会让孩子更难受。因为抽动症的这股力量如果处在喉咙、气管等位置，就会比处在腹部位置更容易释放出来。

如果孩子的家庭环境不是过于复杂，家庭矛盾不是特别多，家长之间没有特别多的纠结，孩子采用海夫人针对抽动症发声的方法，通过自主练习发声的方式，就可以主动地将抽动症的这股力量释放出来，症状就能很快得到缓解。如果家庭矛盾过深，家人之间的不满过多，那么孩子只靠自主练习发声很难取得良好的效果。

清嗓子、发声、大喘气、腹部抽动等表现，都是抽动症的这股力量从喉咙到气管，然后蔓延到胸腹部的结果，孩子都可以采用海夫人针对抽动症发声的方法，通过自主练习发声的方式，主动地将抽动症的这股力量释放出去。腹部抽动的孩子如果只用自主练习发声的方法，往往无法得到明显的效果，还需要积极配合体育运动，比如用力拉伸（伸展）腹部，以及可以对腹部起到锻炼作用的仰卧起坐，等等。

14／孩子大喘气或憋气是怎么回事

天津－籴妈－6岁男孩（沐浴阳光3群）：我家孩子前一阵一直大喘气，我带他去医院检查了心肺功能，还验了心肌酶，结果显示一切正常，所以大喘气是抽动症的一种症状。后来孩子的大喘气好些了，又开始清嗓子了。我认为孩子清嗓子和几个月前的一次剧烈咳嗽有关，如今开始缓解了，这并不会影响孩子的正常生活学习，我对此并不在意，就像对待正常孩子一样。

孩子说自己感觉憋气，其实这只是他的感觉，并不是真的憋气。我带他去医院检查了，结果显示孩子并不缺氧。孩子觉得憋气并不会影响孩子的身体健康，这只是抽动症的一种症状。

海夫人：抽动症的发声是抽动症的这股力量聚集在喉咙、气管、胸肺、肠胃（腹部）、肛门（从上到下）的结果，所以才会出现吸鼻子、清嗓子、发声、大喘气、憋气、抽肚子，甚至肛门抽动等情况。

如果孩子出现大喘气、憋气等情况，就应首先考虑孩子的肺部和气管功能是否薄弱，这并不是和别人比较的结果，而是和孩子身体的其他部位相比较的结果，症状容易在这些薄弱的部位表现。

可以让孩子通过多运动来提高肺活量，比如游泳、登山、跑步、打球等，还可以通过发声、唱歌、大喊大叫、吹气球、吹笛子等方式来提高肺活量，都能起到促进缓解症状的作用。

发声抽动属于情绪抽动，所以关键的康复对策是家庭环境要民主和谐，家长不要压抑孩子的情绪，孩子的情绪能够健康自然地流动。

有的抽动症孩子在遇到让人焦虑着急的事情时会出现大喘气的现象。通常大喘气持续的时间不会太长，让孩子好好调整一下，等孩子的情绪变得平稳后，大喘气的现象就会得到缓解。大喘气属于应急的抽动障碍，是抽动症的一种表现。

来看看其他家长的做法：

温念：我儿子一直坚持跑步，我觉得这个办法特别简单实用。前段时间，我儿子感冒了，一直咳嗽，不停地流鼻涕。儿子担心地问我："妈妈，我什么时候才能好？"我发现儿子有些烦躁，身体很不舒服。

我故作轻松地说："感冒了是件好事。你一直在流鼻涕，还在吐痰，这说明身体正在排毒，你只要把毒排出来就会觉得轻松了，不然一直会憋得更不舒服，你应该为此感到庆幸。感冒说明身体在发出信号，告诉你该运动了，肺活量在降低。你跑步吧！等到身体慢慢地变得强壮了，就把邪气跑没了！"

我儿子听后兴奋地对我说："妈妈，那我就听你的话开始跑步，是不是一跑步就不生病了？"我说："当然不是了，以后肯定还会感冒的，但是我们再也不用害怕感冒了，因为你的身体变得强壮了，很快就能战胜感冒。排排毒，我们的身体就会更健康！"

我们聊完后，我感觉我儿子的心情变得轻松多了，开始跑步上学。我们都知道运动能带来很多好处。不知不觉中，儿子的感冒咳嗽好多了。以前感冒时需要一直吃药,现在只吃了一星期左右,随时观察,注意饮食,就可以停药了。儿子的阳气足了,邪气自然就少了。

我儿子以前还爱清嗓子。在儿子还没学会游泳的时候,我们经常带儿子跑步,让儿子大喊大叫,疯玩,随心所欲地做他自己喜欢做的事。我们也试过让儿子吹气球,但儿子不愿一直吹,有时对吹气球有厌烦的情绪,所以我们就不强求了。如今过去了一年多,我感觉儿子的情况好多了。

霓裳玲珑:我家孩子的做法是吹气球和大声读课文。我认为症状的改善需要时间,我对症状不太在意,正常教养,孩子最近好多了,感谢海夫人!

我发现孩子发声与家庭内部环境有很大的关系。只要我家有人发生争吵,家庭成员关系不和谐,出现矛盾,我孩子肯定就会出现症状,以前翻眼睛,现在清嗓子。

如果我家的矛盾消除了,家庭氛围变得和谐了,大约3周之后,孩子的症状就会自行缓解。我们和孩子聊过,孩子说他非常害怕家里人吵架。我猜孩子的心结就在于此。我的脾气比较暴躁,容易发火,有时真的控制不住情绪,尤其在生理期前夕特别容易发火。我一和老公或姥姥吵架,孩子就发病。如此神奇的抽动症,我彻底服了,我一定要努力改变自己!

聪儿:我孩子5岁多开始出现大喘气现象,我带孩子检查了心脏功能和肺部功能,后来才知道这是抽动症的表现。孩子现在快9岁了,一切都在朝好的方向发展,早已没有大喘气和憋气的情况了。

海夫人:抽动症孩子家长只要认真详细地通读本书,自然就能做到心中有数。

15／抽动秽语怎么办

在抽动症的各种症状中,除了发声症状让家长头疼以外,还有一种症状让大家避之不及,那就是秽语。秽语属于发声抽动。秽语和其他抽动症症状一样,家长越控制,孩子的症状就会越严重,只能从内化解,采用内外结合的方式才能获得理想的效果。

◎ 什么是秽语？秽语是如何产生的呢？

秽语是抽动症的这股力量在口腔部位发生淤堵产生的结果。抽动症的这股力量聚集在口腔部位及其周围，就好比自动生成了一个模具，这个模具会自动制造"产品"（秽语）。当这个模具自动产生"秽语"后，孩子就必须把"秽语"说出来，就如同将模具制造的"产品"（秽语）运出去一样，否则"产品"（秽语）就会堆积在模具厂里，会让小妥妥无比难受。"产品"（秽语）堆积得越多，小妥妥就越难受，所以"产品"（秽语）一经产生便需要运（说）出来。

家长如果注意观察就会发现，妥妥们的秽语虽然各不相同，但是基本上一致，以脏话或脏字居多，只是每个妥妥的模具不同，所以制造出来的"产品"（秽语）各有不同。

秽语是比较顽固的发声症状，小妥妥秽语的康复方法比较简单，只要家长的心态良好，方法得当，小妥妥秽语的情况一般都能得到缓解，乃至完全消失。

◎ 小天使说脏话，家长要接纳淡化

上海－安妈－5岁女孩：其实每个孩子都会或多或少地说一些脏话，有的是从同学那里学来的，有的是从大人之间的谈话中听来的。

有段时间，我家女儿特别爱说脏话，她说脏话的腔调和我妈妈骂人的腔调如出一辙。第一次说完脏话后，她眨着大眼睛看着我，试探着我的反应。我猜那一刻她的心脏跳得非常厉害。我当作没听见，她又说了一句，我继续当作没听见。她看着我，就不再继续说了。

有一天，我们在路上看到两个人在吵架，他们也说了那句脏话。我问她："你觉得这句话好听吗？"她摇摇头。我说："妈妈也特别讨厌别人说这句话。"然后我们就没再继续这个话题了。

后来她很少再说脏话了。通过这件事，我深刻地认识到家长是孩子最好的老师。如果家长喜欢骂人，动不动就与人吵架，那就难怪孩子会说脏话了。

洁：我的儿子前几天总说一句脏话，时时刻刻都在说，在家里说出声，在外面悄悄地说，只有他自己能听见。我们第一天制止了他，但感觉没什么效果，反而强化了他的这个行为。于是我们决定不理会他，让这件事慢慢淡化。儿子说了四天，到了第五天，他主动告诉我："妈妈，我自己都说烦了，说得我嘴都麻了。"我只是笑了笑。从第六天开始，我几乎听不到孩子说那句脏话了。我再一次感觉到"淡化"是我们家长最好的对策，我坚信孩子的抽动症一定会随着家长的转变而好起来。

◎ 成年妥妥秽语的应对方法

成年后的妥妥如果还有秽语表现，康复起来就会有些困难。这是因为抽动症的这股力量聚集且纠结在口腔部位及其周围，也如同形成了"模具"，成年后的这个"模具"已经固定成型，不像小妥妥的"模具"并没有固定成型。

成年后的妥妥如果还有秽语表现，并且比较严重，那么最好先做一些自主强化训练，比如用相近的字词来代替骂人的脏话，试着把音调稍微变一下，转化成其他类似的话。这种训练需要专门进行，并且要逐渐强化，这样的训练对于非常严重的秽语症状很有帮助，至少可以让妥妥在陌生人面前不会被侧目而视。

◎ 秽语隐藏的秘密

抽动症的秽语症状背后有着更为隐藏的秘密，这些秘密全部藏在妥妥的潜意识里。当成年妥妥隔一段时间蹦出"嫖娼"或者其他脏话时，连他们自己都觉得很奇怪，因为在他们的内心或者意识里，他们都觉得自己的思想很单纯，品行也非常好，而且事实也确实如此。那些脏话来自妥妥的潜意识，是属于潜意识中的秘密，只有解读了成年妥妥的成长经历和他们的原生家庭，才能了解具体的原因。

这些潜意识里的秘密原本只是成年妥妥在成长过程中自然表露的正常需要，但是出于某种原因被抑制住了，比如家长对孩子提出了种种要求，或者家长渴望培养出品行端正的孩子，或者家长按照自己的标准来塑造孩子，并没有根据孩子自身的特点来因材施教，或者家庭、家族中存在着秘密的矛盾或冲突，等等。

○ 秽语属于抽动症的症状

秽语属于抽动症的症状，秽语出现的频率和强度同其他抽动症状表现一样，具有一定的规律。比如在人多的场合，成年妥妥因为情绪紧张，所以更容易出现秽语；当男性成年妥妥看到自己喜欢的女孩时，因为情绪紧张，所以更容易出现秽语；在越安静的场合，成年妥妥越想控制自己，就越容易出现秽语。

成年妥妥出现秽语时，首先要接纳自己。如果每当出现秽语时，成年妥妥都给自己这样的评语："我怎么又说脏话了？"那么秽语持续的时间会更长。

我经常对家长们这样说：无论抽动症孩子出现怎样的情况，怎样骂人，家长都要接纳，要用平常心去看待孩子暂时出现的这类情况。

有些家长往往这样评判："孩子，你这样不对，你怎么老骂人呢？"家长这样说是在对孩子进行对错的评判，只会加重孩子的秽语症状。

抽动症孩子的症状和情绪一样，本身并没有对错之分，家长对孩子的症状进行评判，只会让孩子陷入纠结和困惑中，只会导致症状持续存在，甚至更加频繁。

成年妥妥出现秽语的情形也是如此，秽语属于抽动症症状，症状本身并没有对错之分，所以成年妥妥不必因为自己的秽语而进行这样的自我评判："我这样不好，很不礼貌。"而应坦然地接纳症状，主动地觉察症状。

海夫人：秽语是抽动症的一种症状表现，属于发声抽动，也属于情绪抽动，海夫人提出的针对症状的训练方法同意适用于抽动秽语。

只要家长拥有良好的心态，应对的方法得当，小妥妥秽语症状的康复就比较容易。成年妥妥的秽语症状康复起来有些难度，首先要看到自己潜意识中的想法，才能寻找到源头，抽丝剥茧。

如果孩子没有严重的心理障碍，秽语症状就会随着抽动症的好转而逐渐消失。家长对待孩子秽语的态度和方法应该和对待抽动症的其他症状一样，都要从身体、情绪、心理三个方面努力。

○ 缓解抽动症发声的方法同样适用于缓解抽动秽语

家长可以仔细地观察孩子秽语选择的词语，看看是不是以四声居多。即便词语本身不是按照四声发音，孩子也会重重地说出来，就像是加强的重音。海夫人介绍的针对发声的缓解方法，对秽语同样适用。

孩子说脏话，家长真的需要那么紧张吗？从促进心理健康的角度讲，一个人如果有情绪，或者有心事，就需要适时地抒发出来。当孩子出现秽语时，家长不要和孩子发生正面的冲突。因为家长和孩子发生冲突，其实是在强化和提醒孩子的症状。家长表现得越强烈，孩子就越紧张，说的脏话就越多。家长要对孩子适时疏导，引导孩子大声表达，带孩子到高山、原野大声喊叫，让孩子的胸中之气畅通无阻，这样就能帮助孩子减少秽语现象。

难道孩子不知道说脏话不好吗？孩子当然知道。如果家长心平气和地和孩子聊聊，轻松自在地和孩子谈谈心，不必如临大敌，孩子就会告诉家长其实他并不想骂人。

海夫人： 我不记得我孩子的秽语症状是什么时候好的，我只知道自己一直像个农夫一样辛勤耕耘，埋头苦干，偶尔一抬头时发现曾经的荒山居然已经是一片翠绿。

16／讲故事和听故事时为什么会有症状

有一次，在群里聊天，一个群友问："孩子玩的时候，注意力转移了，动作就少，静下来讲故事的时候动作就频繁了。奇怪，不是因为兴奋才动作频繁吗？"

家长之所以会有这样的疑问和不解，也许是因为他自己对故事没有多少兴趣，或者自己小时候就没有讲故事和听故事的兴趣。我就不一样了，我对这方面的体会太深了！

○ 因为兴奋、激动才会出现症状

小时候，我特别喜欢听故事，一说起讲故事、听故事我就兴奋。如今我已是中年人，可是如果有人说要给我讲故事，我依旧会高兴得像过年一样，激动不已。

小时候，如果哪个大人肯给我讲故事，我会觉得那个大人特别亲。看，他多好，还给我讲故事。同时我会兴奋得不知道手脚该如何放，然后迫不及待地做好准备，紧张地坐好，安静地等待，屏住呼吸，生怕自己一喧哗或者表现不好，对方稍不高兴便说："好了，今天不讲了！"

如果真的这样宣布了，我顿时像被判刑的人一样失去活力，沮丧起来。当然我不会这样轻易接受"宣判"，我会根据和这个大人的熟悉程度采用不同的撒娇方式，然后说："讲吧！讲吧！就讲一个，我保证听话！"拽着他的手摇晃着，哀求着，一双充满童真的眼睛可怜巴巴地看着他。"好！讲一个吧！只讲一个，好吧！"如果对方最终同意讲故事，我顿时又精神起来，赶紧坐好准备听故事。

如果对方这次铁了心，真的不讲了，我就会特别失望，仍然不放弃地继续祈求："讲一个吧！就讲一个！"

一个人在做自己特别喜欢的事情时都会激动和兴奋，好比一位男士看见他最爱的女人后会因为情绪激动而表现紧张，平时说话流利的人可能会结结巴巴，平时举止潇洒的人可能会动作僵硬。其实这都是爱得特别深的表现，如果爱得不够深，就不会出现这样的情形。

○ 因为特别喜欢才会出现症状

许多家长都有过类似的疑问，为什么孩子听故事、看书时动作就多了起来。听故事、看书是孩子在安静情况下的行为，这在家长看来应该没有症状表现才是，究竟为什么会有症状表现呢？其实原因很简单，这说明孩子特别喜欢听故事，特别喜欢看书，几乎达到了最爱的程度，所以每当做着自己最爱的事情时，总难免情绪激动一些。这个时候的动作是一种愉快的释放，对孩子的身心有益而无害，家长大可不必为此揪心。

海夫人：在这个世界上，如果我们没有一件最爱做的事情，那么我们的生活该是多么冷清、无聊！如果生活中缺乏爱，那么激情又从哪里来呢？

○ 因为愉快释放才会出现症状

当孩子每天做着自己喜欢的事情时，身心愉悦，情绪能够得到很好的释放，孩子的那些动作就会逐渐消失。相反，如果在孩子每次愉快释放时家长都横加干涉，就会造成孩子内心的紧张和压抑，孩子的情绪受到了压抑，反而会让那些动作延续下来。

17／ 为什么抽动症症状在春天表现更频繁

抽动症的症状在春天会表现得稍微频繁些，这说明抽动症加重了吗？不是。

抽动症的症状一般会什么情况下表现出来？当妥妥自身失去内平衡的时候，抽动症的症状就会表现出来。妥妥身心失去内平衡，也就是变得不平衡，包括身体不平衡、情绪不平衡和心理不平衡。

○ 抽动症症状在春天表现更频繁的原因

症状在春天会表现得频繁些，是春天这个季节影响所致。春天万物复苏，细菌病毒也开始活跃。在春天，早晚比较凉，白天升温比较快，天气阴晴不定，有时温度快速上升，但是冷空气偶尔会杀个回马枪，再度把气温带回冬天。

经历了漫长的冬季，到了春天，万物都如同刚睡醒了一样，开始清醒活跃，这其中包括我们的身体、神经，乃至每一个细胞。

其实我们每个人对春天的到来都是有感觉的，对于春天温度和湿度的变化，对于万物复苏的状态，我们不仅能够看见，而且能够感受到，只是这种感受非常细微，体质好、身体健康的人可以轻松地承受这种细微的变化，也不会受到影响，有的人甚至没有任何感觉。但是对于敏感的小妥妥来说，尤其是对于体质欠佳且身心敏感的小妥妥来说，春天的到来和季节的变化会对他们产生切实的影响，会让他们产生波动，从而出现身体不平衡的情况，导致抽动症的症状表现更加频繁。

小妥妥的症状在春天表现更频繁，并不说明小妥妥的抽动症变得更严重了，只说明小妥妥的体质、体能、身体平衡能力和适应环境的能力需要提高。那些体质好、体能好、身体平衡能力和适应能力好的小妥妥在春天并不会频繁出现症状。

有些家长因为不了解抽动症，发现孩子在春天频繁出现症状，就以为孩子的抽动症变得严重了，于是变得慌乱和焦虑起来，又开始求医问药，希望通过治疗来暂时缓解孩子的症状，同时缓解家长的焦虑。

小妥妥的症状在春天频繁表现，是在提醒家长小妥妥的自身存在着薄弱点，小妥妥的体质、体能、身体平衡能力和适应环境的能力需要通过锻炼来获得提高，同时说明孩子的抽动症还没好，需要积极、主动、努力地进行康复训练。如果孩子的抽动症症状在春天没有频繁表现，就说明在抽动症的康复道路上已经获得了一个小小的胜利。

中药调理、按摩等方法能对小妥妥的体质起到改善作用，家长可以在春天采用这些方法。但是小妥妥的体能和身体平衡能力无法单纯通过药物来提高，需要通过运动和锻炼来增强。当小妥妥的症状在春天表现频繁时，家长最好根据小妥妥的实际情况，来选择合适的应对方法。

○ 抽动症康复的关键是提高妥妥自身的内平衡能力

抽动症的治疗原则是根据小妥妥自身的实际情况，权衡利弊，慎重选择治疗方法，不要为了消灭症状而盲目行事。

小妥妥一有症状，有的家长就马上求医问药，带孩子进行各种治疗，虽然可以通过治疗暂时让症状有所缓解，但是掩盖了症状背后的真相，症状背后的真相是小妥妥自身存在着薄弱点。家长一看到通过治疗孩子的症状有所缓解，思想就容易被麻痹，就变得安心了，就不愿思考症状表现的原因，不愿积极地面对，不愿进行相应的努力和提高了。

每当孩子的症状开始表现时，如果家长没有根据孩子的症状表现来找到孩子的薄弱点，也没有针对孩子的薄弱点来引导和帮助孩子提高内平衡能力，那就会白白浪费症状表现提供的康复机会。

抽动症康复的关键在于提高妥妥自身的内平衡能力。让妥妥自身的内平衡能力由弱变强的过程就是抽动症康复的过程。

18／为什么孩子一吃饭就会出现症状

有一天，有家长在 QQ 群里问我："海夫人，我儿子平时挺好，每次吃饭时就会出现症状，这是什么原因呢？"

当时我这样回答：孩子之所以一吃饭就出现症状，是因为孩子在吃饭的时候受到的干扰、限制、管控比较多，比如家长经常提醒或管控孩子要多吃这个，少吃那个，或者只让孩子吃家长认为有营养的食物，不让孩子吃自己喜欢的食物。

后来有家长通过 QQ 单独和我讨论。

群友：群里有家长问为什么孩子吃饭的时候症状多，您说是因为孩子在吃饭的时候受到了限制，孩子吃得不痛快。您的话让我明白了为什么我家孩子在吃饭时一点儿症状也没有，反而是在专注地玩玩具时症状多。因为我的孩子胃口特别好，我们从不挑剔、限制、管控孩子的饮食，所以孩子吃饭的时候很开心。为什么别的孩子玩玩具的时候没有症状，而我的孩子就有呢？因为我以前总是嫌弃孩子到处乱扔玩具，总是要求孩子想玩哪个就拿哪个，不许孩子把玩具弄乱，不许孩子乱扔玩具。如果孩子不听话，我就会吼他。他让我陪他玩，我说我很忙，让他自己玩。我的这些行为让孩子变得很紧张。

不离不弃：我终于明白我儿子为什么总在晚上睡觉的时候有症状了，是因为我总催他睡觉。以前孩子没有抽动的时候，我总是因为他晚上不睡觉而打他骂他，他心里便有了阴影，在睡觉的时候就有症状了。

海夫人：很多家长看到孩子做某件事情时会出现症状，就让孩子避开这件事情。但是孩子在吃饭时出现症状，家长是无法让孩子避开吃饭这件事的。

如果孩子吃饭时出现症状，首要的做法就是要给孩子吃饭的自由，孩子想怎么吃就怎么吃，想吃什么就吃什么。通过这样的方式，家长就会发现，如果孩子真的能够完全轻松自在地吃饭，那么吃饭的时候任何症状都不会出现。

如果家长一直纠结于孩子的症状，一直盯着孩子，或者表面上假装没有盯着，实际上暗暗盯着，那么家长的脑电波都会准确地发送出去，产生的磁场效应就会始终存在，孩子身在其中，自然就受到干扰，受到影响。年龄越小、心力越弱的孩子，越是难以抵御这种来自父母的磁场影响。

一个孩子连吃的自由和选择权都没有，必须吃父母认为应该吃的食物，而不能吃自己喜欢的食物，能感觉到快乐吗？

19/ 情绪很好时，为什么也会有症状

"海夫人，孩子情绪很好，愉快高兴，为什么也会有症状呢？"家长们很困惑！

孩子很高兴，情绪很好，为什么会有症状？

我们先讨论一下季节。春天万物复苏，既然万物复苏，抽动症自然也在万物之列。如果你的孩子在春天表现出症状，也就是说，冬天好好的，到了春天症状就表现出来了，那么你需要继续努力；如果你的孩子在春天没有出现反复，那应该祝贺一下，说明孩子的整体情况在好转。

再看另一种情况，如果不是春天，孩子很高兴，情绪很好，也有症状出现，那是为什么呢？

孩子出现症状的原因是多方面的，比如季节交替，孩子刚生完病，孩子刚经历了压力或挫折，等等。如果没有任何原因，孩子还是有症状，这该怎么解释呢？

○ 表现症状是一种释放

表现症状是一种释放。这种释放只要是愉快的，就对身体有益，也很有必要。这种释放也有可能是以前累积的情绪的释放，原来孩子因太压抑而无法释放，后来父母转变态度，温和地对待孩子，于是孩子立刻变得阳

光灿烂，愉快释放。

◎ 有症状说明孩子心力弱，身体弱

有的孩子身处愉快的情景中，身心不能很好地平衡，也就是说，身、心相互之间协调不好。这和看电视、玩电脑有症状是一个道理，症状的出现都是平衡释放。

然而很多家长一看到孩子有症状就积极干预，比如看书有症状就不让孩子看书，看电视有症状就不让看电视，玩时有症状就不让玩，等等。这样做的后果是什么呢？这会让孩子失去康复的机会。如果孩子看书有症状，就说明孩子在看书的过程中身心不能很好地平衡。想让孩子以后看书不出现症状，就需要在孩子看书的时候帮助孩子达到平衡，也就是说，要有意识地让孩子平静下来，慢慢达到平衡。

孩子在很高兴、情绪很好时有症状，说明孩子在兴奋的时候身心暂时达不到平衡。这和多方面因素有关。一方面，孩子有可能平时太静，几乎没有痛快发泄的机会，一有机会就控制不了。如果孩子平时天天痛快地玩，还会这样吗？另一方面，孩子也许体质不够强健，需要加强体质锻炼。体质的增强需要长期坚持，平时多运动，多到户外活动。

身心不平衡的情况并非只有在压抑、心情不好的时候出现，兴奋的时候也会出现。

海夫人：关注什么就收获什么。关注症状，收获的就仅仅是症状。

20／抽动症孩子到了青春期怎么办

海夫人，你好。我儿子15岁，患抽动症已经10年，从2014年初二下学期开始大叫并且严重抽动，还打自己。我为此大病一场。经过一年的调整，我意识到我们以往太压抑孩子，所以我们也改变了很多。只是这种改变让孩子突然从积极向上变成厌学，高中肯定考不上了。不过我也不失望，因为行行出状元。现在孩子依旧大喊大叫，一年下来他没有几天是安静的。我们陪着他锻炼，当他在学校受到委屈时开导他，尊重他的选择，给他做按摩、吃中药……可是为什么还没有改善?

不知道自己还要怎样做才好。每晚孩子不是叫唤就是咳嗽,无奈的我开始诵读经书,希望借此洗涤自己的心灵,也为孩子积福。坚持,再坚持。我不断告诫自己。

我遇到过不少这样的家长。因为留这类信息的家长比较多,所以我觉得有必要专门写篇文章,理理思路,让大家能明白如何帮助处在青春期的抽动症孩子。

抽动症孩子到了青春期怎么办? 许多处于青春期的抽动症孩子的家长都有这样的烦恼:孩子症状爆发时猛烈、持久,并且因为到了青春期,做父母的不好引导。越大的孩子越难引导,越大的孩子越需要有能力的家长。很多父母常常处于被动的状态,一筹莫展。

○ 了解青春期

家长们需要先了解一下青春期的特点,弄清楚什么是青春期,再好好回想一下自己的青春期。在人的一生当中,青春期是一个比较重要的时期。成年的力量在萌发,逐渐取代幼稚的过去,这个萌发的过程是迅速并且有力的。一个人在幼儿期、童年期和少年期所累积的东西会在这个时候全部爆发出来。这就好比萌芽在破土而出,如果再不破土而出,有些东西会永埋地下,腐烂变质,甚至摧毁整个生命。

我的好多个性就是在青春期爆发出来的。进入青春期的我让所有人惊讶,一直文静、寡言少语的我突然具有强烈的个性。上初中的我会当着全班同学的面和班主任拍桌子,当他让我滚时,我毫不犹豫地拎起书包就走,离开教室时我还会狠狠地关上门。20年后,我的初中同学们还问起这件事,他们说:"你当时胆子怎么那么大,我们都怕老师,怕得厉害,每次见了老师都如同耗子见了猫。"初中时我们的班主任是以严厉闻名全校的老师。父母也不明白我怎么了,我在家里粗声粗气,火大,脾气古怪。

其实这是我青春期自救的一种表现,先是爆发,也就是前面说的破土而出,把历年来所经受的一切压抑、伤痛、折磨统统用爆炸的方式表现出来,这仅仅是第一步。

抽动症孩子的父母需要注意了，如果你的孩子在青春期症状猛烈爆发，你应该感到高兴。因为这是机体在自救，这是一个非常好的自救机会。

我是自救成功的一个典型范例。在我反复被自我束缚时，我开始思考我为什么和别人不一样，我开始学习，这是一种求生的本能，我知道我必须挽救自己。

海夫人： 抽动症孩子在青春期所表现的爆发正好符合这个年龄段的特点，也是机体赋予这个年龄段的机会，差不多是最后和最好的机会。这个机会如果把握得好，一样可以成功面对抽动症，让抽动症得以康复。

○ 孩子爆发——累积所致

孩子15岁，患有抽动症10年，在这10年当中家长做了些什么？2014年孩子的大爆发才让家长认真地审视这个问题。也就是说，从孩子5岁患抽动症到14岁，在整整9年的时间里，家长没有作为；在孩子14岁的时候，家长开始改变，经过1年的努力，开导孩子，尊重孩子，不压抑孩子，但是情况并没有多大好转，孩子依旧大喊大叫，症状不断。这是为什么呢？

家长简单地提到了2014年所用的方法，包括尊重孩子，给孩子按摩、针灸等，但是，在此之前的14年中，家长是如何对待孩子的，家长一点也没有提及。

孩子14岁时大爆发，大喊大叫，并且打自己，这是长时间累积的结果。

如果一个人在高压的环境中生活了14年，不被尊重，感到压抑、紧张，试想结果会怎样。即便是一个健康的成年人在这样的环境中待上14年，身心也可能会出问题。

抽动症孩子病情严重时会出现并发症，如强迫症、自残、像疯了一样大喊大叫等。当然，症状能表现或爆发出来就算幸运。表现出来就是一次机会，只要有机会，家长就应该责无旁贷、不遗余力地挽救孩子。

14年身心累积的状况，家长想通过1年的努力就将其抚平或抹去，或者希望剪掉这段不堪回首的过去，希望重新开始，如果真的可以这样，我想多数的家长都愿意走这样的捷径，都愿意选择这样的捷径！

海夫人：面对抽动症，没有捷径可言！面对抽动症，欲速则不达！

对老年人来说，意外的跌倒和摔伤会带来严重后果，因为人年龄越大，骨头的韧性就越差，老年人的骨头脆，严重时一碰就断。与老年人相比较，孩子身体的柔韧性好，意外跌倒对孩子的影响就小得多。从身体的角度讲，像摔伤这样的挫折对成年人和孩子造成的影响是不同的。

从心理方面来看，挫折对孩子和成年人的作用就完全相反。创伤对于越幼小的孩子产生的影响就会越大。遭遇同等打击，成年人能很快进行自我调整，走出阴影，但是对于孩子来说，如果没能及时得到安抚，内心没有得到温暖的力量，这个创伤很可能会一直留在孩子的心底。创伤对孩子内心造成的影响越大，创伤存留的时间就越长，创伤也就越难以抚平。创伤越早侵入孩子的内心，就越容易占据一席之地。如果创伤在孩子心中占有一席之地，就会获得生命力，会和孩子一起成长。

这位家长看到的只是孩子痛苦至极所表现出来的外在症状，她没有深入了解孩子的内心，她不知道孩子内在的创伤在哪里，是什么，她只想通过短时间的帮助，通过外在的帮助去缓解孩子的症状。然而面对一个 15 岁的孩子，妈妈已经很难走进孩子的内心深处。她认为自己已经尽力，付出了所有的努力，应该有所回报。为什么她会这么难？

这位家长已经很努力了，并且一直在坚持，只是在她累了倦了的时候，需要找个人说说，于是向我倾诉，倾诉完放下内心沉重的包袱，她会继续上路，继续前行。我相信她能做好。

这位家长应该怎么做呢？

1. 体育锻炼

选择有氧运动，如跑步、打篮球、登山、游泳等。

海夫人：体育锻炼需要坚持。"三天打鱼，两天晒网"是不行的。越能让人充分投入的运动，越能释放人内心的紧张感。

尽量用运动的方式让症状加速爆发出来。很可能一开始父母无法说服孩子出去活动，因为突然要求孩子一个人在早晨跑步，没有多少孩子能做到并坚持。

要想培养良好的运动习惯，可以从郊游开始，像郊游、登山、野营这类活动一般很容易引起孩子的兴趣。还可以让孩子参加篮球、足球、羽毛球或游泳训练班，这样就可以利用外界的力量让孩子坚持。也可以选择全家共同喜欢的运动，全家人参与，这样既可以强身健体，又可以增进一家人的感情。

总之，只要父母能引导孩子，培养孩子对运动的兴趣，后面的事情基本就不用父母操心。一旦形成运动的习惯，孩子不运动反而会浑身不舒服，即使没时间，没地方，他也会在家里运动。

2. 尊重孩子

父母需要尊重孩子。如果父母希望孩子好，就要改变以往对待孩子的高压方式。尊重不代表你对孩子没有期望，不要混淆尊重和期望的概念。

海夫人：期望是你内心对孩子的期许和愿望，你可以让孩子知道你对他的期望。尊重孩子具体是指尊重孩子的独立尊严和独立意愿。

期盼和尊重并不矛盾。家长的期盼不应该成为不尊重孩子的借口。许多家长都是这么想的："因为我希望你成才，所以我才管你，约束你。"还有些家长的错误做法是从原来的强烈期盼变成没有期盼，让孩子从积极向上变成没有动力。期盼和尊重是可以并存的，你的期盼和尊重能给孩子带来动力，能温暖孩子的内心。

3. 做孩子的知心朋友

尽可能地做孩子的知心朋友。当然，孩子已经15岁了，这有些难度。家长还可以让孩子从同龄的朋友中吸取力量。我的孩子上高中后，和我的交流越来越少，但是与他同龄朋友的交流多了起来，而且有了特别好的知心朋友，他把所有的悄悄话和秘密都告诉了最好的朋友，孩子的内心因为与人交流而充满阳光和自信。家长应鼓励孩子多参与社交活动，从同龄的好朋友身上获取力量和支持。

4. 接纳孩子

无论怎样都不要干涉孩子的存在状态和表现形式。如果你不接纳孩子，不认同孩子，你就没有机会和孩子成为知心朋友。你在否定孩子的时候，就是在把孩子往外推，接纳孩子才是把孩子往你的怀里拉！

曾经有位抽动症孩子的家长，一开始和16岁的女儿关系非常紧张，她认为守规矩的女孩子是不应该化妆的。但是女儿喜欢化妆，时常会在休息日或节假日化妆，一是觉得好看，二是为了自我满足。女儿一化妆她就不高兴，并且会说："你是一个学生，化什么妆！"弄得女儿很不高兴，她越说，女儿化妆就越频繁。

这位家长和我交流后才明白，她从一开始就没接纳女儿，没有尊重女儿在这个年龄段的特点：处于青春期的女孩爱美，喜欢漂亮，好化妆。

后来她改变了态度，每次女儿化妆时，她也参与，并且和女儿讨论怎样化妆才能显得自然清新。她开始关注各类化妆品。女儿生日时，她送女儿一盒化妆品，女儿高兴地搂着她，激动了半天。

她来感谢我的时候这样说："海夫人，我真没想到我和女儿会这么好，我们现在简直是无话不说，可以一起谈论服装、电影、人生。这要放在以前想都不敢想。原来女儿老和我对着干，我原以为问题都出在孩子身上。真的感谢你！我和我女儿现在好得都让人羡慕！还有一点，我和女儿的关系越好，女儿的症状就越少，现在孩子基本没有症状表现了。"

因为她和女儿的关系密切，她是女儿最好的知心朋友，女儿对她无话不说，这样自然可以起到疏导的作用，所以孩子状态越好，症状也就越少！

海夫人：不接纳或者拒绝接纳是一种逃避心理。你不接纳或不想接纳，潜意识就是不愿意面对这样的局面。这种退缩和反感的情绪会弱化你内心的力量。

5. 夫妻恩爱、和睦，做最好的自己

所有抽动症孩子的家长都应努力做到夫妻恩爱。父母能够送给孩子的一个非常好的礼物就是夫妻恩爱、和睦相处。许多家长在面对青春期的孩

子时都有同样的苦恼，觉得孩子大了，不听父母的话，特别难引导。孩子进入青春期，有了自己鲜明的性格和对事情独特的看法，做父母的想要直接引导确实有难度。这个时候最重要的是父母先做好自己，言传身教，而且身教远比言传重要。

海夫人：实实在在地努力做好自己，做最好的自己。

如果家长能做到以上几点，并且切实地去做，去坚持，不用花太长的时间，孩子就会有很大改变。

海夫人：面对抽动症，不要急于收到成效，每个孩子的情况都不同，需要家长细心分辨和体会。早稳定或晚稳定不重要，重要的是谁能拥有最后的笑！

21／ 出现反复怎么办

有一位妈妈说，孩子好了 5 年，现在又有症状表现了。

有一位妈妈说，孩子好了 1 年，她以为没事了，没想到症状表现又来了。

还有一位妈妈说，孩子的情绪一直比较稳定，没想到孩子突然开始发声，频繁地发声，扭头……

这些找到我的妈妈都充满了焦虑，甚至有崩溃之感，我们应该怎么看待孩子动作的反复？

○ 父母改变，初期稳定

从你真正明白抽动症的那一刻开始，你肯定会改变以往对待孩子的方式，转变心态，缓和紧张焦虑的情绪。在外部环境的调整下，孩子会很快出现好转，症状减轻，甚至可以忽略不计。这是每个智慧妈妈都能取得的第一个可圈可点的成绩，这是值得表扬的第一步——稳定。有了这可喜的第一步，才会有接下来的第二步——反复。

○ 必经之路——反复

在一般情况下，第一步取得明显成绩后，会逐渐达到第二步，那就是反复。据我所知，从第一步到第二步的最长时间跨度是 13 年。从第一步到第二步的过程中，孩子的症状消失只是一个假象。细心的妈妈可以仔细观察，在遇到压力或者极度情绪化时，孩子还会出现细微的动作。因为动作太过细微，可以忽略不计，所以家长们一直觉得孩子好了。妈妈们应该注意了，事实并非如此。

○ 反复是好事

孩子的症状出现反复时应该怎么办呢？我认为反复对抽动症孩子来说是件好事。因为每一次反复都有助于父母及时查找原因，然后帮助孩子一起应对解决。在应对和解决的过程中，家长可以帮助孩子提高心力。当孩子将来再碰到类似的挫折时，就容易应对了。

孩子越早暴露出问题，留给我们家长的机会就越多。当孩子已经长大成人，再通过动作暴露出内心的症结时，家长们想帮助都比较难了，有的孩子只能靠自己奋战。

年轻的妈妈，当你面对孩子的动作出现反复时，不要紧张，也不要焦虑，你应该感谢上天给了你帮助孩子的机会。

如果在孩子抽动症症状出现反复的时候，家长每次都能准确找出原因并且帮助孩子，孩子以后再遇到同样的情况时，就可以独自承受和应对，就不会再出现症状了。

海夫人： 反复就是机会，是再次面对的好机会！反复能让稳定更稳定！

22/ 症状大爆发

抽动症症状大爆发比普通症状表现厉害得多，很多家长本来就对症状害怕，看见症状如同看见洪水猛兽一般，对症状大爆发有一种极度的恐惧。

症状大爆发是如何形成的呢？抽动症症状的表现是内部意志驱使力促使的。这种内部意志驱使力是如何形成的呢？其成因包括多个方面，如环境诱因、体弱、敏感、精神压力、家庭不和谐等，简单来说，就是由身心不平衡引起的。

症状大爆发是孩子身心不平衡达到顶点的结果。孩子为了自主平衡身心，需要协同作用和努力，于是症状表现不仅频繁，而且力度大，三种表现（即身体表现、情绪表现和心理表现）均有可能出现。

来看看"沐浴阳光群"里两个孩子症状大爆发的事例。

◎ 安安症状大爆发

2014年7月，"沐浴阳光群"里安妈的5岁女儿刚经历了一次症状大爆发。安妈是这样记录的：

我家女儿年初就开始挤眉弄眼，发病原因可能是我和我老公从孩子小时候就采用简单粗暴的教育方式。老公是老师，对孩子特别有原则，觉得棒下才能出孝子。我以前也同意老公的做法。孩子三岁半开始学钢琴，从那以后我对她变本加厉，天天打骂，持续了半年，孩子最终爆发抽动症。

我一开始不了解抽动症，还骂孩子是不是故意气我，后来上网查了才知道孩子患了抽动症，我为此哭了3天。在治疗上，我和我老公达成一致，无论孩子多严重都不吃西药，我们选择了中药，给孩子吃了20天中药。我开始检讨自己，钢琴课也不让孩子上了，对孩子承诺不会再打骂她。期间孩子一直在考验我，经常打我骂我，看我是不是像承诺的那样不会打她，如此整整1个月。

我在一次机缘中加入了"沐浴阳光群"。群里的妈妈都很热情友善，建议我看看海夫人的文章。我看了以后真的受益匪浅。后来，我按照海夫人的理念，开始变得温柔，不再焦虑，不再紧张，孩子就慢慢稳定下来。我建议老公对待孩子要温柔，但是老公固执己见，还是用以往的方式对待孩子，只有我从内在出发，关注孩子的内心。老公平时上班，孩子与我接触得比较多，当我改变以后，孩子的症状稳定了6个月。

说实话，我特别害怕孩子复发，时常出现小紧张、小焦虑。俗话说"怕什么来什么"，7月中旬，女儿症状大爆发。主要是因为老公放暑假，天天在家，对孩子限制太多，要求太多，还打了孩子一次。我一直告诉老公打骂孩子对孩子的伤害很大，但老公不听。另外，孩子暑假开始学习溜冰，有时候一天溜冰 3 小时，孩子争强好胜，总是想赢，自己给自己太多压力。

这次爆发比之前厉害很多，症状也多，每天轮番出现。孩子最初挤眉弄眼，后来出现张嘴、咧嘴、怪笑、努嘴、努鼻、手脚抽动等症状，最严重的时候出现咬舌头和全身抽动的症状。

在她症状最严重的时候，我带她出去玩。出去玩的时候，孩子症状依旧厉害，时常自己咬哭自己。出去玩的第一天，孩子和一个姐姐一起玩得很开心，但还是时常咬舌头。一开始我让她试着唱歌，我越提醒，孩子的症状就会越严重。

旅游的第一天晚上，她把舌头咬出血了。爸爸说了句："严重了，得去医院。"她开始强迫自己不去咬，嘴里一直说着"不咬不咬"，却咬得更厉害了，整个人都抽得僵直！

海夫人：孩子越克制，症状就越厉害，爸爸说再咬得严重就要去医院，所以孩子拼命克制不去咬，结果症状表现更厉害，整个人都抽得僵直。

我变得紧张了，在群里向海夫人求助。海夫人告诉我："咬舌头是症状，家长的焦虑会影响孩子。"我才明白，孩子症状越厉害，家长就越应该冷静放松。在我家孩子症状最严重的时候，是群里的妈妈们给了我无穷的力量。海夫人给了我最好的办法——放松，不焦虑，不紧张。

我告诉老公孩子没问题，不用去看医生，我安慰孩子说没事。我和老公一起给孩子爱抚，和孩子聊天，老公向孩子承诺以后不会再打她。第二天，第三天，孩子到海边疯玩，回家的路上基本不再咬舌头，后来几天症状基本没有了。

其实无论孩子有什么表现，只要家长用心关注孩子的内心，一切症状都只是表面问题，内在疏通了，一切都会好起来！

1. 2014 年 7 月 25 日我和安妈的聊天记录

安妈：孩子小时候发烧时并没有惊厥过。我觉得是老公把紧张、焦虑、害怕传给了孩子。我昨天和老公谈了，要老公真正关心孩子，不要只关注症状。

老公看孩子咬她自己的舌头，直至咬哭，怕这样下去会把舌头咬伤。我说不会的，症状可以随便表现，只要她自己舒服就好。老公的紧张害得我也不能淡定。

其实，我觉得昨天自己做得不错。孩子说把舌头咬疼了，我说妈妈知道你咬疼了，妈妈给你吹吹。老公一会儿觉得孩子症状严重了，一会儿觉得害怕，他不了解孩子的症状表现，所以特别紧张。夫妻俩的情绪多多少少会相互影响。我始终不同意带孩子去医院，以免给孩子带来心理负担，老公又觉得不放心，我既要安抚孩子，又要安抚老公。

海夫人：嗯，可以理解，做个检查也好，起码能起到心理安慰的作用，至少你老公不会那么紧张了。

安妈：我会努力的，我始终觉得我的方向是正确的！

海夫人：对，这个时候多给孩子爱抚，把爱传递到孩子的内心，把力量传递给孩子。焦虑不是力量，是负担！

安妈：嗯，孩子没病。我告诉老公，孩子只是心理不平衡，竞技类运动会使孩子神经紧张，她溜冰时老想赢，所以给了自己很大的压力。

安妈：我老公昨天陪孩子玩了两小时，孩子很开心！我和老公沟通，要用心爱孩子，他也明白了爱才是最好的良药，爱才能带来力量，爱不需要焦虑紧张。谢谢你，海夫人，不但我自己进步了，而且我还能带领老公一起进步，说明我的心力也强大了！

2. 安安症状大爆发的原因

安安这次症状大爆发特别厉害。为什么会这样呢？主要原因有以下几个：

（1）暑假天气炎热。

（2）孩子持续学溜旱冰，有时候一天练3小时。光溜旱冰就3小时，还进行了其他的运动。

（3）在学习溜旱冰的过程中，孩子因为不认真而被爸爸批评，甚至被爸爸拍打。其实爸爸态度虽然凶，下手却非常轻。爸爸平时爱唠叨，对孩子要求严格。

（4）孩子争强好胜，每次比赛总想拿第一，但是怎么可能次次都第一呢？所以孩子每次总有心理落差，总有不甘心！

这个5岁的孩子在这几个对境同时出现的情况下就出现了症状大爆发。

3. 症状大爆发的应对方法

症状大爆发的应对方法有以下几种：

第一，释放，让孩子自我释放。

第二，帮助孩子实现内心平衡，因为孩子幼小的心灵无法应对这些事情同时出现的情况。

安妈并不是最早加入"沐浴阳光群"的，但是她的努力和用心让她的转变非常大，她的成长是有目共睹的。

小安安这次剧烈的大爆发持续的时间并不长，只有10天左右。最难能可贵的是安妈的坚持和淡定。虽然安爸焦虑不已，但安妈不仅稳住了自己，还安抚了安爸。

4. 对境出现让孩子症状大爆发的好处

对境出现让孩子症状大爆发有什么好处和作用呢？

（1）让父母发现了问题

●这次安爸明白了跟孩子相处要多沟通，态度要温和。

●安妈了解了女儿的个性，争强好胜，刚强，但缺乏足够的韧性。

●安爸和安妈这次明白了训练孩子的体能需要循序渐进。

●安爸和安妈懂得了给予孩子内心支持的重要性。

（2）孩子得到了锻炼和提高

●这次对境增强了孩子的适应性和平衡性。

●孩子的心力得到了锻炼和提高。

（3）促进了一家人的沟通和交流

通过共同面对这次困境，爸爸、妈妈和孩子之间有了更多的沟通和交流，彼此增进了感情，同时让小安安感受到了来自爸爸妈妈的爱。爸爸妈妈爱的支持不仅温暖了孩子的内心，还给了孩子一种无与伦比的幸福感。

对境可怕吗？症状爆发可怕吗？一点也不可怕。如果你发现不了问题，那如何去解决问题呢？抽动症的康复需要的是面对，不是逃避！

海夫人：症状只是表面问题，内在疏通了，一切都会好起来！

5. 安妈持续的进步

安妈：明天，我带安安去安吉旅游。昨天她开始失眠了，凌晨4点醒了就再也睡不着。这次我吸取教训，不再训她，只管自己睡。早晨6点多，她说要喝奶。爸爸一看才6点，问安安怎么这么早就醒了。她哭哭啼啼地说自己一直没有睡着。之前有几次她睡不着，马上就会影响我，我便训她，有时还骂她为什么半夜不睡。现在我明白抽动症孩子敏感且不平衡，容易兴奋、焦虑、紧张，所以最好的康复方法就是管住嘴，打开心。

我说："睡不着没关系，你喝了奶再试试。"然后她继续睡到了上午九点半！

每位抽动症孩子的家长都知道睡眠对孩子很重要，但是我现在觉得爱比睡眠更重要！

补牙后，她喜欢让嘴巴发出各种声音。我没有觉得这有什么不和谐，既然声音存在，就有它的必然性，我接受一切合理或不合理的存在！我爱孩子，她的一切我都会用心接受！

○ 红太狼儿子症状大爆发

这是红太狼的孩子症状大爆发稳定后，家长在群内的分享。

红太狼7岁男：现在和大家分享一下我的个人经验。

在孩子没有大爆发之前，我觉得我对抽动症挺淡定的。不过2014年暑假孩子大爆发后，我才知道我根本没自己想象得那么坚强，那么淡定。

白天我把小宝交给婆婆照顾，我全身心地陪大宝。我们一起爬山，一起游玩，给大宝艾灸、泡脚、按摩、讲故事，大宝的症状有所缓解。但是孩子摇头、甩胳膊和手抖的症状一直不见好转，而且已经影响到孩子的生活。

孩子再三要求让我带他去针灸。在孩子刚刚确诊的时候，我们带他针灸过，那时孩子很抵触针灸，这次却主动要求，可见他有多难受！当时我有些焦虑，内心也在问自己："我信海夫人对吗？"关键时刻还是我老公使我坚定了信念，我问老公："我们信海夫人对吗？"老公问我："海夫人卖药吗？"我说："不卖！"老公又说："那为什么不信？在当今这个经济社会里，像海夫人这样的人很难得。"所以我一遍又一遍地看海夫人的文章。

我问海夫人怎么办，海夫人说："你的心境影响了孩子，你没有真正放下。孩子有症状时身体肯定难受。我们做父母的也替不了他，他得学会承受。我们唯一能做的就是做好自己，无条件地爱孩子。"

那次大爆发之后，我彻底醒悟了。孩子经过那次大爆发后，心力也增强了，以前孩子考试前后都会有症状，现在没有了，注意力也集中了，期中考试考了19分，期末考试考了91分。

今天因为课堂作业写得好，孩子被老师表扬了，老师奖励他一块巧克力。我再也不用催孩子写作业了，孩子的一切都在朝好的方向发展。所以说要有信心，爆发就是机会。

大爆发时红太狼向我求助：

红太狼7岁男：海夫人，儿子已经第三次要求我带他去针灸了。因为2014年确诊的时候带他去针灸过，当时他很抵触，现在却主动要求去。我问他为什么，不是觉得针灸很痛苦吗？他说，真的不想让抽动症影响他写字，影响他骑车。他写字很慢。由于手抖、点头、眨眼，他骑车时总碰到别人的车。我以前用您的理念给他解释了抽动症，孩子也很高兴地接受了，心态也很好。这次他这样说，我认为他感受到了抽动症给他带来的困扰，我怎么疏导也是徒劳，好像并不能让孩子真正面对。海夫人，我该怎么办呢？

我是这样回复的：7岁的孩子一般不会想这么多，更不会比较，家长所说的孩子心中的想法有很多是家长心态的折射！我儿子这么大时症状表现也很厉害。我知道孩子难受。抽动症把孩子的一张小脸折磨得缩成一团，但是孩子该玩时还照样玩。

红太狼的孩子出现的情况我的孩子都曾经有过。"疏导"解的是孩子心中的惑，并不能减少那份难受。我的孩子全部承受了，承受的同时并没有思想负担，因为妈妈说了没事。我的内心一直很坦然，我知道症状需要表现出来，表现出来比藏着掖着好，况且表现就是机会，爆发是最好的机会。这个时候正好可以发现问题，面对问题，积极疏导解决问题，帮助孩子提高心力！

不必对 7 岁的孩子说太多，因为他还理解不了。但是孩子确实难受，这难受是实实在在的。家长是孩子的定心丸，是孩子精神和心理的定心丸，但是家长不可能一下子让抽动症消失。抽动症康复需要面对，康复需要过程，过程无法省略！

23／ 为什么每晚临睡前症状表现频繁

"我儿子正值青春期，每晚临睡前是他爆发最厉害的时候。"

"对，我女儿也是，为什么孩子在入睡前症状表现频繁？"

抽动症孩子为什么会在每晚临睡前频繁出现症状？如果一个抽动症孩子每晚临睡前的症状表现都非常频繁，几乎形成规律，就说明以下几点：

◎ 孩子年龄已经不小了，会刻意隐藏症状

临睡前症状表现频繁，可能说明这个孩子年龄已经不小了，已经不再是懵懂不知羞的小孩，孩子可能已经进入青春期或者正在进入青春期。这个年龄段的孩子开始注意自己的形象，比较在意别人的眼光，所以孩子在学校会刻意隐藏自己的症状。

抽动症的症状在短时间内是可以自我控制的。这种控制就好像憋尿，明明有尿，但是硬要憋着，短时间憋尿行不行呢？当然可以，但这种"憋"是有限度的，时间太长就会憋坏。抽动症的症状也是一样，短时间的"憋"是可以的。孩子在学校为了维护好自己的形象，就尽量憋着，回家后面对亲爱的爸爸妈妈就大可不必如此难受，于是回家后就开始释放。

为什么会在临睡前症状表现频繁？临睡前是一天当中最轻松的时刻。还没上床睡觉的时候在忙作业，有一种惯性的压抑，当准备睡觉时，整个

人松懈下来，警报彻底解除，症状于是频繁表现。

◦ 孩子在学校融入情况不好

睡前症状表现频繁，也可能说明孩子在学校融入情况不好，和老师、同学的关系有些紧张。这样一来，孩子一进入学校，自然希望自己表现好，期望获得认同，于是刻意掩饰自己的症状，隐忍不发。孩子回到家以后就没有这些顾忌，累积了一天，到了晚上就会爆发，被压抑的症状会在短时间内彻底释放。

无论是第一种情况还是第二种情况，都说明孩子注重别人的感受多过自己的感受，也是孩子不自信的表现。顾及别人的感受有错吗？当然没错，但需要适度，不然自己会特别难受。

海夫人：抽动症孩子控制自己的症状会让自己非常难受。症状表现对抽动症孩子起到的是帮助作用，可以释放内部意志的驱使力，让身心平衡。症状如果被压抑，不表现出来，孩子内心就会紧张且焦虑，心里会非常难受。

我们可以和孩子沟通，告诉他不用过度压抑自己，想动的时候就动一下。动一下没有什么大不了的，我们扭动自己的身体并没有妨碍别人，我们没有错。家长还需要和老师、班里的同学沟通，请大家理解并接纳孩子的表现，抽动症孩子的症状不是故意的行为。

◦ 家长心态的影响

一般来说，家长的心态非常重要。家长应当仔细想想，自己是不是特别紧张孩子的症状，孩子的症状一出现，自己是不是就万分焦虑？然而，家长的行为举止和心理动态都在影响孩子。孩子会觉得自己的症状原来是这样见不得人，连父母都无法接受，更何况别人，所以孩子会想方设法地隐藏症状。

◦ 体质弱、心力弱

还有一种情况，孩子年龄较小，白天并没有刻意掩饰症状，但晚上临睡前症状也多。这样的情况和面子没有关系，那和什么有关系呢？是和孩子的体质和心力有关系。孩子体质弱，心力弱，白天经历了一天的活动，到了晚上，身体和心都疲劳了，所以症状表现频繁些，症状表现是在帮助孩子身心达到平衡。

24／维生素制剂在抽动症中的作用

平常心：海夫人，您好！这一年多来，我多次读您的博客文章。您分享的抽动症孩子的经历和康复方法对我们帮助很大，让我们少走了很多弯路。

我女儿2014年抽动症比较严重，当时去医院做脑电图检查，并没有异常，吃了医生开的保健药后，症状好了很多。后来她看了电影《侏罗纪公园》，受了惊吓，症状爆发。

病急乱投医，我们到处打听在哪儿能治好抽动症。后来我们去了一家号称专治儿童抽动症的专科医院，医生让查查IQ（智商）水平。当时我们跟医生强调没必要查IQ水平，因为我的孩子学习成绩很好，智商没问题。医生建议中医配合物理治疗。

后来我们去了一家有名的医院，挂的是神经科专家号。医生说抽动症没什么大不了的，不会影响孩子发育。听到这儿，我们悬着的一颗心终于放下了。我们高高兴兴地拿了药，药名是"盐酸硫必利"，上网一查，觉得这药副作用挺大的。让孩子吃了几片药，就给孩子停药了。

再后来我在网上找到了你的博客，反复研读里面的文章，感觉很受用。此后，我开始慢慢改变自己的心态和对孩子的态度，孩子的症状也逐渐减轻了，只是偶尔还会有些。

2015年秋季开学时，我带孩子去查视力，发现孩子经过一个假期，近视眼镜度数加深到200度，而上学期才100度。我暴怒，要求孩子停掉所有与电视、电脑、手机有关的娱乐活动。处在这样的环境中，再加上对开学的恐惧心理，孩子的抽动症大爆发。

全家人都急坏了。她外婆和大姨要我带她去做 24 小时的脑电图，怕有生理病变。老公也很着急，学校老师也心疼她。我的心却很平静，我知道我必须平静才行。我又来到您的博客，读您的文章，读其他抽动症孩子家长的经历。回想起这些年我对她的态度以及我自身长期的焦虑，我确信，孩子没有生理上的病变。

9 月 15 日，孩子感冒了。当时我想，虽然抽动症不是一天两天就能好的，但我可以多尽点心，让她感冒快点好，让她的难受减轻点。于是我们去找一位在当地很有名望的老医生看病，以前孩子发烧时就是找这位医生看的。这位老医生医德非常好，孩子发烧时，他从来没给孩子打过针，也没给孩子开过药。

医生问："哪儿不舒服？"

我说："孩子喉咙疼，嗓子哑了。"

医生开始给她把脉，她的小手抽得停不了，医生问："孩子以前做怪相吗？"

我回答："有，挤眉弄眼，吸鼻子。"

"这是儿童抽动症。这病好医，吃了药见效也快。"慈祥的老医生说。他也许知道我们内心很焦急。他的这句话就像冬天里的阳光，女儿和我的心都在那一刻暖和了！

女儿非常信任这位老医生，称呼他为"陈爷爷"。女儿 3 岁以前患扁桃体炎引起发烧，很多医生都让输液，只有这位老医生劝导我们："能吃药治好就别打针，能打针治好就别输液。"

"需要做个全面的检查吗？"我问。

"不需要。"

接下来开药，结账时只花了三块八毛钱！这样的医生真的是太难得了，开的药是维生素 C 片、复合 B 族维生素片和消炎药。

"有一种药，我们医院没有，叫伊可新[注]。你到外面药店买，买两盒，每天 3 次，每次 1 粒，吃完就不吃了。孩子患抽动症也可能与营养缺乏有关。"他边说边拿纸给我写上"伊可新维生素 AD 滴剂"。伊可新这个名字太熟悉了。

孩子在幼儿时期吃过，每天1粒，周围朋友、同学、亲戚家的孩子在幼儿时期也都吃过。

回到家，我和孩子马上去药店买了伊可新。孩子也跟亲朋好友强调医生只开了"三块八毛钱"的药，强调她只是患了小病，没有大碍。

第二天，孩子的抽动症状奇迹般地减少了一半！也许是伊可新起了作用，也许是医生那句温暖的话平复了我们焦虑的心。现在孩子正在慢慢恢复中，这两天抽动频率已经很低了。我也正试着逐步加强她的心力，只有她的内心充满了自信、阳光、底气，她的抽动症才能根除。

这一年多来，感谢海夫人的博客一直陪伴着我们！一直以来，我都是作为"看客"，学习您和其他家长的经验。现在，因为看到孩子服了鱼肝油后效果很好，并且它的副作用小，价格也不贵，所以急于告诉其他家长。我也希望尽自己的一点力，将自己和孩子的经历同大家分享，希望能对其他抽动症孩子有所帮助。

这位家长提到了维生素制剂，包括维生素C、复合B族维生素、维生素AD滴剂[注]等。

我的孩子没有服用过这类维生素制剂。目前据我所知，在服用过维生素制剂的抽动症孩子中，有一小部分效果不错。

关于维生素制剂在抽动症康复中的作用，目前尚没有哪家权威机构做过相关报道。我目前了解的情况是这样：正规大医院的医生开维生素片的情况在增多；在"沐浴阳光群"里我也听说过有的家长在给孩子服用维生素片，有的抽动症孩子服用维生素片后症状减少，甚至稳定，而有的孩子服用维生素片后效果不佳，情况因人而异。

比起其他西药，维生素制剂相对更安全些，但是即便如此，也不宜让孩子长期过量服用维生素制剂。过量服用维生素 B_6 容易引起神经炎，赖氨肌醇维生素 B_{12} 和肌苷片（肌苷片也不宜长期服用）等需要在医生的指导下服用。

注：伊可新维生素AD滴剂，这药对很多妈妈来说都不陌生，很多妇幼保健院会向妈妈推荐。

25/ 孩子有抽动症，要不要告诉孩子和老师

◎ 要不要告诉孩子

云：孩子总问我她为什么会这样，我该怎样回答呢？是轻描淡写地告诉她没事，过段时间就会好，还是直接告诉她真实的原因呢？

孩子患有抽动症，就会经常表现出不一样的举止。许多家长都有这样的担心：孩子这样，要不要告诉孩子呢？有的时候家长还没说，孩子自己就问了。

孩子有抽动症，要不要让孩子知道？应该根据孩子的年龄、周围的环境和家长的心态来进行合理选择。

我的孩子6岁就知道自己有抽动症，孩子对抽动症的理解是他有抽动症，所以这样挤眉弄眼，但是没关系。我的孩子从来没有因为自己有抽动症而焦虑过，更没有因为症状而自卑过。其实孩子对抽动症的认知反映了父母对抽动症的态度。孩子越小，受到父母的影响就越多。

如果家长心态好，周围的人也友善，那么让孩子知道自己有抽动症也是可以的。因为家长的心态会影响孩子，家长心态好，孩子心态也会好。在这种情况下，抽动症对孩子而言就不是一个沉重的包袱，不会变成压力。

如果家长心情烦闷，觉得茫然，没有明确的态度和方向，那就不用和孩子过多地谈抽动症的事。因为言为心声，家长心态不好，还向孩子解释或者传递有关抽动症的信息，那样传递出的信息不可能积极阳光。

随着年龄的增长，孩子自己慢慢就知道了。如果孩子的性格不够积极阳光，那么抽动症肯定会让孩子产生压力。

我遇到过一位成年抽动症患者，他在上幼儿园的时候就感觉自己和别人不一样，但是不敢和人说，包括父母。他一直一个人承担，把自己患抽动症的事情放在心里，直到高中（还是高考前），因为学业的压力，症状爆发出来，家长才知道。他告诉我，从他上幼儿园起抽动症就一直在影响他，困扰他。这位成年抽动症患者到现在一直保持着这样的性格特点：遇到事情不主动、不积极面对并解决。如果当年他的父母能及早发现他患抽动症，

然后积极引导帮助他，或许今天的他会有所不同。

海夫人：孩子患有抽动症，家长可以告诉孩子，让孩子知道，但家长的心态和引导应该是积极、阳光、向上的！

○ 要不要告诉老师

快乐：您好！请问，孩子的情况需要和老师说吗？

这个问题在我的 QQ 空间和 QQ 小窗上出现的概率比较高。许多家长在纠结孩子有抽动症要不要和老师说。如果孩子只是出现眨眼、耸肩等症状，不影响别人，就没必要专门去说，应顺其自然。如果孩子发声和身体症状频繁，考虑到会影响别人，这个时候可以和老师沟通。

在和老师沟通之前，最好先从老师那里了解孩子在学校的具体情况。因为有的家长过于焦虑，会把孩子的症状看得过于严重，孩子在学校并没有什么症状表现，只是在回家后症状表现比较厉害，导致家长错误判断，盲目担忧。

如果和老师沟通了解情况后，发现孩子在学校确实症状表现特别厉害，影响了别人，这个时候家长就需要积极介入帮助孩子。如果老师是个通情达理、品德高尚的人，就可以跟老师实话实说。如果老师不能理解抽动症，就告诉老师孩子有多动症（大家都知道和理解多动症），孩子无法控制这些症状，孩子的行为并不是故意的，请老师给予孩子心理上的支持。

海夫人：遇境对境，见招拆招，方法总比问题多。

26／**家长写给老师的一封信**

群友：昨天孩子抽动的频率有些高，我很担心他，所以我分别给他的语文老师和数学老师发了以下的信息：

老师，您好，不好意思这么晚了还打扰您！我家孩子这两天抽动症的动作表现频率有些高。今天早上起床时，孩子对我说："妈妈，为什么我总会有一些小动作？我好像和别人不一样。"

孩子不知道自己有抽动症，不知道为什么自己会有小动作，比如眨眼睛、扭头、摇头、甩手等。其实孩子这样做都是不由自主的。

如果家长对孩子的这种情况比较焦虑，孩子就能感觉到。没办法，我只能放宽心，轻松地对孩子说："没事，可能是因为你的身体不太舒服，过两天就好了，要不再睡会儿吧！"

我们家长还没有和孩子认真地聊过抽动症。孩子如今7岁，年龄还小，目前我们并不想让孩子知道他有抽动症，不想让孩子有心理负担，不想让孩子觉得自己有病，况且他的这些症状对生活和学习并不会产生什么影响。将来我们会根据具体情况，在合适的时间和孩子聊聊抽动症。

目前我们全家人的目标是，只要孩子健康快乐地成长就好，其他的事情都不重要。其实每个人生命的起始和结束都是一样的，只是过程不同。在这个过程中，我们希望他是快乐的，希望他能够健康快乐地成长。我们的想法就是这样简单。

我并不是想让老师对他特殊照顾，他不需要被区别对待，只是请老师在看到他出现奇怪或多余的动作时，不要关注他，不要问他，不要批评他，希望老师能多给他一些宽容和呵护，仅此而已。

希望孩子在老师和我们家长的共同努力下早日康复。

医生说，只要孩子在家长正确的教育和引导下，平稳地度过青春期，孩子的症状就会消失，抽动症就能好。

非常感谢老师一直以来对孩子的关爱与呵护，感恩有您！

我替孩子和我们全家人郑重地对您说一声："谢谢！"

海夫人：上面是一位家长发给老师的信息，海夫人觉得家长表达得挺好，具体表现在以下几个方面：

①家长向老师介绍了孩子的基本情况，字里行间透露出家长的平静和淡定。

②家长让老师明白，家长非常重视抽动症，也知道该如何应对抽动症。家长希望老师不要为孩子操心，也不必担心家长会延误孩子的病情。

③家长向老师介绍了应对抽动症的正确方法，不希望老师特殊照顾孩子，也不要让老师误以为孩子出现症状是在调皮捣蛋。孩子需要的是老师的宽容和同学的理解。

④家长告诉老师抽动症一定能康复，不必害怕恐慌。

如果其他家长需要和老师沟通，就可以借鉴这位家长的做法。

27／抽动症孩子伴有多动症怎么办

有许多家长向我诉苦，孩子既有抽动症又有多动症，也就是抽动伴多动。他们非常苦恼，觉得面对抽动症就够不容易了，还要面对多动症。

抽动症和多动症有一定关联，但是从严格意义上说并不一定同时发病，这两种病的表现形式也有区别。抽动症孩子的症状（动作）一般不会影响别人，如眨眼、甩头、耸肩等。

多动症孩子的行为异常主要表现在症状（动作）持续时间短、频率高，并且这些行为不可控且会影响周围的人，部分有注意力缺陷的多动症孩子学习成绩不好。

对于这类孩子的家长，我总是很轻松地告诉他们这没关系，因为我的孩子也是抽动伴多动。对待多动症的孩子，所用的方法和理念同抽动症差不多：对内，关注孩子的内心，沟通疏导，以关爱孩子为主；对外，加强体质锻炼，以物理疗法为辅，如按摩、针灸、拔火罐、泡脚等。

面对伴有多动症的抽动症孩子，家长会更辛苦。孩子多动本身就是内心不安的一种表现。多动症孩子只要醒着，就动个不停，其频率、速度、持续时间都远远超过抽动症孩子的症状表现。

我孩子的多动情况是从什么时候开始的，我已记不清楚了。一般小孩子都会好动些，大人不会在意，因此我没把它当回事。我是什么时候意识到孩子多动呢？就是孩子6岁被确诊为抽动症后，随着抽动症的爆发，孩子多动的表现好像也越来越频繁。

我记得每次带孩子出去都是比较费心费劲的事情。

当走在商场的扶梯上时，他从来不会好好地站在扶梯上，总会抓着扶手，踩着电梯边缘的输送带。他觉得这个动作既危险又刺激，每层他都这么干，每次都这样干。

如果我带孩子到户外，遇到有台阶或者桌椅的地方，他会一次次地从台阶上往下跳，从桌椅上往下跳，跳完桌椅还要钻爬，而且不止一次地钻爬，他会重复做这些动作，直到我们离开。

如果我们去的地方可以攀爬，那么孩子会像猴子一样往上爬，爬上去再跳下来，如此反复。如果我们和朋友聚餐，他会反复爬上窗台（内置的大窗台），然后再跳下来，要不就把灯一开一关，一关一开，反反复复地做。

许多时候朋友受不了孩子这样做。我不大训孩子，只会温和地提醒孩子这样不好，没礼貌。有的朋友直接地说："你这孩子有多动症吧！"另外，孩子还出现很多重复的动作以及情绪和精神上的亢奋，但因时间过去得太久，我已不大记得具体细节了。

○ 保护孩子的安全

那个时候，我总是奇累无比，因为我要保护孩子的安全。

有一次，在儿子七八岁的时候，老公的单位组织坐船出去玩。儿子在船上比任何人都兴奋活跃，他一层层攀爬，最后跳跃的时候，头顶碰到一个突出的东西，很快流血了。他用手摸了一下头，手立刻变成鲜红色，他笑着告诉别人："哎呀！出血了！"

那个时候，我像疯了一样冲向他，从高处一把搂住他就往下跑，我有些失去理智，忘了这是在船上，结果整条船的人都跟着我。那是我第一次在儿子面前流泪。事后用儿子的话说当时他吓傻了，他从来没见过妈妈这么紧张。他一直这么调皮，我从来不训他，也很少因为他多动而打骂或责备他。为了保护孩子的安全，我身心俱疲，因为我得看着孩子，盯着孩子，还要紧跟着他。那次坐船出去玩，是因为我偷懒，孩子就受伤了。

我的做法是根本不阻止孩子动，而是尽可能地保护孩子的安全。我孩子的多动症是什么时候好的呢？在我印象中，它和抽动症的稳定时间差不多，就是某天我突然对孩子有种不一样的感觉：什么时候孩子安静了？做什么都规规矩矩了，不再不停地跳上跳下、攀爬了，也不再做那些机械重复的动作了，也能控制和调整情绪了。

海夫人： 对于孩子身上的这些变化，我只看在眼里，从来不会在孩子面前提起，更不会和孩子讨论。孩子对他所经历的一切从来没有异样感，因为我从来没有表现出异样感。那段特殊的时光和经历在他心里没有留下什么特殊的痕迹，我尽可能地保护了他的内心，让他在懵懂中自然地承受了这一切！

我关注孩子的内心，我是孩子最好的知心朋友，我们无话不说；我关爱孩子，尽可能做他的保护伞，在他不停攀爬和跳跃时，我在一边默默守护；为了让孩子体质变好，我培养了孩子热爱体育运动的好习惯；为了让孩子将来能和我一样拥有一个终生可靠、相伴一生的朋友，我引导孩子热爱书籍，培养了他的阅读能力。当然任何事情都不可能做到尽善尽美，我也有许多做得不好的地方，但是这些年我确实一直在竭尽全力地努力着。

如果抽动症孩子伴有多动症，家长该如何面对？面对这样的孩子，家长要付出比单纯的抽动症孩子更多的耐心和体力，心力上也会更累，这对家长的要求更高，难度更大。在方法上，和面对单纯的抽动症孩子一样，都是以内为主，以外为辅。

28／ 训练和培养孩子的注意力

不少家长抱怨自己的孩子上课无法安静，注意力不集中，导致学习成绩不好。

家长需要明白的是，越是年龄小的孩子，让他们长时间保持安静，长时间一动不动，长时间保持注意力集中就越难。这是由孩子的年龄和性别决定的，每个孩子都这样，顽皮的男孩更是突出。

从儿子上幼儿园开始，我就没有教导过他上课要好好坐着别动。这话不用我说，我想老师每天都会说。我认为孩子爱动是正常的。儿子从小就比较好动，他的好动并没成为我的心理负担，更没有成为他的心理负担。我从没有因为孩子的这个特点而打骂过孩子。

好动是否代表注意力就不集中？不一定。

儿子两岁多时，我给他买了看图识字的图画书。我翻开图画书，指着书里的字，给孩子反复讲："看，这是'火'字，这里画了一团火，这个字就是'火'字。"儿子出于好奇，会盯着看一会儿。我讲完一个字接着继续讲下一个："看，这是'山'字，这个图上画的是山，这个字是'山'字。"通常我讲不到3个，儿子就会跑开。我不知道他干吗去了，反正他总是有许多自己的乐趣和发现，我并不会因儿子跑开就不讲了，还会继续大声念一阵。儿子只是没在我身边，但还是在房间里，偶尔他会被我生动的描绘所吸引，又返回我的身边，打量打量我手中的看图识字书，过了一会儿，大概觉得这么老老实实地待着实在闷，接着又开溜。

尽管儿子不时跑开，我还是坚持讲完整本书，每个图还不止讲一次。每次儿子都是如此，总是处在游戏状态，而不是我们大人所希望的学习状态，并且从一开始就处在游戏的状态。后来我就放弃了，我想孩子或许不喜欢学习，对认字不感兴趣，这也无所谓。

某天，儿子突然把看图识字书撕了。那个阶段他刚学会撕纸，对撕书很感兴趣，他会把书先撕成大块，然后再撕成小块。我心里有种轻松感，觉得往后再也不用那么累地教他这个，教他那个，反正他不喜欢，以后让他当"武生"好了！儿子将撕好的碎纸片堆在沙发上，然后如天女散花一般用手一挥，弄得家里的地板上到处都是碎纸片，他折腾完就玩别的去了。

我感到有些失落，拿起扫帚把那些散落的碎纸片扫到一起，然后准备用簸箕倒进垃圾桶。我正要这样做的时候，儿子从房间跑了出来，用脚踩着那些碎纸片，踩一个认一个："山""火""炮"……他踩了几个字就认了几个，而且全部正确，认了几个字后又像没事发生一样跑开，继续他的游戏。

我愣着了，非常惊讶！我原来以为我教他看图识字时以他"心不在焉"的状态，是不可能记住并学会的。这是成年人对孩子的学习非常错误的认识，其实有的孩子在游戏的状态中学习效果更好。

后来我把那些碎纸片拿起来，放在沙发上重新拼好，然后叫儿子过来，一个一个指着问他。结果他全部认识，没有认错一个字。

如果孩子好动，注意力就容易不集中。我在教的过程中，儿子并没有停止玩耍，但是也会偶尔专注地听一下我的讲解。我没有强迫他坐得好好的，不能乱动，这样他反而接受得又快又轻松。

海夫人：引导孩子学习最忌讳的就是家长一本正经的态度。如果你告诉孩子开始做游戏了，孩子会欢天喜地地投入到游戏中，在游戏中愉快地学习；如果你要求孩子坐好了，不许动，我们开始上课了，孩子的小眉头也许很快就皱了起来。

孩子的注意力是可以训练出来的，需要从小训练。我对孩子这方面的训练是无意识促成的。

我的孩子小时候手指非常不灵活，抓握东西不稳。为了训练孩子手指的灵活性，我把家里的儿童图画书拿出来，让儿子剪上面的卡通人物，比如孙悟空、哪吒、龙王和海尔兄弟等。

孩子本身就喜欢这些卡通人物，特别喜欢把卡通人物剪下来。每当孩子剪好以后，家长可以把它贴到墙上，当孩子剪纸的水平进步后，家长还可以表扬孩子这个比上一个剪得好。

儿子3岁多开始剪纸。那个时候，每天晚上，我坐在沙发上看书，儿子就坐在地板上剪纸。每剪好一个，我都会认真看看，再给予表扬，然后帮他把剪纸贴到墙上。家里客厅的一面墙上贴满了儿子剪的卡通人物。剪纸训练了孩子的注意力和手眼的协调性。剪纸的时候需要特别专注。儿子在剪纸时注意力比较集中，也很认真。其实全神贯注地做事对他来说一点也不难。

除了剪纸以外，还有什么活动可以训练孩子的注意力呢？还有摆积木、挑选不同颜色的珠子、简单拼图等等。

我认为做注意力训练越早越好。在使用这些方法的时候，最忌讳家长采用说教和强迫的方式。孩子一旦觉得乏味无趣，就会排斥，排斥不仅没效果，还会起反作用。

在轻松的游戏状态中做注意力的训练，就可以达到理想的效果。儿子在剪纸的过程中一直非常愉快。我没有设定任务，只是想引起他的兴趣，第一个人物是我剪出来的。当我完整地剪好一个托塔李天王，并将其贴到墙上后，孩子开心地说："妈妈，你真能干，我也来，我也来……"

○ 上学后儿子注意力的状态

儿子上学后抽动症症状爆发，尤其我们全家来青岛后，他的抽动症症状再次大爆发。我去学校听过一次公开课，我去听公开课的目的并不是想知道老师上课讲得如何，而是想看看孩子在学校的情况。

整整一节课，孩子的动作就没停过，幸好儿子并没有打扰别人，只是一直在动，凡是他可以摸到的东西，比如文具盒、书、笔、身体等，他都来回折腾，翻开文具盒再关上，反复摸书，咬手指甲，转动身体，踢脚，点脚，等等。

下课后我去找老师，当时我感觉非常抱歉。老师在讲台上认真讲课，孩子却不认真听课，这多不尊重老师。我找到老师表达歉意，意思是这孩子一节课都在动，真是抱歉！没想到老师说："还好，他就是自己动，不影响别人……还有这孩子动是动，一点不影响听讲……"老师反过来安慰我。

我在儿子身上看到的好动情况就是这样。儿子并没有注意力缺陷，他在小学阶段的学习成绩还不错。家长们不要轻易给孩子贴注意力有缺陷的标签。很多时候，孩子注意力不集中的原因是不感兴趣，并不是真的有注意力缺陷。另外，注意力持续的时间和年龄有关，年龄越小的孩子注意力持续时间越短，专注度越差。

29／浅谈注意力缺陷

我经常听家长和老师说孩子注意力不集中，有注意力缺陷或多动症。一个孩子但凡好动些，学习成绩不尽如人意，就容易被贴上注意力不集中、注意力缺陷的标签。

老师一旦对家长说："孩子上课注意力不集中，老神游。"家长就马上这样联想："会不会是多动症？是不是多动症造成的？多动症孩子一般会有注意力缺陷。"于是注意力不集中、注意力缺陷就像膏药一样贴在了孩子身上，家长和老师都会觉得孩子有注意力缺陷，有多动症。

多动症孩子的注意力缺陷是指注意力较难集中或注意力集中的时间比较短，而且注意力容易飘走，并非完全指注意力无法集中片刻。打个比方，普通同龄孩子的注意力能持续集中 1 分钟，1 分钟后注意力有可能会飘走，然后再飘回来，而有注意力缺陷的孩子的注意力只能持续集中 20 秒，20 秒钟后就会飘走，然后再飘回来。

一个人的注意力并不是天生就有的，都需要通过后天的努力来逐步延长注意力持续的时间，来提高专注力。到底是哪些因素能够帮助孩子提高注意力和专注度呢？是兴趣爱好。兴趣是最好的老师，孩子如果喜欢一件事，自然就会对这件事感兴趣，自然就会集中注意力和提高专注度。

尹建莉认为，大家说小学生"注意力不集中"是一种错误的论断。如果一件事情本身很有趣味，能吸引孩子，孩子自然就会投入注意力。一位好老师能够用自己的讲课魅力来吸引学生，那些喜欢给孩子扣上"注意力不集中"帽子的老师，也许是讲课方式比较严肃。家长不必强迫孩子"集中注意力"，因为从长远来看，逼迫只能让孩子心思更加涣散，无法专注在一件事情上，反而容易影响成绩。

一个人常常会出现注意力不集中的情况，比如状态不好的时候，或者对某件事没有兴趣的时候，或者不愿集中注意力的时候。我们成年人不也经常出现这种情况吗？

有一位家长，分别在海夫人的微信公众号、新浪微博和 QQ 留言："海夫人，我儿子注意力不集中，有多动症，影响了学习，医生开了药，医生说吃药会有帮助，我要不要给孩子吃药呢？"

我的回复是建议她读一读海夫人的相关文章，当时我推荐了好几篇，其中最有说服力的是那篇《阳光总在风雨后》（这篇文章收录在海夫人第二本书《看见才是爱》中）。这位家长为了提高孩子的注意力，提高孩子的学习成绩，刚开始选择给孩子吃药，结果并没有改善孩子的注意力，反而让孩子更难受，状态更糟糕。这是因为家长一直过于焦虑，整天盯着孩子的成绩，反而忽略了最不该忽视的日常陪伴时光。这位家长后来听从了我的建议，给孩子停了药，从家长自身开始调整。当家长不再焦虑时，孩子的情况就开始慢慢好转。

这位给我留言的家长又来到我在上海的主题讲座现场，依旧问我这个问题："海夫人，我儿子注意力不集中，有多动症，影响了学习，医生开了药，医生说吃点儿药会有帮助，我要不要给孩子吃药呢？"

这位家长真的是关心孩子本身吗？不是，这位家长关心的是孩子的学习成绩。这位家长认为孩子注意力不集中会影响学习成绩，认为注意力不集中就是多动症，就得吃药。

在我的另一个咨询个例中，有位家长曾经向我大倒苦水，说她的孩子有多动症，有抽动症，有注意力缺陷，注意力不集中，孩子的记忆模式属于碎片化类型，孩子学习不好，让她很烦恼。我当时非常耐心地跟她分享了我孩子的情况。

我儿子患的是抽动症并发多动症。经过观察，我发现注意力缺陷指的是注意力集中的持续时间短，也就是注意力很容易飘走。假如普通孩子的注意力能持续集中 1 分钟，那么有注意力缺陷的孩子的注意力大约只能持续集中 20 秒或 40 秒。

关于注意力缺陷对学习成绩的影响，据我的观察，注意力缺陷对有学习兴趣和学习能力的孩子产生的影响不是很大，大概相当于 100 分和 80 分的差距。比如我儿子，如果不存在注意力缺陷的情况，最高可以考 100 分，受到注意力缺陷的影响，就只能考 80 分。

注意力缺陷对缺乏学习兴趣和学习能力欠佳的孩子产生的影响稍微大些。据我了解，存在注意力缺陷的孩子在吃药后，学习成绩并没有得到明显的提高，少数孩子的成绩从60分提高到了70分，多数孩子的成绩并没有提升。

我儿子以前对我说过他很容易走神，注意力很容易飘走，每次我都用很平和的态度告诉他这很正常，每个人的注意力都会出现这样的情况。

注意力缺陷指的并不是注意力无法集中，而是注意力较难集中，或者注意力持续集中的时间短，注意力容易飘走。注意力缺陷对生活和学习的影响因人而异。如果孩子本身不喜欢学习，或者对学习没有兴趣，那么即使没有注意力缺陷，孩子的学习成绩也照样不太理想。只不过孩子的注意力缺陷会导致家长过度焦虑，把注意力缺陷当成了孩子学习不好的唯一原因。

当我分享完我孩子的情况后，这位咨询的家长说，她儿子在做自己喜欢的事情时，注意力很集中，可以保持专注，并且持续的时间并不短。

○ 注意力和专注投入的关联

目前诊断多动症的标准是什么？诊断注意力缺陷的依据是什么？

我在上小学和初中的时候，也经历过注意力很难集中的情况，经常出现神思恍惚的现象。当时我的学习成绩因此受到了影响，从班级前五名掉到了第十几名，不过当这两个阶段过去以后，我的成绩依旧能够赶上去。

我之所以在小学和初中的时候注意力很难集中，是因为我的原生家庭出现了比较大的矛盾和纠葛，甚至出现了危机。当时我父母的关系很紧张，很不和谐，这不仅影响了我的注意力，还影响了我的其他方面。

我后来是如何通过努力来提高注意力和专注度的呢？很简单，做自己喜欢做的事情，并且全身心投入地去做。比如我一直在坚持读书和写作，一直在用写作的方式分享抽动症知识，分享了十多年。在这些事情上，我投入了我全部的热情和精力，极大地延长了注意力持续时间，提高了我的专注度。

武志红说过以下内容：

"投入的时间维系长度，决定了你的境界。对此，蔡志忠有一段很牛的表达。他说，当你能专注二十分钟时，它的价值，不是专注十分钟的一倍，而是几何指数的增长。同样的，当你能专注一小时时，它的价值，和专注十分钟已不可同日而语，更不用说能专注一天，甚至数月数年。以此类推，如果你在专注于一件事一生，那你会抵达无人之境。

"因此，最重要的是保护你的专注，以及不让时间被切成碎片。

"其实，专注就是你和一个事物建立了深度关系，这时候会有心流产生，而专注时间越长，心流的质量和宽度深度都会飙升。

"一切价值，都来自你作为一个存在，和另一个存在，建立的关系的深度。

"你拥有持续专注的二十分钟，价值不是两个持续专注的十分钟，而会是四个。

"必须吐槽一下：有些父母对破坏孩子的专注有瘾，而他们还特别希望能培养孩子的专注。

现代社会，一个人最幸运的是能够保持自己的天然体，其中也包括与生俱来的注意力。当一个孩子正在兴致勃勃、全神贯注地玩耍的时候，比如在吹气泡、往球篮里投球、攀爬、在沙滩上用沙子堆城堡、观察小蚂蚁等等，孩子是在兴趣的引领下，利用自己天然的注意力探索，但是很多家长并不这样认为，而会说："你看，孩子整天不知道学习，只会贪玩淘气。"

很多家长会在孩子完全没有兴趣的情况下，强迫孩子去专心学习，这种强迫的方式并不能让孩子的注意力真正集中起来，反而会以一种野蛮切割的方式破坏孩子的注意力。

○ 亲戚孩子的"注意力缺陷"

我的一个亲戚曾经领着 5 岁的女儿，来找我帮忙。亲戚说，孩子的幼儿园老师反映孩子在班上坐不住，注意力不集中，还建议家长带孩子去医院看看，确认是不是多动症，有没有注意力缺陷。

我陪着孩子玩了一整天，讲故事给她听。她叽叽喳喳地和我说话，一会儿拉着我去看地上的蚂蚁，一会儿想起了有趣的事情，就开始前言不搭后语地和我讲起来。这是一个内心开放状态非常良好的孩子。

自始至终，我配合着孩子的节奏，从未打断过孩子。在我给她讲故事的过程中，她并不会一直看着我，并不会一直专注地听故事，她的注意力会飘走。这个时候我会停下来，看看孩子，观察孩子的兴趣点跑到哪里去了，然后我会用更加夸张的方式接着讲故事，把孩子的注意力吸引回来，让孩子继续听我讲故事。

其实这个孩子听我讲故事的过程，和我儿子小时候跟我学习看图识字的过程是一样的。从表面上看，孩子心不在焉，东张西望，好像根本没有认真地听我讲故事，其实孩子通过自身的领悟能力，根据听到的大部分内容，猜出了整个故事。当我讲完故事以后，她告诉我这个故事很有趣，她说故事中的某一个小动物是她最喜欢的。

到了晚上，亲戚来接孩子的时候，我告诉亲戚不必担心，孩子的确有些多动，有些坐不住，注意力容易飘走，但是这不影响什么，不要人为地去破坏孩子的自然状态，而要循循善诱地引导，让孩子按照自己的节奏发展。

听了我的话，亲戚松了口气，她说她也觉得孩子没什么问题，孩子学东西很快，只是不肯老老实实地坐着，估计不符合幼儿园老师的听课纪律要求。

海夫人：无论是针对注意力缺陷，还是针对其他问题，家长帮助孩子的原则都是不要破坏孩子自身的天然体，不要破坏孩子自然的状态，否则就会让孩子的问题越来越严重。

30／ 如何应对强迫倾向

悉尼6岁女儿：上个月，有一天晚上，女儿说大拇指疼。我一看就知道，这几天她抠大拇指的指甲根了。我知道这是抽动的一种表现。我虽然很心疼她，但也不敢表现出如临大敌的模样。

我轻轻地问："有些肿，怎么会这样的呀？"

她说是自己抠的。

我又问："可不可以少抠它几下呢？"

她说："我想要抠。"

我微笑着说："嗯，没事儿的，我每天晚上给你涂一下碘酒，过几天就好了。"

我那几天也和她聊天，知道她心里并没有什么令她纠结的事。

又过了些日子，指甲根没事了，她好像也不那么频繁地抠了。

虽然我和老公都好心疼她，但也只能关注她的内心，并且淡化她抠指甲这件事。

海夫人，你有没有遇到过这种情况呢？你又是怎样处理的呢？

不少抽动症孩子都有这样的情况，其实有的孩子即便没有抽动症，也会有这种情况，比如抠手、咬指甲、咬嘴唇等，总重复同一个动作。孩子为什么会这样呢？这种情况和多种因素有关，比如孩子小时候所处的环境、孩子的体质差、孩子比较敏感、父母对待孩子的方式等。

我上学的时候比较喜欢参加演讲比赛，工作后也是这样。每次演讲比赛上台之前总会特别紧张。虽然每次我都知道自己排在第几位发言，但是我总是从演讲比赛一开始就紧张，这种紧张会一直持续到我上台演讲完之后。

有一次，我参加演讲，经过抽签，我被安排在最后一个上台。我坐在台下，开始了漫长的等待。这时候一个学长大概看我太紧张，就过来告诉我一个小技巧，他说："当你紧张等待的时候，可以做一些小动作，比如转钢笔、搓衣角等，这些小动作可以释放你的焦虑和紧张……"

有了他的提示，我懂得了如何在必要的时候用一些小方法和小技巧来缓解自己的紧张和压力。后来我上台演讲时，为了让自己发挥得更好，我会带着一个小东西上台当作道具，比如一支笔、一个本子等。

孩子出现抠手、咬指甲、咬嘴唇等小动作，一开始也是为了缓解内心的紧张和焦虑，只是孩子自己不知道。这完全是无意识的行为，是一种本能的自我保护和自我防御。如果家长这个时候错误地引导孩子，比如每次看见孩子抠手都说："看看你又抠手了，快别抠了！"家长强调不要抠手其实起的是反作用，因为一方面会强化抠手这件事，另一方面会让孩子内心更加紧张焦虑，于是这个行为就会被强化。

海夫人： 孩子出现小动作，其实是为了缓解内心的紧张和焦虑。当一个人内心有了紧张感、焦虑感，最简单的方法就是释放，可以通过小动作释放出去。

○ 从环境的角度分析强迫行为

有的孩子从一出生就跟着爷爷奶奶或者姥姥姥爷生活，甚至跟着亲戚生活，孩子的父母没有把孩子带在身边。

孩子和父母之间有一种天然的联系。当这种天然的联系被中断，代替父母的人没能给孩子足够的安全感和稳定感，孩子就会因缺乏安全感而焦虑。当内心的焦虑刚刚开始产生的时候，孩子超强的自我防御系统会自动生成，来进行自我保护，如孩子会开始抠手、咬指甲等。这些毫不起眼的小动作一开始可以起到释放的作用，孩子可以减缓内心因不安而产生的焦虑。

这些小动作的出现表明孩子在进行自我保护。如果周围环境的压力持续存在，孩子就会一直用这种方式缓解压力，久而久之，就会形成强迫行为。

○ 从孩子体质的角度分析强迫行为

体质差的人时常会感到"力不从心"，就是心里有想法，有欲望，却因为体力不济而很难达到或者做到，也就是欲望和能力不对等。

这个时候，欲望和能力的差距会使人产生落差感，容易产生焦虑。体质差的孩子会因为焦虑而出现抠手、咬指甲等小动作。当孩子年龄小，不会表达，也不懂得求助时，孩子天生强烈的自我防御意识会让孩子在第一时间学会释放，自我缓解。

◎ 从父母对待孩子方式的角度分析强迫行为

如果父母不尊重孩子，经常强迫孩子做一些违背孩子意愿的事情，再加上孩子年龄小，不会反抗或者反抗无效，为了自我防御和自我保护，孩子的自我防御系统会应急启动，出现焦虑，内心变得焦灼无奈，没有安全感，自我意识受到妨碍和威胁。为了不让自己过于难受，帮助释放焦虑的小动作就会出现，比如抠手、咬指甲、咬嘴唇等。

如果父母反复干扰孩子的自主意识，孩子就会焦虑，内心的焦虑需要释放，强迫行为就开始出现。如果焦虑持续存在，就会持续通过强迫行为进行释放，这就是孩子反复做小动作的原因。

举个小例子：

网友：老师，打扰一下。我儿子抽动得不算厉害，但我觉得他的心理很不健康。我是个粗人，以前对小孩非打即骂。现在儿子患病后，一做错事就让我打他，我若不打，他就自己打自己。问他为什么，他说："做错事就该打，你们以前不都这样的吗？我被打得习惯了。"请问我该怎样疏导他呢？

这就是由父母对待孩子的错误方式造成的强迫倾向！

◎ 从微量元素缺乏的角度分析强迫行为

缺乏微量元素是否导致强迫行为，这个问题需要专业人员来分析讲解。我个人认为，抠手、咬指甲、咬嘴唇等这些行为大部分是由心理因素造成的。如果真的是由缺乏微量元素引起的，就应适当补充。

◎ 淡化，转移，建立足够的安全感

孩子的焦虑有可能发展出强迫意识，应对的办法就是淡化，一定不要提醒，提醒是一种反向的强化。你对孩子说："宝贝，别抠手。"实则是在提醒他："看！宝贝，你又在抠手了。"家长越提醒就越强化这种行为。

在孩子抠手的时候，家长不要提这件事，而要帮助孩子转移注意力，比如让孩子做一件既让他感兴趣又必须用到双手的事情。另外，在生活中，父母应给予孩子足够稳定温和的爱，情绪大起大落的父母无法给孩子带来安全感。

再来看看这位妈妈：

网友：愁死了，我被这个孩子折腾得一晚没睡好。我感觉孩子有明显的强迫症。孩子睡前必须整理被子，确认没有一点褶皱之后才进被窝。为整理被子，他半夜会起来两次。我说："妈妈不喜欢你总是整理被子。"他就哭了，结果还是整理完才睡！

家长一定要对孩子的强迫意识或强迫行为有心理准备。强迫意识、强迫行为一旦形成，就无法在短时间内消除。家长对待孩子强迫症的态度应该和对待抽动症的态度一样，要尊重孩子，并保持淡定。

这位妈妈非常焦虑，并且提醒孩子，这种提醒反而是在强化，会加剧孩子内心的焦虑和冲突。"我说妈妈不喜欢你总是整理被子，他就哭了，结果还是整理完才睡！"妈妈的应对方式会让强迫倾向继续发展，甚至增强。

这位妈妈需要调整心态，并且改变应对方式。如果孩子要整理被子，就让孩子整理，要想引导孩子看淡整理被子的意识和思想，最重要的是家长要让孩子没有紧张感，没有心理负担，让他知道自己的行为没错，这一点很重要。

你越反对，孩子的强迫倾向就会越厉害；你越坦然接受，孩子的强迫倾向反而越来越轻。

焦虑最初来源于不安全感和对未来的不确定感。如果孩子出现强迫倾向，家长要深刻反思、反省自己。家长内心的焦虑会在第一时间传递给孩子；家长不尊重孩子，粗暴地强迫孩子做孩子不愿意做的事情，就会引发孩子内心深处的恐惧和担忧；家长对孩子的陪伴没有用心，低质量的陪伴对孩子是非常不好的。这些都是强迫倾向的"因"，当这些不易察觉的"因"累积到一定程度的时候，就会形成既定的"果"。

当孩子出现强迫倾向时，不要马上将其定性为强迫症。家长这样的表达本身就是焦虑的表现，传递的是焦虑和不安的信号。

海夫人：提醒一下，尊重不等于溺爱，尊重意味着理解和沟通，在合理满足孩子需要的同时给予必要的约束；尊重也不是一味地顺从，不要把溺爱当成尊重。

31/ 关于遗传

遗传因素是大家比较关心的问题，有不少人问过我。先来看看有关抽动症遗传的资料。

关于抽动症的家族研究结果显示，抽动紊乱或抽动症患者的一级亲属（一级亲属包括父母、子女、兄弟姐妹等）发病率比普通人群高出 10 ~ 100 倍，这就说明了遗传因素在抽动症中起了很大作用。抽动的严重程度受两个遗传因素的影响：

○ 强迫症对抽动症的遗传影响

不管发端者[注]是否同时兼有强迫症，抽动症患者的一级亲属，特别是女性一级亲属，患有早发性强迫症的可能性都会升高。这表明强迫症是抽动症的另一种表现形式。

○ 多动症对于抽动症的遗传影响

多动症对于抽动症的遗传影响与强迫症略有不同，虽然抽动症患者的一级亲属中的多动症比例明显增多，但更多的亲属患的是抽动式多动症，他们共享同一病因。也就是说，抽动症与多动症有关联，但在严格意义上不共病，多动症并不是抽动症的另一种表达形式。

总之，研究表明，遗传因素在抽动症的家族病因中占主导地位，抽动症和强迫症之间共享遗传的影响，但目前还不清楚抽动症与多动症之间的遗传关联。抽动症协会遗传基因研究组正在针对遗传基因进行广泛研究。

上述文字摘自《欧洲儿童少年精神病学》杂志 2011 年 20 期《欧洲抽动秽语综合征与抽动障碍临床评估准则》。

注：发端者指遗传疾病家族史调查中的第一个患者，本文所说的发端者是指家族史中第一个抽动症患者。

以下是"沐浴阳光群"里家长们关于遗传影响的讨论。

想飞的燕子：采用海夫人的方法，由遗传引起的抽动症能痊愈吗？

美丽人生：我家女儿有抽动症，是不是说，我的女儿的女儿也很有可能患抽动症呢？强迫症也是抽动症的一种形式，那是不是说，有抽动症，并不见得有强迫症？有抽动症，就一定会伴随强迫症吗？有抽动症，就不见得一定会有多动症吗？

淑慧：强迫症，女性一级亲属，估计妈妈遗传给了我，我遗传给了孩子。现在的我面对这一切欲哭无泪。

清晨阳光：我从小就有轻微的发音抽动症（开心大笑后会觉得喉咙有痰感，会发出咳痰的声音）。我家娃现在有眨眼、张嘴的动作，偶尔还会有吸鼻子的声音。海夫人，针对这种情况，按照你的理念去做就行了吗？

雪莲：我大儿子在6岁，甚至更早时就有眨眼现象，中间经历过大爆发，现在稳定。小儿子现在又有清嗓、咬手指的现象。现在回忆发现我和我哥、我弟弟都有眨眼现象，我爸爸有清嗓现象。我两个儿子的抽动是遗传发病的吗？

网友：如果是由遗传引起的抽动症，用您的方法能治好吗？因遗传发病的孩子会比不是因遗传发病的孩子严重吗？

网友：海夫人，如果是由遗传引起的抽动症，能好吗？

大家的反应让我有些意外，来看看巴甫洛夫的一段话。巴甫洛夫认为，神经型的形成既决定于遗传的神经过程特点，也决定于生存条件，是先天特征与后天变化的合金，环境影响获得的特征经过几代延续能够遗传下去。

也就是说，环境带给我们的改变和我们自己通过努力获得的内在改变，这些后天变化与先天特征共同决定着神经型的形成，遗传并非固定，并非一成不变，环境影响和后天改变获得的特征经过几代延续能够遗传下去。

如果你在发现孩子有抽动症后开始积极努力，修复自我，让家庭更和睦，尊重孩子，你就能在潜移默化中改变着什么。虽然这样的改变需要经过比较长的时间才能看到效果，但是后天变化与先天特征的合金经过几代人的延续能够遗传下去，这个改变绝对不是没有意义的。

32/ 国外的经验和应对措施

○ 澳大利亚抽动症权威医生的讲述

关于国外医生对抽动症孩子的态度，来看看来自澳大利亚的 Sarah 在交给我的"海夫人儿童抽动症问卷调查表"中的讲述：

一位治疗儿童抽动症的悉尼权威专科医生告诉我和老公："你们的女儿非常聪明，善解人意，而且很成熟，我相信她能在学校克服抽动症带来的麻烦。我不需要给她开任何药，你们也不需要因为抽动症再来找我，除非抽动症严重影响她的睡眠……"我和老公非常感激他，按照他的话，我们也没有再去复诊。

当时 Sarah 5 岁的女儿（孩子马上进入小学，在澳大利亚孩子 5 岁上学）抽动症症状表现包括身体动作和频繁的发声。

○ 英国专业医生的建议

再来看看一位孩子在英国读书的妈妈的分享：

绿色：我孩子现在 10 岁，6 岁时有轻微的眨眼动作，曾经吃过中药，停停吃吃，时好时坏。2015 年开始有清嗓子的声音，所以去看了西医，医生给他开了精神类药物。前不久我把他送去英国读书了，跟英国的学校也沟通过这件事。老师们一看就知道是怎么回事，学校也派医院专业的医生给孩子看过，不让孩子吃任何药。学校建议孩子多锻炼，忽略这些症状，他不是病人，要让他开心学习，开心玩。

○ 德国医生的说法

再来看看一位德国医生的建议：

网友：到了小学二年级，我们给孩子换了一个好学校。可能他感到学习有压力，在 2014 年 4 月下旬时，孩子开始清嗓，一直不停。我们带孩子去看了西医，并让他休学了 5 个月。这期间孩子一直吃西药阿立哌唑，吃了两年半。2014 年 11 月，我的一位德国朋友给我介绍了一位德国医生。于是我带孩子去找这位德国医生看病。德国医生说，孩子没病，别吃药了！

我们就停药了。结果2015年4月上旬孩子又开始清嗓了。我又去中医那里开了几个月中药……

海夫人：你们找德国医生看了病。

网友：嗯！去德国看过，德国医生也来过。德国医生说没理由吃药。

◎ 加拿大温哥华妈妈的求医经历

温哥华－期待－7岁男孩：家庭医生先让我们夫妻俩去心理医生那里做了咨询。心理医生听了我们的叙述，看了我的录像，告诉家庭医生怀疑孩子有抽动症，但是不能确认。

后来，我们去了温哥华儿童医院的神经内科就诊。医院发了一张大表，表里有几十个问题，主要询问孩子日常的心理状况，比如有没有恋物癖、强迫症、脾气暴躁等。我曾提前给医生写了一封信，介绍了孩子的病史。我特别拜托医生不要直接向孩子询问病症相关的内容，希望只做一般的体检。神经内科的医生也很配合，给孩子做了简单的身体检查，没有做脑电图等检查。

医生根据我描述的病史和我带去的录影录音资料判断，我的孩子心理发育和身体发育都很健康。她诊断孩子是有抽动现象。如果病程有反复，持续时间超过1年，那就说明不是一过性的[注]。很多孩子在成长发育的过程中都会有这样的抽动症状，发病年龄一般在6~7岁。目前还没研究清楚发病原因，有一定的遗传因素，一般症状表现是波动型，病情有时轻有时重。总体来说，8~12岁为发病高峰期，随着青春期的到来，症状会越来越轻，大多数孩子的抽动症状在青春期之后会自动消失，只有极个别患者的抽动症状会持续到成年。

抽动症状会受到情绪的影响。医生否定了我的一些过度保护的做法，她说不能让孩子在真空中生活，即便症状不明显，也不是痊愈了，家长过度保护并不好。举例来说，不能因为去游乐园加重症状就剥夺孩子去游乐

注：短暂性抽动障碍，症状表现不超过1年。

园的乐趣。在饮食方面，她说没有确凿的证据证明吃什么会特别有好处或者坏处。唯一提到的是不宜多吃含咖啡因的食物。

医生说目前没有有效的治疗方法，她让我像对待普通孩子一样教育养育他就行。症状会变来变去，这次可能是摇头，下次可能就是耸肩。如果没有严重到影响孩子正常的社交生活，就不用干预。她建议在孩子症状特别严重的时候可以适当吃药控制一下症状，以便不影响正常生活。

因为我还有一个孩子，所以特意问了她关于遗传的问题。她说不一定会遗传给另一个孩子，从理论上讲，只是发病率会比其他人高一点。

让我特别感动的是，在我离开的时候，医生拥抱我一下，说："你的孩子很健康，你就像养育你健康的小宝贝那样养育你的大宝贝就行。"当时我不知道为什么眼泪差点掉下来。

从那以后，我没有再去过医院。后来看到海夫人的博客和论坛，我得到了更多、更具体的指导。在孩子成长发育的关键阶段，我和我先生的信心更加坚定了。虽然我也会焦虑不安，但是我一直按照一位美国儿童神经内科医生的话去做：孩子的症状让你焦虑的时候，你该做的不是要孩子怎样停止，而是要离开这个环境，停止焦虑。

现在我明白这是一个漫长的过程，算是孩子"成长的烦恼"。焦虑不安难以避免，家长不仅要帮助孩子，还要学会调整自己。我坚信，再苦、再难、再心痛的经历，在10年以后我们也能云淡风轻地笑着讲出来。一切都会好起来的。希望我分享的这些信息能帮助和我有类似经历的朋友们。希望大家都能顺利度过这段特殊的日子。

孩子的症状一开始是眨眼，后来是发声，再后来是摇头抖手。当时我是带着录音和录像给医生看的，因为在医院检查的时候孩子症状可能不明显。我去的是加拿大温哥华省立儿童医院。之前我在网上看过一位美国知名儿童神经内科医生关于抽动症的视频，介绍得比较详细，和这位加拿大医生的理念很相似。当时我也联系了那位美国医生，计划如果孩子的抽动症状变得更严重的话就去找那位医生，不过目前看来还不需要。

33/ 如何判断是抽动症症状还是其他病理表现

网友：没有哪个家长愿意给小孩吃药啊！只是他连续咳了很久，吃咳嗽药都没有任何效果，所以想问您，咳嗽也是抽动症的症状之一么？

平时问这类问题或者有此困惑的家长比较多。孩子反复咳嗽、清嗓子，被当作呼吸系统疾病治疗，反复吃药，效果甚微。

当孩子开始出现吸鼻子、眨眼、咳嗽、清嗓子等行为时，刚开始很难判断是鼻炎、沙眼、咽炎，还是抽动症症状表现。不光家长难判断，医生也难判断，这就是为什么许多孩子去医院看鼻炎、看沙眼、看咽炎，看了好几年，用了不少药，总好不彻底。最后了解情况的医生或许会提醒家长："孩子很可能患的是抽动症……"

○ 一个将抽动症当作呼吸系统疾病治疗的例子

孩子刚上幼儿园一个礼拜便发烧了，大夫诊断孩子患的是急性肺炎，让孩子住院，开始静脉输液，输了10多天，出院以后没几天又开始咳嗽，是半声的干咳。我们以为肺炎复发了，又带孩子到医院输液，输了几天也没见好，医生也没说出为什么。我们考虑换家医院。我婆婆听说张家港有一家中医院治疗咳嗽效果很好，我们就去看了，配了好多中药。后来孩子一感冒就咳嗽很长时间，孩子上幼儿园的3年简直就是在药罐子里长大的。我在网上查到有一家医院专门治疗咳嗽，到那个医院去看以后，也没有得到我期望的答案，孩子还是无缘无故地干咳。

当女儿8岁的时候，我先在儿童医院挂了儿童呼吸科。医生看了我女儿这几年的病历说："你孩子患的不是呼吸系统疾病，要么是耳鼻喉科疾病，要么是神经内科疾病。"我当时奇怪咳嗽跟神经内科有什么关系，就带着孩子看了耳鼻喉科。因为专家不在，只能找普通医生看。一位年轻医生看了之后说孩子咳嗽是由鼻炎引起的，配了点滴鼻药水。其实孩子经常感冒咳嗽，鼻子肯定是有炎症的。我以为终于找到女儿干咳的原因了，可是在以后的1年时间里还没有把咳嗽治愈。

孩子在耳鼻喉科经过1年时间的治疗后，我给她挂了耳鼻喉科的专家号。

那个专家态度很好，看病也很仔细，慢慢听完我的叙述后说先去拍一张鼻子的片子。我们拍完给她看，她说："这个孩子有鼻窦炎，不过我还是建议你到神经内科去看看，我怀疑患的是抽动症。"我这才第一次听说抽动症⋯⋯

我女儿只有干咳症状，却怎么也找不到病因，看了好多医生，吃了好多治疗呼吸系统病的药，原来是误诊了好几年。

孩子从刚上幼儿园开始反复咳嗽，到9岁才确诊为抽动症。几年来先当呼吸系统疾病治疗，后当鼻炎治疗，最后才确诊为抽动症。如果干咳的情况反复出现，时间超过1年以上，按照呼吸系统疾病治疗又没有效果，那就需要考虑是不是患有抽动症，这个时候应该带孩子看神经内科，而不是呼吸科。

◦ 一个把抽动症当作眼疾治疗的例子

下面是孩子就诊时的病历，主要症状是眼睛干、痛、痒，同时翻眼睛。当时同学们给女儿起的外号叫"白眼狼"。

2003年11月20日，女儿说眼睛不舒服。我看不清楚大夫写在病历上的字，猜出有"充血消炎"的字样。

2005年7月10日，双眼睑结膜充血。

2008年10月25日，双眼不适，1月余。

2009年1月8日，双眼不适，1周余。

2009年1月30日，双眼结膜轻度充血。

2009年5月，双眼睑结膜充血。

2009年12月20日，右眼不适，1周余。

2010年3月24日，双眼睑结膜充血，少量滤泡。

在看病期间，一直当作结膜炎治疗，成月地给孩子点医生开的眼药水，点一段时间，翻眼就好了⋯⋯最后确诊孩子有抽动症。

孩子反复出现翻眼睛的情况，一直当作眼疾来治疗，眼药水也没少滴，但情况还是反反复复，最后才确诊为抽动症。

抽动症的确诊本来就需要时间。当孩子初期表现出咳嗽、眨眼、吸鼻子、清嗓子等症状时，的确无法马上判断是抽动症症状，还是由呼吸系统疾病引起的咳嗽、由结膜炎引起的眨眼、由鼻炎引起的吸鼻子、由咽炎引起的清嗓子等，专业的医生也需要细心诊断，因为许多抽动症的症状表现与其他病理表现相似，很容易混淆。

还有家长经常会问，尿床、尿频、挤眼、甩手、皮肤痒等现象是否属于抽动症症状。无论出现什么样的情况，都应该先排除病理原因。如果经过检查确认不存在任何其他病理原因，比如尿床的孩子肾和膀胱都没问题，皮肤痒的孩子没有湿疹和皮炎等，排除了其他病理原因，这类表现又反复出现，并且持续了 1 年（甚至几年）以上，就可以考虑是抽动症症状。

海夫人：不一样的孩子成就不一般的妈妈！不一样的孩子需要不一般的妈妈！我们有不一样的孩子，所以需要我们成长为不一般的妈妈！

34／感冒发热为什么会让症状变多或变少

有家长问我："海夫人，我不明白为什么孩子的症状会在感冒发热后变得多起来。"是不是每个抽动症孩子的症状都会在感冒发热后症状多起来？不是。

感冒发热后症状变多的情况在孩子的抽动症初期比较普遍，尤其是在年龄小的孩子身上常见。为什么会这样呢？

孩子出现抽动症状的原因是孩子身心不平衡。孩子为什么会出现身心不平衡的情况呢？第一个原因与抽动症孩子自身的特点有关，孩子比较敏感。第二个原因是抽动症孩子所处的环境出现了堵塞，或者孩子自身出现了淤堵，比如父母之间缺乏和谐的沟通交流，或者孩子无法和周围的人进行良好的沟通交流。（建议参看本书第二篇《帮助小天使修复"隐形的翅膀"》中的相关文章《抽动症症状的规律性》）

○ 抽动症孩子的症状为什么会在感冒发热后多起来？

1. 敏感体弱

敏感的人往往会放大外界的刺激。面对同样的事情，敏感的人产生的反应要远远比不敏感的人的反应强烈。抽动症孩子往往比较敏感。感冒发热不仅让孩子体力下降，而且会加剧孩子内心的不良感受，孩子就会变得更加敏感，孩子的身心就会相互影响，共同作用，容易失去内平衡，从而导致症状开始表现。

2. 心力弱

有的家长会问，感冒发热是身体的一种疾病，同心力的强弱有什么关系呢？其实一个人的身体和心理是相辅相成的，会相互影响，相互协调。

大家如果注意观察，就可以发现，在现实生活中，往往一个体质柔弱的人反而拥有一颗更坚强的心。这是为什么呢？因为在挫折或打击面前，一个人的身体和心理都在承受着考验。如果一个人经常生病，或者经常遭受病痛的折磨，他对疼痛的承受力和忍耐力就会在反复磨炼中得以提高。承受力和忍耐力是心力的一部分。

抽动症孩子往往比较敏感体弱，心力也比较弱，感冒发热让孩子感到身体不适，这种不适增加了孩子内心的负担，所以感冒发热后症状就会有所增加。症状增加其实说明了孩子在释放内心的负担。症状增加其实是件好事，如果不让症状及时地表现出来，孩子内心的负担就无法释放出来，会积累得越来越多。（建议参看本书第二篇《帮助小天使修复"隐形的翅膀"》中相关文章《抽动症的康复最简单的方法——平衡》）

○ 抽动症孩子的症状为什么会在感冒发热后变少？

还有家长这样问：

花开半夏：海夫人，您好，我家孩子感冒发热以后，抽动症状减少，基本上看不到症状了，这是不是代表快好了呢？

孩子感冒发热之后，抽动症状反而减少，甚至基本上看不到了，这是怎么回事呢？其实这并不代表抽动症好了。有这样一种情况，孩子感冒发热以后，身体比较弱，孩子体内抽动症的这股力量也变弱了。等孩子的体力恢复以后，抽动症的这股力量也会随之恢复，症状便会表现出来。

还有一种情况，在孩子感冒发热的过程中，妈妈处理得比较得当，坦然地面对和接纳孩子的状况，向孩子打开了自己内心的通道，而且畅通了连接上了内心的通道，妈妈和孩子之间可以畅通交流。感冒发热起到了为孩子疏通淤堵的作用，就能让孩子的症状得到缓解。

一位成年妥妥曾形象地向我描述，当她的身体虚弱到极点的时候，抽动症的这股力量就会随之消失，任何症状都不会出现，但是等体力恢复以后，这股力量又出现了，症状又会表现出来。

这就是有些孩子感冒发热严重时反而不出现症状的原因。这是因为生病让孩子的体力快速下降，身心都很虚弱，都没有力量，这时候抽动症的这股力量随之减弱，等孩子感冒发热好了，体力恢复了，抽动症的这股力量也恢复了，症状就会开始表现。

如何解决感冒发热后症状变多的问题呢？

让孩子加强锻炼，多运动，多带孩子到大自然中。大自然可以缓解人的压力和焦虑。运动不仅能增强体质，也能锻炼意志，舒缓紧张，缓解焦虑。

②提高心力。（建议参见本书第二篇中关于心力的文章）

35／ 关于脑电图异常

有关资料表明，凡偏离正常范围的脑电图就属于脑电图异常。异常的脑电图反映的是一种脑功能状态，只有结合患者的临床表现，通过观察和比较患者在检查前后的临床症状，脑电图才具有明确的诊断意义。脑电图的个体差异比较大，尤其是处于发育阶段的儿童，脑电图的差异会更大。目前还没有任何计算方法能够精确地给出不同年龄脑电波的正常范围。即使孩子被检查出脑电图轻度异常，也无法确诊为癫痫，况且癫痫病人中只有 50% 会出现脑电图异常。

有不少家长说自己的孩子脑电图异常，所以非常紧张。来看看沐浴阳光群一名医技人员的发言。这位医技人员在医院的神经内科工作，专门负责检查脑电图。

北京−6岁男孩：各位家长，大家好。我是一位抽动症儿童的父亲，在医院的神经内科工作，我是一名医技人员，不是医生。这几天，我在群里发表了一些观点，陆续有一些家长咨询我，或者把视频发给我看。我现在统一讲一下医学观点，希望能打消各位家长的顾虑。

如果孩子从来没做过CT检查，那么家长可以带孩子做一次检查，看看有没有占位性病变。如果孩子没有出现占位性病变，到了青春期，孩子的症状基本上就会有所缓解。

即使孩子被检查出脑电图异常，家长也不必害怕。我的本职工作就是做脑电图，大约60%以上的抽动症孩子脑电图都会出现异常。脑电图异常不代表预后不良。另外，孩子症状出现的频率高不高，强度大不大，跟预后好不好无关。

建议家长不要在意孩子脑电图的异常或动态脑电图的非特异性改变，也不要过于关注遗传因素。我在癫痫科专门负责检查脑电图。如果孩子只有眨眼睛等普通抽动情况，同时脑电图显示没有同步异常放电波，就可以让孩子马上下机，不必躺一整天，不必做睡眠脑电图、动态脑电图或视频脑电图，否则会把孩子弄得十分紧张。

家长如果不放心的话，就可以让孩子做脑电图和CT检查。医生也会这样建议，因为这样可以起到排查癫痫的作用。孩子在做脑电图检查时，要深呼吸和过度换气，在这种情况下，都会出现慢波。慢波增加是大脑功能发育不完整的一种表现，孩子每天都在生长发育，大脑每天也都在发育变化。脑电图检查的目的只是排查癫痫。

上次有位家长说得特别对，他建议不要让孩子做脑电图检查，因为一做就会出现脑电图异常。家长陪在孩子旁边，只要家长的手机一接收微信信息，孩子的脑电图就会显示放电，就会显示异常。当拿到这样的脑电图报告时，家长就会很害怕。建议家长不要在意孩子的脑电图报告。

"我家孩子脑电图异常。"这是家长问得最多的问题，有的家长甚至把孩子的脑电图报告发给我看，其实这并不要紧。

大约有 60% 以上的抽动症儿童的脑电图会出现异常，大部分有慢波。西医是循证医学，会拿证据说话，结果家长很恐慌，不明白孩子的脑电图为什么会出现异常。

举个例子，早搏、心律过缓、心肌梗死和冠心病都属于心脏病的范畴，不过前两者与后两者的差别实在太大了。

一个健康的孩子突然出现高热，到医院做脑电图检查，脑电图报告肯定显示异常。高热退后的 7 天内，再检查孩子的脑电图，仍然显示有慢波，脑电图结果肯定显示异常，其实这并不要紧。家长不必在意脑电图报告。

家长是因为不了解神经电生理知识，所以才会出现恐慌。其实家长没必要恐慌，因为孩子的脑电波异常并不是什么严重的事。

海夫人：看了这位医技人员的分享，家长们是否感到放心了？如果孩子感冒发热时去做脑电图检查，脑电图报告肯定显示异常，但是并不代表孩子有问题。

我在不到 20 岁的时候做过一次脑电图检查。那段时间我持续头疼，而且头疼的原因不明。爸爸很重视，带我去了当地最好的医院。那是我第一次做脑电图检查，有些紧张。我记得当时医生一直要我放松。

脑电图结果出来后，医生专门把我叫到一个房间里，他想帮我解除心理负担，很认真地告诉我脑电图结果没问题，他说我的头疼和心理因素有关，让我不要想那么多，要放轻松点儿，脑电图报告即便显示轻度异常也没关系，那并不代表有什么严重的疾病。后来我的头疼的确不治自愈了。

曾经有位住在蚌埠的家长问我，她的孩子最近出现的头疼现象是不是抽动症症状表现。既然头疼关系到大脑，我建议她带孩子去做脑部检查。这位家长在当地的妇幼保健院工作，她说脑电图查不出什么问题，比如在癫痫不发作且大脑不放电的时候做脑电图，结果显示不出异常。我就把我自己做脑电图的经历讲给她听，她后来并没有带孩子去做检查，孩子头疼持续一段时间就好了。

沐浴阳光群里有位家长带孩子到医院做了脑电图检查，结果显示轻度异常。孩子的爸爸非常紧张，一直问医生孩子出了什么问题。医生是家长的朋友，思考了一阵，回复家长："我们医院小，设备有可能不够先进，你再上大医院查查。"

这位家长到群里说起这件事情，他觉得这位医生朋友没有实话实说。其实这位医生朋友并不是没说实话，而是知道家长带孩子做脑电图检查的目的是想确定是否是器质性病变引起的抽动症，但是脑部问题无法通过一次脑电图检查就能查清楚，只能建议家长再去大医院检查。

脑电图异常，只有在专业医生结合患者的临床表现，通过观察和比较患者在检查前后的临床症状后，才具有明确的诊断意义。如果孩子的脑电图报告显示异常，那么家长最好带孩子去正规的大医院复查，请专业医生进行诊断。如果是癫痫等其他疾病，就需要专业医生给出治疗建议和方案。

第四篇

对抽动症的思考

家长要积极地面对抽动症，主动地进行康复，抽动症才能彻底好。逃避只能让康复的过程变得更长。

1/ 抽动症的出现表明了什么

◎ 是否只有不幸福的家庭，孩子才会得抽动症？

很多人看了海夫人的文章会产生误解或错觉，然后问："海夫人，我们从来不打孩子，我们很温和，孩子为什么就得了抽动症呢？"

家长的意思是，孩子生活在幸福、和睦、美满的家庭里，为什么会得抽动症呢？家长认为只有生活在不幸福的家庭的孩子，或者整天被家长打骂的孩子才会得抽动症。到底是否只有生活在不幸福的家庭的孩子才会有抽动症呢？不完全是。

抽动症孩子的神经类型是强而不平衡型，抽动症孩子普遍比较敏感。同样是被家长打了一巴掌，别的孩子可能很快淡忘，但是抽动症孩子不会。这类孩子比较敏感，感应和接收各类信息的能力特别强，但是他们自身面对和处理这么多信息的能力比较弱，于是应急的抽动障碍就出现了。

◎ 抽动症的出现

对于抽动症孩子这种强而不平衡型的神经类型，可以用形象的比喻来解释：一条马路如果非常宽，而且车辆很少，那么出现拥堵的概率非常低；另一条马路如果非常窄，而且车辆很多，并且为这条马路疏通堵塞的能力比较弱，那么出现拥堵的概率就非常高。抽动症孩子就类似后者，在道路上行驶的车辆特别多，而道路的承载能力和疏通能力比较弱，于是经常会出现拥堵的情况，出现拥堵的时候也就是抽动症症状表现的时候。

另外，抽动症的出现是环境影响的结果，环境包括社会环境和家庭环境。其中家庭环境对孩子产生的影响最大。社会环境会对家长产生直接的影响，家长又会对孩子产生影响。

◎ 来看具体的例子

在我接触的众多例子中，有家长觉得自己很温和民主，算得上是完美的家庭教育，想不通为什么孩子会抽动。

风中百合：我和老公都是温和民主型家长，孩子从小就很懂事，我们几乎没有打过孩子，也很少呵斥孩子，凡事都和孩子商量。即使如此，孩子还是出现了抽动。我们读了海夫人的书，一直在反思我们的教育到底出现了什么问题，感觉思考得不够，不知道其他家庭有没有我们这种情况。

心想事成：你们也许对孩子过度保护，或者对孩子要求太高。

风中百合：我们反思自己的确对孩子过度保护。儿子两岁半时查出有哮喘，所以有一段时间对他的吃穿特别关注，无微不至，生怕他感冒。儿子对很多运动项目都不擅长，所以现在让儿子努力加强锻炼，提高身体素质，增强心力。

群主："孩子从小就很懂事"，家长需要对这件事进行反思。小孩子顽皮是天性，小时候过于懂事的孩子往往比较压抑。

风中百合：对，我能感觉到孩子会察言观色，属于讨好型的孩子。儿子从小就是在别人的表扬声中长大的，只要有别的孩子在场，尤其是不听话的孩子，儿子就会表现得格外懂事，希望让别人夸他懂事。孩子出现这种情况，我该怎么办呢？

网友：我家小朋友也是这样，从小身体弱，鼻炎经常发作。我反思自己对孩子照顾得太多，过度保护，而且在孩子的吃喝拉撒睡上都有要求。孩子总怕我不开心，总是顺从我，总是照顾我的情绪。

因为他近视了，我对他更加严格了，曾经对他很凶地发了一次火，后来他的抽动症彻底爆发了，抽动得很厉害。也是在那个时候遇到了海夫人，我开始在生活上改变自己。我以前没有正确地对待孩子眨眼睛、清嗓子的情况，总是一味地让他克制。现在回想起来，儿子长期承受着精神压力，肯定很痛苦。我给儿子施加太多压力，很后悔没有给他一个快乐自由的童年。

三叶草：孩子小小年纪就会察言观色，一直为讨好别人而活着。武志红写过一篇文章《讨好型人格的孩子最终会活得怎样》，讨好型的孩子往往有一个情绪不稳定的家长，孩子需要时时察言观色来避免家长发火，而这种孩子的内心严重缺乏安全感，缺乏自我。

海夫人：这位家长刚开始认为自己的教育温和民主，几乎是完美的，然而孩子抽动了，想不明白为什么，觉得孩子在这么好的家庭里生活，不应该也不可能抽动。

当其他家长发出疑问："是否对孩子要求过高？是否对孩子过度保护？"这位家长说他们的确对孩子过度保护。

"孩子从小非常懂事，是否有些压抑？"这位家长说孩子具有讨好型的人格。

为什么家长刚开始看不到这些问题呢？

在这个世界上，没有完美的家庭，孩子就像家庭的镜子。家长自认为家庭完美，其实并非如此。这是因为家长没有足够的觉察，一直沉浸在虚幻的自我认同中，又怎么能发现问题，并且反思反省呢？

孩子如果非常敏感，就会感应到家庭中的问题，却没有能力应对和协调，于是就会出现抽动。孩子抽动反映的是多方面的问题，包括家庭的问题、孩子敏感的问题以及孩子神经特质的问题，并不一定说明家庭的问题有多严重，家庭状态有多糟糕。

孩子如果一点儿也不敏感，对家庭中的问题感受不明显，就不会出现明显的反应，顶多在家长吵架的时候有一点儿不开心，但是睡上一觉之后就没事了。

抽动障碍在所有的心理障碍中属于相对轻微的一种，甚至比多动障碍更容易应对。多动症孩子往往存在较多的心理问题，存在较多的行为干扰因素。

抽动症的康复比多动症、抑郁症、强迫症的康复更容易些。抽动障碍其实对抽动症孩子起到了帮助和提醒的作用。抽动障碍的出现说明妥妥启动了自身防御机制，表明妥妥具有很好的自我防御机制。

如果没有抽动障碍的帮助和提醒，小妥妥们这种感应和接收信息的能力过强，应对和处理信息的能力不够的问题就会被隐藏起来，将来就会成为更大的隐患，甚至有可能导致真正的不幸和灾难。

抽动症症状体现了抽动症孩子自身的身心状态。如果孩子的身心失去了内平衡，症状就会出现。症状的出现首先是一种提醒，其次是在帮助抽动症孩子进行自我平衡。当抽动症孩子抽动的时候。其实孩子正在通过身体动作或情绪表达的方式，自主地疏通淤堵。

比如，当孩子的肩膀出现淤堵时，肩膀就会有"痒""酸""胀"的感觉，这个时候小妥妥需要动一下肩膀，只要动一下就好像感觉这个地方的淤堵被疏通了，然后"痒""酸""胀"的感觉就会消失了。

年龄小的孩子有可能很难描述自己的感受，但是如果是年龄大一点儿的孩子，家长问他抽动的感受，他就会说某个地方不舒服，需要动一动才会好受一点儿，如果强制不动，这种难受的感受就会扩散蔓延开来，所以对于症状，只能短时间控制一下，无法长久控制不动。如果现在强制不动，那么以后会动得更厉害。

◇ 抽动症的出现说明什么？

抽动症的出现，首先说明了妥妥的神经类型是强而不平衡型；其次说明了妥妥具有强大的自我防御机制，这种自我防御机制启动得很及时，能够迅速地传递信息，提醒周围的人和自己；最后说明了社会环境正在产生越来越多的压力，父母在各种评判标准中逐渐失去了真实的感受，无法看见真实的孩子，只能看到头脑里的各种标准，让亲子关系变得冷淡或紧张。

抽动障碍和其他的障碍一样，都是社会发展的产物，人们解决了饿肚子的问题，解决了温饱问题，进入了小康生活，还会遇到其他的问题。

孩子出现了抽动症，只是在提醒家长需要更好地去自我成长，然后引导孩子健康地成长，变得更有力量，沐浴阳光，仅此而已。

2／抽动症的动作不是习惯

网友：海夫人，你有什么办法来区分抽动症的动作和习惯性动作呢？

如何区分抽动症的动作和习惯性动作呢？这是家长比较关心的问题。我在沐浴阳光群里曾经遇到过这样的家长，他们对这个问题非常纠结，每天都到群里问："孩子抽动是不是一种坏习惯？是不是一种坏的习惯性动作？"

○ 如何区分抽动症的动作和习惯性动作？

抽动症孩子容易出现几种比较有代表性的动作，比如吸鼻子、挤眉毛、扭头、耸肩等。对于年幼的孩子（6岁以内）来说，家长很容易认为这些动作只是孩子的习惯性行为，因为这些动作通常持续一段时间之后就会消失，过段时间以后又会出现新的动作。

我孩子的情况就是这样，两岁时开始眨眼睛，持续几个月后就不再眨眼睛了，过了一段时间（几个月或半年）以后，开始吸鼻子，持续几个月后就不再吸鼻子了，安静了一段时间后开始扭头。

那个时候，我不知道孩子有抽动症，也没有把这些行为当成坏习惯，只是有些好奇，不明白孩子为什么会这样。我并没有把这件事放在心上，也没有纠结于这件事，所以儿子的动作出现得非常自然，来了去，去了来。

直到孩子上一年级，抽动症大爆发，曾经出现过的那些症状又全部出现了，不仅如此，还增加了许多新的稀奇古怪的动作，比如身体会像拧麻花一样拧着，然后松开，还会斜眼睛、翻眼珠等等。后来我们带着孩子去医院看病，孩子被确诊为抽动症。

在抽动症没有爆发的起初阶段，尤其在孩子6岁以内，家长很难确定孩子的这些动作是抽动症的动作，还是习惯性动作。要想明确区分，需要孩子能够清楚明白地表达出自己的感受。

抽动症的动作和习惯性动作最大的区别就是抽动症的动作是抽动症的这股力量导致的。如果抽动症的这股力量聚集在眼睛这个部位，眼睛就会感觉不舒服，多眨几次眼睛就能让自己感觉舒服些。这个眨眼睛的动作是因为身体不舒服才出现的。

习惯性动作是通过后天养成的，比如留着长发的女孩会习惯地往一侧甩头，如果女孩把头发剪短了，这种习惯性动作就不会再出现了。

家长如果不让抽动症孩子做出动作，就会让孩子感到非常难受，孩子很难克制和压抑自己不做动作。如果家长强制孩子不要眨眼睛，那么即使孩子能控制住自己不眨眼睛，还是会从其他的部位做出其他抽动症的动作。

家长如果不让留长发的女孩甩头，女孩就会感觉有些不习惯，她可以通过用手把长发往一侧撩来代替这个甩头的动作。

无论是忍着不做抽动动作，还是不做习惯性动作，都会让孩子的身心感到不舒服，但是前者会让孩子难受得抓狂，后者只会让孩子感到轻微的不舒适。

抽动症孩子无法克制自己一直不做动作。即使孩子此刻压抑克制住了动作，过后还会加倍地做出来。不少孩子接受了几年时间的控制症状（止抽）的治疗，在停止治疗后往往都会经历抽动症大爆发的过程。抽动症的症状无法通过外力或其他外在的方式彻底消失。

孩子可以通过自主的行为来养成习惯，也可以改变习惯，比如女孩在留长发时有可能形成甩头或用手撩头发的习惯性动作，但是如果剪成短发或者扎起辫子，这些习惯性动作就会自然消失。

抽动症的动作是在娃娃失去内平衡的时候出现的，孩子是因为感到难受才会被动地去做出动作。抽动症症状的表现可以起到疏通淤堵和释放压力的作用。

一个人的习惯性动作是他根据自己的喜好在生活中与环境互动出现的。

面对一个三四岁的孩子，家长该如何判断孩子的动作是抽动症的动作，还是习惯性动作呢？

即便家长去问孩子这个问题，孩子也不明白，也不懂。往往是年幼孩子（6岁以内）的家长纠结于这个问题。年幼孩子因为面对的压力比较少，所以很少经历抽动症大爆发的情况。如果孩子经历抽动症大爆发，家长就不会再纠结这些动作是抽动症的动作还是习惯性动作了，因为肯定是抽动症的症状表现，而非习惯性动作。如果孩子出现的是习惯性动作，孩子即使不做这样的动作，也绝不会难受到近似疯狂的程度。

◎ 纠结此问题背后的心理因素

来看看一位群友的话：

大连水晶女孩8岁：希望大家不要纠结于孩子为什么会得这种病。其实我们家的家庭环境也很好，我们对孩子也很好。家长如果总纠结于这个问题，就容易让自己心力交瘁，就会放慢成长的脚步，就会耽误孩子的康复。

家长要把关注的重点放在孩子的康复上。

海夫人：这位群友希望家长不要纠结孩子为什么得抽动症。海夫人希望家长也不要纠结于孩子的动作是抽动症的动作还是习惯性动作，这样的纠结没有任何意义。

有很多家长每天向我倒苦水，说自己想不通孩子为什么会变成这样。这些家长不接纳孩子出现的情况，而且特别排斥，觉得孩子不应该变成这样。家长这样其实会让自己更加痛苦、焦虑、惶恐，结果无法正确应对孩子的问题。

家长需要明白的不仅仅是孩子是否有抽动症，还包括通过这件事情进行反思反省，学会更好地自我成长，学会更好地陪伴孩子。

来看看另一位网友的话。这位网友曾经是一位非常强势的妈妈，有着强大的气场，用自己的高标准严格地要求和管束孩子，结果孩子出现了强迫症状。孩子的情况令她反思和反省，她做出了改变，她的改变让孩子的情况得到了显著的改善。

小青草：以我的经验来看，孩子出现症状是孩子内心焦虑、恐慌的表现。我家孩子以前走在大街上，如果遇到像垃圾这样的脏东西，就会感觉受不了，开始发脾气，可是前几天晚上出去时，好几次遇到路边的垃圾桶或呕吐物，孩子表现得很轻松。我想，只要孩子内心变得放松了，就不会再出现症状。关键在于家长要提供一个让孩子身心安宁的环境，家长要做好自己，让生命影响生命。

海夫人：孩子需要在爱的滋养中成长，家长不要给孩子贴负面标签，不要总是按照家长的标准去评判孩子。

3/ 抽动和抽动症的区别

先来看一个信息：

在路上：海夫人，您好！想向您请教一下，有药源性抽动症这样的说法吗？治疗的方向和普通的抽动症一样吗？

海夫人：只有药源性抽动这种说法，没有药源性抽动症的提法。抽动和抽动症并不一样。抽动的诱因包括物质性诱因、病理性诱因、药源性诱因等。比如癫痫发作时，伴随出现抽搐（抽动），这种抽搐（抽动）是癫痫的副产物，并不是抽动症。

○ 物质性诱因导致抽动的例子

几年前，一位妈妈焦虑地找到我，说："我突然发现孩子最近特别爱眨眼睛和耸鼻子。"她在网上了解到孩子很可能得了抽动症，这让她惊恐万分。当时她经常来咨询我，并且加入了沐浴阳光群，她非常担心孩子的情况。

两三个月后，有一天，她非常开心地告诉我："孩子好了，孩子没有得抽动症。因为给孩子配的纠正散光的眼镜架不合适，镜架夹住了孩子的鼻梁和太阳穴，孩子觉得不舒服，所以才会出现动作。"

我问这位妈妈为什么孩子不说呢？她说因为孩子太乖，自己太严厉，自从接触了海夫人，加入了沐浴阳光群，她开始转变了，孩子才主动地告诉她眼镜不合适的事。

孩子一说，她马上给孩子换了合适的眼镜，孩子原来眨眼睛、耸鼻子的动作就很快消失了。后来她仔细地观察了几个月，孩子一直都很正常，再也没出现过眨眼睛、耸鼻子的情况，不久后她便退群了。

这位妈妈虚惊一场。出于外部原因，孩子出现身体的不舒适感，从而导致眨眼睛、耸鼻子、扭头等动作，这类动作属于抽动，并不属于抽动症。

○ 抽动和抽动症的区别

抽动指的是由身体（器质性）因素或者其他外部诱因引起的暂时性动作。比如颈椎的问题、鼻炎、过敏等让身体产生不适，从而引起了身体的抽动反应。一旦身体（器质性）问题得到解决了，颈椎病好了，鼻炎好了，过敏原解除了，身体的抽动反应（眨眼睛、扭头等动作）马上就消失了。这类似皮肤瘙痒，出于某种原因，皮肤的某个部位出现瘙痒，我们就会挠一挠，等到引起瘙痒的问题解决了，皮肤不痒了，我们自然就不会去挠了。

抽动症是身体、情绪、心理的不平衡引起的，是身心不平衡的综合反应。抽动症孩子即便解决了颈椎问题、鼻炎或过敏，仍然会出现症状。因为颈椎问题、鼻炎或过敏好了，仅仅相当于解决了身体的不平衡问题，并没有解决情绪和心理的不平衡问题，所以即便排除了这些外在的诱因，抽动症症状可以得到缓解，但是无法让抽动症彻底好了，症状还会一直持续。

抽动是外部因素造成的不适引起的，抽动症是外部因素和内部因素共同造成的不适、不平衡引起的。因此，处理抽动比处理抽动症更简单。如果解决了外部问题，抽动就能好。抽动症需要外部问题和内部问题都解决了才能好，也就是身体、情绪、心理三个方面都需要达到平衡。

颈椎问题、鼻炎、过敏体质和抽动症都是可以相互独立存在的。与抽动症不同的是，抽动就像是副产品，无法独立存在。比如颈椎错位会引起身体的不适，孩子就容易出现扭头、晃头、耸肩等抽动行为。如果孩子没得抽动症，而且解决了颈椎问题，那么扭头、晃头、耸肩等抽动行为就会随之消失；如果孩子得了抽动症，即便解决了颈椎问题，但没有解决内部问题，那么抽动症还是好不了，抽动症状就会一直持续。

抽动和抽动症是不同的，家长不要混淆这两种概念。

"抽动（tic）一词是从法语（tique）演变而来，原意为扁虱，籍扁虱去叮咬牛马时，牛马出现急促、欲甩掉扁虱的皮肤收缩动作，用于表达原发性三叉神经痛时所伴随的面肌痉挛。抽动与抽动症不同，它是一个形象的概念，并不是一个疾病的名称，有许多神经和精神病学者如 Meige 和 Feindel（1903）等，很早就开始研究"抽动"，但迄今仍很难相当完善、肯定和清楚地阐明"抽动"这一现象的本质。"（摘自由刘智胜编著的《儿童抽动障碍》，人民卫生出版社出版。）

4/ 一过性抽动和抽动症的区别

群友 5 岁男孩（沐浴阳光 3 群）：早上好，医生说，抽动症孩子的症状出现第二次反复，就说明不是一过性抽动，一般是不会自愈的。这是真的吗？

海夫人：医生也许是想告诉家长，如果孩子的病情出现反复，就可能说明孩子患的不是短暂性抽动障碍，因为短暂性抽动障碍症状表现的时间一般不超过一年。如果孩子患的不是短暂性抽动障碍，那么康复就需要一定的时间，康复就没有那么容易和简单。

抽动症孩子如果没有经历反复的过程，就很难获得真正意义上的彻底康复。

目前只有一过性抽动的说法，没有一过性抽动症的提法。一过性抽动属于抽动的范畴，比如药源性诱因、物质性诱因、病理性诱因或其他诱因等导致的抽动，这种抽动并不是抽动症。（具体参看本书本篇的相关文章《抽动和抽动症的区别》）

5／鼻炎、颈椎问题、过敏或扁桃体肿大等引发的抽动

◎ 关于癫痫、小舞蹈症引起的抽搐

癫痫、小舞蹈症等疾病容易引发与抽动类似的运动障碍，也就是抽搐。这种抽搐的表现和抽动症的运动性抽动动作表现类似，容易混淆，很难区分，需要加以鉴别。

由癫痫、小舞蹈症引起的抽搐属于副产品，治疗的重点是癫痫、小舞蹈症等。如果癫痫、小舞蹈症等得到了很好的治疗，那么抽搐的情况就会大为缓解。

来看一个癫痫引发抽动的例子。几年前，有位妈妈和我这样说："亲爱的海夫人，好久没联系了，前不久才查明我的孩子得的是癫痫导致的抽动，孩子现在吃了抗癫痫的药就好多了，没有再出现症状表现，人也变得安静了。"

◎ 关于鼻炎、颈椎问题、扁桃体肿大等引发的抽动

如果鼻炎、颈椎问题、扁桃体肿大等得到了治疗，并且康复了，而且抽动情况随之消失了，就说明抽动是由这类问题引发的；如果鼻炎、颈椎问题、气管炎或扁桃体肿大等已经得到了治疗，并且康复了，但仍有抽动表现，就说明这属于抽动症的症状表现，不属于这类问题引起的抽动表现。

如果孩子频繁点头、扭头、甩头，而且动作的频率很高，时间长了，自然就会对颈椎产生不良的影响。家长需要明白的是，并不一定是颈椎问题导致了抽动症（颈椎问题倒是有可能导致抽动），而是抽动症频繁的症状引发了颈椎问题。

○ 关于过敏引发的抽动

姗：海夫人，抽动症与慢性食物过敏有关系吗？一位儿童营养学专家告诉我，孩子的慢性食物过敏会造成神经受损，从而导致抽动。

海夫人：过敏有可能导致抽动，但不会导致抽动症。抽动和抽动症的含义是不一样的。过敏只是抽动症的一种诱因，并不是抽动症的成因。过敏会让孩子抽动症的症状表现变得更多，但并不是孩子患上抽动症的根本原因。

如果孩子没有患上抽动症，那么过敏所导致的抽动往往是一过性的，一旦解除过敏，一过性抽动往往就会消失。

如果孩子患有抽动症，那么过敏会导致抽动症的症状增多，当解除过敏后，症状会有所缓解，但是并不会消失，因为抽动症还没好。

6/ 抗链O检测和抽动症的关系

阳光明媚：海夫人，您好，很高兴在茫茫书海中看到了您的著作。我儿子快11岁了，2015年9月被确诊为抽动症。在这之前，孩子有眨眼睛、张嘴巴的现象，但没有引起我们的重视。当时医生开了一种抑制神经的药，孩子吃了一个星期，症状就减轻了，但是等停了药之后，症状反而更重了。

我们又带孩子去了医院，换了一位医生看病，抽了血，医生说孩子的抗链O检测值比较高，也会引起抽动，后来开始了长达两年之久的打针治疗(长效青霉素每月打一针)。第一次检查结果是260(正常值范围是0~200)，连打三个月，复查一次。第二次检查结果是420，第三次是856。我当时想放弃打针了，不明白为什么越打针值反而越高呢。可是当时没有别的好办法，只能继续打下去。后来的检查结果就一次比一次低了，有一次是600多，接下来是500多，孩子的症状也减轻了，直到最近这两次检查结果都是300

多，医生说如果实在降不下来就不要再打针了，孩子的症状既不重也不频繁，只是抽腹肌，像打寒战一样颤抖。

结果半个月之后开学了，孩子上了两天学，症状就开始加重了，后来孩子感冒发热，症状就更重了，之前出现过的症状又同时出现了。

我快崩溃了，感觉这两年的治疗白费功夫，如今又回到了原点，我不知道接下来该怎么办，难道还要再经历一次这样的两年吗？

海夫人：抗链O检测值高只是抽动症的一种诱因，容易导致抽动症孩子的症状暂时增多。比如上面这位妈妈的反馈，医生检查出孩子的抗链O检测值高，建议一直打长效青霉素针，确实有疗效，抽动症的症状有所缓解，但是无法根治。

这位妈妈问我要不要继续这样治疗下去，目前已经治疗了两年。我告诉家长，抗链O检测只能起到排查的作用，无法确定这就是抽动症的成因，也无法确定能否通过降低抗链O检测值来治愈抽动症。

阳光明媚：感谢您在百忙之中给我回信，我已经在京东买了您的书，书还没送到家里，就迫不及待地想要和您聊聊。我曾经怀疑过这两年是不是治错方向了，不过孩子的状况确实在打针期间有所好转，甚至有一段时间什么症状都没有出现，可是停止打针之后，症状又出现了。孩子小时候体质不好，长大以后好一点儿了。尤其在打针的这两年里，孩子的身体特别好，即使有些小感冒也没出现症状，可最近这次感冒发热时症状变得好严重。

海夫人：抗链O检测只能起到排查相关疾病的作用，并不是抽动症的成因。同样的道理，颈椎问题和过敏也不是抽动症的成因。

颈椎不舒服或过敏会导致抽动症孩子的症状暂时增多，比如过敏发作的时候，抽动症孩子的动作肯定会有所增多，但是这只是诱因，并不是成因。当过敏问题解决了以后，孩子的症状就会缓解很多，但是抽动症并不会因此就好了。

如果孩子的抗链O检测值高，那么当然需要听从专业医生的建议，此时治疗的目的是把过高的检测值降下来，并不能因此治愈抽动症。

本文开头这位家长的孩子接受了两年降低抗链O检测值的治疗，抽动症的症状在治疗的过程中曾经得到了缓解，但是在这次感冒发热后症状反复表现。

来看看其他孩子做完抗链O检测，然后使用抗生素后的效果。

网友A：我带孩子到北京看病，孩子来到一个陌生的环境，比较紧张激动，出现了发声的现象，总是发出"嗯嗯"的声音。医生开的药是静灵口服液，说让孩子吃上一个月看看效果，还做了抗链O检测，说检测值有些高，正常范围是0～200，我家孩子的检测值是450。孩子吃了一个月的头孢拉定，检测值降下来了，但是抽动症没有见效。

网友B：我家孩子做了抗链O检测，结果显示有些高，打了一个星期的青霉素针，检测值降下来了，但是抽动症的症状不见少。

也有一部分孩子做了抗链O检测，使用了抗生素，抽动症的症状得到了缓解，暂时变得稳定。

网友C：我家孩子得了链球菌感染和抽动症，控制住感染以后，抽动症的症状就有所缓解了，症状少了许多。

7/ 抽动症的诱因

抽动症的诱因直观可见，一直被家长们关注，甚至有时候会被家长过度关注。

抽动症的诱因有很多，比如有的孩子一写作业就会频繁出现症状；有的孩子去游乐场回来，就会频繁出现症状；有的孩子感冒发热后就会频繁出现症状；有的孩子一吃饭就会频繁出现症状；等等。

抽动症的诱因包括身心两个方面。

1.身体方面

身体因素包括生病、体弱、身体平衡能力差等，这些身体因素会导致症状出现。

（1）疾病因素

与抽动症相关的常见疾病包括鼻炎、颈椎问题、过敏、感冒发热、气管炎等。如果抽动症孩子患了鼻炎（或者颈椎问题、过敏、感冒发热、气管炎等），那么鼻炎就是一种诱因，会导致抽动症症状增多，这也是抽动症孩子的身体对鼻炎做出的应急反应。鼻炎发作让孩子感到难受，于是通过身体动作来表达一下。

鼻炎引起抽动症症状增多，这并不代表孩子的抽动症变得更严重了。等孩子的鼻炎好了，诱因消除了，鼻炎引起症状增多的情况就会消失了。

反过来说，如果孩子没有得抽动症，那么不管鼻炎有多厉害，再怎么发作，孩子也不会出现抽动症的动作。鼻炎只是抽动症的一种诱因，当鼻炎发作让孩子感到难受的时候，孩子抽动症的症状就会表现得多一点儿。

（2）体质因素

孩子体弱也能导致抽动症的症状增多。体弱的抽动症孩子如果稍微劳累，就会表现出症状。体弱属于身体方面的诱因。即使体质好的抽动症孩子累点儿或辛苦点儿，症状也基本不会变多。反过来说，如果孩子没有得抽动症，那么无论怎么劳累，都不会出现抽动症的症状。

如果一个抽动症孩子特别爱宅在家里，平时的活动很少，那么他的身体协调性和运动平衡能力往往比较弱。孩子一旦出去玩，就容易出现抽动症的症状，这就是身体协调性差和运动平衡能力差导致的结果。为什么会这样呢？如果孩子的身体协调性和运动平衡能力比较差，他在做游戏或做运动时就会很紧张。所谓艺高人胆大，一个孩子如果整天都在外面跑、跳、运动、疯玩，那么肯定非常灵活，孩子的身体协调能力和运动平衡能力都会非常好。无论孩子怎么玩，怎么动，活动起来都会非常自然娴熟，孩子的内心也是轻松的。孩子在做自己熟练且拿手的事情时，怎么会感动紧张呢？

如果出于身体原因，比如体质差、体能弱、运动平衡能力差等，孩子的症状有所增多，那么除了可以用食疗和中药短时间帮助调理身体以外，海夫人大力提倡让孩子多运动，多到户外活动，多到大自然中玩。

多运动可以增强体质，这是最好、最自然、无毒、无副作用的方法，药效再好，也没有运动的效果好。孩子需要长期坚持运动，三天打鱼两天晒网起不到效果。

2. 情绪和心理方面

情绪和心理诱因包括过于兴奋、过于紧张、压力过大或过于压抑等等，这些诱因会让孩子的症状增多。

当孩子过于兴奋，或者玩得特别高兴时，症状往往就会增多。（参看本书第三篇中的相关文章《情绪很好时，为什么也会有症状》）

当遇到困难或挫折时，如果孩子变得过于紧张，或者压力太大，或者过于压抑，症状往往就会出现。一旦孩子出现情绪和心理诱因，症状增多，海夫人给家长的建议是对孩子进行心理疏导，提高孩子的心力。具体的方法和分享案例可以参看本书第二篇第四节有关心理疏导和心力的内容以及本书第五篇的内容。

海夫人：当抽动症孩子失去内平衡时，症状就会表现出来，正是诱因打破了抽动症孩子的内平衡。

面对出现的诱因，正确的做法是提高孩子自身的内平衡能力。

比如，前不久，沐浴阳光群里有一位上海的家长，带着 12 岁的孩子去了一趟游乐场，孩子回来后症状频繁表现。这位家长在群里说他很后悔，说自己不该带孩子去游乐场，以后再也不会带孩子去游乐场玩那些惊险刺激的项目了。

当时我在群里告诉她，症状表现出来是一件好事，去游乐场的诱因正好暴露了孩子的薄弱点，说明孩子的身体平衡能力比较弱，也说明孩子平时外出活动比较少。这个时候家长要做的不是后悔去游乐场，而是积极地帮助孩子改善暴露出的薄弱点。家长帮助孩子获得提高的过程就是抽动症康复的过程。

当诱因导致孩子症状增多时，家长如果只想避开这个诱因，比如从此不再去游乐场，而且不愿做其他的努力，不愿积极主动地面对孩子的薄弱点，不愿积极主动地帮助孩子提高，就无法让孩子得到康复。家长只是在逃避抽动症。

当通过诱因发现孩子的薄弱点是运动平衡能力偏弱时，家长需要做的就是让孩子多多运动，比如跑步、登山、游泳、跳绳、骑车、打球等等，让孩子参加自己感兴趣的运动训练班，在休息日多带孩子去户外活动，多让孩子参加一些能够提高运动平衡能力的运动项目。

海夫人： *家长要积极地面对抽动症，主动地进行康复，抽动症才能彻底好。逃避只能让康复的过程变得更长。*

当诱因导致孩子症状增多时，家长应该感到高兴，这是因为症状表现就是康复的机会。当家长发现了一个会令孩子症状增多的诱因，同时发现了孩子自身的薄弱点，就可以有针对性地帮助孩子。

如果孩子出现的是身体方面的诱因，就需要对症治疗。比如有的家长提出病毒性感染导致症状增多，那么就需要带孩子到正规医院找专业医生治疗。如果诱因是孩子体弱，就增强孩子的身体素质。如果诱因是鼻炎，就进行鼻炎的治疗，同时增强孩子的体质。

如果孩子的体质增强了，病毒性感染治好了，鼻炎好了，身体方面的诱因消除了，那么由这些诱因导致的症状就能够得到缓解。此时消除的只是部分诱因，并不能够让抽动症彻底好了。

诱因的消除肯定有利于抽动症的康复，但是家长如果把时间和精力都放在这些诱因上，就相当于舍弃了最主要的因素，而去关注次要的因素，也就是舍本逐末。

比如有的家长反复带孩子检查感染源，反复消炎，消炎的确可以消除感染，能够减少一个导致症状增多的诱因，但消炎并不能治愈抽动症，抽动症的康复没有这么简单。有的家长会带孩子反复治疗颈椎，或者反复检查过敏原，这都是舍本逐末的做法。

抽动症的诱因和成因相辅相成。家长帮助孩子面对一个个诱因，并且消除这些诱因，就是在帮助抽动症孩子进行康复。

家长如果帮助体弱的抽动症孩子增强了体质，就等于消除了体弱的诱因，而且鼻炎也会因为体质的增强而得到改善，这样就又减少了一个鼻炎的诱因。如果孩子因为病毒感染而生病，导致症状增多，那么家长可以先给孩子治疗病毒感染，然后加强体质锻炼，这样就又减少了一个病毒感染的诱因。如果孩子一紧张或一有压力就会表现症状，那么家长可以帮助孩子进行心理疏导，帮助孩子提高心力，孩子以后再感到紧张或压力时就可以自己面对，而且不再有症状表现，这样就又减少了一个情绪心理诱因。

8/ 抽动症孩子的神经类型特点

抽动症孩子的神经类型特点是敏感且平衡能力差，也就是强而不平衡型。抽动症孩子在面对事情时，感受力比较强，但是神经的平衡能力比较差，因此一遇到困难或挫折，就容易产生压力，就容易出现抽动症的症状，以此来帮助机体达到平衡。面对神经类型属于强而不平衡型的抽动症孩子，家长应该怎么办呢？来看下面一段话：

"巴普洛夫提出的高级神经活动类型特点和个性有密切关系。它不仅是气质的直接生理基础，也影响性格的形成……强而不平衡类型有较长的紧张而有力的活动周期，但在形成成熟时，有许多多余的和违反抑制性要求的动作，属于其他类型的人多余动作则较少，而且随着熟练的形成便很快消失。"（摘自高玉祥《个性心理学》）

家长看了上面这段话以后，是不是就可以明白为什么许多抽动症孩子在刚开始做某件事情时会频繁表现症状呢？比如在刚开始看电视的时候，孩子会因为看电视而让情绪变得高兴或紧张，孩子的感受力比较强，而神经的平衡能力比较弱，于是就会出现身体的动作，也就是抽动症的症状。

抽动症孩子其实没有什么大毛病，只不过是感受力比较强，神经的平衡能力比较差，仅此而已。抽动症孩子需要提高内平衡能力，就如同体质差的孩子需要多运动锻炼来增强体质一样。

如何提高孩子的内平衡能力呢？建议参看本书第二篇和第五篇内容。

9/ 简单的抽动（TIC）和妥瑞症（TS）

sunny zhao：我在加拿大定居。很多家长将单纯的抽动跟妥瑞症混为一谈了。国内对这种病的翻译和治疗方向比较笼统。单纯简单的清嗓子、眨眼睛或扭脖子根本算不上妥瑞症，不用治疗。

孩子如果出现了频繁的身体抽动和声音抽动，严重到了影响孩子生活的程度，而且还出现了妥瑞症的并发症，比如强迫症、注意力缺陷、睡眠障碍等，就需要请专业医生进行专门治疗。

我特别希望海夫人为单纯抽动的孩子正名，简单的抽动并不是妥瑞症。

我家孩子前一阵被诊断为妥瑞症，孩子的抽动动作和发声影响到了他的日常生活，儿科医生转介给了神经内科专家，由神经内科专家对孩子进行治疗。西方的疗法并非只有药物疗法，目前使用更多的是行为疗法和心理辅导。

国外的儿科医生没有治疗妥瑞症的权限，他们只判断孩子的抽动是否严重到了影响日常生活的程度，如果孩子患了妥瑞症，或者出现了相关的并发症，就需要转介到神经内科专家门诊就诊。

很多家长说孩子有抽动症，也许他们的孩子只是出现了一两个单纯简单的抽动动作。

前几年我家孩子只出现过清嗓子和甩胳膊的动作，儿科医生说不用管。但是最近，当很多抽动动作同时出现的时候，孩子已经患了妥瑞症，就需要转介到神经内科专家门诊就诊。

海夫人：这位加拿大华人妈妈说的情况确实存在。刚开始，她加入了沐浴阳光群，她发现群里有家长因为孩子一两个简单的抽动动作，比如眨眼睛、扭头、耸肩等，就紧张焦虑万分，而且会不停地求医问药，四处治疗。

后来她退群了，退群之前她单独给我发了上面的这些话，希望让我来提醒那些因为孩子简单抽动就四处求医问药的家长。

孩子如果只出现简单的抽动，就不需要专门治疗。孩子如果同时出现了很多种抽动动作，就有可能到了妥瑞症的级别，就需要请专科医生治疗。采取的治疗方法并不仅仅是简单的药物治疗，而是综合疗法，包括药物治疗、行为疗法、心理辅导和环境改善。（具体相关内容建议参看本书第二篇中的文章《抽动症的治疗》）

○ 抽动症的类型

根据发病年龄、临床表现、病程长短和是否伴有发声抽动等情况，抽动症可分为以下几种类型：

①短暂性抽动障碍：症状表现不超过 1 年。

②慢性运动或发声抽动障碍：症状表现为运动抽动或发声抽动，症状表现超过 1 年。

③发声和多种运动联合抽动障碍：就是加拿大华人妈妈所说的妥瑞症，也叫抽动秽语综合征。

抽动秽语综合征的症状表现既包括发声抽动，又包括运动抽动。运动抽动既包括简单的运动抽动，也包括复杂的运动抽动。（具体相关内容建议参看本书第二篇第一章《认识"隐形的翅膀"》中的文章《抽动症的症状发展》）

10／ 既不存在单纯的病理性抽动症，也不存在单纯的心理性抽动症

先来看一段群里的聊天信息：

9 岁男孩（沐浴阳光 6 群）：我想带孩子去精神卫生中心做个鉴定，想确认孩子的抽动症是属于病理性的，还是属于心理性的。如果属于病理性，是否要通过药物控制来缓解病症？如果属于心理性，是否要通过专业的心理咨询进行行为治疗？抽动症有病理性和心理性的区分吗？

海夫人：抽动症是身心两方面的原因造成的，其中身体方面的原因也就是病理性因素，单纯的病理性因素引起的是抽动，比如过敏、颈椎问题、癫痫就会引起抽动（抽搐）。单纯的抽动和抽动症并不是一回事。（建议参看本书本篇的文章《抽动和抽动症的区别》）

医学上既不存在单纯的病理性抽动症的说法，也不存在单纯的心理性抽动症的提法。抽动症是身心两方面的原因造成的，抽动症的个例不同，身体因素和心理因素所占的比例也各有不同。

抽动症症状出现的时候就是妥妥自身失去内平衡的时候。当妥妥自身失去内平衡时，症状就会表现出来。妥妥自身失去内平衡，也就是变得不

平衡，包括身体不平衡、情绪不平衡、心理不平衡三个方面。

抽动症的个例不同，身心不平衡的情况也不同。有的抽动症孩子体质弱、体能差，每当劳累或生病时，就容易出现身体不平衡，症状就会变多，这说明身体因素占主导地位，对孩子产生的影响更多一些。

有的抽动症孩子一遇到事情就会感到有压力，过于紧张焦虑，就容易出现心理不平衡，症状就会变多，这说明心理因素占主导地位，对孩子产生的影响更多一些。

如果经医生检查，确定孩子的抽动是病理性因素造成的，比如颈椎问题引起抽动，一旦颈椎问题解决了，病理性因素消除了，孩子抽动的情况就会自然消失。也就是说，如果孩子没有得抽动症，那么病理性因素只会导致抽动，并不会导致抽动症。但如果孩子患有抽动症，即便颈椎问题治好了，抽动症没好，那么症状还是会出现。

医生可以对孩子进行心理评测，但无法依据孩子的心理评测结果来确诊抽动症，只能了解孩子的心理状态，查看是否存在什么深层的心理因素，可以对孩子的抽动症及其并发症有更全面详细的了解，也可以对孩子的焦虑指数、抑郁指数或强迫指数进行初步的评估。

目前国内外没有哪一项身体检查或心理检查，是专门用来确诊抽动症的。大部分检查项目的作用是排除某些疾病。（建议参看本书第二篇的文章《抽动症的确诊》）

海夫人： 医学上并不存在单纯的病理性抽动症的说法，也不存在单纯的心理性抽动症的提法。单纯的病理性因素引起的是抽动，抽动和抽动症并不是一回事。抽动症是身心两方面的原因造成的。

11／哪里淤堵，哪里弱，抽动症症状就会在哪里出现

○ 来看一个小窗

家事兴：海夫人，您好，最近孩子又开始频繁发声了，麻烦问一下，除了不关注他的发声以外，我应该怎样帮助孩子呢？

海夫人：抽动症需要的是主动康复，主动就是指需要家长和小妥妥共同的努力和行动，如果家长和孩子什么都不做，抽动症就自动好了，那么抽动症还是世界难题吗？

发声的孩子需要主动练声、吹气球、吹笛子，还需要通过运动来提高肺活量。孩子发声的原因是喉咙、气管、胸部、肺部等部位有淤堵，并且这些部位的功能偏弱，偏弱不是和别人比较的结果，而是和孩子身体其他部位比较的结果，所以需要疏通这些部位的淤堵，增强这些部位的功能，比如提高肺活量。（建议看本书第三篇的文章《发声的缓解方法》）

○ 来看另一个家长的做法

羽衣甘蓝：我家孩子跳绳的时候，发声症状就会变得严重，不断地咳，我就让他天天跳。后来孩子的发声症状幅度曲线就像抛物线的轨迹一样，咳到一定程度时，开始一点点减轻，后来就不咳了，前后花了三个月的时间。

海夫人：孩子运动的时候发声症状就会变得严重，这样的症状表现正好暴露了孩子的薄弱点，比如肺活量不够、气管等部位有淤堵等。这位家长完全理解了海夫人关于抽动症的康复理念"症状表现就是康复的机会""哪里淤堵，哪里弱，抽动症症状就会在哪里出现"。

这位家长并没有像有的家长那样做：孩子一出现症状，家长就赶紧让孩子避开导致症状出现的情境，比如孩子玩耍时出现症状，就不让孩子玩；孩子兴奋时出现症状，就不让孩子变得兴奋。家长这样做，缓解的只是家长的焦虑，对孩子本身并没有产生实质性的帮助和提高。

面对孩子一跳绳就发声严重的情况，这位家长坚持让孩子每天跳绳，通过跳绳来锻炼身体，增强体质，提高肺活量，前后跳了三个月，孩子的发声症状从严重到慢慢减轻，最后完全没有了。

家长这样做是在让孩子主动疏通淤堵，主动引导孩子针对薄弱部分进行训练，这样从弱到强的过程就是抽动症康复的过程，就是主动康复的过程。

海夫人： 在抽动症的康复过程中，只有主动康复和主动缓解症状才具有实际的意义，主动康复后才不会再反复。

有家长问，当孩子的症状反复出现时，我不知道问题出在哪里，不知道怎么帮孩子。

山西和妈7岁男孩：抽动症反复很正常，这说明孩子在释放压力，在进行自我平衡，大人一如既往地做好自己就行。我的孩子每次反复，我也不知道是什么原因，但是我知道我不要给孩子拖后腿。我孩子年龄小，我常带他出去玩。

不过，孩子这次抽动症反复时，我做得最多的就是鼓励他多运动，晚上要睡好，顺应孩子的天性，不和孩子较劲，不和孩子拧巴，让孩子的精神放松，该做什么就做什么。孩子在出现症状时，只要能释放出来，就比憋着强，释放得越充分，稳定得就越彻底。

海夫人：当不知道问题出在哪里时，家长继续保持努力就好。因为只要孩子的身心能够健康地成长，那么在健康的成长过程中，孩子自然能够疏通淤堵，能够在成长中获得提高，那些薄弱的部位自然能够得到增强。

家长自身的状态才是孩子康复的关键，如果大方向对了，孩子的康复就肯定没问题。症状表现就是康复的机会。哪里淤堵，哪里弱，抽动症症状就会在哪里出现。

12/ 症状表现部位在传递什么

网友11岁男孩：海夫人，我儿子这次大反复持续快两个月了，就是反反复复地点头。症状有时候轻，有时候重。儿子以前只会出现某一种症状，而且只要开始缓解，就会慢慢消失。这次反复出现了好几轮。孩子的情绪很好，并没有对症状感到烦恼，只是说自己点头是因为头晕，头晕的具体时间跟症状出现的时间吻合。

○ 哪里淤堵，哪里弱，就在哪里出现抽动症症状

如果孩子的视力不好导致看东西吃力、有沙眼、眼睛干涩，或者看电视太多导致眼睛不舒服，孩子的眼睛就容易出现抽动症症状，比如眨眼睛、挤眼睛、翻眼睛等。

255

如果孩子的肺活量偏低、呼吸道有些问题，或者咽喉有些小毛病，这些情况都是对抽动症孩子自身而言的，并不是和其他的孩子比较的结果，孩子就容易出现发声抽动，如清嗓子、像小鸟叫等。

孩子如果患有鼻炎，鼻子经常不舒服，就容易出现吸鼻子的症状。

有的孩子经常点头、摇头、仰头是怎么回事呢？这是因为孩子的大脑和身体的连接处，也就是颈部出现了薄弱的情况，颈部支撑头部的力量不够，或者心脏的供血能力不足。一个人如果脑部缺氧，就会感觉头晕目眩，心脏的动力不足，无法推动血液流动，将养分和氧气送至全身细胞。

一个人如果用脑过度，就会出现头疼头晕的情况。一个抽动症孩子如果用脑过度，而且平时的运动量不足，心脏的功能不够强大，无法很好地供应大脑所需的血液养分，就容易出现头疼头晕的情况，就容易出现点头、摇头、仰头等动作。

在我接触的个例里，有一部分孩子的头部在幼时受过伤，甚至摔伤得有些严重，后来症状表现大多集中在头部，比如点头、摇头、仰头等，甚至还会出现头疼的情况。

我自幼体弱，上初中时经常出现头疼头晕的情况，甚至有所加重。我妈妈曾经帮我找过治疗头疼的偏方。后来我长期坚持跑步，慢慢地自愈了。我后来分析，因为我体质弱，心肺功能比较弱，容易导致供血不足，所以每当劳累或用脑过度时，就会出现头疼头晕的情况。

家长如何应对孩子点头的症状呢？

①让孩子加大运动量，增强心肺功能，促进血液流动。

②让孩子主动拍打、按摩、活动颈部，让这个部位得到疏通。

③让孩子从内心深处放松，减少大脑和内心的负荷。

症状表现就是康复的机会，当症状出现时需要如何应对呢？

孩子出现症状其实是件好事。如果孩子一直没有出现症状，家长就不知道该如何有意识地提高孩子的薄弱点，直到孩子18岁时症状大爆发，该怎么办？

孩子没有出现症状并不代表抽动症好了，孩子也许只是处在假稳定的状态，假稳定只是一种假象。抽动症好了是指孩子在任何情况下，在任何压力、挫折和考验面前都不会出现症状，孩子自身的各方面能力已经得到了提高，孩子的身心已经能够应对出现的对境，并且有能力进行自我平衡。

孩子出现抽动症症状的时候，一定是孩子的身心失去内平衡的时候。是孩子自身的薄弱点导致孩子失去了内平衡。家长需要帮助和引导孩子正面面对自己的薄弱点，并且帮助孩子克服薄弱点，让薄弱点由弱变强，这个由弱变强的过程就是抽动症康复的过程。

13／ 小妥妥脖子肩膀胳膊疼，脾气暴躁

丽儿：你好，海夫人，我家孩子患抽动症五六年了，刚开始吃药，起初能让症状有所缓解，但是后来吃药的效果就不大明显了。孩子的状况有时候挺好，有时候严重。当孩子激动、兴奋、对考试感到紧张时，症状就会变得严重。

三年前，孩子的情况最严重，很多种症状都出现了。后来我带孩子去针灸，到如今已经针灸两年了，症状有所减轻，但是脖子、肩膀、腰部都疼得厉害。半年前孩子的脾气变得特别暴躁，总爱发脾气，不愿意写作业，不愿意去上学，还逃学。最近我又带孩子去医院看病，医生说孩子没有问题，是家长存在问题，我听了很纳闷，后来医生告诉我您的微信公众号（HFRCDWX），让我学习您的文章。

让我不解的是，孩子脖子疼、胳膊疼、腰疼也是抽动症引起的吗？在医院检查时医生都没有发现什么问题。

海夫人：这位家长并不了解抽动症，也没有认真地观察过孩子。从中医的角度讲，经络不通、出现淤堵的部位容易出现疼痛。经验丰富的按摩师给人按摩的时候，会准确地知道对方身体的哪个部位存在淤堵。一般淤堵的部位按上去有僵硬死板的感觉，淤堵得越厉害，僵硬感就越强烈，按摩时需要花的力气就越大。通畅的部位一般柔软且有弹性。

从心理学的角度讲，情绪和心理会影响躯体，身心会相互影响。这位家

长多年来只忙于治疗孩子的身体，没有从内在本质上主动地引导孩子去改善身体状况，比如通过多运动来增强体质、提高体能和提高身体的平衡能力。

这位家长不仅忽视了孩子的身体素质，也没有关注孩子的情绪和心理，总是在针对躯体反反复复地进行治疗，总是在吃药和针灸，针灸长达两年之久。

虽然孩子一直在反复接受治疗，但是这种治疗并没有起到疏通淤堵的作用，治疗的结果就是孩子的症状被暂时地压抑住了，从表面上看，症状好像得到了缓解，但是孩子开始出现脖子疼、胳膊疼、腰疼，以及情绪恶劣等表现。孩子为什么会这样呢？

这是因为家长一直都在控制孩子的症状。症状是孩子身心不平衡的表现，也是身心出现淤堵的表现。家长对孩子采取的治疗方法无法从内而外地疏通淤堵，而是用外部力量去控制抽动症的这股力量往外跑。其实让抽动症的这股力量往外跑的过程就是孩子自主地疏通淤堵、自我平衡、自我释放的过程。

抽动症孩子的身心出现了淤堵，本来可以通过动作表现来疏通淤堵，但是因为孩子接受了治疗，暂时抑制住了动作，抽动症的这股力量就被人为地阻挡住，得不到释放，无法从身体里跑出来，淤堵就会积累起来，淤堵得越厉害，疼痛得就越厉害。因为按中医的说法就是不通则痛。

孩子感到脖子疼、胳膊疼、腰疼，这都是单纯控制症状，躯体淤堵严重的表现。

孩子还有另一个表现，就是情绪表现："半年前孩子的脾气变得特别暴躁，总爱发脾气，不愿意写作业，不愿意去上学，还逃学。"关于情绪的内容，海夫人的两本书中都有具体的讲述。（建议参看本书第二篇的文章《抽动症症状的转移或变换》，第二本书《看见才是爱》的第二章）

由于家长对抽动症错误的理解，孩子的抽动症已经从单纯的身体动作发展到情绪表现。家长带孩子反复治疗均无效果，依旧在纠结孩子的症状，医生只好把海夫人的微信公众号告诉家长，希望让家长通过学习海夫人的文章及时醒悟，并进行反思反省和自我成长。

第五篇

心理疏导与
亲子教育

抽动症的康复需要时间和过程，过程无法省略。面对抽动症，除了耐心、爱心和恒心，还是耐心、爱心和恒心！我们要等待一颗心的成长，还要帮助小天使修复后天形成的身心障碍和压力。

授人鱼不如授人以渔，父母对孩子的教育也是如此。我们需努力帮助、培养、引导孩子自己追求幸福的能力，而不是一味提供条件让他们幸福。

第一章 心理疏导 🪽

1/ 如何应对同伴的不理解

Sarah 妈妈：2014 年最后一个学期末，女儿出现突然蹲下，然后跳起来的动作。有一天，女儿放学回来，心情很不好，说她的一个朋友问她为什么像青蛙一样跳。

以下是我们的谈话：

Sarah 妈妈："你有些不高兴吗？"

女儿："是。"

Sarah 妈妈："你觉得她为什么会这么问？"

女儿："我不知道，但是我不喜欢她问。"

Sarah 妈妈："她可能是好奇吧。如果别的小朋友这样，你也会问的呀。"

女儿大声说："我不会的。"

Sarah 妈妈："哦，你不会。不过有的小朋友没有恶意，因为觉得好奇，所以会问。没什么，很正常的。"

女儿："……"

Sarah 妈妈："你回答她什么呢？"

女儿："我喜欢这样。"

Sarah 妈妈："你说得挺好的。"

不过，女儿还是不开心，后来又提过两次，说明对此事仍纠结。

海夫人，你遇到这种事会怎样做呢？

许多家长都有这样的担心，担心孩子出现症状，如挤眉弄眼、往前走三步再往后退两步、发声、青蛙跳等，还担心孩子会受到小伙伴的嘲笑。这个时候我们应该怎么做呢？

孩子患有抽动症，康复需要时间。对于症状，无论用何种方式压抑或控制都不好，将症状释放出来远比压抑着好。海夫人这里所指的抽动症是非成年抽动症，针对成年抽动症，应根据不同的情况采用不同的方法进行康复。

在康复的过程中，孩子们会遇到各种各样的对境，如嘲笑、不理解、好奇的眼光等。这对孩子来说是一种实实在在的压力，考验的是家长的心态、应对能力和智慧。

如果家长自己都不能接受孩子的症状，甚至不认同，觉得丢人，那么根本谈不上帮助孩子疏导，也无法给孩子力量。家长的心态作为一种暗示，会增加孩子的心理负担，让孩子背着来自外人和父母的双重压力。家长心态积极阳光，孩子自然就会轻松。当孩子的内心真正阳光并且轻松起来时，抽动症的康复就会水到渠成。

Sarah 妈妈在这件事情上的及时沟通疏导做得非常不错。孩子纠结也正常，说明孩子在意这件事。无论是谁遇到这样的情况，都会出现小的情绪波动，尤其是抽动症孩子，在心理和情绪上的波动会更大、更强烈些。这个时候给孩子做心理疏导非常必要。父母在帮助孩子疏导的同时，不仅要安慰孩子，还要给予孩子爱和力量。另外，父母还需要鼓励孩子勇敢面对。

在这里要给 Sarah 妈妈点赞！孩子的表现不错，既没有回避，又没有否认，孩子用自己的方式保护了自尊心。

以后遇到类似问题时，孩子可以用退缩式的方法善意地保护自己。因为孩子采用的是退缩式的方法，所以在处理完这件事后，孩子的内心会有些压抑，这个时候就需要家长适时的心理疏导，帮助孩子把留存在心里的负面影响和压抑感去除，不要因为被别人嘲笑而产生心理阴影，不要把心理阴影留存在心底。

以后遇到类似问题时，还可以用另外一种方式，那就是主动回应式自我保护。当别的小朋友好奇地问："你为什么像青蛙一样跳？"如果对方的语气带有嘲笑或不屑，女儿完全可以大方且底气十足地说："我喜欢这个运动。昨天我爸爸教我的，我学了好一会儿才学会，你要不要试试？"用反问把问题还给对方，采用主动迎接的方式，内心的阳光和霸气袒露无疑。

当抽动症孩子因为症状而不被同伴理解时，可以教孩子选择上面的这两种方法。如果对方是善意的，只是出于好奇心随便问问，可以用第一种退缩式方法来应对；如果对方并非完全善意，并带着嘲笑，可以用第二种主动回应式方法来应对。

遇到这类事情时，抽动症孩子特别需要家长的安慰和鼓励。有些素质极差的人会不知体谅地盯着孩子看，如此不尊重和不体谅的态度对抽动症孩子内心的刺激是非常大的。这个时候，我们做父母的一定要坚定地和孩子站在一起，鼓励孩子勇敢面对！

抽动症孩子还需要得到全社会的理解，所有抽动症孩子的家长都需要团结起来保护我们的孩子。如果以后在路上你遇到歧视抽动症孩子行为的事情，你会不会上前帮助？

无论孩子是采用退缩式方法来保护自我，还是采用主动回应式方法来保护自我，我们都要告诉孩子不必胆怯，要勇敢面对。

2/ 如何面对孩子的大脾气

悉尼 –Sarah–6 岁女：女儿（6 岁）第二次大脾气时期，我虽然懂得要接受她，要调整心态，但在她发脾气时，我还是不知道该怎样对待她，我不知道我说的话对不对。有时（我自认为做得好的时候），她因为某件事气急败坏，我就说："哦哦，是的。"然后再把她逗笑了。但更多的时候，我的脑子笨，反应不过来，只能温柔地说："哦哦，是的。"海夫人，孩子脾气大时，您会怎样反应呢？

妈妈这样的表现挺好。面对孩子的大脾气，家长首先需要接纳。发脾气好不好呢？当然不好，但是如果孩子有脾气，家长不让发，结果会怎样？孩子憋着更不好。

孩子每次发脾气后，我们可以温和地问问孩子当时为什么发那么大火，然后引导孩子反思，给孩子建议，如果当时不这样想，是不是就不会有那么大的脾气。这就是先疏后导，即先疏通后引导，把孩子的心态调整得更好些。

一个人如果特别容易生气，问题肯定在他自己这里，多半是心态问题，也就是看问题的角度和方式不对。

还有一点需要明白，抽动症孩子脾气大有时也和身体状况有关。是抽动症这股内部意志的驱使力让孩子感觉不舒服，而孩子又无法描述这种不舒服。孩子自己也弄不明白是自己在发脾气，还是抽动症这股内部意志的驱使力在指挥他发脾气，所以有些时候抽动症孩子的脾气简直不可理喻。

面对抽动症孩子的大脾气，家长首先应该宽容、接纳，其次不要给自己太大的压力，也不要期望每次都能完美地解决。家长反应不过来的时候可以参照Sarah妈妈的方式，温柔地笑着说："哦，哦，是的！是的！"也就是采用一种示弱的方式，把皮球巧妙地踢给孩子。

我的孩子以前在发脾气的时候会摔东西。我允许孩子摔东西，并且建议孩子摔像枕头这样有弹性、不易损坏的东西。在孩子狂躁愤怒而我又无法安慰他的时候，他就会摔家里的东西，家里会乒乒乓乓作响，枕头、简易鞋架、桌上的本子等全部移位，东倒西歪，或者被丢得不知所踪。

每次孩子发完脾气后，我会让孩子自己面对家里的一片狼藉。等孩子冷静后，他需要自己收拾好这一切。这就是在告诉孩子，最终还得自己去面对发脾气的后果。当然如果他的脾气超级大，情绪恢复得慢，我就不会这样强求，我会默默帮助他收拾好家。

我们成年人都有这样的体会，如果心中有怒火不发出来，或者不通过某种方式宣泄出来，就会像病了一样。如果把怒火硬憋在心里，伤害的就是我们的身体。为什么说和谐的家庭环境和氛围非常重要呢？和谐的家庭环境能够帮助家庭中的每个人宣泄、疏导情绪。一个人在外面受了委屈，感到压抑，可以在和谐的家庭环境中得到安慰和鼓励。如果一个人在外面受到打击，回到家里还是一样如履薄冰，紧张压抑，这个人多半就会出问题！

来看看家长的留言：

燕：我以前可能给孩子设定的条条框框太多，后来我改变了教养方式，也许孩子在释放以前压抑的情绪和顽皮的天性，他的脾气越来越大，对谁都敢吼，对谁敢发火，甚至还伸出拳头打我这个妈妈，一点点小事就能让他歇斯底里地哭喊。不知道由着孩子任性发泄是不是对的……

海夫人：以前太压抑，现在释放也正常。你以前犯的错误对孩子造成的伤害需要修复。

燕：谢谢。孩子从上个月开始，症状先变得严重，后来慢慢消失，前几天又全面爆发，这两天又开始减轻。希望这是孩子自我修复的过程，我很期待。

抽动症孩子的脾气需要疏，一定不能堵。这个孩子的爆发很正常，父母以前设定的条条框框太多，使孩子过于压抑，当父母改变教养方式以后，孩子便开始释放。

在孩子释放期间，家长需要把握好度。孩子发脾气的时候，需要疏导，并不是由着孩子任性而为，而是要把孩子的心态调整得更好些。孩子打父母的行为是不对的！

海夫人：*切忌对抽动症孩子溺爱。溺爱从表面上看也是在"疏"，是让孩子发泄，但没有"导"，即没有正确的引导。一味的"疏"就成了"纵"，最终局面会变得无法收拾，就好比洪水，如果没有将洪水导向合理的位置，就容易引起泛滥。*

不压抑孩子的大脾气，允许孩子发脾气，允许孩子大喊大叫，但是对孩子的狂躁行为也要有底线，比如不能打父母。有些抽动症孩子说秽语，会骂人，这时不要因为孩子说秽语了就批评教育，或者不断指责孩子。要知道孩子并不是故意这样做。秽语是抽动症的一种症状表现，是内部意志的驱使力作用的结果。其实孩子不想骂人，孩子自己也知道说脏话不好。

家长们需要明白，有时候孩子的大脾气只是抽动症症状的表现（情绪表现）。你是希望症状表现出来能让你看见，让你明白，让你知道该如何帮助和引导孩子，还是希望抽动症这股内部意志的驱使力躲在孩子的身体里，藏在孩子的内心，让你看不见摸不着，让你被虚假的情况所迷惑呢？

画家画画时会适当留白，让人回味，而不会画满整个画纸。作家写书也是一样，在文章中不会把所有的问题道尽，会留下想象的空间，让每个看书的人自己体会。

教育孩子也是如此，父母要做的只是在画纸上打上底色，如果底色是黑的，将来的画给人的感觉就必定是压抑阴暗的；如果底色是暖色的，将来的画给人的感觉就是阳光明媚的。父母只用把底色打好，整幅画应由孩子自己来完成，因为孩子的人生属于他自己。

对待抽动症孩子的大脾气也是如此，孩子的大脾气来的时候，允许孩子发泄。这个时候对待孩子的理想方式是先疏后导。当然不要急于求成，也不必苛求每次都完美解决，大方向或主导意识对了就行，要接纳孩子，要对孩子宽容，要真正地爱孩子。

海夫人：父母要做的只是大方向的引导，不可能每次疏导都尽如人意。抓好大方向，打好底色，不要过于纠结细处。

3／小天使的"不讲理"和"情绪化"

悉尼－Sarah－6岁女：我有一个问题，请您指点。这是2014年她脾气大的时候发生的事，我到现在还想不出好的疏导方法。

亲戚聚会上，女儿和亲戚的孩子玩得很开心。聚会要结束了，所有人都要到餐馆外一起照个相。女儿当时和我去找水喝，等喝完水回来，其他孩子都已经被爸妈带出了门，她变得气急败坏。当时我只知道和她讲大道理，说大家要出去照相，下午还可以一起玩，她听了以后脾气更大了。我现在知道应该先疏后导，说一些同情她的话，比如："你们玩得好开心呀，这么多小朋友为什么突然都走了呢？"海夫人，如果您遇到这种事会怎么办？我该怎么做？

从这件事情上看，是孩子不对。当发现孩子有抽动症后，家长难免对孩子溺爱，这是许多抽动症家长都容易进入的误区。

我们不能要求所有的人都围着我们转。女儿喝水时小伙伴离开，这很正常，即便女儿不去喝水，小伙伴也有离开的自由。孩子这个时候表现出的是溺爱的后果——霸道。

对于孩子不讲理的错误行为以及气急败坏的表现，妈妈不应该安慰孩子，而应该直接指出孩子的错误，然后继续陪伴孩子。妈妈要用行动来告诉孩子："虽然你错了，妈妈也给你指出来了，但妈妈还是爱你的，妈妈相信你会认识到错误，并且会改正。"

我们成年人偶尔也会因糊涂而犯错误，我们在承认自己犯错的同时，最渴望得到家人的理解和接纳，希望家长能原谅我们并继续爱我们。

悉尼－Sarah－6 岁女：事情还在继续。女儿和我出了餐馆，所有人都站好准备照相。我公公拿着照相机，看到我们来，笑着说："大孙女来了，快来一起照相！"女儿气急败坏地大声说："我不要！"当时的我很要面子，当着大家的面劝她说："我们喜欢照相呀！"结果她更不高兴了。当时我也许应该带她去安静的地方待一会儿。海夫人，遇到这种事，你会怎么办呢？

这位家长做到了尊重孩子的想法。女儿既然不想照相，那就不照，她可以选择一个人离开，单独待一会儿，也可以继续待在现场。孩子可以选择不照相，但是妈妈可以选择照相。你可以告诉孩子，你尊重她的想法，她不想照相就不照，你先去照相，照完相会回来陪她。

许多家长在这个时候选择了错误的做法，那就是即便孩子错了，还是围着孩子转，甚至以孩子为中心，孩子不照相，妈妈也放弃了照相。孩子唯我独尊的个性会在妈妈一味放弃自我的情况下变得越来越突出。

如果孩子做错了，家长还一味地迁就，孩子就无法知道自己是错的。在这个时候，家长应当让孩子明白自己做错了，帮孩子分析，她的错误是因为自己去喝水的时候小朋友离开就恼怒生气，然后又将情绪带到大家一起照相的这个环节。不过，一个孩子出现情绪波动很正常，需要家长的理解。这个时候，需要给孩子一个情绪的缓冲期。

你可以适当冷落她一下，然后再过去陪伴她，等孩子的情绪平稳后再来开导孩子。

海夫人：每当孩子的情绪出现波动时，家长不要急着解决问题，而要让孩子的情绪得到释放。释放就是一个缓冲的过程，这个过程无论对孩子还是对成年人都很重要。因为在缓冲的过程中，我们就能认识到自己的错误，所以不要急着解决问题。等孩子情绪平稳后，也就是冷静下来，能够听进你的话，并且愿意和你交流的时候，你再开口说话。

我们成年人都有这样的体会：当我们特别烦恼、情绪化、暴怒的时候，我们需要的并不是劝解，而是聆听和陪伴，我们只想倾诉和表达，不想听大道理。很多时候，我们并不是不知道自己错了，我们需要的只是情绪的释放，需要爱我们的人能够看见我们的情绪，并且接纳我们的情绪。当一个人情绪波动的时候，做任何事情效果都不好，所以每当因遇到事情而情绪波动时，都应该先处理好情绪，再来解决问题。

家长能把握好对待抽动症孩子的度是非常难得的，因为抽动症孩子的脾气通常比普通孩子的大很多。家长如果不懂得把握度，就会被孩子的脾气和情绪牵制，就无法帮助和引导孩子。如果孩子占了主导，父母就会处于被动的位置，会很容易陷入溺爱孩子的泥潭，正确的疏导又从何做起呢？

4／如何面对小天使的完美感

悉尼－Sarah－6岁女：有时，女儿想要什么东西，她自己不说出来，想让别人猜到，如果别人没猜到，她就不高兴或纠结。我总是有意识地让她说出来。不过今天就遇到问题了，今天她问我："我的恐龙在你的书包里吗？"她当然知道恐龙在书包里。我猜她想要，就说："你想要吗？那你就大声说我要恐龙。"她不高兴地说："我不要大声说出来，以后你也不要让我这样说。"我没说什么，也不知道说什么好。请问海夫人，我在这个问题上是不是太较真了？我的引导方法是不是有问题？

女儿问："我的恐龙在你的书包里吗？"这是一个很简单的问题，女儿用的是疑问句，因为她想给自己留一点发挥的空间。抽动症孩子有一个非常典型的特点，就是不直接表达，喜欢在细节中追求完美，以获得内心的满足感，这就是抽动症孩子的完美感！

女儿本来是想给自己和妈妈营造一个完美的场景，但是被这个同样敏感的妈妈破坏了。妈妈其实只需要回答："宝贝，你的恐龙在我的包里。"这样就行了，而妈妈回答的却是女儿本来留给自己发挥的后续话题。妈妈说：

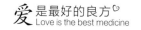

"你想要吗？"

如果这不是一个抽动症孩子，而是一个普通孩子，她会觉得没什么，会立刻回答："我想要！"但是抽动症孩子敏感和追求完美的个性就体现在这里，在她看来，妈妈的回答破坏了她的完美感，所以她就不高兴了。

在生活中，我们需要帮助抽动症孩子明白这一点：凡事尽力就好，不要太看重结果，不必事事追求完美。

对于抽动症孩子的完美感，我们不必刻意地破坏，也无须助长，你只需要回答："宝贝，你的恐龙在我的包里。"不用顺着孩子的意思主动往下延伸，不用继续问："宝贝，想要吗？"后面的话题留给孩子自己发挥。如果孩子主动说："妈妈，我想要！"这当然是最好的，你就可以立刻愉快地把它交给孩子。如果孩子不主动要，你就不要主动给她，不要参与到孩子对完美的过分追求中，这才是正确的引导方向。

许多家长都为抽动症孩子这种过于纠结和在意细节的特点而苦恼，这是因为这些家长没有从理性的角度去分析和思考。

他们总想满足孩子，不想让孩子有挫折感。

他们总想从细节和情感上保护孩子，他们害怕孩子受到伤害。

家长们的做法其实正是完美主义的体现，这样只会加剧抽动症孩子的完美感，会令孩子继续沉溺在完美感的"游戏"中。

如果家长一味地顺着抽动症孩子追求完美的思路和方式，最后陷在里面的就是家长，恼怒的却是孩子。因为这样的完美要求很难实现，除非天时、地利、人和都满足。一旦家长参与进去，抽动症孩子便会一而再、再而三地重复这个完美感的"游戏"。

海夫人：我们的目的是把抽动症孩子向内的精神向外引导，让孩子忽略过于注重细节的感受，让孩子的心向着阳光的方向茁壮成长。我们不要去参与到孩子的这个完美感"游戏"中，当然也不要刻意去破坏，否则孩子会伤心。

5／孩子写字太紧张怎么办

有不少刚上小学或上小学低年级的抽动症孩子会出现这样的情况：写字非常用劲，很容易折断铅笔的笔芯，换一支笔接着写，还是这样，每次写字都要用好多铅笔，甚至写着写着，焦躁起来，都想用铅笔戳自己的眼睛。为什么会这样呢？

我的孩子是在小学一年级下学期出现这种情况的。那个时候，孩子已经上了一个学期的课了，对学习有了初步的感受，作业量也随着课程的推进逐渐增加。

刚开始儿子在学习上没什么困难，放学回来就写作业，作业好像也不难完成，比如今天学了字母"a"，那就抄写字母"a"。总的来说，小学一年级的学习任务比较简单，对孩子内心造成的压力好像不那么明显。

后来儿子开始学习生字，每天都会认识新的生字，回家写作业就要抄写生字。他的语文老师采用的是传统教学方式，布置抄写生字作业的方式比较独特。比如将今天学的每个生字抄两行，以前学的每个字抄一行，这就意味着随着本学期学习的深入，学生认识的生字越多，作业量就越大。

刚开始我不知道这个情况，因为当时我没有陪伴儿子做作业的习惯。儿子放学回家后，我会提醒他写作业，在他写作业的时候，我并没有坐在旁边，而是该干什么就干什么，一般我都在看书。

有一天，儿子回到家，打开他的文具盒，告诉我铅笔不够用。我每天都会给他准备三四支削好的铅笔，我看了看他的文具盒，那三四支铅笔的笔芯都断了。我虽然有些奇怪，但以为他只是调皮，可能不小心弄断了所有的铅笔。于是我在文具盒里多放了3支铅笔，我想这样应该够了吧，他即便再调皮，也不会把所有的笔都弄断，要不他怎么写作业呢？

第二天，儿子放学回来后还是告诉我笔不够。我的孩子读书早，上小学一年级时还不满6周岁。处在这个年龄的孩子并不知道他的笔频繁地折断有什么不对，更想不到向我求助，他唯一能做的就是每天回来实事求是地向我报告笔不够用。每次写字都把笔芯折断，一写就断，哪里会够呢？

到后来，儿子的文具盒里装满了笔，我每天为他准备的笔达到 20 多支，这样还是不够。

海夫人： 在小孩子的头脑中，他们遇到的每件事情都是自然的，他们无法判断正确或错误，只会实事求是地告诉你遇到的事情。

○ 查明原因

我开始寻找问题的实质。当儿子又一次告诉我笔不够用时，我边为他削笔，边问他："妈妈每天给你准备这么多笔，怎么还不够用呢？"

我用的是询问和商量的口气，没有责备。我不问，儿子也不知道说。这就是处于儿童期的孩子同成年人的区别，成年人会对发生的事情做出判断，儿童还做不到。

我一问，这个小人儿马上蹙起了眉头，说："妈妈，不知道怎么搞的，我每次写字时手就特别用劲，一用劲笔就断，我也不知道是怎么回事。"小人儿总算道出了自己心中的困惑。因为我的态度非常温和，并且有耐心，所以儿子回答得也非常自然。当时我什么也没说，只是用手抚摸了他，以表安慰。等我把削好的铅笔递给他，儿子就开始写作业。

儿子从上学开始，一直都独立完成作业，我没有陪伴左右。那天他写作业时我没有离开，而是安静地看着他写。我发现他还没开始写，他自己就先紧张了。小人儿还不错，懂得自我调整，先是深吸一口气，然后紧锁着小眉头，开始认真地写。儿子写作业非常认真，写生字时，一笔一画，横是横，竖是竖。他的手握笔很紧，握笔时大拇指本该是自然拱起的，但他太用力，他的大拇指是凹下的。突然"啪"一声响，一个字还没写完，笔芯就断了。

我抚摸了儿子一下，又递给他一支铅笔。小人儿接过笔继续写，没写几个字，又是"啪"一声，笔芯又断了！儿子皱了皱眉头，叹了口气，换一支笔接着写。我观察着儿子，思考着该从哪个方面对他进行疏导或者提醒。

孩子做作业非常认真，正因为认真，希望做好，就很在意结果，这样一来就变得紧张了。

海夫人：疏导之前一定要查找原因，弄清楚是什么造成了堵塞。第一个原因是做作业认真，也是一个好的原因。

儿子没写几个字，笔芯又断了，这时儿子有些急了。我把儿子的小手捧起来揉了揉，建议他休息一下，然后像闲聊一样问他喜欢语文还是喜欢数学，在学校怎么样，课间一般干什么，做什么游戏……我不问还好，一问孩子，他就兴奋了。他拿起他的语文作业本，翻开来说："妈妈，你看，老师每次都给我小红花！"果然儿子每次的作业除了打了大大的红勾以外，还印了一朵可爱的小红花。"字写得好的人才有小红花！"儿子的眼睛亮亮的。我看得出他挺骄傲，我高兴地点点头，认真地看了看他的作业。儿子的字写得真不错。

海夫人：第二个原因是老师给他小红花，字写得好就有小红花。

儿子靠在我身边，期待着我的表扬。我一边看他的作业，一边赞许地点头，然后不经意地说："你写字非常认真，这很好！但写字的时候不要太紧张，看你握笔那么用劲，你用的是铅笔，如果用的劲太大，就很容易折断笔芯。"然后我把正确的握笔姿势示范给他看，告诉他握笔时大拇指应该自然拱起。儿子点了点头，然后照我说的那样握笔，大拇指自然拱起，但是没写两个字，他又开始使劲了，大拇指又被生硬地压下。不一会儿，"啪"的一声，笔芯又断了。

"妈妈，怎么办？作业要写不完了！"儿子着急起来，小脸充满了焦虑。没写两个字笔就断，这确实让写作业的速度慢了不少。儿子这样说了以后，我就问他："你有多少作业啊？"儿子就把他的语文书翻给我看，这才让我吃了一惊！我从来没想到儿子的作业会那么多。原来每次做作业，他都必须先写两行今天学的生字，然后再把前面学的所有生字写一行，每天如此。

海夫人：第三个原因是作业量太多。

○ 合理疏导

"告诉妈妈，以前学的生字你都会了吗？"我问儿子。

"会，早就会了。"儿子告诉我。

"那以后这样重复的作业就不要做了。只要你会了，记住了，就不用每天重复地写。"

"那我的作业怎么办？老师会批评我的。"儿子有些不相信地看着我。

"你只要保证你确实会了，记住了，并且认真写完今天新学的生字就可以了，其他的妈妈会和老师沟通。"

"真的？那老师肯定不会给我小红花了。"儿子不确定，也不自信。

"先把今天学的生字写完，认真完成，写的时候别紧张。这只是普通的家庭作业，是为了提高你的熟练程度，要放松。至于小红花，你只要字写得好，老师就应该给；老师不给，妈妈会根据你的字评分，然后给你小红花。"

海夫人：知道原因后正确合理疏导。

后来，儿子在我的保证和鼓励下完成了作业。因为作业量的减少，再加上我在旁边做出的心理暗示——作业只是练习，应该认真对待，但是没必要像考试般紧张，儿子写作业时的紧张情绪就有所缓解了。

第二天，我给老师打了电话，把孩子的情况简单说了说。我说孩子因为作业量多而太紧张，一写字笔就断。为了缓解孩子的紧张情绪，我就擅自减少了作业量，让孩子做了最重要的作业，对于孩子已经熟练掌握的内容，就没让孩子重复地做。

因为我的态度和立足点是缓解孩子的紧张情绪，并不是指责老师布置的作业太多，老师也就接受了。

○ 鼓励和陪伴孩子，让孩子身心轻松

接下来的那几天，我每天陪儿子写作业，每天都耐心地告诉他不用紧张，要放松。我用身体语言、心理语言、情绪语言、口头表达语言等各种方式引导孩子进入一种适度的状态。我告诉他，应该认真写作业，但无须紧张，并适时地帮他减少作业量。减去的作业量都是经过斟酌的，是我和孩子讨论协商的结果。

因为我的参与，孩子变得轻松快乐起来。根据他对知识的掌握程度，我们协商如何合理地减少作业量。这对他来说是一件带有创造性的事情，让他很有成就感。

当他太紧张时，我会让他适时停下来，和我说说话，暂时缓和一下，然后继续写。几天下来，他自己懂得了在紧张的时候稍微停顿一下，也慢慢找到了窍门，内心放松自然，也能顺利完成作业。因为儿子写字认真，字写得确实不错，所以老师继续给他小红花。

由于我的处理方式比较得当，儿子对于做作业时过于紧张的这个坎，经过两个星期就迈过去了。往后无论作业多少，重要不重要，他自己都能轻松面对，因写字紧张而折断笔芯的事情再没发生过。

海夫人： 那些一写字笔芯就断，甚至写着写着就想用笔戳自己眼睛的抽动症孩子，还有那些一做作业抽动症状就多的孩子，他们的这些问题都是由内心极度紧张焦虑造成的。家长要耐心点，细心观察孩子，要找到导致孩子紧张和焦虑的矛盾点，然后帮助孩子面对问题，解决问题。找到孩子的心理症结，帮孩子打开这些结，然后鼓励孩子面对，迈过这个坎。

孩子写字断笔的症结在于：

（1）认真，这尽管是孩子的优点，家长还是应该引导孩子把认真的精神贯穿于事情的整个过程，告诉孩子不要对结果太在意。

（2）作业量多，再加上孩子本身就写得慢。

（3）孩子非常在意老师给的小红花，因为小红花是对他写字的肯定。

为了帮助孩子解决写字断笔的问题，我从这三个方面入手：

（1）提醒孩子认真写作业就好，不用太紧张。

（2）和老师沟通，合理安排作业（对待不同的孩子要用不同的方式，孔子也讲因材施教）。

（3）让孩子明白小红花的真正意义，小红花代表的是对努力过程的肯定，不是对结果的表扬。

事实证明，我帮助孩子合理地选择作业并没有错。孩子上小学时的学习成绩一直是中上游，小学毕业考试还考了全班第一。

6/ 如何面对考试

网友：海夫人，我儿子上初三，每次大考前后清嗓的次数就会多些。我也知道这是一次机会，想和孩子多谈谈面对考试的心理，孩子却很不耐烦，不愿说考试的事情。我该怎么疏导他呢？

◌ 因考试前紧张导致症状出现的几种情况

在抽动症孩子中，有不少人因考试前紧张导致症状出现，大致分为以下几种情况：

（1）孩子特别上进，也非常努力，对结果也看得很重，希望自己的付出全部得到回报，甚至希望多一点回报。

（2）孩子上进，付出的努力却一般，虽然明白有多少付出才能有多少回报，但是对结果抱有过高的期望。

（3）孩子既不上进，又不努力，但是对结果很在意，不想付出，还希望获得大丰收，在成长过程中得到过很多空洞表扬的孩子尤其容易这样。

在这三种情况中，孩子都把结果看得很重。为什么会这样呢？

◌ 孩子为什么考试前紧张

1.社会功利性

孩子考试紧张说明孩子有上进心，希望获得好成绩，这是优点。上进心是人前进的基本动力，但是如果把结果看得太重就会有压力。孩子考试紧张不是在短时间内形成的。孩子在青春期之前形成的品质和习惯是家庭教育和学校教育共同作用的结果。父母需检查自己是否从孩子开始上学就表现出对成绩很在意，是否只会因为孩子获得了好成绩才表扬他，而没有鼓励孩子努力的过程。当孩子没有获得好成绩时，有的父母只会批评孩子，并没有仔细了解孩子为什么没考好，薄弱点在哪里，是不是还有其他隐藏的原因等。如果家长长期如此，孩子就会为了获得表扬而看重结果，以至于无论孩子一开始的心态如何，最后都想要获得好结果（好成绩），而容易忽视努力的过程。

只看重结果是社会功利性的表现。父母受到外界的影响，孩子自然也会受到影响。仔细想想，我们大人在一起谈论孩子时，总是习惯性地说："看某某人的孩子多有出息，考上名牌大学了！"很少有人会这样赞美："某某人的孩子真努力！真不错！"只有这个孩子的努力收获了一个名牌大学的结果，才会有人说："看，某某考上名牌大学了！这个孩子一直比较认真。"

2. 父母的表扬空洞轻率

在日常生活中，有的父母往往对孩子的表扬空洞轻率，我也犯过这样的错误。表扬空洞轻率的后果是什么呢？就是孩子无法承受父母的批评，父母一批评，孩子就立刻不高兴，年龄小的孩子会生气，年龄大的孩子会逆反，甚至和父母对着干。

有的父母只针对结果进行表扬，比如孩子考了100分，家长特别高兴，就会这样表扬孩子："我儿子太厉害了，真棒！"这种表扬比较空洞，没有具体内容。考100分难道就厉害了？这只能说明孩子对这次考试的知识掌握得好，考试发挥得好，认真仔细。其他孩子可能对知识掌握得也不错，但是因为粗心而没有得100分。"儿子真棒！"这种空洞的表扬没有实质性内容，无法给孩子的内心灌输有用的东西。

如果孩子考了100分，家长首先应肯定孩子："真不错！"然后再将肯定具体化："考了100分，说明你对这个单元的知识掌握得比较全面，而且考试沉着冷静，没有急躁粗心。妈妈经常说努力就会有收获，你看没错吧。你这次的收获就是你努力付出得到的回报……"

这样的鼓励是不是比空洞的表扬更给力？

海夫人： 多鼓励、肯定过程，少表扬结果。

3. 考试考验的是孩子的心态

很多家长都经历过应试教育，知道在以分数为指导的应试教育中，不看重分数是不可能的，我们都是普通人，无法做到超然物外。每次考试不仅考查学生对知识的掌握程度，还考验学生的心态和心理承受能力。

值得一提的是，有这样的学生，平时学习很不错，平常考试出类拔萃，但是一遇到大考就不行了。

我小姑的儿子前年参加了高考，按平时的成绩考上一本没问题，但是最后只考上了二本。

在平时考试中，他的数学成绩最好，但在高考数学考试的前一天晚上他开始紧张，因为太在意这次数学考试了。他希望数学能取得最好的成绩，因为这是他把握最大、可以拿分的科目。第二天考完数学，他哭了，甚至想放弃这次高考。原因是他太紧张了，考数学时他整个人都是晕乎乎的，做题完全不对路。后来他经过一晚上的自我心理调整，反正数学已经考砸了，无所谓了，怕什么呢？没有什么好紧张的。这样一想，他反倒无畏起来，后面的考试异常顺利。最后考试结果公布出来，除了数学以外，在其他的科目考试中，他都比平时发挥得好，而数学成绩比他平时的成绩低了很多。如果不是考数学时过于紧张，不是过于想获得高分，他也许就可以正常发挥。

孩子在考试前因为紧张而出现症状，如果孩子还小，还没到青春期，家长就不必过于注重孩子的成绩，关键看孩子是否认真，是否努力，要考查孩子对知识的掌握程度；如果孩子大了，已进入青春期，家长就不用唠唠叨叨地讲道理了，而要在平时的闲聊中透露出你最欣赏的是某人锲而不舍、持之以恒的态度，也就是努力拼搏的过程和精神。

海夫人：父母的思想意识、言传身教能对孩子产生深刻的影响。我们可能无法左右社会对孩子的影响，但是我们可以把握好家庭的作用。

面对考试，简单的做法是：努力拼搏，享受过程，不要太在意结果。这需要家长端正自己的态度和认知。如果家长的态度是功利的，孩子的想法就自然是功利的。

7／能否批评抽动症孩子

墨墨：海夫人，问你一个让我很头疼的问题。我家有两个孩子，老大是姐姐，老二是弟弟，姐姐是抽动症患者。弟弟小，不懂事，总欺负姐姐。姐姐很生气，就打弟弟，甚至还踢他。我批评姐姐，她就狂哭，愤怒至极。面对这样的事，我该怎么做呢？

海夫人：孩子如果做错了，家长理应批评。孩子受到批评后情绪激动，这是可以理解的，没什么，错了就是错了。弟弟做错了也应该受到批评，弟弟不能因为小就可以一而再、再而三地欺负姐姐，家长更不能因为弟弟小而过多偏袒弟弟。

墨墨：我记得你在文章里说过，孩子有情绪就应该释放，我就让她在屋里痛哭了一场，期间我试图抱她，但被她拒绝。后来哭声小些，我坐在她身边，抚摸她的背，我看她情绪好些了，就打了热水给她洗脸，又给她泡脚，还用她洗过的水洗我的脚。她的情绪很快平复下来，自己又吹了一会儿葫芦丝。这种矛盾时常出现，我想掌握平衡，又总怕自己做错，做错还不如不做。

海夫人：你做得很好！

墨墨：好的，那我知道以后怎么做了，谢谢你！有你真好！

能不能批评抽动症孩子呢？许多家长都有这样的顾忌，生怕一批评孩子，孩子就出现症状。

孩子错了，父母当然需要指出，该批评的时候就得批评，就像这个母亲的做法，批评以后再给予孩子精神上和情绪上的安慰，而不是批评完孩子以后冷漠地走开，对孩子置之不理。实际上，只要这样的平衡掌握得好，就可以让孩子的情绪得到正常的释放和宣泄，症状不会猛然增加。

8／班干部落选后的疏导

网友：孩子当了两年的班长。由于她的身体出现状况，三年级时老师说要改选班干部。我心里明白，老师在得知孩子的症状以后就有想法了。

我女儿很聪明，学习成绩也好，尤其酷爱读书，擅长绘画。对于这次改选，孩子有些接受不了，我该如何有效疏导她呢？

这位网友所说的情况并不少见。面对孩子班干部的改选或落选，不少家长无法做到淡定。这和面对学习成绩下降一样，这次考了第一，下次如果没能继续保持第一或者成绩退步，很多家长就不淡定了。

面对挫折，家长无须焦虑。我们常说孩子不摔跤就学不会走路，如果挫折教育把握得好，那么孩子获得的锻炼是顺境教育所无法达到的。

○ 看看一位网友的建议

梦游兔：只有家长才能帮助孩子，家长要调整好自己的心态。如果你觉得孩子当不当班长无所谓，那就想想该如何正确引导孩子，让她勇敢面对。这也是锻炼孩子承受挫折的一次好机会呀！你可以告诉孩子，人人都有机会当班干部，班干部也有改选的时候，不可能一干到底，也要给其他优秀的同学锻炼的机会。你还可以事先找老师沟通一下，听听老师的意见和想法，让老师别打击孩子就好。

这位网友说得非常好，许多时候家长的想法会成为孩子的想法。家长为什么想当然地认为老师是因为孩子有抽动症才要改选呢？别的孩子同样需要机会锻炼啊。这是孩子面对挫折的机会，也是家长教育、引导孩子心胸变得宽广的机会。

○ 说说我的孩子小学经历过的类似事情

儿子上小学二年级的时候，有一次回家特别高兴地对我说："妈妈，老师让我当班干部了！"他的小脸上挂着兴奋的表情。

儿子上学比较早，在班里一直是年龄最小的，也是个头最矮的。因为他比较顽皮，经常情绪化，所以虽然学习不错，但是在此之前从未当过班干部。

一两个月后，有一天放学我去接他，儿子一见我就特别沮丧地说："妈妈，老师又不让我当班干部了。"我问："为什么呢？"

儿子蹙着小眉头，有些烦恼地告诉我："我每次收作业本时，有些同学不交，我就着急地催他们，有时候还对他们大喊大叫。有些同学上课不认真听讲，我就提醒他们应该听讲，但是他们不听，还讨厌我……"

我听了以后笑了，告诉儿子他的方式、方法不对，老师撤掉他也是为他着想，给他时间冷静冷静，好好想一想，做事情要讲究方式、方法，光有热心肠还不够。

"妈妈，是不是只要我改好了，老师还会让我当班干部？"儿子被我一开导，马上就看到了希望，心情顿时好了起来。

过了一段时间，儿子在我面前抱怨起来："都这么久了，老师还是没让我当班干部，肯定不会再让我当了。"

"你觉得你改好了吗？"我问儿子，"如果再有同学不交作业，你会怎么做？你还会对同学吼叫吗？"儿子一直比较情绪化，虽然他成绩不错，但是每年评"三好生"都会落选，每次票数都不够。

"不当就不当吧！你把学习搞好，老师一样喜欢你！"我安慰儿子。

这件事就这样过去了，儿子没记挂在心上，也没多难受。

三年级时，儿子班上换了一个班主任。开学没多久，班主任让儿子当了班干部。儿子和老师们的关系都挺好，老师们都比较喜欢他。儿子跑回家高兴地告诉我这件事："妈妈，老师又选我当班干部了！"

好景不长，过了一个月的时间，儿子回家告诉我："妈妈，我现在虽然还是班干部，但是不用干活了。"我看出儿子有些郁闷。

我于是问："怎么了？"

"老师虽然还让我当班干部，但是不让我收作业本。老师每次上课的时候都是自己收作业，只是在下课的时候让我抱着送去办公室。"

一说到收作业，儿子更生气了。"我每天到教室后都告诉大家先交作业。他们不交，有的还抄作业。我告诉他们不能抄，但他们都不听，我就大喊大叫。"儿子就是这样，从小就好管事，空有热心肠，但是没有管理和沟通能力。

"你看老师对你多好，老师发现你收作业的方法不对，就自己来收。老师一说收作业，大家是不是就乖乖地交上了？老师不撤掉你，是为了照顾你的心情，不想让你尴尬和难受。咱们应该感谢这个老师，她如此细心。"我并没有气急败坏地责备儿子管理方法不对，而是提醒儿子，老师的处理方式多么人性化和细腻。

有了上次的经历，这次儿子郁闷的情绪消失得更快了，不收作业就不收吧！儿子一点也不纠结。

后来老师没再让儿子当班干部。

试想一下，当儿子第一次告诉我老师不再让他当班干部时，如果我在心里不高兴地想："这个老师怎么能这样？不给孩子面子，不给孩子机会。"那么孩子在我心理的暗示下会怎么样呢？

再试想一下，当孩子第二次告诉我老师不给他实权，只是挂名做一个班干部时，如果我又愤愤不平地想："这是什么老师？如果孩子不会做，没做好，那么老师可以教，教教就会了，干吗不让孩子做？"我这样的想法又会给孩子什么样的引导呢？

有一次，我带着儿子参加老公单位的郊游活动，入住酒店的时候，我抽签抽到了最差的一个房间，房间的灯坏了，马桶坏了，门不能锁死，房间不仅靠着马路，还靠着公共厕所。如果当时我抽签后的第一反应是抱怨，心里想的是："我们怎么这么倒霉，抽到了一个最差的房间。"再喋喋不休地表达不满，那么在我的影响下，儿子会愉快地入住吗？其实我什么都没说，非常自然地带着儿子入住。

我的孩子之所以情绪化严重，是因为我在孩子成长的过程中一直没能管理好自己的情绪，我的情绪带给孩子不小的伤害。我同样空有热心肠，却不具备管理和沟通能力，在这方面儿子和我一样，不过我的淡然和豁达也影响了儿子，使他不会对利益得失过于纠结。

海夫人：在孩子小的时候，家长的有些想法会成为孩子的想法。家长其实一直在塑造着孩子。家长对孩子进行言传身教的前提是要重塑好自己。在挫折中，家长更容易发现孩子和自己的问题，积极阳光地面对挫折，其实就是改变和修复自我的过程。挫折就如同机遇，在挫折中学会疏导和面对，会对孩子产生意想不到的教育效果。

9／遇到严厉的老师怎么办

抽动症儿童妈妈：我现在很痛苦。孩子在读小学三年级，刚换了班主任。新班主任是一位非常有经验的老师，而且非常严厉。昨天儿子又被留校了，我问他为什么，他说他也不清楚，可能是因为课前卧在桌上静息时脑袋放反了方向。我想，为这点事儿有必要留校吗？儿子上次被留校是因为午休写作业时讲话。难道午休时都不能说话吗？我和班主任沟通过几次，每次都是各执己见，谈不到一处。真担心这样子会毁了孩子，却又不知怎么办。

当抽动症孩子遇到严厉的老师怎么办？这个问题让许多家长感到困惑和苦恼，甚至很痛苦，上面这位家长也是如此。

有些抽动症孩子家长容易从一个极端走到另一个极端，比如原来对孩子态度严厉，不注重和孩子的沟通，不了解孩子的内心，后来态度改变，又变成过分关注和保护孩子，生怕孩子受到一丁点压力和委屈，总想清除孩子成长道路中遇到的障碍。家长的想法很单纯，那就是希望孩子快乐成长。

其实家长忽略了最重要的一点，那就是如果一个孩子成长的道路一直平坦，总是一帆风顺，这对于孩子来说不是什么好事。

海夫人：如果孩子的成长过程太过顺利，孩子的抗挫折能力就无法得到锻炼。挫折才是孩子成长的基石，挫折能让孩子在成长的过程中有捶打的经历，还能让孩子在父母充满爱的关怀下有所收获。

来看看这个孩子遇到的情况，在三年级时班上换了一位非常有经验的班主任，同时非常严厉。严厉的老师和严厉的家长一样，规矩和要求都特别多，稍不如意便会惩罚孩子。

不过，严厉的老师对孩子的影响远远比不上严厉的家长。老师和孩子只是师生关系，老师并不是孩子最亲的人，孩子也不需要长时间接触老师，所以老师的严厉并不能从本质上深深地伤害到孩子。只有最亲的人才能带给我们最深的痛。总体来说，老师严厉利大于弊，这是因为通常老师的一句话的作用能抵上家长十句话的作用。

这位家长认知有偏差，而且误导了孩子。家长对老师的不满情绪会直接传递给孩子，孩子也会愤愤不平。我们不能期望孩子遇到的每个老师都温和宽容，更不能要求让所有的人和事都围着孩子转。

如果这位老师制订的规则确实太过苛刻，那么家长可以用委婉的方式向老师提出来，尽量愉快地沟通，要做到这一点需要家长的智慧。

我们无法改变大环境，我们的孩子必须接受应试教育，那就得适应应试教育。既然孩子必须在这位严厉老师的带领下学习，不妨就接受这位严厉老师的特点，并且喜欢上这位老师。所有的人都有优点，多看看这位老师的优点。

一个人只要愿意从内心接受现实，事情就会变得容易。

如果我是这个孩子的家长，当孩子被留校时，我就会愉快地对孩子说："不错啊！可以留在学校做作业！"家长应该淡化冲突，帮孩子缓解紧张和矛盾。

◦ 看看一位网友的建议

北京 – 小草 –6 岁：其实严厉的老师会让孩子更有安全感，同时也能给孩子一些内在的力量。家长不要过于袒护孩子，当孩子描述在学校发生的事时，家长要带着喜悦的心认真倾听，同时共情，不要做出评判。有评判就有伤害，最先受到伤害的是自己。

◦ 看看我经历的一件事情

儿子在小学三年级转学后，遇到一位非常严厉的班主任。这位班主任40 多岁，我第一次看见她就有种压迫感。她不仅表情严厉，还给人一种很难亲近的感觉。

儿子因为转学不适应，所以抽动症表现得特别厉害。有一次在操场排队，儿子不仅走得慢，而且不断出现挤眉弄眼、扭动身体的动作。班主任火了，拽起儿子的衣领，把他从前排拖到最后一排（儿子年龄小、个子矮，通常站第一排），边拖还边责骂。儿子那次受伤不小，回来告诉我的时候眼睛里都含着泪。当时我什么也没说，只是紧紧地搂着他。

从那以后，我去接儿子时心里就有些不乐意，不愿意直接面对儿子的班主任。自己的孩子自己心疼，我知道儿子动作慢，可是他还小啊！有一次我接了孩子就走，没和班主任打招呼。班主任的身体语言和表情都会让人在无形中感觉到压力，一点亲和力都没有。

越怕什么，就越来什么。不久，儿子又一次带着伤感的表情告诉我："妈妈，老师在班里训我，批评你不懂礼貌……"我心里一惊，看着孩子蹙着的眉头和无奈的神情，我意识到问题有些严重。我的逃避把孩子推到了一种尴尬的境地。这次我还是把儿子搂进怀里，向儿子承认："是妈妈不对，妈妈不懂礼貌，我会向老师道歉的！"

当我再次面对这个班主任的时候，我一改逃避和退缩的态度，主动迎上去和她打招呼，向她解释了那天失礼的事情，并向她道歉，我的态度真诚而坦然。第一次，班主任的笑容非常勉强，甚至有些僵硬；第二次，老师的态度好点了，但依旧是冷冷的、爱理不理的神情。

后来我每天去接孩子的时候，都要和班主任拉会儿家常，问问孩子的情况，说说她的服饰和发型。班主任虽然不年轻了，但是服饰和发型都比较得体，比较注意形象。

通过每天见面聊聊天，我和班主任很快就熟悉起来，我也更加信任和尊重班主任。班主任每天坐公交车上下班。有一天时机合适，我和她并排往车站走去，我见儿子和别的同学在远处，就向班主任吐露了心声。我告诉她孩子有抽动症，上课会有小动作，感冒或者发烧会让症状加重，我稍稍表达了自己的烦恼。当时她感到有些意外，问了句："不是多动症吗？"我猜她从来没有听说过抽动症。

从那以后，班主任对儿子特别关心，如果在下雨，她就会单独打伞把儿子送出来交给我，她怕孩子淋雨引起感冒。

儿子的症状后来表现得特别厉害，我时常给孩子请假。她很关心儿子，还帮我打听到一个好的老中医。班主任做的点点滴滴，我都会在孩子面前说起，表达自己感恩的心情，同时告诉孩子，老师多么爱他，多么关心他。

当孩子知道老师喜欢他以后，他学习的动力更强了，难道还有什么比这更好的动力吗？孩子的学习成绩很快就提高了。

这位班主任只教到儿子三年级结束，四年级儿子班上又换了班主任。儿子小学毕业时考了全班第一名。我专门跑去告诉原来的班主任，孩子现在非常好，抽动症好了，毕业时考了全班第一名，我向她表示感谢，感谢她曾经那么关心孩子。当时她很感动，连连说："别客气，孩子好就好，孩子好比什么都好。"

当遇到事情时，我们不要总想着去改变别人，而应该改变自己，以便适应环境。我们无法改变别人，只能改变自己看问题的态度，我们只有通过让自己变得更好来影响别人。

海夫人： 抽动症孩子并不是不能面对压力，而是需要在家长的引导下更好地面对压力，让心力变得更强！

10/ 沟通疏导小事例

◎ 走入孩子的内心

广东 - 盼盼 -10 岁女：我女儿即将进入青春期，她的自我意识越来越强烈，我开始放弃家长意识，真正与她做朋友，走入她的内心。

有一天，女儿一回来就情绪不佳，抱着我说："妈妈，我今天情绪很不好。"

我说："怎么了？"

她说："我总是控制不了我的情绪，容易发火，今天又发了三次火。"

我让她把三次发火的经历讲出来，然后告诉她："人都是会有情绪的，都会有心情低落的时候，妈妈也会这样。妈妈以前经常发脾气，现在是不是进步多了，很少发脾气了？"

她说："是的，妈妈越来越好了。我也想像妈妈那样越来越好，但就是控制不住情绪，压也压不住。"我说："没关系，不用压，慢慢来，成长总要有过程的。妈妈变好也用了很长的时间，只要想变好就能变好。"

她又对我说好讨厌午睡管理老师。我说："我上学的时候也遇到过自己很讨厌的老师，也会和老师顶嘴，这是很正常的，只是这样会给老师和其他同学留下不好的印象。后来我改变了发泄的方法，只在心里说说，或是画一幅画骂骂。"女儿笑着说："我也是，我今天也画了一幅画骂她呢！"我们笑成一团。虽然这样的做法并不是最好的，但是我引导她说出了内心的感受，接纳了她的情绪。当我再用更好的方式引导她时，她能更好地接受。

后来，她又说某某是笨蛋。我知道这是女儿这个年龄段流行的口头禅。她们班上有好几个女生动不动就这样讲话。我不希望女儿也这样，就说："现在你们是不是最喜欢用笨蛋来打趣啊？我觉得朋友或熟人之间相互打趣一下是没关系的，但是我怕你说习惯了，当你和不熟悉的人打交道时，如果一不小心说人家是笨蛋，人家就会不高兴的。一个你不熟悉的人说你是笨蛋，你也不会开心的。你看，妈妈有没有口头禅？"她想了想说："好像没有。"我说："如果我动不动骂你是笨蛋，你喜欢吗？"她说："不喜欢。"

心理疏导的前提就是家长要走入孩子的内心，成为孩子最贴心的好朋友，只有这样，孩子在遇到事情的时候才会及时向你倾诉。

◎ 家长的风向标作用

南宁莉君：我家儿子 7 岁了。有一天上学前，儿子问我："妈妈，为什么何老师每次见爸爸妈妈送我们去学校的时候总是笑眯眯的，等爸爸妈妈一走她就凶巴巴地对我们说'上课'？"我说我要想一想再回答他，可是我不知道什么样的回答是最好的。我该如何回答才能既不影响儿子对老师的印象，又不会让老师觉得尴尬呢？

海夫人：老师之所以对家长笑眯眯，是因为她不是家长的老师。老师之所以对学生严肃，是因为她觉得如果自己不严厉，就没法管束孩子。老师这样做不能说是错的，要看家长怎么去理解。这或许是个不会笼络孩子的老师，不懂得照顾孩子敏感的情绪。一个粗线条的孩子，或许根本不会注意到这些细节。每当遇到这类事情时，家长的态度会影响孩子的认知，从而影响孩子的心态和情绪。

◎ 先"顺"后"导"

群友：儿子的情绪今晚终于爆发了。他有些咳嗽，我给他按摩和刮痧。

用清油刮痧，孩子一直很配合。刮完痧他开始做作业。可能是清油的味道刺激了他，他咳嗽得很厉害。他看时间有些晚了，作业还没有做完，心里比较着急，然后就开始发脾气，说我用的清油让他没法做作业了。

我关心地问他要不要先洗个澡，把清油味洗掉再做作业。他一听更急了，说洗完澡就更晚了。我平静地说："妈妈知道你闻到清油味不舒服，我不知道你对清油过敏，下次我改用其他的。妈妈知道你担心做完作业时间太晚，没时间玩游戏和看书。"

孩子听我说完，继续很愤怒地抱怨。他闹了一会儿后，气呼呼地叫我给他听写。我给他听写时，他悄悄地看摘抄笔记。我说："你这是听写，不是抄写。如果现在还没记住，那么我们可以等会儿再听写。"他听我这样说，情绪马上失控，大声痛哭起来，顺手拿起一个草稿本使劲撕。我说："你想撕可以使劲撕。"他撕得很用力，撕完一本，又拿起一个废本子用力撕，撕完还不解恨，又把一个装了几个苹果的袋子扔了出去，接着把袋子里的苹果一个个拿出来，使劲往地上砸，把苹果砸得粉碎。砸着砸着，用的力慢慢小了。扔最后两个苹果时，他居然把苹果捡起来放到桌上，犹豫了一会儿，又轻轻地扔出去了。然后他平静地问我买苹果花了多少钱。

我知道他已经冷静下来了，我温和地说："苹果是外婆买的，妈妈不知道多少钱，等问问外婆吧。"他情绪平复后接着做作业。整个过程我没离开他，也没有不耐烦，更没有被他的情绪激怒，只是平静温和地陪在他旁边。

这是我第一次正面面对他的愤怒。以前遇到他发脾气，我安慰不了时，我不是强压他就是躲开他。这次我心里真的是很平静，并没有压抑自己。

他发完脾气后，我拿来扫帚慢慢打扫。他有些内疚地说："我把你的笔记本撕碎了（我在笔记本上记了一些不重要的内容）。"我张开双臂抱抱孩子，温和地说："笔记本不重要，你心里好受些了吗？有情绪有脾气表达出来是对的，但是……"他点点头，然后开始看他心爱的新书。

○ 孩子早上不肯自己穿衣服怎么办

悉尼 –Sarah–6 岁女：海夫人，我想向你请教女儿的穿衣问题。女儿快

7岁了，以前偶尔让我帮她穿衣服，姥姥在家时，大多是姥姥帮她穿。最近，她让我帮她穿衣服时，我都很不高兴。

对于女儿穿衣的事，我已纠结一年多了。老公说："每次女儿稳定后，你就想让她自己穿衣。她想让你帮她穿，你就帮她穿吧，有什么呢？每次帮她，你还摆一张臭脸。"

海夫人，她马上就要过7岁生日了。我想了两个方案：

（1）还像以前一样，我把衣服放在那里，让她自己穿，然后我表扬她；如果她想让我帮她穿，我就高高兴兴地帮她穿。

（2）我计划找个时间温和地对她说："宝贝，你快7岁了，妈妈相信你能天天自己穿衣服，如果有困难，妈妈可以帮你解决。"

海夫人，你说用哪个方案呢？还是有第三种选择？

海夫人：你可以在孩子起床穿衣服的时候离开，假装非常忙，没有时间。如果女儿要你帮她，你就温和地告诉女儿（语气带着鼓励和信任）："妈妈正忙着呢，你自己穿好吗？"

悉尼－Sarah－6岁女：哇，这正是我以前的做法，也非常有效。可是我以后要怎么办呢？姥姥在家肯定不行，姥姥不会假装。

海夫人：那就和姥姥沟通，做姥姥的工作。

悉尼－Sarah－6岁女：好，我以前出门前会和女儿说，姥姥早上好忙，姥姥也自己穿衣服。我会给我妈做工作。那我老公也要一起假装？

海夫人：对，都假装很忙！等她自己穿好了，这事就过去了！

温馨小提醒：这个方法适合天气暖和的季节用，不适合寒冷季节。这是因为刚开始孩子肯定会磨磨蹭蹭，希望家长给自己穿衣服，天冷的时候，如果不及时穿好衣服，孩子就会被冻感冒。

这是生活中的一件小事，家长可以用拖延的方式让孩子"被迫"自己穿衣服，既没有直接拒绝孩子，也避免了给孩子冷脸色。

当孩子发现自己穿衣服并没有那么难，而且有一种独立自主的成就感后，孩子就不会在穿衣服这个问题上闹情绪了。

当孩子自己穿好衣服后，家长可以适当鼓励孩子，鼓励孩子有了独立自主的能力。

海夫人：要多鼓励，少空洞表扬。鼓励要针对过程，鼓励能让孩子勇于尝试，不怕挫折；空洞表扬容易让孩子产生虚荣心，只看重结果。

○ 教育有时可以糊涂点

事例一：

石家庄 7 岁女孩：孩子总是胡搅蛮缠，总是辩死理，这该怎么疏导呀？是不是要等她过了那个劲，再去疏导呢？

湖南 - 啦啦 -6 岁女：你肯定爱对孩子讲道理，抓着道理不放，爱较真。你觉得孩子胡搅蛮缠，其实孩子在她自己的世界里只是较真和抓着自己的理不放而已。我最近才明白，有时教育可以糊涂点。

事例二：

江苏 - 从心 -5 岁女：我以前总是想着如何疏导，感觉是为了疏导而疏导，又着急又不得法。后来和海夫人聊了，又看了海夫人的文章，才觉得顺其自然最好。有空的时候多和孩子聊聊天。如果孩子有压力，但她自己不在意，情绪很好，就不用疏导。如果她觉得有些小烦恼，那我就先共情，接受她的感觉，然后提出我的建议供她参考，引导她从不同的角度看问题，至于怎么处理，还要看她自己。其实有时候我们大人对孩子的猜测只是自以为是，就像以前我一直认为女儿是因为惧怕老师才不喜欢去幼儿园，前几天和女儿聊天后我才知道是因为幼儿园的零食不好吃。

11/ 接纳孩子情绪的小事例

○ 孩子哭的时候让孩子哭，别急着哄

江苏悦妈 5 岁：昨晚，我给她几个硬币，让她存到储钱罐里，结果她忘记了，外婆顺手帮忙把硬币放进去了。过了 5 分钟，她发现后，开始鬼哭狼嚎，还拿棍子打外婆，怎么哄都没用。

天津女孩 4 岁：要是我的话，我会抱起她，让她哭一会儿，然后问她，

是不是想自己把钱放进储钱罐，不想让外婆帮忙。这时她肯定会点头，然后会很委屈地再哭一两声。等孩子稍微平静后，我再告诉她："外婆是怕你的硬币丢了，就帮你把硬币放进储钱罐里了。要不这样，你是想自己把硬币拿出来再放进去呢，还是等下次妈妈再给你硬币的时候你自己放呢？"这时候她就会有自己的选择了。等孩子平静后，再告诉她，有什么事情可以告诉外婆，大声说出来，打外婆是不对的。如果她心里有气，可以捶抱枕发泄出来，或者站在床上边蹦边喊。一般这个时候她就能听进去了。

说实话，我现在能这样平静，要是放在三四个月前，我会对孩子连吼带打，但是这只会使孩子更加苦恼，大人也会气鼓鼓的，结果什么问题都解决不了。所以，真的感谢孩子的抽动症，感谢海夫人的文章，是孩子的抽动症让我发现了如恶魔般的自己，是海夫人的文章让我一次次改变自己。虽然不容易，但为了孩子，一切都是值得的。改变了自己，收获的不仅仅是好的亲子关系，还有自己内心的平和！

◇ 接纳，肯定，鼓励

江苏辰辰：前段时间我总盯着孩子不足的地方。后来我发现这样下去无济于事，根本没作用，我应该把目光放在她有进步的地方，让她说出自己的点滴进步具体是什么，家长肯定她比损她、唠叨她、讲道理更有用，她也能变得积极自信起来。

孩子总是想先看会儿书再做作业，而我认为她应该先完成作业，我希望她分清主次。可是我忽略了她能主动拿本书看，先不管看的是什么书，只要是在看书，就算是优点。于是我想运用适当满足和适当拒绝的方法，提醒一两次即可，这样可以让我不再急躁上火，不再把作业当成我自己的事。

昨天晚上时间已经很晚了，女儿洗完澡后还非要做手工浴袍，这个作业要过好几天才让交。我想让她早点休息，可是她坚持要做，我便答应了。我又开始对她做的手工指手画脚，孩子生气了，她认为我这样做衣服不好，她那样做才行。于是我不再坚持自己的想法，让她自己去体验。结果她折腾了一个多小时，啥也没做成。换作以前，我会数落她一顿，现在我知道训她纯属浪费时间，并且让她对我落下种种埋怨。昨晚我及时调整自己，没有引起战火，睡前还和她聊了几分钟，说她已经很不错了，至少能把袖子缝起来，至于做成什么样不重要，重要的是今天她自己体验了一回。我也没做过这样的手工，也不见得会做，最后她觉得还是应该按照我说的方法去做。临睡前大家都很愉快！

◎ 接纳孩子的情绪

北京－清月－7岁男：今天我们一家去逛早市，走到楼下时，我随口问儿子："你知道自己是哪年出生的吗？美术等级考试的时候需要填一些信息。"我的话还没说完，儿子就开始情绪激动地嚷嚷起来："我不去参赛，谁叫你们报名的？"（之前孩子主动要求参赛报名）孩子开始流眼泪了。

我温柔地看着他，也没生气，说："儿子上楼吧。"儿子也一直在观察我的表情，看我没发火，他的情绪也缓和下来，随后跟着我上楼了。

进屋后，我给孩子倒了杯水，孩子"哼"的一声扭头拒绝我的好意。我当时很平静，陪着孩子坐在沙发上，也没说话。这时孩子的情绪基本稳定下来，主动地跟我说："妈妈，我害怕我不会画。考试的时候老师不会在黑板上画，所以我担心我啥都不会画。"我说："儿子，老师说你画画的感觉很好，而且说你有潜力。况且，考试就画花瓶和百合，老师也让你们练习两次了，你看你画的百合多好看！"儿子点头表示赞同。我接着说："你就把这次等级考试当作你们几个同学在一起画画，跟平时画画一样，只是老师不在而已。画好画坏都没关系，只当去玩了……"儿子彻底地没情绪了，乐呵呵地说："行吧！我去参赛吧。"

◎ 神奇的魔法药水

冰糖燕窝：昨天晚上，女儿（4岁）不想吃饭，想吃西瓜。我看她最近不怎么吃水果，就买了她最爱吃的西瓜。回到家对她说要先吃完饭再吃西瓜。她磨蹭了一会儿就开始发脾气了，说每个家人都是妖怪，在家里到处跑，又叫又闹。她弄得我心发慌，还好当时海夫人叫我冷处理，我就忍住了。她还说妈妈是恶魔，比幼儿园老师更可怕，还动手打了我。闹了20分钟后，她稍稍冷静了一些（感觉她想找台阶下了）。我马上跟她说，每个人心里都住着一个天使和一个恶魔，原来那个"恶魔妈妈"走了，现在是"天使妈妈"在陪她。可是孩子立刻说不是，她说："恶魔还在妈妈的心里，你现在对我笑，只是你的外表改变了。"

当我不知道该如何回应的时候，孩子突然来了句："这样吧，我做出一种魔法药水，你喝了，把你心里的恶魔赶走。"我乐了，说："好哇！"然后她假装做了药水，我便假装喝了下去。这个时候她开怀地笑了。我说："从此以后妈妈就是'天使妈妈'啦！"后来孩子又做了一次药水，又让我喝了一次。

前后半小时，我经历了从一开始的心慌、害怕、焦虑，到后来问题解决的过程。

孩子为什么会如此情绪化，脾气大？因为妈妈以前对待孩子的方式就是如此，好在妈妈已经意识到问题，并在积极努力地改变。

◎ 孩子逆反不洗澡怎么办

千瑟瑟：孩子（3岁多）每天都不肯洗澡。但是天这么热，一天不知道要出多少汗，怎么可能不洗澡呢？每天给孩子洗澡都像打一场战争，孩子哭得汗流浃背，我烦躁得想揍孩子，总觉得这孩子很不乖，什么事都要顺着他的意。他动不动就说："不，我不嘛！"

海夫人：孩子不愿意洗澡，办法很简单啊！你不要说"洗澡"这两个字。傍晚该洗澡的时候，你准备好洗澡水（这么大的孩子多半在大木桶或者大塑料桶里洗澡），并且在水里放上玩具，如水枪、球、鸭子等，只要是孩子平时喜欢玩的玩具就好。然后你略带惊喜地过来告诉孩子："宝宝，我们快来瞧瞧玩具们在水里聚会呢！"也可以说："宝宝快来看看，玩具们在水里玩耍呢！"你这样说，孩子肯定会快快乐乐地跟着你来到大澡盆边，因为不是洗澡，孩子一点儿都不会排斥。

等孩子到了大澡盆边，你就可以引导孩子玩了，或者用手晃动水让小鸭子游起来，或者把水枪装上水开始射击。孩子这个时候一定会高兴得手舞足蹈，迫不及待地说："妈妈，我想和它们（玩具）一样在水里玩！"
这个时候你可以假装为难一下，然后再爽快地答应。告诉孩子到水里玩时，
最好先把衣服脱掉，因为这样才能玩得更尽兴。等孩子真的坐到洗澡盆里时，
他已经不在乎你是否给他洗澡。因为那个时候在孩子的意识里这已经不是
洗澡，而是玩耍。有哪个孩子不爱玩耍吗？

孩子平时总是动不动就说"不，我不嘛"，是因为随着孩子年龄的增长，
他们的自我和自主意识不断增强，而有的家长依旧想让孩子按照家长的意
愿做事情，比如孩子不想洗澡，就逼着孩子洗澡；孩子不想喝水，就逼着
孩子喝水，这都是不尊重孩子的表现。还有的家长包办太多，以至于孩子
总是做不成自己想做的事情，比如孩子想爬坡，家长说危险，不让爬；孩
子想自己倒水喝，家长说怕泼了水弄湿地板，不让孩子自己倒。当孩子的
自我受到忽视，不被尊重时，逆反心理就由此产生。孩子逆反，就说明家
长和孩子之间的有效沟通少，不尊重孩子的情况多。

这个时候家长应该怎么转变呢？最重要的是要尊重孩子。对于孩子自
己想做的事情，家长应该尽量让孩子自己来做。

*千瑟瑟：海夫人的办法很有用。如今每次洗澡的时候，我都和他变着
法玩。孩子已经好几天没有在洗澡时哭闹了。第一天孩子玩水枪，第二天
孩子要玩纸，我就把纸放在水里让他玩。家里人都鼓励他自己的事情自己做。
今天去幼儿园之前，孩子在家里哭，走到幼儿园门口就不哭了。我对孩子
的改变感到很惊讶，感觉儿子越来越可爱了。家里人看到他的改变，更加
支持我了！海夫人，真的谢谢你！*

海夫人：心理疏导的"疏"首先要从接纳开始。接纳如同一个温暖的
拥抱，如同一个温柔的切入点。有了接纳的良好开端，接下来的引导就顺
理成章了。

12／ 大家说说，群策群力

◎ 当孩子受到委屈时

江苏8岁男孩：周四下午，我儿子在小花园玩，一个孩子用木棍打了儿子的头，儿子大哭。当时儿子要去打那个孩子，我拉住了儿子，没让他动手，只是安慰他。

那孩子打了我儿子之后，就到旁边待着，也没道歉，他的家长也没过来。后来儿子边哭边打我。我对那孩子说，他打了我儿子应该道歉，那孩子就咕哝了一句"对不起"。我说："打的不是我，你要跟我儿子道歉。"然后他迅速扭了一下头又咕哝了一句"对不起"。这时我也没招了，就动员我儿子回家了。我儿子临走时还哭着说要把那孩子打人的事告诉他的班主任。我说："好！应该告诉！"

晚上，儿子回家后就开始狂咧嘴，舔嘴唇。我跟孩子谈了好久，他才告诉我他打我的原因。因为我拉住他，打他的孩子走开了，他很生气。第二天，我问他还生那孩子的气吗？他说还有点儿。我说："那就把抱枕当成那孩子，你来打他吧。"我们嬉闹着打了一阵。我的性格特点是害怕冲突，当发生这样的事时，我就不知道怎么处理了。

西宁儿子8岁：如果是我，我就不会拦着儿子，打就打呗，实在打得过分了再说。如果对方家长出面了，我就会出面，父母是孩子的后盾。对于孩子之间的问题，家长可以让他们自己解决，孩子之间的人际冲突在所难免。你剥夺了他解决冲突的机会，他的负面情绪无从发泄，就会出现症状，以此来释放负面情绪。

现在你不要只关注孩子的症状，而是要打开他的心结，要把成长的权利和机会还给孩子。法律赋予公民正当防卫的权利，小孩子为什么不能反抗？以暴制暴在理论上讲是不可取的，但在现实中是有效的。逆来顺受就好吗？

北京－小草－6岁：我觉得，只要没有出现实质性伤害，小孩子之间的小打小闹就无须干涉。如果出现实质性伤害，比如伤害身体或伤害心理等，大人就要加以干涉。

如果孩子已经向妈妈求助了，那么这个时候妈妈一定要做一个很有力量的保护者。要让孩子感受到后盾的力量，还要及时控制住那个打人的孩子，避免大的伤害，然后要安抚孩子的情绪，让孩子把当下的感受说出来。教会孩子表达感受是管理情绪的主要部分。

等孩子情绪平息后，把两个孩子叫到一起解决问题，让他们各自描述事情经过。等两个孩子各自把事情经过讲完以后，情绪基本上就会缓解了。家长应该要求错的一方道歉，要求在道歉时看着对方的眼睛，并且态度要真诚。一般情况下，小孩子都比较容易原谅对方。别忘了再问孩子一次，以后遇到类似的事情时他打算怎么做。每一个事件都是一堂生活中的实操课。

沉默：只要孩子之间的冲突不是特别严重，大人最好不要干预。不过，即使男孩子之间打架不可避免，还是应该让孩子明白，打架只能让双方受到伤害，并不能真正解决问题。很多伟人之所以伟大，是因为他们有着非常宽广的胸怀，不会对很多事情斤斤计较。有句话说得好："世界上最宽广的是海洋，比海洋更宽广的是天空，比天空更宽广的是人的胸怀。"

轻舞飞扬：我以前教育儿子要听话，要忍让。当我发现他挨打受委屈后也不敢大声声张，班上有的孩子甚至三番五次地欺负他时，我才发觉自己对孩子的教育是多么失败。我现在鼓励他受到欺负要反抗，能还手就还手。为此我还和老师交流过，老师也认为不该让他继续忍，孩子忍久了就会感到压抑，就会有负面情绪。

○ 做个可爱的人

江苏3岁男：我今天碰到一件事。我和儿子路过一家小店，我儿子想买糖，我说没带钱，他说进去看一下，我说好。后来我对儿子说，等妈妈回家拿了钱再来买，他也同意了。可是看店的老太太追出来非要叫我们把糖买下来，说糖已经被拆开了（其实是完好无损的）。我说等我回家拿钱再来买，可她还是追过来当街骂人，我儿子全看到了。我该怎么和儿子解释这件事呢？

海夫人：这个孩子才 3 岁，3 岁的孩子不明白太多的大道理，面对这样的情况，如果孩子没有受到惊吓，或者孩子根本没觉得有什么不对，就无须解释；如果孩子受到惊吓，那么安抚孩子时要用轻松的态度，告诉孩子这是一个小误会而已。我们可以选择承担这个误会，也可以选择拒绝，不必太紧张。老奶奶生气骂人，那是老奶奶自己的错，生气的人不可爱，我们不生气，我们要做个可爱的人。

对待小孩子，家长不要用大道理说教，因为孩子听不懂。这个时候，家长需要先疏导孩子的情绪，再简单梳理事情经过。家长要做到让这件事对孩子产生的影响和伤害降到最低，力求大事化小，小事化了。

◎ 不要助长孩子的"贪"心

梅子：国庆节期间，早饭时，儿子正吃着饭，好像吃到了他不想吃的东西，故意朝爸爸身上吐。爸爸马上生气了，拍了他一巴掌。我猜儿子不是很疼，可儿子就是不依不饶，嘴里念叨着："你答应过不打我的，你自己拍十下墙，不然我就打你。"爸爸碍于面子，没有拍墙。儿子数了 10 个数后就狠狠拍了爸爸一巴掌。儿子觉得打回去了，心里舒服了。可爸爸哪能容忍儿子这样冒犯他，说："我倒不信了，今天就要教训你一顿。"

我一直没吱声，眼看战火就要升级了，赶快给老公使个眼色。老公缓了缓后，我就叫他去吃早饭了。

当时儿子哭得稀里哗啦的，边哭边说："说好不打人的，我吐你，你可以说我啊，我不听，你可以一直说啊。"唠叨了一会儿，儿子情绪好点了。我就说："是啊，爸爸不该什么话都不说直接打人，这是不对的。你觉得爸爸现在打你的次数多不多了？"儿子说爸爸前一阵也打他了。我说："爸爸现在是不是比以前好多了？爸爸也不像以前那么容易发火了，改变是需要时间的。你看，你上幼儿园时，我们提醒你洗完手不要把水甩在地上，你有时候也会忘记，时不时需要提醒呢。"

儿子不吱声了。我继续说："今天爸爸没有提醒你就直接打你是不对，但我们是不是也不应该朝别人身上吐东西呢？吃到不想吃的东西，可以直接吐到垃圾盘里。"儿子点点头。然后我说："今天爸爸有不对的地方，罚爸爸带你出去玩。"儿子还说："我已经好长时间没吃肯德基了。"他的这个要求我们也答应了。那一天儿子跟爸爸玩得很开心。

北京－小草－6岁：我觉得，在对这样的场面进行调解时，首先应该弄清楚事件的经过，在事件清晰之后，要给予孩子和父亲正确的引导。

孩子吐父亲是错误的行为，有可能是孩子在挑战父亲的规则底线，试探一下父亲是不是真的改变了，不再打他。无论是出于何种心理，孩子的行为都是错误的，有技巧地规范孩子的行为非常重要。

如果孩子做错了，就应该认错，就应该向父亲真诚地道歉。

另外，无论父亲做错了什么，儿子都不该打父亲。目前孩子对伦理和礼节的概念是模糊的。每个人都会犯错，但即使父亲犯错，儿子也不该动手打父亲。家长应该让孩子形成"礼"的观念，这也是让孩子建立"尊敬长辈"的人生态度。这并不是在委屈孩子，而是让他的人生在未来走得更通畅。

当然，父亲处理问题的方式也有不妥的地方，他过于情绪化，缺乏理性。父亲若是宠辱不惊，那么孩子的行为自然会有收敛，所以父亲也应该向孩子道歉。这样父亲和儿子都懂得互相尊重的道理，并形成平等和谐的关系。所以说，父母的内心强大与智慧才是引导孩子最有效的法宝。

海夫人回复北京－小草－6岁：非常正确，妈妈的处理方式偏向了孩子！

北京－小草－6岁：目前很多家长都比较注重爱的教育，但如果不能把握好度，会使孩子增长"贪"心，这个比不教育更害人！

◇ 搞好外交，帮助孩子面对

如初：我孩子前一段时间发声情况比较严重，孩子的心理压力比较大。我和老师沟通后，又向孩子的一位同学打听孩子在学校的情况。这位同学和我们同住一个小区，还是班长。他说虽然我孩子发声，但是并没有人嘲笑他。

我是这样和他说的："润润得了一种病，嗓子不舒服，就像感冒发烧一样，正吃着药呢，过一段时间就会好的。你能帮阿姨一个忙吗？如果你愿意帮忙，他会好得更快些！"他说："愿意。"我说："如果有小朋友嘲笑他，你就跟他们解释一下，下课时叫润润和你们一起玩。我知道你的朋友很多，我想让你的朋友也成为他的朋友。他心情好了，病就好得更快些，你愿意帮阿姨吗？"他答应了。

小孩子答应的事真的会很用心去做，效果很好！

○ 妈妈的幽默

西宁儿子8岁：我现在想发火时，就揪着头发，让头发竖起来，警告儿子："看，我的火已经到头顶啦！"他会很识趣地说："那咱们做个游戏，你让我干什么我就干什么，你的火就消下来啦！"我说："好呀！"然后他就做了我要求的事，我佯装火气消了，娘俩笑作一团。

13／正面面对情绪

我们每个人都有情绪，不同的心理活动就会产生相应的情绪，所以如何应对情绪是每个抽动症孩子家长的必修课。如果家长不能正面面对情绪，就会错误地对待孩子的情绪。比如孩子哭了，家长会说："哭什么哭，不许哭！"或者说："男孩子哭像什么样子，男孩子要勇敢。"哭和勇敢矛盾吗？不矛盾。

我这个人比较爱哭，容易表现出情感丰富且脆弱的一面。虽然我的情感比较丰富且脆弱，但这并不妨碍我成为一个勇敢的人。

○ 情绪本身无对错

情绪本身并无对错，它可以帮助人维持自身心身平衡，可以保护人体的机能，如同人体会对疼痛产生应激反应一样。

现代社会信息大爆炸，各类现象层出不穷，人的心理活动也越来越复杂，与之相伴随的情绪也就越来越多。情绪是心理活动的释放器，表达的是心，守护的也是心。如果情绪得不到合理有效的释放，难受的是心，心身相连，心受伤了，身体也会有反应，就会生病。

有些孩子之所以出现情绪抽动，基本上是因为家长缺乏对情绪的正确认识,不知道如何正面面对孩子的情绪。当孩子的情绪抽动表现非常厉害时,家长的心理也会出现问题。情绪与心理相辅相成。

◎ 情绪背后的主导

情绪背后的主导是我们的心,负面的情绪是由恶劣的心态和心境引发的。恶劣情绪是暂时陷入泥潭的心所发出的信号,也是一种求救信号。如果周围的人能够有意识地接纳这份不良情绪,然后进行积极主动的引导,这颗陷入泥潭的心就可能早日渡过难关。或者本人具有觉察的意识,能察觉到这种不良情绪,并能让情绪自然释放,然后反省检查自己的心,这也就是孔子所说的"内省"。孔子云:"见贤思齐焉,见不贤而内自省也。"

◎ 看看网友的分享

"沐浴阳光群"内蒙古涛妈:当家长出现不良情绪的时候,怎么办?不要去刻意忍耐、控制。

刻意忍耐、控制或压制情绪都是不可取的。每一次的压制,都会使情绪变成一个小脓包。不良的情绪会随着问题的增多不断地滋长蔓延,可能会变成一个大脓包,最终在一件小事情上猛烈爆发,这会对他人造成更大的伤害。

我的建议是有情绪可以发泄,不要刻意压制情绪。但是发泄情绪的原则是不伤害、不妨碍他人,尽量降低对他人的影响,比如不说侮辱人格的词语,不说过于激烈的话语等。有情绪的时候可以选择离开现场,去卫生间洗洗脸,冷静一下,或者去楼下散步跑圈,让自己冷静,或者打电话给朋友,倾诉一下,或者到群里倾诉,或者去商场购物、运动、写日记等,这都是疏导情绪的方式。

在情绪平静之后,要不断反思自己哪里存在问题,下次碰到类似的情况时该如何做才好,这次的情绪爆发对家人造成了怎样的伤害。只有做到这些,每次情绪发泄才有意义,才能成为我们改变自己的契机,才能避免将来问题重演或矛盾升级。

有情绪没关系,有了情绪之后该怎么做才是我们需要关注的问题。

烟台网友：当孩子跟家长讲起自己不愉快的经历时，有的家长会安慰和纠正孩子，这往往是在暗示孩子：他这样想不好，他不够好。殊不知情绪、观点本无对错与好坏之分。大部分抽动症孩子都过于压抑自己，对自我的要求较高，他们的家长往往是讨好型或超理性的人。其实，当孩子倾诉时，家长只需要倾听，理解，接纳，使孩子的情绪充分释放。

海夫人：倾听，理解，接纳，正面面对情绪。情绪本身并无对错，需要内省的是我们的心。

14／给情绪一个温暖的流动空间

○ 淤堵是如何产生的

幸福的回忆：以前，当我家孩子想哭时，我就让他憋回去。这导致孩子现在不会哭了，不高兴时只会憋着生闷气。我真是后悔死了！孩子想哭时也是憋着，不敢哭出声来。我说："你可以大声地哭，哭出来会好受些。"他说不会。听他这么说我都想哭了……

海夫人：孩子哭本是正常的情绪表达，然而有的家长不让孩子哭。家长都是成年人，以大欺小，以强欺弱，强制不让孩子哭。于是孩子每次想哭都得憋回去，久而久之，孩子就不会哭了，但是孩子的恶劣情绪并不会消失，只会生闷气。这是情绪淤堵的一种表现。

淡然处之：我家孩子在以前挨打时都不哭，现在经过我的努力，他在委屈、难过或害怕时，能哭出来了，我这时会抱着他，他会哭得更响，哭完了就好了。

海夫人：我们形容没有流进也没有流出的水为"死水"，把流动的水称为"活水"。"死水"的特点就是容易僵化变臭。这位妈妈刚开始的做法是错误的，导致孩子即便挨打了也不会哭，但是后来妈妈通过转变和不断努力，学会了接纳孩子的情绪。接纳孩子的情绪如同让水流进来，然后让孩子表达和释放情绪，如同让水流出去，流动的水就是有生命力的水。孩子的情绪如果没有流动的空间，就会出现淤堵，久而久之，情绪障碍就会产生。

幸福的回忆：大人心情不好时也会用哭来发泄一下，然后就舒服了，何况孩子。我现在还没找到能让孩子痛快地哭出来的方法。

海夫人：成年人的情绪也需要流动的空间。如果成年人的情绪没有流动的空间，时间久了一样会出现淤堵。

淡然处之：自己想办法，慢慢来。我的孩子真的是被无知的我弄得不会哭了，很多次他说想哭但哭不出来。我一直在努力，他现在好多啦！

海夫人：很多时候并不是因为我们无知，而是因为我们习惯沿用原生家庭的方式，也就是复制原生家庭的思维模式来教养孩子。如果你的觉察力不够，你就会毫无知觉，一错再错。

○ 来看一段聊天记录

江苏6岁男：和大家分享下昨天我和儿子的战果。昨天晚上，他依然抽动手臂，我没管他。晚上睡觉前，他开始发脾气，要和我玩奥特曼游戏，而我之前答应给他讲故事。结果问题来了，他开始变得暴躁，拼命哭。

海夫人：孩子在表达情绪，释放情绪。

江苏6岁男：以往这时候我总说："住嘴，不准哭！"昨天我改变方式，只是静静地看着他，面带微笑。他继续哭，哭了大约15分钟。

海夫人：以往妈妈用打压的方式错误地对待孩子出现的情绪，这次有了改变，学会接纳孩子的情绪，非常温和地看着孩子哭，静静地带着爱去接纳。

江苏6岁男：我看他好像冷静下来了，便张开手臂，要抱抱他。他嘴里虽说："妈妈，我恨你！"却手脚并用地扑进我怀里，抱着我。等他彻底冷静下来了，他说："妈妈，我们明天玩奥特曼，你今天给我讲故事吧。"然后我们很开心地讲完故事睡觉了。

海夫人：接纳孩子的情绪，让孩子可以自然地表露情绪（水能够自然流出），等孩子释放完情绪再跟他沟通。当孩子表达时，妈妈应该聆听，然后给他建议，进行互动。妈妈给孩子建议，和孩子互动，就说明妈妈在接纳孩子的情绪（水能够自如流进，流进孩子的内心）。爱就是这样流动起来的，爱散发着活力和生命力。如果你不让情绪流动，淤堵就会产生，爱也被冻住了。

江苏6岁男：我很开心。我发现，原来不用强行制止他，他也会讲道理。从昨天开始，我们之间的关系改变了。他好像很开心。以前我都让他憋回去，不准哭。我儿子很爱我，但是好像又很怕我，他说怕我打他，怕我骂他。其实我从来没动过他一根指头，不知道他为什么会这么想，不过我平时确实对他比较严厉。我已经意识到我需要改变。

海夫人：妈妈确实需要改变。如果妈妈不改变，孩子的情绪就没有流动的空间，淤堵就会越来越多，越来越严重。如果情绪障碍变得严重，爱也就被困住了。虽然你的内心有爱，但是这份爱无法在你和你爱的人之间流动，被困住的爱就会逐渐被冻住，失去活力……

○ 给情绪一个温暖的流动空间

心理疏导可以疏通情绪流动中的淤堵，它能让情绪自然流动，给情绪一个温暖的流动空间。如果你的情绪有了一个温暖的流动空间，你就会拥有一个更好的爱的表达方式，你的爱的能量就会更容易被传递出去，更具生命力。

给情绪一个温暖的流动空间！

15/ 心力篇

○ 挫折教育

1. 如何面对遇到的"坎"

长春－飞儿－2岁女：昨天我很开心，女儿也很开心，女儿的爸爸也很开心，因为两岁半的女儿终于同意剪头发了，一点儿都没哭，安静地坐在椅子上让我们剪。

以前每次给女儿剪头发时，女儿都会号啕大哭，有时候不得不在她睡着的时候剪。前一段时间，我总是带她看哥哥和爸爸理发，告诉她理发后会变得更漂亮，理发也不疼。我们全家人都在鼓励她。昨天晚上，女儿终于同意理发了。我和她爸真没想到孩子这么配合。女儿理发时也没害怕，还说要自己坐，不要妈妈抱。

我感觉理发事儿虽小，在别人看来都不是事儿，但对于女儿来说，是一次心力的提高。我们成功地进行了疏导，让孩子接受了理发！给自己加油，给我们全家人加油！

今天我们要带孩子去野营了，带着帐篷，带着好吃的，还带着我们一家人的快乐心情。如果你不关注症状了，你真的就会收获一个快乐的宝宝！感谢海夫人，感谢群友们，感谢群主管理员！

家长真是太棒了！生活中随处可能遇到的"坎"、小麻烦和挫折都是培养和提高心力的良好契机，这就是宝贵的挫折教育。如果挫折教育引导得好，孩子就会变得勇敢且自信，孩子的个人潜能就会被激发出来。

当孩子面对"坎"、小麻烦和挫折时，家长首先需要做好心理疏导，也就是尊重孩子，合理引导，慢慢启发、鼓励孩子，不要因为孩子面对困难有退缩躲避行为就嘲笑或批评孩子，更不要粗暴地强迫孩子面对困难。畏难是人的天性，家长首先要接纳孩子的表现，理解孩子。上面例子中的妈妈就做得非常好，女儿以前每次剪发都是令人头疼的事情，后来妈妈改变方式，经常带女儿看哥哥和爸爸理发，让女儿看到哥哥和爸爸理发都是轻松自在的，然后妈妈再告诉女儿为什么需要理发。孩子顽固抗拒的内心在慢慢放松，害怕的情绪逐渐减弱，最后她自己就同意理发了。

家长用爱来指引孩子，让孩子鼓起勇气面对遇到的"坎"，让孩子独立迈过这个"坎"，这就是培养和提高心力的过程。有弹性、有韧性的心力才是真正强大的心力，光有强度，没有柔韧性和灵活度的心力是有欠缺的心力。

每当孩子遇到"坎"时，如果家长不尊重孩子，也没有耐心，就会严重影响孩子的心理健康。家长认为头发长了就要理发，于是不管孩子愿意不愿意都逼着孩子理发，这是不尊重孩子的表现，也是没有耐心的表现，更谈不上心理疏导了。这样只会让孩子产生心理阴影，反复如此，孩子就会形成心理障碍，对孩子心理健康不利。

如果孩子被粗暴对待，孩子内心的反抗性就可能变强，这种强对抗性只会让矛盾变得尖锐，孩子的内心缺乏柔韧性，还有可能出现妥协性退缩，导致心力更弱。

心力的培养和提高并不复杂，把成长的权利还给孩子即可。如果孩子处处被压抑，处处被限制，或者从这种压抑限制走到另一个极端——处处被溺爱包办，孩子的成长权就被剥夺了。一个连成长权都没有的孩子，又如何有机会培养和提高心力呢？

海夫人：培养和提高孩子的心力，其实只是让孩子自己学习走路，自己体验生活。如果在这个过程中加入家长爱心加耐心的陪伴和指引，就会事半功倍。

2. 心力提高的过程

（1）遇到"坎"、挫折、小麻烦，也就是遇到机会。

（2）家长尊重和接纳孩子的状态，耐心引导孩子，做好心理疏导。家长此时的状态有风向标的作用，如果家长自身焦虑不淡定，表现出非常弱的心力，那么孩子只会更加没有方向。

（3）孩子从害怕、退缩、抵触转变为可以正面面对。

（4）家长用耐心和爱心持续鼓励孩子。

（5）孩子打消疑虑，勇敢尝试，去做，去试一试。

（6）尝试成功，亲身体验，自信心增强，心力有了小进步。家长需要记住，孩子自己的体验胜过任何语言的教育。

生理心理学研究表明，当人们处在紧张状态和危险情境时，机体就会超负荷运转，为了使失去平衡的机体重新恢复平衡，机体便出现应激反应。在应激反应下，机体的一整套调控内外环境的身心反应系统处于全面运转状态，生理、生化、行为、心理等多方面都在积极调动力量。

当孩子遇到挫折或者跌倒时，先让孩子自己的应激反应去处理。挫折和跌倒是上天在孩子成长道路上设置的考验。如果通过考验，孩子的心力就提高一步，并强大一分。如果一遇到事情，家长就积极主动担当并处理完善，那么孩子如何能够得到锻炼，心力又如何能够得到提高呢？

○ 培养自信心

西安－妞妈－6岁女：我以前以为孩子很乖，后来才知道是因为我时刻压制着她的脾气。她不敢和小朋友闹别扭，总是怕得罪小朋友，怕小朋友不和她玩了。现在我发现孩子异常敏感，我和她爸爸高声说句话，她的表情就有些不自在，会问我是不是跟爸爸吵架了。

海夫人：孩子以前是在被压制的气氛中成长，孩子胆怯，不自信。

西安－妞妈－6岁女：现在我们夫妻两个都在努力改变，有时候还是做得不好，不过孩子已有了很大的改变，症状基本消失，自信心明显增强，不怕和小朋友闹别扭了，有时候还会坚持自己的理念，但隔段时间就会发一次脾气。我们还要继续努力，要越挫越勇，因为孩子的心理健康比什么都重要！

海夫人：家长意识到问题所在，开始反思和反省自身的不足，努力改变自己，孩子症状基本消失，自信心增强。自信心也是心力的一方面。父母一转变，孩子的进步就非常明显。

西安－妞妈－6岁女：我发现自己隔段时间就会有情绪问题，如担心、焦躁等，每当出现问题时，我都会好好调整自己的步伐，再和孩子一起往前走。当我状态相对好的时候，孩子的脾气也非常好；当我情绪低落的时候，孩子也爱发脾气。我在螺旋式前进，孩子也在慢慢好转。焦急也罢，伤心也罢，我不都得陪着孩子坚强地走下去吗？真的需要轻视症状，关注孩子的内心，找到自己的不足，并加以改进。

我都不好意思告诉大家，在两个月前，孩子吃饭、穿衣、拉屎、尿尿都是我一手包办的，她自己不会穿衣服、吃饭、擦屁股等。为了提高她的心力，我用鼓励和引导的方式教她，她现在已经什么都会做了，还能帮我做家务了。只要家长给孩子好脸，真正地爱孩子，孩子就会提高得很快！引导很重要，平和很重要！

相信自己，相信孩子！

海夫人：父母原来包办代替的结果就是孩子动手能力差，不自信。现在父母放手引导孩子自己去做，孩子就得到了锻炼。孩子拥有了成长的权利和空间，孩子的进步和变化也让父母惊喜！

自信心就是相信自己的能力！

○ 提高承受力

1. 精细化养育的后果是孩子承受力特别差

网友：我的问题是溺爱孩子，错误地将重心放在孩子冷不冷、热不热、吃得多不多、出没出汗等方面，对孩子身体冷热的控制过多，进空调房马上加衣服，出来马上脱衣服，运动时脱衣服，有一点温度变化就调整孩子的衣服。

我一直觉得孩子吃饭穿衣是头等大事。孩子上幼儿园小班、中班时，每天中午都被我们接回家吃饭睡觉，上大班时才开始在幼儿园吃午饭。孩子上小学一年级时，我每天给她送午饭。那段时间，我对孩子其他方面的关注不足，很少跟孩子交流学习生活中的事情。

现在想来，我的这些做法都好夸张，都有些神经质了。我感觉孩子的心力非常弱，胆小、爱哭、爱撒娇、依赖妈妈、承受能力差。另外，孩子在交友方面有障碍。她在幼儿园有一个好朋友，那个孩子是她最好的朋友。最近，孩子天天缠着那个好朋友，想时时刻刻都跟她待在一起。那个女孩的外婆对孩子都有意见了。我们该怎么帮助她接受小学的新朋友呢？

我看过一篇文章，讲的是有关孩子承受力特别差的内容。心理医生问孩子的父母，是不是孩子第一次系鞋带时打了死结，你就再不给孩子买系带的鞋了？我突然发现我就是如此。孩子不爱吃幼儿园的饭菜，我就把她接回家吃饭睡觉；怕孩子被传染感冒，我就不让她接触生病的孩子；孩子洗头时爱哭，我就给她买洗头帽和洗头椅。家长刻意为孩子消除困难或障碍，后果就是孩子承受力特别差。

海夫人：这个妈妈对待孩子的方式属于典型的精细化养育。精细化养育的后果就是虽然孩子的身体在长，但是内在的力量没有跟上，过多的规矩和过度的保护使孩子的承受力特别弱。承受力差也是心力弱的表现之一，这是抽动症康复的大忌。抽动症症状是身心不平衡的表现。对于承受力弱的孩子来说，生活中偶尔的风吹草动，在别人看来不算什么或根本不是个事，但是到他这儿就如同天大的事，就像过不去的坎，孩子的抽动症状就会反反复复地出现。

2. 来看看一位妈妈意识到养育方式不对所做的改变

济南－女－4岁：在家陪孩子近两个月了，回到农村老家以后，我对孩子的教养方式从"圈养"改成了"散养"，真心觉得孩子变化很大。

如今孩子每天都在疯玩，在院子里玩自来水时经常从头湿到脚。要是以前，我从来不敢让她沾凉水，怕她着凉感冒。现在孩子在小雨中踩水洼，拽着风筝在路上疯跑，摔倒两次，膝盖都破皮流血了。我说："嘿嘿，这有啥？不磕腿怎么长大？妈妈小时候一天磕一次。爸爸回来后让他看看咱的战绩。"她害怕的心情一下子放松了。

如果是以前，我早就扑上去了，心疼、害怕、着急的表情不但不会帮助孩子，反而会加剧她的恐惧。

她以前害怕孔雀的图片，我每天都和她一起摸摸那张图，后来她自己也不把孔雀图片当回事了。

她以前荡秋千时过于兴奋，就会出现抽动症状，我经常带她荡秋千，后来她就很平静了。

开学了，女儿说老师因为她睡觉不好而训过她一次，她不想上幼儿园了。我说："我小时候因为作业没做好被老师留过校，那天中午还是姥姥给我送的饭。每个孩子都会被老师训，你才被训过一次，下次争取被多训几次。"她的性格决定了她不会没事找批评，不过她现在已经不那么害怕挨批评了。

最让我奇怪的是，那些我以前从来不让孩子做的事，现在她做了，并没有出现我所担心的感冒或拉肚子，孩子反而更快乐自在，状态越来越好。我曾经采用的"圈养"方式真是错误的。

海夫人：妈妈从原来"圈养"的方式改为"散养"的方式后，孩子可以独立面对的事情多了，孩子自由了，也快乐了，承受力也随之提高了。

第二章 心里话

1／ 看《虎妈猫爸》，谈小儿多动症和抽动症

电视连续剧《虎妈猫爸》热播时，许多人都从虎妈和猫爸身上看到了自己的影子。《虎妈猫爸》不光反映了家庭问题、社会问题，还反映了现在越来越多的家庭教育问题。

剧中，在第一（重点）小学的家长会上，赵佳乐老师请来了从美国回来的教育专家唐琳老师给家长们讲课。赵老师发现班里许多孩子放学后都要去上课外辅导班，有的孩子还不止上一个。回到家，孩子既要做学校老师布置的作业，又要做课外辅导班老师布置的作业，甚至还需要做家长布置的家庭作业。赵老师还发现班里啃手指、做小动作、注意力不集中的孩子越来越多，她感觉孩子们压力太大，孩子们越来越不开心。这些问题让她非常担心。

○ 孩子的多动、好动是内心焦虑的表现

在剧中，教育专家唐琳说，孩子啃手指、做小动作都是内心焦虑的表现，这种焦虑究竟来自哪里呢？主要来自社会的压力，现代社会人人都追求成功，成年人为了成功会不惜一切代价地去努力，成年人的这种紧迫感所带来的焦虑会传递给孩子，直接影响孩子。

这些年我接触了非常多的抽动症孩子的家长。抽动症最常见的并发症是多动症，也就是抽动伴多动。儿童的多动症和抽动症所表现出的身体动作，最初是孩子内心不安的表达。孩子这种不安的初始来源是什么呢？是焦虑。

我的QQ经常出现很多对话小窗，这些小窗普遍带着黑色的负性情绪，带着浓重的急躁不安和深深的焦虑。家长所表现出来的焦虑简直能把人的心带入灰暗低沉的境地，犹如世界末日一般。

如果家长的内心过度焦虑，就容易出现不同程度的心理问题。如果家长心理不健康，就会影响孩子的成长。作为一个儿童，作为一个没有力量

自我保护的儿童，会不可避免地受到干扰和伤害。这也是多动症和抽动症的发生率越来越高，多动症从原来的单一型发展到现在的多动伴抽动的原因。

○ 来看看一位网友的咨询

网友：海夫人，我的一个同事在孩子两岁时离婚。可能是父母的争吵影响了这个孩子，孩子从小就不和人交往，孤独症一级，有抽动症状，最常见的表现是咧嘴。这个孩子现在上高一了，抽动症竟然好了，还参加了学校合唱团。我特地去向同事请教。她说这类孩子从小缺乏安全感，特别敏感，如果身体有些不舒服，或者遇到点不愉快，就容易焦虑，抽动就是焦虑的表现。等孩子慢慢长大后，内心强大了，不那么容易焦虑了，就不抽动了。您觉得是这样的吗？

简单粗略地说是这样。抽动症孩子出现症状是为了释放焦虑，平衡身心，抽动症孩子本身就比较敏感，缺乏安全感，容易焦虑。当孩子慢慢长大，心力得到培养、锻炼、增强后，他们才有能力自主平衡，释放焦虑，这个时候就不会通过抽动或多动（症状表现）来帮助释放焦虑了。

○ 孩子需要社会的理解和接纳

更为不幸的是，社会上有很多人对多动症孩子和抽动症孩子存在错误的理解，并且给他们贴上了学习不好、注意力不集中、问题孩子的负面标签。事实上，这些孩子只是比别的孩子更敏感，感受力更强，会把家长内心的焦虑照单全收，甚至会放大。

孩子的多动和抽动行为只是自身防御系统的自我干预、自我帮助和自我保护的表现。当一个人感受到焦虑时，需要释放焦虑，否则焦虑会变成软性刀片，划得他遍体鳞伤。成年人可以把焦虑转嫁给别人，比如家长把焦虑转嫁给孩子，但是孩子没有能力转嫁给别人，也不懂得转嫁给别人，所以只能用动作来进行自我释放、自我平衡、自我保护。

我们的社会应该如何来帮助这些受伤的小天使（多动症和抽动症儿童）呢？难道只是给这些完全可以康复的孩子打上一些负面的标签，或是排斥和歧视这些原本可爱却不小心受了伤的小天使？

○ 爱的关心和帮助

多动症和抽动症儿童最需要的是充满爱的关心和帮助。面对已经受到伤害的小天使，家长不要焦虑、抱怨和愤恨，需要做的只是停下你匆忙的脚步，好好想想生活最需要的是什么。是成功，是大房子或豪车，还是永无止境的名利追求，还是对家、对孩子的关爱？

海夫人：如果家长能以坦然平静的心态看待得失，不受世俗的影响，我们和孩子在一起的时候完全可以非常放松。要让孩子感受到你自然本源的爱，这爱里没有得第一名的要求，没有一定要考上某重点学校的祈盼。只有家长彻底放松了，孩子才能释放焦虑。当逐步地释放焦虑，直至完全释放后，我们的小天使才能恢复健康。

2／家长的心境对孩子的影响

○ 一个突发事件

有一次，我经过某小区的活动广场中心地带时遇到了一个突发事件。那天正值休息日，广场上的人很多，十分热闹。一位妈妈带着自己的宝宝，宝宝估计1岁多，刚会走路，但走得还不稳。妈妈好像对广场上正在进行的产品促销活动感兴趣，她低下头和宝宝说了句什么，就匆匆起身，准备凑到人群中去。宝宝一看妈妈去得那么急就赶紧跟着，小手离开了婴儿车，宝宝本来是两个手扶着婴儿车的。由于婴儿车的阻挡和惯性力量，宝宝重重地摔倒在地，大哭起来。

妈妈着急地折返，扶起宝宝，心痛地大声呵斥："妈妈刚才不是告诉你不要动，妈妈一会儿就回来吗？妈妈刚才不是告诉你不要动，为什么不听妈妈的话？为什么不听妈妈的话？"女人半拽半搂着孩子，大声呵斥，情绪激动，脸涨得通红，接着说："为什么不听妈妈的话？妈妈刚才不是叫你站着别动吗？"她响亮的数落声导致宝宝更为剧烈惊恐的哭声。

我惊呆了！我很想上前做点什么。此时一位年长的女性走上前说："好了好了，看！孩子已经被吓着了，赶紧拍拍孩子，安抚安抚……"这位年长的女性一边劝慰妈妈，一边蹲下身，摸了摸宝宝的头，说："好了，好了，宝宝不怕啊！"这个充满善意的女人正试图缓解妈妈过分激动和焦虑的情绪。

这位妈妈当时情绪比较激动，并伴随着状态失常，虽然她在心疼宝宝，但是她的表达方式是错误和不理智的。从面相上看，这位妈妈并不年轻了，脸部的表情也不柔和，或许她总是处于忙碌且紧张的状态，不由自主地被生活俘虏并沦陷，焦虑的心境由此形成。

海夫人：言为心声，所有的信息都是心发出来的。

○ 心境对人的影响

什么是心境？心境是一种比较持久、比较微弱且具有弥散性特点的情绪状态。心境具有持久性的特点，它不是人们关于某一件事情的特定体验，没有特定的对象，而是人们一段时间内总体的情绪表现。

我们在和别人交往时，如果没有语言信息，唯一能让我们感受到并且产生心理或情感反应的就是对方的心境。我们可能莫名地对对方有好感，或者莫名地不喜欢对方，这是因为对方的心境在产生无形的影响。

心境就像春雨，可以"润物细无声"，当然这里指的是好的心境。

海夫人：心境对人的影响是不知不觉的，许多时候连你自己都不能明了。而当你遇到事情的时候，你的心境会准确无误地指导你。

很多家长都在看育儿书籍，很多教育专家写的育儿书也非常好。有一位家长告诉我，她经常看这类育儿书，毫不夸张地说，有的内容她都会背了，但是具体用在孩子身上时，也就是在面对孩子的时候依然做不到，这是为什么呢？家长看育儿书籍，学的是方法，大家留意和关注的都是方法。方法再好，也需要靠人执行，执行人不同，方法所达到的效果就会完全不同。

比如本篇一开始谈到的那位妈妈，她错误地估计了1岁多孩子的领会能力和执行能力。当孩子摔倒以后，妈妈首先应该扶起宝宝，然后安抚宝宝。

利用正确的方法可以很好地解决问题，但方法大都是暂时性、临时性的，而心境的影响则是随时随地的。如果你学了许多方法，但心境没有改变，那么遇到事情时心境的自然表现会快于你搜索方法的反应。

这就是不少家长想在孩子面前控制脾气，但实际上控制不住的原因。家长在看育儿专家的书时，觉得书里讲得非常有道理，但要想具体实施难上加难，这是因为你的心境对你产生的直接影响要快于你对方法的选择。

真正有智慧的家长从育儿专家那里领会到的是理念，并且能够把育儿专家的理念融入到自己的内心，融合到自己的心境中，这样育儿书才能真正发挥效用。

◎ 主导心境的是什么

主导心境的是什么？是心态。你有什么样的心态，就会形成什么样的心境。

"这个世间存在着无以计数的各种情绪。每一刹那，无数的情绪因为我们的误判、偏见和无明而产生。"（宗萨蒋扬钦哲仁波切《正见》）

"所有这些不同的情绪及其结果，都来自错误的理解，而这个误解的一个源头，也就是所有无明的根源——执着于自我。"（宗萨蒋扬钦哲仁波切《正见》）

负面情绪从本质上说是过度看重"小我"的恶果，是痛苦的根源。

比如本篇开始事例中的那位妈妈，因为她错误地判断宝宝能全部领会她的指令，她对自己的行为充满自信和认可，所以她轻易离开了孩子。然而孩子还小，并不能完全明白妈妈的意思，孩子惊恐地看到妈妈迅速地离开，产生了恐惧和不安全感。每个年幼的孩子都有依赖妈妈、追寻妈妈的本能，所以孩子在妈妈离开后会迅速跟随，然后很快摔倒。

这属于由常识性错误判断造成的小失误。如果妈妈能提前觉知到这一切，她的觉知力就能迅速地提醒她要准确判断，然而她没有。她首先心疼孩子，接着恼怒一个1岁多的宝宝居然不执行自己的命令。她错误地认为宝宝是因为不听话而没有执行自己的命令。在错误心境的主导下，焦虑、心痛、愤怒的相互作用让她完全被恶劣情绪主导，于是她在宝宝面前疯狂，如同一个魔鬼。

心境如同一个人的背景和底色。这位妈妈在疯狂的时候一点也没有意识到自己像个魔鬼，因为她对她自己的背景和底色毫无概念。其实这样的背景和底色并不是一朝一夕形成的。

好的心境能够像春雨一样"润物细无声"，恶劣的心境会像"无味但是有毒的气体"一样让人慢慢中毒！

比如一个非常看重孩子学习成绩的家长，成绩是家长关注的重心，成绩这个结果慢慢会主导家长的心境，由此影响家长对待孩子的态度。如果孩子拿回家的成绩令家长满意，家长就会高兴；如果孩子拿回家的成绩不理想，家长就不高兴。

海夫人：心境的作用是此时无声胜有声！

家长有什么样的心境，就能养育什么样的孩子。如果将家长的心境比作水，孩子就如同那水里的鱼。心境具有弥散性和持久性的特点。表情和语言可以暂时伪装，心境却无法伪装。正因为如此，我经常劝告家长别总盯着孩子看，别整天数落孩子，别总看着孩子的症状，而要盯着自己，向内觉察，反思自己。只有好水或活水才能养育出健康的鱼。

3/ 让痛苦和挫折有所值

每个人的成长都需要机会和空间，拿我来说，如果不是因为孩子有抽动症，我怎么能成长起来？我怎么会每天反思自己，反省自己，反复思考？我怎么会不断学习，不断进步？痛苦的时候，就是努力的时候，否则痛苦还有什么意义？痛苦是用来让你成长的，不是用来让你抱怨的。我们既然遇到痛苦，就要让这个痛苦有所值，那就是在痛苦中成长起来，强大起来，让痛苦变成财富！

海夫人：经历痛苦或者挫折并非坏事，这可能是上天给我们的保全之策。如果已经经历或者正在经历着痛苦，我们就应该让痛苦有所值，而不是在抱怨、哀叹、愤愤不平中反复纠结。痛苦如同沼泽，越纠结就会陷得越深，如果是这样，本来小小的痛苦就可能演变成灾难，真的把你吞没！

"故天将降大任于是人也，必先苦其心志，劳其筋骨，饿其体肤，空乏其身，行拂乱其所为，所以动心忍性，曾益其所不能。人恒过，然后能改；困于心，衡于虑，而后作；征于色，发于声，而后喻。入则无法家拂士，出则无敌国外患者，国恒亡。然后知生于忧患，而死于安乐也。"

让痛苦和挫折有所值！

4／苦难是化了妆的祝福

石榴：我给大家汇报一下我孩子的情况。我的孩子现在非常稳定，更可喜的是他的心理变得更加成熟了，知道体贴父母了。之前他不爱写作业，而现在他基本上能按时完成作业。前两天他的作业很多，他虽然有些畏难情绪，但还是一边唱着歌，一边写作业。他唱的歌词是："妈妈爱我，妈妈爱我，妈妈既然这样爱我，我一定要把作业写完。"

他已经玩坏了几架遥控飞机，现在又要买新的。他爸爸开玩笑说："儿子，你太能花钱了。我要给你换个有钱的爸爸才能满足你的需要。"这时候他回答："我不要换爸爸。我的爸爸虽然没有钱，但是有爱，爱比钱重要得多。"

看到孩子可喜的进步，我们夫妻俩都感到非常欣慰。当我们的生活出现一些小小的波折时，我们不要抱怨为什么上天这样不公平，而要静下心来问：生活是要求我们学会什么呢？感谢这个交流平台，让我们从海夫人那里学到了除了治病以外更丰富的、更重要的东西。

谁说苦难不是化了妆的祝福呢？

5／上天给予我们重新成长的机会

向日葵：你好，请问你是哪位？

朗朗晴空：你好，我是从海夫人那里听说了你的事，我孩子也抽动了，想和你交流交流。

向日葵：你有事就直接问吧。

朗朗晴空：谢谢！我最近发现孩子身体的好几个部位都开始抽动。有一次我看到一篇文章，说不用吃药，可是婆婆担心得厉害，我真不知道怎么办了。冒昧地问一下，你孩子也有过这种情况吗？你是怎么给孩子调理的？

向日葵：我跟海夫人的意思一样，如果孩子得的不是器质性疾病，就不需要吃药。最好的药是时间和爱（走进内心的爱）。你很庆幸，还有个婆婆在身边。

朗朗晴空：我平时要上班，孩子爸爸在外地工作两年了，经常不在家，孩子很缺爱。我下班以后特别累，和孩子交流得太少了。孩子不怎么爱说话，我也不爱说话。

向日葵：缺爱是一种普遍存在的现象。只要有足够的动力，就可以寻找到爱。我曾经比你还糟糕，但还是走过来了，没事的，会好起来的。即使老公不在身边，自己也可以创造出生活的爱。如果没有创造爱的能力，没有感受爱的能力，即使老公就在身边，也一样没有爱。

朗朗晴空：说得对，可能我有问题，是我把孩子害了。

向日葵：不是你害的，这是上天给我们的一个机会，让我们重新成长，要做一个快乐的人。

朗朗晴空：儿子前几天发脾气，非常暴躁。我陪他玩了几天，他就好些了。当发现他的身体也开始抽动时，我又着急了。

向日葵：艰辛的生存环境让我们曾经不快乐，但上天又给我们一次机会，让我们学会寻找快乐！当孩子出现状况，而你控制不了时，你要学会在没人的地方自疗。

朗朗晴空：好的，说得我都想哭了。

这是上天给予我们重新成长的机会，"向日葵"说得多好。当孩子出现状况时，与其自怨自艾，不如在没人的地方疗伤。到底是普遍"缺爱"，还是我们感受"爱"的能力不够？正如"向日葵"所说，如果没有创造爱的能力，老公在身边也一样没有爱。如果没有感受"爱"的能力，那么无论多幸福，还是一样觉得"缺爱"。

6／单纯在这个世界上最容易穿过暴风骤雨

有个成年抽动症患者问过我，为什么我能带着孩子走出来？我的孩子属于严重的抽动症患者。我的境况并不优越，老公跑船漂泊在外，我的身体不好，孩子的体质也非常不好。当时我想了想说："简单，因为我简单！"

通过这么多年我与抽动症孩子家长的接触，我发现大部分家长爱孩子的方式变味了，他们想得过于复杂，考虑得过多，一般包括以下想法：

如果不吃药，耽误了孩子病情怎么办？我可担不起这个责任！

孩子以后好不了怎么办？我可怎么活？

为什么偏偏是我的孩子得病？隔壁邻居每天打骂孩子，孩子还没事！

老天不公平，我是一个好人，这样的事情为什么会发生在孩子身上？

孩子这样，我以后的希望在哪儿？

这个孩子有问题，我要不要再生一个？

我就是受不了孩子这样，孩子简直是个怪胎！老天为什么如此折磨我？

家长们此时已经不仅仅是在抱怨了。而我的想法自始至终都非常简单：我要帮助孩子面对抽动症！十年来，我的目标只有这一个，我的人生信条也只有这一个。我简单到只剩下这一个信念，我要帮助孩子面对抽动症。

单纯在这个世界上最容易穿过暴风骤雨。**——卡夫卡**

7／孩子是家长的镜子

菲：我的孩子脾气不好，但没有攻击性。我怎么说他也不改，好像听不懂我的话一样。当我得知他有抽动症后，才发现他的脾气其实是我的坏脾气的延续。只是大人有理智控制自己的行为，孩子还做不到这一点。

他听不进我的话，因为我总是批评他，总是讲一大堆道理，同时还带着埋怨的语气和厌烦的心情。后来只要我一开口，他就对我尖叫，不愿意再听我的一言一语。

现在我不再只用嘴巴教育孩子了，不管是什么事，我都会牵着他的小手，尽量温柔地说话。现在我和老公互相提醒说话不能带怨气。我平和的态度也在一点一点地影响着孩子，他的脾气也有所改变。就像海夫人说的，别想着怎么改变孩子，你自己改变了，他也会延续你的变化，一切向好处发展。加油！共勉！

网友：我反思自己痛苦的根源，一点一点地搜索那些我不愿回首的往事，终于领悟到我痛苦的根源是我的母亲。她的一生都在痛苦中煎熬，我是母亲用苦水浇灌长大的。直至如今，每当我母亲和我接触时，她总是把满腔的苦水向我倾泻。我一直被苦水浸泡了40多年，能不苦吗？

我不是也像我母亲一样在用苦水浇灌着我的孩子吗？

我很愧疚，我这样下去对得起我的孩子吗？如果这样下去，我孩子的一生何尝不是像我一样痛苦？我不敢想孩子的将来。我告诉自己，我可以苦一生，但我的孩子不能。为了孩子，我得去寻找甜水，我不能再让下一代浸泡在苦水中……

谢谢你，海夫人，读了你的文章，让我领悟到许多，让我敢于回首我所经历的一切，去寻找解开我孩子痛苦的钥匙。

雪莲：我在反思自己，我平时确实对孩子太严格了，我总想让孩子出人头地，总觉得严师出高徒，可我把孩子毁了。直到现在，我依然对他的学习要求很苛刻。近两年孩子的成绩并没有因为我的严格要求而进步，反而越来越不好，由以前的全班前三四名降到现在的二三十名。真是欲速则不达呀！

8／ 迷失的天使守护者

○ 不要因为孩子的症状而疯狂

念念：我孩子6岁时，在当地一家有名的精神病院做检查，医生给开了氟哌啶醇，一开始的药量是成人药量的1/4。后来服药也无法止抽，药量增加到成人药量的1/2。等到用一半的成人药量也止不住抽的时候，他像疯了一样，拿起削铅笔的小刀快速划他爷爷的腿。当爷爷反应过来的时候，爷爷的两层裤子都被划破了，血都渗出来了。

现在我分析发生这种情况的原因就是如海夫人所说的体内的邪火无处释放。当我们企图用药物抑制他的动作的时候，他就用这种伤害别人的方式释放出来。

孩子还有一种症状，就是眼珠不转，这种症状我现在想来非常后怕。可在当年我是不怕的，因为当年我的眼睛完全被症状蒙蔽了，心也被蒙蔽了，当时我的想法是，只要别让我看见他的症状，我就可以不惜一切代价地去做任何事。

之后，我又让孩子改吃硫必利和静灵口服液，直到2014年孩子的发声症状非常严重，吃什么药都止不住了。我清楚地记得，那天立冬，我哭着在网上搜索"抽动症"，我无心关注搜索出来的那些医院，当我毫无目的地浏览时，看到了"海夫人"三个字。我在想，"海夫人"是药名吗？我点开链接，就这样，或许是老天眷顾我，或许是老天可怜我的孩子，我读完了海夫人当时所有与抽动症有关的文章，直觉告诉我，我可以相信她。

当天下午我就给孩子停药了，先停中药。为了哄儿子喝中药，每次都是我先喝，他再喝，我喝下去后，恶心得想哭，还不允许他哭。大家可以想象我是个什么样的妈妈，自私、霸道、不允许反抗。古人说："己所不欲，勿施于人。"我自己都喝不下中药，还整天逼着他喝。

直到今天，我儿子再没吃过什么药，发声症状早已消失。我知道他还没有痊愈，但是我已不再惧怕，儿子也不再惧怕抽动症这个恶魔。在我和儿子的心里，这个恶魔的下场只有一个，那就是失败。我们会胜利，我们深信不疑。

◎ 提醒父母

网友：海夫人，您说爱是最好的良方，可我的孩子已经18周岁了，我不知道用什么样的方法去爱他了，我怎么做都让他心烦，所以我只能不去骚扰他，由着他来。昨晚快十一点半了，他给我发信息，让我今天给他请一天假，说他心里很乱，让我别问为什么，能请就请，不能请他就照常上学。我也不敢问。您说我该不该给他请假呢？

孩子对我的厌烦源于十年来我没有真正认识抽动症，孩子没有得到父母的关爱。我只是一味地带孩子东奔西跑，寻医问药，甚至觉得孩子烦，还打骂孩子。我们这个错误的做法一直持续了十年，十年啊！直到2014年，通过一个偶然的机会，我的一个朋友让我认识了海夫人，海夫人让我明白打骂、提醒只会让抽动症更严重。感谢海夫人，感谢我的朋友！

○ 一位爸爸给大家的忠告

网友：作为一个负责任的、非常爱自己儿子的爸爸，看到儿子一开始眨眼睛，后来睡觉前喉咙有异样声音，甩胳膊，我简直心如刀绞。我常常质问老天：为何发病率只有0.3%～1%的疾病会发生在我孩子身上？在没人的夜里，我向上天祷告，希望能发生奇迹。我在公司任中高层领导，不缺钱，可偏偏这病无法用钱治。

我前一阵儿加入了海夫人的QQ群，开始读海夫人的文章，觉得半信半疑。我觉得心理沟通辅导固然重要，可如果不去医院，万一耽误了治疗时机，就对不住孩子。

我在网上查哪些医院好，哪些方法好。我看到网上有某医院声称可治疗抽动症和多动症，我便去了那家医院，找到了网上介绍的那位老医生，确诊孩子患了抽动症。

那位老医生给孩子做了检查，然后给孩子全身打了几十针。6岁的孩子像杀猪般号叫，我在外面心如刀绞。治疗结束后，医生又开了一个月的中药，还有硫必利白片和另一种白片，早晚各一次，共花了8000多元。

治疗后头两周确实有效，我和家人高兴得不得了，以为孩子彻底好了，找对了方法。我当时想写出来分享给大家，可很快孩子又开始眨眼睛了，嗓子里发出的声音更大了。我当时以为药效过了，考虑到孩子8月29日上小学一年级，我心急如焚，在8月25日又去该医院，做了和上次一样的治疗。这一次孩子知道是怎么回事儿了，他拉着我的衣服，可怜地衰求："爸爸，求求你，别让我打针了。"我清楚地记得他当时在使劲地眨眼睛，面部也在抽动，我现在想起来都想掉眼泪，是我这个"负责任"的父亲让孩子受了这么多罪。这一次又花了近8000元，其中针剂4000元，中药3000多元。

孩子吃了一周药后，妻子说不要吃了，用心理疏导吧。根据上次的经验，我们开始给孩子停药，让孩子跟我们睡，每天和他聊天，周末带他去公园玩，特意给他营造和谐的家庭环境。我父母为了帮我，搬来和我同住，帮忙带孩子。以前我父母和我妻子经常吵架，我夹在中间，心情不好，偶尔会骂或威胁孩子。现在为了孩子，全家人紧密团结，相互宽容了，孩子竟然好了。

我现在总结：

（1）抽动是孩子对外在的不良环境的表现，就像大人遇到紧张的事时也会焦虑一样，性格敏感的孩子的反应会更强烈些。

（2）千万不要让孩子打那些没有疗效的针。

（3）为了孩子，要保证家庭和谐，其乐融融，多带孩子去郊游，多和孩子沟通。

（4）如果有器质性疾病，就要对症治疗，如过敏性结膜炎、感冒留下的咽炎等。

（5）可服用钙剂或其他增强抵抗力的补品。

经历过水深火热的煎熬，我感谢海夫人和群里互不相识的朋友们，我受益于你们的指点，也为还未解脱的父母提供建议，爱心加耐心，排除其他疾病，孩子就可康复。

海夫人：这个世界上最好的东西就是爱！理解爱，懂得爱，强大爱，守候爱，拥有爱……

◎ 父母应该积极面对问题、解决问题

这位网友以前从没联系过我，也没加入我们的QQ群，后来听说我在征集"海夫人儿童抽动症问卷调查表"，就主动来找我，她想填一份问卷调查表，出一点力。

网友：您的博文对我的帮助很大，孩子2015年春天没有复发，我需要回馈您。

海夫人：是你做得好，你的努力使孩子好转。

网友：您的引导非常重要，感谢！我见过一个患抽动症的女孩子，发出如怪兽般的吼叫。当时我就崩溃了，我不希望我的孩子变成这样，这就是改变自我的动力。在我心里，其他什么都不重要，只有孩子的身心健康最重要，我不能亲手毁了自己的孩子。于是我就在网上找到了您，非常感谢，您是我的指路人，否则我真的很迷茫。

她的孩子8岁，目前情况稳定，孩子的内心在往好的方向转变。

来看看她对抽动症的认识。

网友：我觉得孩子的精神状况和我有很大的关系，而我的精神状况又与我的原生家庭环境有很大的关系。

我妈妈从小生活在充满家庭暴力的环境中，她解决问题的方式简单粗暴。虽然她没有打过我，但是我特别害怕我妈生气。她就像一颗不定时的炸弹，我有时候不知道自己做错什么了，就被我妈一顿吼骂。

虽然妈妈干了很多家务活，还帮我带孩子，但是我感觉我和我妈直到现在依然不是那么亲密，好像隔着什么一样。可能是因为我从小到大基本上没和妈妈有过身体上的接触。遇到任何问题时，她不是和我讲道理，而是用吼叫来向我示威，并且让我爸证明她是对的，我是错的，包括她的脾气也是对的，所以我的情绪一直很不稳定。上大学时，同学也提醒过我，说我的情绪有问题，说生气就生气。在我孩子很小的时候，我也有过隐隐的担忧，怕我的情绪问题对孩子会有什么影响。没想到在孩子5岁的时候，这个担忧竟应验了。这是因为我对待我孩子的方式，与我妈对待我的方式如出一辙。

我的孩子很聪明，他在任何事情上都有自己的想法。可能正是因为这样，他幼小的心灵承受不了我这种简单粗暴的家庭教育方式。他想反抗，但是太弱小，只能以这种抽动的形式表达他内心的痛苦。

其实，孩子在3岁的时候就有过眨眼睛的症状。那时候我带他去医院看过，大夫说只要少看电视就行了。后来我限制了他看电视的时间，他的眨眼症状慢慢好了。孩子5岁那年的第一次夜惊是在我吼他以后出现的，我当时像发了疯似的吼他。现在每当想起这件事，我都觉得孩子好可怜、好无助。随后儿子的症状开始大爆发，一个接一个出现，歪嘴，斜眼，发声。后来我疯狂地上网求助，期间也去给孩子开过一次中药，让孩子吃了一次就扔了；带他按摩过颈椎，感觉效果不理想就不去了。

通过网络我看到了海夫人的博客，在她博客的指引下，我学习了很多育儿知识和自我心理疏导方法。我逐渐能控制住自己的情绪了，教育方法也灵活了。孩子不再胆小敏感，症状也逐渐减少。2014 年国庆节期间，我们去云南旅游，总是爬山，每天都玩得很累，孩子出现翻眼睛的症状，回家休息好以后，孩子的症状就消失了，从 2015 年春天到目前都没有复发。

当然，家长无法在短时间内彻底改变自己。三十多年形成的脾气秉性，我需要一点一点地磨。三年间，我用记日记的方法记下了自己错误的教育方式，并在每篇日记后面总结自己错在哪里，以后要怎么改正，改正之后又该如何正确引导孩子。我虽然没有改变直爽的性格，但是改变了暴戾的脾气。

我认为抽动症是情志病。我老公家好像有这方面的遗传基因，因为我老公的舅舅一睡不好觉就眨眼睛，我老公总是爱动脖子。只要心情好了，他们的这些毛病就在可控范围内。

孩子的心情和家庭环境有非常大的关系。父母的做法对孩子的影响最大，所以父母不要依靠药物来解决问题，只要改变自己，孩子的症状就会明显减轻。我们都不知道症状是否会伴随孩子终生，但是只要家长尽最大努力让孩子每天过得开心，让孩子学会自己疏导自己的情绪，那么孩子就算有些症状，也能自信幸福地度过一生。

◎ 一位父亲的忏悔

其实，我一直想把我对抽动症的感受写出来和大家分享，但是不知道为什么一直没动笔。今天我把自己对抽动症的分析和自己怎么对待抽动症的心情说出来，希望和大家一起讨论学习。

1. 我有一个痛苦的童年

先从我小时候说起，我有一个痛苦的童年，不是父母不爱我，是他们爱的方式错了。

小时候，父母希望我成才。从我记事起，应该是5岁吧，父亲就教我三位数的加减乘除法，即便这样，父亲还是觉得不够。

那时候，父亲教我的数学知识差不多相当于小学六年级的水平。我做对了，父亲也不会奖励；我做错了，父亲就打我的手。父亲用很粗的棍子打我，我不知道父亲打断了多少根棍子。后来由于害怕，我总是越做越错，父亲就解下皮带打我，他根本不知道一个5岁小孩的心里要承受多大的痛苦。

父亲年轻时特别爱面子。厂里的大人都知道我的数学厉害，我能做出很多同龄孩子做不出的算术题，大人们都会对我竖起大拇指。我看到父亲满意的笑脸时，我的心情不是快乐，而是痛苦和绝望。其实他们都知道父亲是怎么打我的，我讨厌他们虚伪的赞赏。父亲打我的时候很少有人来劝，他们只是里三层外三层地观看，也可能他们都不敢管吧。

为了让我成才，父亲将这种粗暴的教育方式持续到小学三年级。在那段时间里，父亲有时候用皮带或者棍子打我，我都可以忍着不哭，但是这样并没有唤醒父亲，他见我不哭，反而变本加厉，用来打我的牛皮带都被父亲打断了。

小时候，我身上的旧伤没好，新伤又来，在冬天我还能用衣服遮挡伤口，到了夏天，我怕同学看见我的伤口，大热天也穿着长裤和衬衫。出汗的时候，我特别难受，汗水让伤口非常痛。其实身体的伤痛可以忍，但是心里的痛苦不是一般人可以忍受的，我有种想死的感觉。

我清楚地记得有一次父亲特别凶地打我。那天我放学回到家，忘记是因为什么事情，父亲又来打我。我家离铁路只有500米远，我上学时要经过那里。那天我被打得太厉害了，我想不如死了算了，就跑了出去，父亲在后面追着我不放，我就往铁路跑，刚好有一列火车开来，我跑过铁路的时候那火车离我大概只有30米远，后面看热闹的人都惊呆了。

这件事情是后来小伙伴和大人告诉我的，他们说我的命是捡回来的。

我跑过去后找了个地方躲了起来，可还是被父亲找到了。父亲还要打我，我又跑。当时我上学路上还要经过一口井，我想起这口井来，就拼命跑了过去。我站在井边警告父亲，他要过来我就跳下去，与其被他打死，不如跳下去死了算了。父亲怕了，不敢过来。后来厂里的领导过来劝和，只要我保证离开井回家，父亲就保证以后不再打我。我父亲也承诺了，这件事情才算了结。

发生这件事以后，父亲好像醒悟了，后来真的没再打我，我的成绩倒是忽然提高了。父亲也有了转变，对我更关心了，但是还有很多暴力行为。

小时候，只要放假，父亲就给我布置作业，让我每天都要写五页字和两篇作文，做完以后才可以出去玩。到后来我写不出作文了，因为我不知道该写什么了。父亲就买了厚厚的作文辅导书，让我抄写。暑假和寒假时，我看见小伙伴们在外面玩得开心，感到特别困惑和痛苦。

大家可能认为父亲打我是因为我调皮，其实不是。比如不听大人话，作业没写好，老师告状，考试测验不及格，等等，都可以成为父亲打我的理由。父亲让我每天写五页字，如果我写的字潦草，父亲就要我重写，我玩的时间根本就没多少。当我写完这些作业后，小伙伴们一般都快回家了。每当我写这些作业时，我的泪水都在眼眶里打转，可是一个小孩怎么能敌得过大人呢？

这里为什么没写到我的母亲呢？多数情况下，我母亲扮演的角色都是不说话、不劝、不管的沉默者。可能是因为老爸比较霸道吧，我也搞不懂。这就是我的童年。

大家可能认为我前面说了那么多我的童年生活，这和抽动症没有关系，其实是有关系的。这样的童年影响了我，也影响了我的孩子。我的童年是在自卑、困惑、痛苦中过来的。直到现在，每每想起这些，我还是很痛苦，我还是很自卑、困惑，童年的阴影一直影响着我。

2. 我又错误地对待自己的孩子

现在来说说我孩子吧！孩子在2006年通过剖宫产出生，8个月时断奶，被送回老家，让老人带。孩子是在两岁多出现症状，那时候父亲说孩子生病时手会抖。只不过我们当时没在意，以为孩子是哭得太厉害才发抖的。

现在回想起来真不应该呀！那么小的孩子，在最需要爸爸妈妈的时候，被我们送回老家，让老人带，孩子会认为我们不爱他、不理他。

那时候，我们工作比较忙，每个星期回去看他一次，顺便带他出来住两天再送回去。我父亲说，孩子每次回到爷爷奶奶家都要哭好几天，手老指着门的方向，意思是要去找我们，晚上经常哭，要老人抱着才能睡觉，到后来就经常生病。

到了孩子上幼儿园的年龄，我们把孩子接回我们身边，孩子很高兴。我们没再发现他有手抖的情况，但是他的身体越来越差。孩子胆小怕黑，胃口不好，动不动就生病。

直到孩子上小学一年级时，症状才爆发出来。刚开始时，我们发现孩子腹部抽动，上网查资料后才知道"抽动症"这个词。当时我们以为没什么大不了的，只要吃点药就好了。第二天，我带孩子去三甲医院检查，确诊为抽动症，医生开了西药，不过孩子没吃。幸运的是，我进了一个抽动症孩子家长QQ群，群主的网名叫"无奈"，他告诉我不要吃西药，因为西药有很大的副作用。当时我不太相信他说的话，便上网查，搜索的结果真的是这样，西药的副作用非常大。群主"无奈"很热心地告诉我要多爱孩子，不要体罚和责骂孩子，要给孩子自由，多带孩子活动，多陪孩子，孩子自然会好，西药最好别吃。

在这里我要告诉大家孩子为什么会爆发，是因为我延续了我父亲的教育方法。我没打孩子，我知道打孩子不好，粗暴的打骂给孩子带来的是毁灭性的伤害，我自己就是这样过来的。

虽然我没有打孩子，但有过体罚，我曾对孩子罚站、罚跪、责骂，也有过暴力行为。孩子弱小，不懂反抗，只能痛苦困惑地执行，又不懂表达，只能委曲求全。

想想自己是多么可恨、可恶呀！体罚孩子的时候，孩子委屈地说："不敢了，真的不敢了，没下次了，下次一定记得。"其实这是孩子向你发出的求救信号和告诫。我们怎么就忍心伤害这么幼小的心灵呢？千不该万不该呀！到头来还不是害了自己，害了孩子！

在这里我要多谢群主"无奈"。"无奈"告诉我的方法确实管用，实施不到十天孩子就好了。那时候我每天带孩子到外面玩，去爬山，到公园交朋友，他喜欢玩什么就玩什么，就这样孩子慢慢好了。

等孩子好了以后，我又采用以前粗暴的教养方式，孩子的症状稳定了三个月后再次爆发了。这次比上次更厉害，腹部抽动得睡不了觉，每天晚上我和爱人得轮流背他睡觉。那时我还是用"无奈"教的方法，一个多月后孩子好了。好了以后，我不敢再用以前的教养方式了，我终于醒悟了，上网查了好多资料，拜读了好多文章，知道应该改变自己。虽然我改变了自己，不再使用暴力，但还是迟了。孩子好了大半年，在他小学二年级第一学期快结束的时候，症状再次爆发了……

写到这里，大家可能想知道我的孩子现在好了吗。我的孩子还没有好，只不过现在他摇头、甩头、点头的症状都没有了，就剩下腹部抽动了。孩子在家休养已经快五个月了，但一去上学就复发。我一直在找复发的原因。总体来说，孩子的状况还是在向好的方向发展，最起码孩子的身体、食欲、心情还不错，就是比较依赖人。

3. 告诫大家好好爱孩子，尊重孩子

我写这篇文章，是想告诫大家，要好好地爱孩子，尊重孩子，不要对孩子使用暴力，尤其是冷暴力。因为孩子是上天送来的天使，我们应该好好爱孩子，让他们有个美好的童年，不要留下遗憾。

我们不一定能给孩子多少财富，但我希望我们能给孩子树立好的父母形象，最起码要让孩子快乐地成长。这不是为了别的，只为了让以后的子孙不再痛苦。这是我们这一代父母应该做的，也是我们这一代人应该做的。

4. 孩子的心里话

在这里讲讲我改变以后，孩子说出的心里话。

爸爸：孩子，爸爸以前不对，爸爸不该对你使用冷暴力，不该体罚。爸爸真的不应该，要不你打爸爸解解恨吧。爸爸对不起你……

孩子（一边掉眼泪一边说）：爸爸，你还爱我吗？我那时候真的很辛苦。

一到测验，我两天要做 5 张卷子。我字写得不好，你还罚我每个字写 20 遍。我想对你说我肚子不舒服，我很难受，可是我不敢说，怕你骂我。我很想哭，我怕你罚我站。每天回家要做 4 本练习册，我真的做不完。

每天晚上我睡不着，其实是因为肚子动得厉害。你不理我，要我睡觉，我睡不着，你就骂我，我很害怕。每次睡觉时我都先装着睡着，等你睡着了，我自己在哭，你都不知道。有时候到了凌晨快 3 点才睡着，第二天还要早起上学，我真的好辛苦、好难受。有时候我睡不着，你就骂我，你在玩电脑，我就翻过身，用被子盖住头偷偷地哭，哭累了就睡着了。

你知道吗？我有时丢了东西，你就骂我，让我罚站。其实很多时候我真的不知道东西是怎么丢的，还有的时候是同学欺负我，把我的东西拿走了。我告诉你，你又不相信我，还骂我，我很害怕。我成绩不好，你就罚我，让我罚站很久。我每天都过得很不开心。一回到家我就害怕，你下班回来我更害怕，怕你又骂我。

爸爸：那你为什么不说出来呢？

孩子：我怕，因为你不相信我，我一说，你就骂，我只好忍住。有时候你们大人问我没什么事情怎么眼睛那么红，我说不知道怎么了，其实是因为我想起了这些事情，偷偷地哭了。

爸爸：那现在你惩罚爸爸，怎么惩罚都可以。

孩子：我才不做这样的事情。如果我做了，不就变得像你一样可恨了吗？而且你现在已经改变了，你就是我的好爸爸。

爸爸：你一上学就不舒服，要不我们休学吧？等好了再去学校，好吗？

孩子：我舍不得我的老师和同学，那里有陈老师和朱老师，还有我的好朋友，我离不开他们。

爸爸：那么久没去上学，你会学得很辛苦。

孩子：我可以去补课呀，我可以增加学习时间呀。我不想离开老师和同学，待在家里其实很烦的。

孩子就是这样纯洁，那么小的孩子心里承受了那么多的痛苦，还那么快地原谅了伤害他的父亲……

◎ 帮助小天使修复"隐形的翅膀"

简单爱：当孩子出现问题时，很多父母不想从自身找问题，不愿去深剖自己，不愿否定自己一直以来对孩子所谓的"爱"。在孩子出现问题时，父母的第一反应就是往医院跑。他们觉得是孩子有问题，及时带他去看医生，至少没耽误他。

海夫人：一般来说，每个人都有自己的习惯性思维和看问题的角度，很多人在遇到事情时的第一反应都是往外看。我们的眼睛长在脸上，会自然而然地向外看，于是看到了问题，这个问题就是出现的结果。

每个人一眼就能看到出现的结果，比如某人脸上长了一个粉刺。

我们知道宇宙有它的自然法则，而自然法则其实就是因果规律。如果我们不注重环保，乱砍伐树木，植被就会被破坏，土质沙化，沙尘暴便会来袭。任何事情都有因果联系，当问题出现后，我们所面对的只是一个"果"。如果想要解决这个"果"，康复这个"果"，我们就需要知道造成这个"果"的无数个"因"。你可能无法修复所有的"因"，但是当你明白"种瓜得瓜，种豆得豆"的因果联系和因果规律后，你或许就不会有那么多的怨恨和委屈，至少你会平静地接受，也就是坦然面对。

简单爱：抽动症孩子需要及早治疗，但如今的医疗界还没有把抽动症的真正成因搞清楚，也没有哪种药能将抽动症彻底治愈。

海夫人：抽动症孩子需要进行康复，药物治疗只是其中的一部分。如果症状严重到影响睡眠或其他正常生活的程度，就需要遵医嘱用药。对于轻微的症状表现，基本无须用药，而应该在体质方面，让孩子加强体质锻炼，多运动；在心理方面，父母要尊重孩子，积极沟通疏导，家庭要民主和谐，用正面、积极、阳光的态度帮助孩子康复。

在《欧洲儿童少年精神病学》杂志 2011 年第 20 期《欧洲抽动秽语综合征与抽动障碍临床评估准则》一文中写道："迄今为止，还没有一个能治愈抽动症的治疗方法。因而，现在治疗的目的是降低抽动的严重程度和频率。一般来说，要更好地改善心理社交的发展与运作（也就是人格的发展与运作），更为重要的是要有效管理多种症状并存的综合症状。"

在抽动症症状表现比较严重的情况下，就必须用西药，否则人太难受，会受不了。在服用西药的同时，同样需要做运动，加强体质锻炼，还要进行心理上的努力。因为人不可能一辈子服用药物，需要为停药做准备。

简单爱：抽动症是通过身心共同作用形成的，如果只把抽动症当成身体上的疾病来治疗，就不妥当了。

贴标签对孩子的影响极为深刻，比如一个本来有唱歌天赋的孩子很可能因妈妈说一句"你唱歌不行"，以后可能不再唱歌了。一个被反复定义为小偷的孩子，比一般人更容易成为小偷。一旦将孩子贴上标签，长期进行单一的医疗救治，那么孩子的"病态"将一步步被固化。

孩子需要进行身心两方面的治疗，我们要还给孩子自由，为孩子营造温馨的家庭环境，懂得什么是孩子需要的"爱"，懂得尊重孩子，耐心地等待孩子康复。

海夫人：我们努力的方向是帮助孩子康复，吃药不代表单纯依赖药物，不代表永久吃药，不吃药不代表坐以待毙。这个"果"无论是由谁造成的，我们家长都需要面对并努力，重要的是要把握好面对问题的态度和努力的方向。

我们要做的是帮助抽动症孩子康复，这需要家长积极主动的态度。家长可以用阳光积极的态度教会孩子阳光地面对问题。

海夫人：真正的爱是什么？爱就是落到实处的行动！

○ 她该怎么办

海夫人：针对下面这个案例，我将从家庭教育的角度来分析，指出父母在家庭教育中容易忽略和缺失的部分。

1. 做作业安静不下来，边做边玩

网友：海夫人，我想问问，我孩子做作业时总是安静不下来，总是边做边玩，一遇到不会做的题就不想做了，等着我们教他。只要作业稍多一点，孩子的心情就非常烦躁，不愿意做作业，每次都要拖到很晚才做完。

每当孩子遇到不会做的题时，我给他讲解，他却只顾着玩，根本不愿意听。做作业的过程中，他一会儿吃东西，一会儿喝水，一会儿上厕所，总是在浪费时间。现在我拿他没办法，打也不是，说也不是。

海夫人：这位家长的第一个问题是孩子做作业安静不下来，遇到难题就退缩。

这种情况挺普遍，许多家长都会有此抱怨，但是同样有许多孩子可以安静认真地独立完成作业，我认为这和家庭教育有很大的关系。尤其是孩子上小学的头几年，激发孩子的学习兴趣、培养孩子良好的学习习惯是家长最需要做的工作，是家长的责任。

孩子做作业安静不下来，是什么原因呢？是因为不专注。不专注是因为没用心，没用心是因为没兴趣，兴趣和用心是相辅相成的。当我们认真地读了一本书，或者惬意地玩了一会儿，我们感到愉悦，感到有所收获，那是因为我们的心参与其中。这个孩子做作业安静不下来，我可以肯定他对做作业没有兴趣，他不喜欢做作业，所以每次做作业都是不情愿的。

第一个解决办法是找兴趣点。当孩子对一件事有兴趣并且喜欢去做的时候自然会用心，只要用心就会有效果。

家长如何培养孩子的兴趣呢？这需要成就感的引导。我们每个人做事都需要成就感的激励，大人如此，孩子更是如此，所以家长要给孩子一点成就感。当孩子通过自己的努力取得了一点成绩的时候，家长要抓住时机表扬和鼓励孩子。家长对孩子的表扬不应是泛泛的，而应该是具体的，并且是发自内心的，这样才能引起孩子的共鸣。

孩子一旦得到了鼓励和赞同，便有了成就感，他自己就会努力保持这个成绩，这样动力慢慢就产生了。家长应注意培养孩子自身良好的动力循环系统，这是人生之始最重要的东西。让孩子拥有良好的动力循环系统，就等于为孩子打下坚实的基础。

第二个解决办法是注意环境效应。当孩子做作业的时候，家长不要看电视、玩电脑或者做其他的娱乐活动，最好也看书，也学习。当孩子学习的时候，家长也在学习，家庭气氛和环境都对孩子产生正面积极的作用，这样孩子自然能安静下来。

如果孩子在学习，家长却在看电视或者玩电脑游戏，孩子就会受到影响。孩子会想：凭什么我要这么辛苦地学习，你却可以舒服地看电视、玩游戏？一个人的抗干扰能力不是天生的，尤其是小孩子非常容易受环境的影响。许多家长只会抱怨孩子不学习，学习不认真，但是当孩子学习的时候，家长们在干什么呢？正所谓言传身教，当孩子的行为和习惯出现问题时，家长们首先应该反省的是自己。

第三个解决办法是培养孩子独立完成作业的习惯。当孩子做作业的时候，家长不必坐在孩子身边，盯着孩子，可以在孩子遇到难题的时候指导一下。学习是孩子自己的事情，家长需要做的是培养孩子自主学习的良好习惯，而不是把孩子的学习当成家长的事情。如果家长把孩子的学习当成家长自己的事，后果就是家长不陪着，孩子就不做作业；家长不检查，孩子就无法发现作业中的错误。

2.讲道理，听不进

网友：孩子总是觉得玩手机的时间不够，我就对他说，如果他每天放学以后能抓紧时间早点做完作业，就有充足的时间玩了，可他听了还是转不过弯来。现在我给他讲道理，他根本听不进去，简直是油盐不进。

海夫人：这位家长的第二个问题是和孩子沟通不到位、不顺畅。

孩子不喜欢家长说教，家长与其整天讲道理，不如先告诉孩子学习的重要性，让孩子明白学习是他自己的事情，如果想玩手机，孩子需要安排好时间。家长可以和孩子一起制订一个合理的规则，约定好玩手机的时间，让孩子遵守。这样大人和孩子都轻松，大人不用唠叨，孩子也不用因为每天听相同的话而烦躁。

一般来说，孩子需要在家长正确的引导下，在体验中提高自己的自控力和自制力。家长的单纯说教对提高孩子的自控力、自制力和自我管理能力，基本没多少效果。

如果家长的方向不明确，自己很糊涂，不知道该如何引导孩子，每次对孩子说教、批评后都没有效果，而且因为孩子的得寸进尺而妥协退让，只有抱怨，没有反思和反省，没有自我觉察和认识，没有自我进步和成长，那么家长完全没有弄明白到底谁是家长，谁在教育、引导谁。

家长需要正确地教育和引导孩子，但是要想得到具体的实效，还是需要孩子自己的体验和行动，并不是家长简单讲讲道理就可以了。

教育是一个生命去影响另一个生命，教育不是简单的灌输、讲道理。（关于玩手机和电脑游戏的内容，可以参看海夫人第二本书《看见才是爱》第四章的文章《如何平衡电脑游戏和学习的关系》）

3. 错误理解抽动症

网友：因为孩子有抽动症，所以我不敢严格管教他，每次总是尽量和他讲道理。

海夫人：这位家长的第三个问题是错误理解抽动症。

这是一个多么错误的观念，这样一来，抽动症就成了孩子的挡箭牌，孩子想干什么就干什么。因为父母不敢管，怕一旦严格管教，孩子的症状就出来了。岂不知这样下去会对孩子产生很人的伤害，将来孩子的承受力只会越来越弱，偶有个风吹草动，孩子就会受不了，因为孩子被顺从惯了。这不是在面对抽动症，而是在逃避抽动症。这位妈妈一边溺爱孩子，一边希望孩子所有的毛病都消失。

孩子是患有抽动症，但是否因为有抽动症就该被特殊对待呢？是应该特殊对待，但这个"特殊"的意思是用心，是要用心教育和引导好孩子。抽动症孩子需要比别的孩子更多的理性和力量，需要更为宽广和豁达的心胸。

顺着孩子，逃避一切可能出现的症状，这难道是在爱孩子吗？在双方皆大欢喜的时候，隐形的杀手已经埋下。

4. 孩子不遵守规则

网友：我孩子每次玩电脑，到了说好要结束的时间总是拖延，每次催他关电脑，他总是说"马上"，每次不知要说多少个"马上"。孩子一直在拖延时间，说好玩一小时，最后变成了一个半小时。

海夫人，我以前是这么做的，每次到时间孩子不关电脑，我会给他关掉。

可孩子会和我闹，情绪会失控，非常生气。后来我老公要我每次关电脑之前给孩子缓冲的时间，比如 5～10 分钟，可是几次后孩子觉得有机可乘就又往后拖。

海夫人：这位家长的第四个问题是孩子不遵守约定好的游戏时间，到了约定的时间总要拖延，孩子缺乏自控能力和自我管理能力。（关于玩手机和电脑游戏的内容，可以参看海夫人第二本书《看见才是爱》第四章的文章《如何平衡电脑游戏和学习的关系》）

这个 9 岁的孩子还没有建立起规则意识，缺乏自控力和自我管理能力。那个关于电脑游戏时间的约定其实只是家长单方面的约定，孩子未必认同，所以每次家长严格按约定来要求孩子时，孩子自然不愿意遵守。

比较可行的方法是家长和孩子沟通，对电脑游戏时间设定一个大概的时间段，最好由孩子自己来设定，而不是由家长来设定，不需要精确到几分几秒，让孩子在一个区间范围内自行决定。

5. 任性，不能客观地理解别人

网友：海夫人，我想请你帮忙分析一下，比如我孩子和谁约好了要来我家玩，在别人没来之前，他就会着急地说："妈妈，他怎么还没来啊？他是不是不来了？"别人一旦有事真的没来，那就不得了了，他会在家里发脾气，有时还会被气哭，还逼着我打电话去问问那个人为什么不来了，折腾得我头都大了。

海夫人：这位家长的第五个问题是孩子不能客观地理解别人，一旦对方有事爽约就不高兴。

这样的事情发生后，只需要耐心给孩子解释清楚就可以了。一般情况下，孩子都能理解。如果解释了，孩子还在胡闹，就说明孩子平时确实被惯坏了，一点也不通情达理，一切都要顺着自己的心意来。家长以后不要再没有原则地溺爱孩子了。家长需要将孩子的情绪区分清楚，不要随意被孩子的情绪绑架，也不要总是让孩子为家长的情绪负责。（建议参看海夫人第二本书《看见才是爱》的第二章《如何正确面对孩子的情绪》）

6.胆小，承受力差

网友：在学校里，同学随随便便地说一句威胁他的话，比如说"明天告诉老师"，孩子回来就害怕地号啕大哭，我怎么安慰都不行，真不知道他的胆子为什么这么小。有一次，孩子在学校因为别人犯的错而受到牵连，被老师批评，老师说明天会惩罚他们，孩子中午回来后也是发脾气，号啕大哭，情绪非常激动。结果第二天老师根本没有惩罚他们。唉，这种例子太多了。请你告诉我，我该怎么做才对？

海夫人：这位家长的第六个问题是孩子胆小，承受力差。

受过惊吓、体质差、在特别优越和顺利的环境中长大的孩子往往胆小；日常生活中被照顾得太好、太细致和缺乏锻炼的孩子往往承受力差。

当孩子遇到上述的事情时，都会有紧张、害怕的表现。老师对小学生的影响力是非常大的。这个时候妈妈的安慰没有起作用，说明妈妈的话没有说到关键点上（这个问题在前面就出现了，属于沟通不到位）。孩子的反应虽然有些过，但还是可以理解的，只是妈妈不这样认为，这说明母子俩缺乏有效沟通，彼此都不了解对方，没有有效共情。在双方互不了解的情况下，妈妈又怎么能够安抚孩子的情绪呢？

另外，不是每一次的挫折，家长都需要替孩子抚平，该让孩子面对的时候就要让孩子面对。妈妈安抚孩子之后，如果孩子还是难受，还要大哭，那就让孩子大哭一场好了。哭是一种宣泄和表达，有什么不可以呢？

网友：每次发生以上情况时，我都尽量帮他分析，安慰他，但是下次遇到这类问题时他还是这样。

海夫人：没有看到这位妈妈如何帮孩子分析并且安慰孩子的具体做法，但是从效果来看，这位妈妈需要努力学习，多进步，妈妈的方法需要改进。没有效果的方法就不是好方法，就不要继续用下去。

网友：这孩子的心理承受能力太差了。

海夫人：什么样的孩子心理承受能力差？在温室中长大的孩子心理承受力差，经不得风吹雨打；精细化养育，过度保护，在过度限制的环境中成长起来的孩子心理承受力差。

网友：我不知道该怎么办了。

海夫人：冰冻三尺非一日之寒，长时间的累积才会形成孩子今天的习惯。孩子如今9岁，妈妈已经觉得苦不堪言，如果继续这样下去，将来会怎样？

◎ 动作的背后

海夫人：这是一位家长因为一个小事件而发来的求助。所谓言为心声，让我们来看看家长的言语中透露了怎样的心里话。

网友：我儿子12岁，最近症状很明显，我感到自己很无力。你能帮帮我吗？昨晚我和孩子聊了一会儿天，你看看我们的聊天记录，帮我分析一下好吗？

网友：儿子，你的手和脸怎么被你自己抓成这个样子了？为什么还时不时地打自己头？

网友儿子：我就是忍不住。

海夫人：孩子的行为其实是过分焦虑的表现。焦虑往往会朝两个方向发展，一是强迫，二是抑郁。孩子的行为已经有明显的强迫倾向，说明在孩子成长的过程中存在以下情况：

第一种情况，精细化养育，孩子被过度保护或者被过度约束，孩子自己的行为能力没有空间和机会正常发展。随着年龄的增长，孩子本该发展起来的能力没有得到发展，孩子就会出现一种本能的反应——焦虑。好比一个8岁的孩子还不会自己吃饭，当他看见别的孩子可以自如地用筷子和勺子，而自己还不会时，这种挫败感引发的焦虑是成年人无法想象的。

第二种情况，养育人的情绪化，也就是从小照顾孩子的大人的情绪不稳定，比如过度焦虑、悲观、胆小或者暴躁易怒等。家长情绪的不稳定和性格的不温和会给孩子带来巨大的不安全感。为了获得一种假想的安全感，孩子的自我防御系统便发展起来，进行自我保护。孩子的强迫和自残行为正是在一种错误模式下发展出来的自我保护，用以摆脱内心的恐惧和不安全感。

网友：你是不是每次做完事都对自己不满意呀？

网友儿子：是的，我总是感觉自己做得不好。

海夫人：孩子这样的意识和感觉是家长在孩子非常幼小的时候灌输的。家长在无意识中消极地看待自己的孩子，无论孩子做了什么，说了什么，如果家长都不满意，总觉得孩子不够好，很少鼓励和肯定孩子，孩子就会变得不自信。

网友：你不要对自己要求那么高，只要自己努力做就行了。你是不是总在担心呀？

网友儿子：是的，我天天担心，坐在车里担心没时间玩了，做作业时又想着没时间玩手机了，玩手机时又担心没时间看书了，心里总是不痛快。我还担心如果不爱护环境，地球就会被垃圾覆盖，担心奶奶家的小狗没人照顾，会死掉。

海夫人：孩子这样的担心最初也是由家长造成的，孩子受到了家长思维方式的影响。家长本身就带着自己原生家庭的创伤，家长在复制错误的思维模式。日复一日，家长就这样把自己的心理牢笼传给了孩子，孩子就会没有安全感！

网友：你只要合理地安排时间，就可以做好呀！在做一件事的时候要全神贯注，精力集中，不要有那么多的担心，有一些担心是无用的，你就不用想了。

网友儿子：我不担心是不可能的。

网友：你现在的这种表现很多人小时候都会有，只要你不在乎，很快就会好的。

网友儿子：有像我这样严重的吗？

网友：你不要担心，你只要让自己强大就能行。

海夫人：家长的说教是苍白无力的，这样的做法不可取。家长只是在暗示孩子不要这样不要那样，根本没有从心底接纳孩子，家长的内心并不接受这样一个不完美的孩子。孩子能感觉到这些，所以会担心得更厉害，恐惧得更厉害，焦虑得更厉害。

网友儿子：我就是这样子，你不要说我，我就是要喊，要动。

网友：咱要试着调整啊！

海夫人：多么错误的一个家长！孩子都这样了，家长还逼着孩子调整，家长在潜意识里逼着孩子不要这样。这样的心理暗示只会让孩子的症状更严重。

家长应该轻松地说："宝贝，没事的，你想喊就喊，想动就动，这没什么！"只有这样，孩子的心才能真的放松下来，孩子的症状才会逐渐缓解。

如果家长不从心底真正接纳孩子，即便每天如此说教，也是毫无作用的。

网友：海夫人，我和儿子谈完话后真的不知道自己该怎样做了。儿子最近发声症状和身体抽动症状都很厉害。

海夫人：我真的不知道说什么好，如果做家长的从心底都嫌弃自己的孩子，那还能有办法吗？没有。

要想治疗强迫倾向，家长首先需要无条件接纳孩子，孩子想怎样就怎样，孩子就算洗100次手，家长都不要皱眉头。正是因为内心焦虑和极度的不安全感，孩子才会反复做一个动作，来寻求内心的平衡和安全感。

自残是内心极度缺乏爱（得不到肯定）的表现。孩子没有安全感，内心焦虑，他不知道这个世界是否有人爱他、在乎他。当孩子内心的疼痛达到顶点，以至于无法忍受的时候，只好用自残的方式让身体的疼痛来缓解抵消内心的疼痛。

海夫人：爱是最好的良方！

○ 孩子从5岁到9岁，家长做了什么

网友：我儿子5岁多开始得病，现在已经9岁了，起初是动鼻子，扭脖子。我们去医院拍了片子，医生说孩子患的是寰枢关节半脱位，所以我们一直按颈椎不好来治疗，针灸和推拿都用了，也没有好转，时好时坏。儿子很可怜。

海夫人：这个问题比较常见，出现的概率也非常高，家长把颈椎病、脊椎病、鼻炎、气管炎、过敏体质等疾病和抽动症联系在一起。颈椎病、脊椎病、鼻炎、过敏体质等疾病有可能引发短暂性抽动，但这并不是抽动症。

对于有抽动症的孩子，颈椎病、鼻炎、过敏体质等疾病容易导致症状增多，但这些只是让孩子抽动的部分因素，并不是抽动症的主要原因和根本原因。

如果孩子颈椎有问题，可以去当地的正规医院就诊。颈椎问题并不会导致抽动症，但会造成短时间的抽动（短暂性抽动障碍）。如果是由颈椎问题造成的短暂性抽动，在颈椎修复后抽动情况便会消失。而如果孩子有抽动症，颈椎修复后抽动症还会持续，只是症状会有所缓解。

家长一直在给孩子做针灸和推拿，他自己也说孩子很可怜，小小年纪就受了如此多的折磨，但是家长的苦恼好像仅限于此，他没有从自身、家庭环境、教养方式等方面来全面思考孩子表现出来的问题。

网友：后来我带儿子去医院看病，儿子吃了一段时间中药，好像好多了，但是没有痊愈。儿子脸色也不好，就停药了，每年都会复发，都会摇头动鼻子。

海夫人：针灸、推拿再加上中药，换成大人这样，脸色也没法好。成年累月这样折腾，孩子脸色如何能好？

我想不仅孩子脸色不好，家长的心情肯定也不好，总是焦虑着急。为什么呢？为了治好抽动症。在家长心目中抽动症好了的标准是什么呢？是没有症状。可以想象这个孩子生活的状态和氛围，家长心境如此，即便伪装，也只是在表面伪装。孩子内心所承受的一切，家长既不知道也不关心，家长关心的只是"病"，"病"一定要好，也就是症状要消除。家长一味追求的只是外在表现，却没有关注孩子的内心。

网友：2015 年年初，孩子开始发声了，一开始"呵呵"地笑，现在一直"哼哼哈哈"的，几秒一次，症状特别明显。老师和同学都没有发现他的症状，可是我非常担心，这样下去，严重了怎么办？

海夫人：家长表现得过于焦虑，老师和同学都没发现，家长却非常担心。这样下去，孩子的确会越来越严重。家长的行为和心态随时影响着孩子，孩子有选择吗？没有。家长不知道"病"的是自己，一点自省的意识都没有。

难道这位家长从来没听到或者感受到来自孩子内心的呼唤吗？为什么孩子的表现丝毫无法唤醒或者提醒他呢？孩子从原来的身体动作发展到现

在的发声，从身体抽动的表现形式演变到情绪抽动的表现形式，这位家长仍旧毫无反应。

网友：这几年吃的药太多了，孩子也怕了，我该怎么办呢？平时我们家的气氛还是蛮好的，我的态度不是特别严厉。但是因为孩子特别调皮，我有时候会打他。我真想不通他为什么发病。他也许属于心力弱的孩子，小时候经常被别的孩子欺负，我就特别生气，我要他还手，让他勇敢。这是他发病的一个原因吗？

海夫人：孩子在外面被人欺负不敢还手，不仅有天生性格的原因，还有家庭原因。被家长过严管束或被溺爱的孩子，家长的陪伴质量低或者没有安全感的孩子都容易胆小。关于哪类孩子容易心力弱，我也曾经专门写过文章，参看《哪类小天使心力弱》。

这位家长说孩子特别顽皮，而我认为男孩子顽皮点挺好。这位家长或许不喜欢孩子顽皮，所以有时候会打孩子。不知道他是否尊重孩子？

我很想问问这位家长，他的孩子有抽动症，从5岁到9岁，除了让孩子针灸、推拿和吃中药以外，他还做了什么？

当然我没有机会这样问，也不能这样做，他匆匆而来，火急火燎而去，留下一个匆匆的背影。

我知道他很难静下心来看我的文章，更谈不上研究，他迫切希望扭转这个结果，没功夫去思考那个"因"。他的孩子原本没什么毛病，偶尔有些小动作，比如抽鼻子，要紧吗？在我看来这并不要紧，但是他认为这是很严重的事。在他自己的主导下，本来不要紧的问题逐渐变成"大事"，这就是"心想事成"。

孩子呢？孩子怎么办？

其实应对的方法非常简单：

每天一汗（出一身汗），让孩子快乐地玩，随意奔跑。

每天一唱（练声，自在表达），让孩子轻松自在地唱歌，做游戏。

每天一谈（悄悄话，谈心），和孩子愉快地谈天说地。

每天一思（反思，反省），每天扪心自问，是否真的用心陪伴并尊重孩子。

第三章　亲子教育

1/ 别让孩子的童年没有童话

我们大都有一个七彩的童年，童年是人的一生当中最无忧、最快乐的时光。我们在童年都喜欢听童话故事，那些童话故事像钻石一样散发着恒久的光芒，陪伴着我们的成长。

◎ 童话世界的魅力

儿子小时候看了许多优秀的动画片，如《大头儿子小头爸爸》《西游记》《哪吒闹海》《宝莲灯》等。

我从儿子两岁多就开始给他讲故事。在他 3 岁的时候，我给他讲过一个很精彩的故事。那天他突然问我："妈妈，我是从哪里来的呀？"我愣了一会儿，就开始绘声绘色地描绘起来。因为我从小就喜欢看书，喜欢幻想，所以编起故事来无须打草稿。

我一边抚摸着儿子，一边慢慢地说："你原本是天上的小天使，和别的小天使一起在天上自由地飞。一天，我和你爸爸想要一个小宝宝。于是我们就往天上看，我们看见了许多小天使。我们看了一会儿，发现你是当中最好、最可爱的，所以我们决定要你做我们的小宝宝。后来你就飞呀，飞呀，飞到妈妈的肚子里了！"

我的这个故事让儿子幸福地陶醉了许久，我看见他久久地沐浴在爱的光辉里，他靠着我满意地笑着。因为他知道原来他那么好，他是一个小天使，而且是最好、最可爱的小天使。

那是在儿子上幼儿园小班的一个春天，我和另外一个家长（儿子同学的家长）一起带着孩子去爬山，一路上我们说说笑笑，非常愉快。

山上空气清新，树木繁密，山涧中还时常有泉水叮咚之声。我们两个家长带着两个孩子，孩子又这样小，所以不准备爬很高。才爬上了一个小山坡，我们就停了下来，找了块大石头坐下来休息。

两个孩子兴高采烈，一会儿抓一片叶子往水里扔，一会儿在清澈的泉水中摸索小石子，边玩边叽里呱啦地说着什么。儿子远比那个孩子活泼大胆。儿子讲起孙悟空如何了不起，大闹天宫，哪吒也打不赢他。儿子越说越起劲，手舞足蹈，而那个孩子没什么表情，儿子的眉飞色舞和同伴的沉默寡言形成了鲜明的对比。儿子的同伴听了一会儿，跑到他妈妈身边说："妈妈，他骗人，那些故事都是假的，都是大人编了来骗小孩的。"说完他就再不肯离开妈妈。

我有些惊讶，问："你不喜欢看《西游记》吗？不是假的……"我的话还没有说完，那个孩子接着说："是假的，是妈妈告诉我的。"我诧异地看着他的妈妈："你告诉他是假的？"那位家长点了点头，我语塞了。

在中国，孙悟空和哪吒陪伴了多少孩子的成长；在西方，白雪公主和七个小矮人给多少孩子带去了快乐，而我身边的这位妈妈居然告诉自己3岁的孩子孙悟空是假的，是大人们编出来骗孩子玩的。对此，我说不出话来。

海夫人： 没有不喜欢听故事的孩子。有时间陪伴孩子的时候，请多给孩子讲故事，别让孩子的童年没有童话。

○ 圣诞老人的礼物

儿子过的第一个圣诞节是这样开始的：那年他4岁，我告诉他今天是圣诞节，他会收到圣诞老人送来的礼物，圣诞老人一般都在深夜里来，驾着他的马车，带着装满礼物的大袋子，把礼物放在人们意想不到的地方。如果希望在圣诞夜得到自己最想要、最喜欢的礼物，就要提前告诉圣诞老人，并且要表现得好，因为圣诞老人会给每个孩子打分。

那天晚上临睡前，儿子特别激动地说："妈妈，你说圣诞老人会送什么礼物给我，他真的知道我想要什么吗？"我微笑着说："会的，圣诞老人是世界上最可爱的老人，但愿今晚你能梦见圣诞老人。"等儿子睡着以后，我和老公把买给儿子的礼物放进了他的雨鞋里。

第二天，儿子醒来就问我："妈妈，我的礼物呢？"我神秘且略带好奇地说："咱们找找吧！圣诞老人喜欢让我们动动脑筋！"儿子穿好衣服就开始找，他满屋子转，却无从下手。我开始提醒他："会不会在枕头下面？会不会在抽屉里？会不会在鞋柜里？"我说出一个地方，儿子就找一个地方，每次找完他都失望地说："妈妈，没有，圣诞老人肯定没有送礼物给我。""鞋柜里没有吗？看看你的鞋子。"我继续提醒。儿子的头在鞋柜前转动着，突然他的眼睛发亮，从他的雨鞋里拿出了一个绿色的卷笔器。他有些不敢相信地举着卷笔器，兴奋地对我说："看，妈妈，圣诞老人送给我一个卷笔器，他知道我马上要上学了。"那一刻，儿子脸上幸福甜美的笑容永远地印在了我的心上。

从此以后，我们每年都会这样，直到某一天他明白真相。如果从一开始我就告诉孩子圣诞老人是假的，是大人们编出来骗小孩的，那么我的孩子还能经历那无比快乐、幸福的时刻吗？

◎ 让童年在童话中成长

我从小就是一个故事迷。如果有哪个大人肯给我讲个故事，我简直要对这个大人崇拜得不得了。我们小时候没有现在这样好的条件，也没有那么多优秀题材的动画片，所以对那些古老传说和神话故事的了解基本靠大人的讲述，还可以通过看小人书了解。我记得那时候我们对童话故事如饥似渴，因为了解故事的渠道实在少。

童年时代的那些童话故事在我的记忆中留下了深刻的印象，极大地丰富了我的童年生活，第一时间开启了我想象的空间。

海夫人：一个人的童年如果没有童话，该是多么单调和遗憾！

当你对一个 3 岁的孩子讲孙悟空如何七十二般变化时，孩子幼小的心灵会留下怎样震撼的印象？当你对一个 3 岁的孩子讲到小红帽如何智斗大灰狼而获得胜利时，他会多么兴奋啊！当圣诞节来临，多少孩子会在期盼中等待，等待圣诞老人的光临！这些美好、幸福、快乐的时光都是属于孩子们的，所以别让孩子的童年没有童话！

2/ 家庭教育中的"说"和"教"

网友：海夫人，我今天发现一个问题。今天下班后，我跟宝宝（两岁多）通过视频聊天。他突然把一件衣服扔到火炉上，因为这太危险了，我爸爸、老公、妹妹一起说了他。这时宝宝看了他们几眼，眼神很委屈无助，然后就歪了两下鼻子。

通过这件事，我发现我们以前的教育方式很不好。当宝宝犯错时，会有好几个人一起说他。今天我没在家里，通过摄像头看到这一幕，才意识到我们的问题。我想会有很多家庭跟我们家一样，孩子犯错时指责声很多。这些教育方式是错的，但是身在其中认识不到，只有跳出来才看得清。

海夫人：这个妈妈提出的是家庭教育中普遍存在的问题，就是"说"和"教"的问题。

○ 对年幼的孩子该如何"说"

一个两岁多的孩子突然把一件衣服扔到火炉上，这个行为很危险，因为容易引起火灾。但是对一个两岁多的孩子来说，这个行为本身没有对与错，因为他并不知道他非常随意的一个举动可能引发火灾并带来危害。当孩子做出这个危险举动后，家中所有的大人都开始"说"这个孩子，大人可能会说："你怎么能把衣服扔到火炉上，它会烧起来的……"或者说："你怎么能乱扔衣服，没看见这有火炉，烧起来怎么办？"

成年人用已有的知识和经验来"说"（评估）这件事情，来对孩子的错误行为进行批评。两岁多的孩子能不能听得懂呢？不能！首先，孩子没有火灾的概念，不知道火灾意味着什么，会带来什么；其次，孩子并不能理解他随便的一个动作有什么错，错在哪里。

○ 对年幼的孩子"教"更重要

一些孩子有过被烫伤的经历。在我们老家，暑天家长用"热得快"烧水洗澡，把烧好的开水倒进水桶里，有个孩子一屁股坐进了装满开水的水桶里，造成重度烫伤。是不是大人们没有告诉他离开水远点，没有告诉他开水温度特别高，被烫一下会受伤？当然不是。许多家长在这个问题上反复叮嘱孩子，因为大人知道危险，知道这不是闹着玩的。但是即使家长反复叮嘱，孩子还是不知道注意或者避让，这是为什么呢？因为家长一直都在"说"，仅仅只是"说"，却没有"教"，没有通过"教"让孩子（特别是年幼的孩子）对"烫"有深刻的认识。如果孩子懂得什么是"烫"，"烫"会带来什么，孩子自然知道该怎么面对滚烫的开水。

有一位爸爸做得非常好。他的女儿3岁多，可爱活泼。他家里有个火炉，专门用来在冬天烧水。孩子对火炉和火炉上冒热气的水壶非常感兴趣。每当水开了，大人们拎起水壶往开水瓶灌开水时，孩子都特别兴奋，总希望大人们能让自己试试。

有一次，爸爸搂着孩子，对孩子说："水烧开了，但是开水很烫！"然后他握着孩子的手向刚刚放在地上的水壶伸去，水刚烧开，整个水壶散发着极大的热量。孩子的手还没有碰到水壶，就已经感觉到灼人的热量透过水壶的铁皮散发出来，这份感觉强而有力。孩子的爸爸握着孩子的手离水壶越来越近时，随着温度不断上升，孩子开始紧张，然后大声地说："爸爸，烫！烫！烫！"爸爸这才把孩子的手抽了回来。那一刻，孩子知道了什么是"烫"。从那以后，只要遇到开水瓶，或有开水的地方，孩子都会小心翼翼，甚至主动绕开。

海夫人：这个爸爸基本没说什么，只是直接教给孩子"烫"的概念。孩子知道了"烫"能带来灼热和疼痛感。事后爸爸再补充说说烫伤的后果，孩子就懂了，并且印象深刻。

○"说"和"教"合理并用

再来看看本文开头举的例子。宝宝突然把一件衣服扔到火炉上，这个行为在家里引起了小小的恐慌。大人们考虑的是后果，所以感到紧张，一起"说"孩子。这个时候当然需要告诉孩子他的行为不合适，只是要根据孩子的年龄，选择孩子能懂的方式。

这个宝宝才两岁多，当大人们一起批评他把衣服扔到火炉上的行为不对时，其实孩子并没有明白错在哪里。孩子不知道什么是火灾，也不知道火灾的后果是什么。这个时候应当怎么提醒宝宝，才能让宝宝明白呢？

如果孩子实在太小，无法理解，就温和地告诉孩子这样做不好。为什么不好呢？因为如果火烧了起来，会把房子烧掉，房子没了，大家就没有住的地方，就无家可归了！家长可以用孩子能听懂的语言形象地描述并渲染一下，以加深孩子的印象。我觉得对于两岁多的宝宝来说，可以用这样简单的方式教。平时家长要多留意孩子的行为，做好监护，尽量让孩子避开危险源。

海夫人： "说"和"教"看似简单，要想做好就不简单，需要用心判断什么时候"说"，什么时候"教"，什么时候保持沉默！

3/ 小学阶段最重要的是什么

网友：儿子现在身体上的症状没有了，可总是先玩后做作业。我给他自由支配时间的权利，他总是玩够了才回家，对于作业是能糊弄就糊弄，今天的作业写完了，明天的作业还剩下点，有时甚至早上早起再写。我曾因为作业的问题对孩子发过火，孩子也深知自己应该先写完作业再去玩，可一实施起来就变了味。

我承认自己对孩子作业的要求过于激进了，孩子肯定感到了压力，难道抽动症孩子就不能承受任何压力吗？况且他的任务就是学习。在我放手的时候，他正上五年级，他的学习习惯反而变得糟糕了，放学后一心想玩，语文作业总是少写。我一跟他平和地沟通几句关于学习的事，他就烦。我感觉到他近期有情绪抽动现象，所以会注意及时地引导他将坏情绪发泄出来，唯独作业问题，我这几天都在困惑着……

我明白自己放手的同时又在盯着，其实并没有真正放手。我总觉得"放"必须有度。孩子得有自己的学习方法和相应的态度，家长不能任由他"享乐"！在我没放手前，他还能及时地完成作业。放手以后，孩子反而完不成作业了，学习态度也不端正了！

海夫人：家长在小学阶段最重要的任务是让孩子养成良好的学习习惯和培养孩子浓厚的学习兴趣。

好习惯养成好性格，好性格决定好命运。好的学习习惯是后续学习过程的基石，浓厚的学习兴趣是后续学习过程的动力。孩子一般在小学五年级之前就能够初步形成好的学习习惯和浓厚的学习兴趣，这是孩子将来初中、高中、大学学习的根本。

根据孩子在小学三四年级时的学习习惯和态度，可以预测出其高中时的学习状态，所以在小学阶段家长需要操心的不是孩子的成绩，而是他良好学习习惯的养成和学习兴趣的培养。

来看看这个网友的烦恼。孩子上五年级，因为孩子有抽动症，家长对孩子的教育以尊重和给予自由空间为主，估计没有把握好度，越放越松。现在沟通引导无效，孩子越来越任性，家长有些焦虑和着急。

在我的孩子上小学的时候，我在培养孩子学习兴趣方面做得比较好，但是在养成良好的学习习惯方面没有引导好孩子，所以孩子的学习习惯不好。

现在我的孩子读高中，小学没有培养起良好学习习惯的弊端如今充分地显露出来，上课不专心听讲，课后不完成作业，既不预习也不复习，还好学习兴趣比较浓厚，孩子感兴趣的课程成绩良好，能积极主动地学习，并且做到精益求精。

◎ 如何在小学阶段帮助孩子形成良好的学习习惯

如何在小学阶段帮助孩子形成良好的学习习惯呢？首先，让孩子对学习过程有一个基本的概念。

1. 上课认真听讲

上课认真听讲非常重要，这是良好的学习习惯中最重要的一项。家长需要让孩子深刻地认识到这一点，如果你没有认真听老师在课堂上讲的内容，课后想自己弄明白就要多花好几倍的时间。

2. 课后复习，认真完成作业

课后复习，认真完成作业，这是对课堂学习内容的巩固。如果上课认真听讲，复习和完成作业所花费的时间就比较少，小学阶段不需要做过多重复的作业。

3. 课前预习

我认为对于接受能力强、上课听讲效率高的孩子来说，不预习更利于他们专注用心地听讲，因为从未接触，所以觉得新鲜有趣；对于接受能力弱、听讲效率不那么高的孩子来说，可以预习，提前准备。

4. 学习制度的建立

许多家长从一开始就没有告诉孩子或者没有让孩子明白，学习是孩子自己的事情，家长可以引导、监督、陪伴，但是家长始终是配角，孩子才是主角。但是生活中这样的角色常常是颠倒或者互换了，孩子放学回来后，家长总是火急火燎地说："快写作业！"家长反复催，孩子还是不急，结果家长越催越上火，孩子也烦了。

这个时候家长需要制订一些简单的规则来约束孩子，比如作业完成了或者课堂内容掌握了才能玩游戏，当然孩子对课堂内容掌握得如何需要家长的检验。如果没有按照规则执行，就可以进行相应的惩罚，比如缩短游戏时间、干些家务活等。

简单的学习规则建立后（最好引导孩子一起参与制订规则），就让规则来约束孩子。这样，平时家长就可以尽量避免和孩子发生冲突。可以把规则贴在墙上，让孩子随时看见。规则应尽量简单实用、可操作性强，这样执行起来比较容易。无法执行的规则是没有意义的。规则制订好以后就要执行，刚开始执行时会有些难，家长需要用智慧引导孩子执行，家长需要坚持。

当孩子对学习过程有了基本的了解，简单的学习规则也已经建立，家长只需要用温和的态度循循善诱，从孩子上一年级开始这样做，3 年后就能够让孩子养成良好的学习习惯。

◎ 如何在小学阶段培养孩子的学习兴趣

如何在小学阶段培养孩子的学习兴趣呢？小学生的兴趣是简单和易变的，孩子可能今天喜欢这个，明天又喜欢那个，并且没有持久性，所以兴趣的培养既要根据孩子自己的主观意愿，又需要家长的用心和智慧。我们既要让孩子感兴趣，又要让兴趣延续。

要想培养孩子的学习兴趣，家长可以采用以下方法：

1. 喜欢老师

如果你想让孩子语文好，可以引导孩子喜欢语文老师，专挑语文老师的优点说给孩子听，并在语文老师面前多表达孩子如何喜欢他。当孩子得知老师特别喜欢自己，老师也知道孩子喜欢他时，他们相互喜爱的感情会形成互动，孩子就会主动学习语文，学好语文！

2. 树立简单的小目标

我在《哈佛家训》一书中看过这样一则小故事：一个家庭养了一只小狗，他们想训练小狗，于是请来驯狗师。驯狗师高高兴兴地来了，来了以后先夸奖一番可爱的小狗，然后问小狗的主人们："你们的训练目标是什么？"

这个家里的爸爸、妈妈和孩子都面面相觑，他们都不知道训练这个小狗的目标是什么。

驯狗师非常生气地说："你们是希望它会开门，还是希望他看门防止贼进来，还是……如果没有目标，我如何训练它？"

目标带给人方向感，有了方向，才会产生动力。别以为目标和方向对小学生不重要。有了目标，孩子才知道自己为什么每天去学校。

家长需要根据孩子的情况树立具体的小目标，不要把这个小目标定得太高，要让孩子稍稍努力就能够实现。如果把目标定得太高，孩子觉得遥不可及，就会失去兴趣。

树立简单的小目标是为兴趣开山引路，而一个一个简单的小目标（在时间上也解决了兴趣的持续性）最后又能成功地连成一个大目标。

树立小目标的事例：我的孩子上小学五年级下学期的时候，我非常想让他上家附近新建的一所一流中学（市里最大、最气派、硬件设施最好的中学）。我简单地告诉他，只要他在小学毕业考中能拿到全校第一的成绩，这个学校就会主动录取他。在后来的学习过程中，我会在必要的时候提醒孩子他的目标是什么。最后孩子小学毕业考的成绩全班第一，去了他最想去的中学，实现了小目标。

3. 家长的鼓励

在小学阶段，尤其是一到三年级，家长需要引导孩子的学习，除了检验孩子对课堂内容的掌握程度以外，还要适时鼓励孩子。家长的陪伴和鼓励能让孩子有勇气面对遇到的挫折和困难，也能让孩子更积极向上。

在这个过程中，家长始终要记住自己是配角，孩子才是真正的主角，家长要以辅助和鼓励为主，最终要让孩子自己去面对和完成学习任务。

抽动症孩子并不意味着要在零压力的状态下成长。我们成年人都有这样的体会，完全没有压力容易导致空虚，只有充实忙碌后才能让压力得到释放，才能得到真正的放松。

海夫人：成功的父母能够引导孩子的内在成长，也就是心智的培养和成长。孩子的内心和身体一样需要成长。父母可以利用孩子在成长过程中遇到的每一个契机，让孩子充分感受并领会，由此吸取经验和教训，在挫折中成长。在孩子成长的道路上，任何一次挫折都是一次宝贵的机会。面对机会，家长需要戒骄戒躁，保持冷静和淡定。大方向对了，稳步向前就好！

有些家长容易犯拔苗助长、浇水过多或除草过勤的错误，也就是通常所说的反客为主。再直白些，因为太关心孩子，太爱孩子，以至于没了距离，也就没了尊重。如果孩子没有了独立自主的空间，孩子的自我该如何成长？

家长在孩子小学阶段最重要的任务是培养孩子良好的学习习惯和浓厚的学习兴趣。这就好比授人鱼不如授人以渔，一个人会捕鱼了，还怕没鱼吃吗？

4/ 庄稼和农夫

在许多好的教育书籍里，都曾经这样形象地比喻父母和子女之间的关系，父母就像种庄稼的农夫，子女就像庄稼，甚至还有这样一句话：没有不会长的庄稼，只有不会种庄稼的农夫！

一句话道破天机！

○ 没有不会长的庄稼

在农村务过农的人应该知道，务农好手打理出的庄稼地和不懂务农的人收拾出的庄稼地相比是完全两样的。务农好手打理出的庄稼长势喜人，而农夫不一定要忙得不可开交，只要掌握好节气和时机，种庄稼并不是特别烦琐和累人；不懂务农的人也许一年忙到头，不停地在地里忙碌、收拾，最后庄稼还是长得不成样子，或高矮不齐，或营养不良。

很多父母一开口总喜欢列举孩子的种种问题，罗列的全是孩子的缺点：不听话、好动、屡教不改、不可理喻……通常我会立刻打断他们："这是你的问题，不是孩子的问题！"

说一个三四岁或者六七岁的孩子不听话，这完全是按照家长心里的标准判断的。好动本来就是孩子的天性，抹杀一个人的天性无异于犯罪，人最可贵的就是初生于天地间的本源天性。

很少有家长一见面就列举自己的种种问题，这让我觉得心痛！孩子表现不好就怪孩子，怨孩子，那么自己做得不好呢？

○ 农夫种庄稼，非"庄稼"领导"农夫"

海夫人：抽动症的康复很简单，就是要合理地调节情绪，疏导孩子。我经常提醒家长没有必要如临大敌，该怎样对待孩子就怎样对待孩子，用一种正确的方式，掌握合适的度。但是在许多抽动症的家庭中出现了"庄稼"领导"农夫"的现象。

在农村的田间地头，是否有人看到过"庄稼"指导"农夫"来打理自己的？"庄稼"永远不会告诉"农夫"说："你现在该给我浇水了。""现在让我晒太阳。""现在除草。"在农村，"庄稼"永远指挥不了"农夫"，可是在许多家庭中，小皇帝把父母折腾得团团转。

一位母亲向我哭诉，问我有什么好办法让孩子改掉"倔"的坏脾气。刚开始我还没弄明白孩子如何"倔"。一个人的性格、禀赋不是那么容易改的，每种性格都有各自的特点，不能说哪种性格好，哪种性格绝对不好。

这位母亲说，每次带孩子上街，只要看到玩具，孩子就一定要买，不买就哭闹，满地打滚，弄得她总是很难堪，同时非常无奈。因为孩子有抽动症，怕孩子哭坏了导致症状爆发，所以每次都迁就孩子，越迁就越厉害，现在简直无法面对。

我当时就笑了，这和"倔"一点关系都没有，说明孩子在表达自己的心愿时，妈妈并没有在认真地倾听。孩子想买玩具的背后是对妈妈情感联结和互动的渴望。妈妈在听到孩子说想买玩具的时候，并没有停下匆忙的脚步，没有耐心认真地和孩子互动，没有看见孩子内心的渴望，没有看见，自然也就没有回应。

这位妈妈没有去了解孩子为什么想买这个玩具。当孩子说喜欢这个玩具的时候，妈妈可以这样回应："哦，宝贝喜欢，妈妈知道了。"接着妈妈可以说："嗯，妈妈知道宝贝非常喜欢这个玩具。"然后看看自己的经济能力是否允许，如果允许，就可以马上买下这个玩具；如果觉得有困难，就正面地拒绝孩子。

如果妈妈在商店里拿起玩具，陪孩子一起玩一玩，给孩子一些启发和引导，那么等到把这个玩具买回家时，孩子会对这个玩具进行更深入的探索和了解，会想出更多的玩法，就不会只停留在表面的新鲜劲上，不会只有三分钟的热度了。

孩子出现不买玩具就哭闹打滚的情况，并不是家长惯出来的毛病，反而说明妈妈的陪伴质量不高。如果妈妈给孩子买玩具像完成任务一样，简单地把玩具丢给孩子，那么孩子就容易只停留在对玩具的新鲜劲上，每次上街都要买新玩具，买回家之后只玩三分钟就丢掉。

另外，自从发现孩子有抽动症后，妈妈就开始溺爱孩子，因为怕孩子哭闹之后导致症状爆发，结果孩子就变本加厉，可以把母亲玩弄于一个小陷阱里。（建议参看海夫人第二本书《看见才是爱》第四章的文章《溺爱和无条件的爱》）

下次上街如果孩子还要买玩具，家长觉得超出了自己经济能力承受的范围，那么可以把自己的感受和想法直接正面地告诉孩子，如果孩子还在无理取闹，满地打滚，那么处理的方法很简单，孩子要哭，就让他在那里哭一哭，哭是对情绪的表达和发泄，没什么不好。

无论孩子是闹还是哭，其实都是在渴望和家长进行情感联结和互动，渴望家长能看见自己，看见才是爱。其实如果家长能够正面、正确地向孩子表达自己的感受，孩子通常不会不讲理。

海夫人： 孩子哭闹了，抽动症就会严重吗？不会，只要能正常发泄出来，即便有症状表现，对抽动症也只有好处没有坏处。

○ 让白菜是白菜

我们知道地里的庄稼是有分别的，在不同的季节生长不同的农作物。如果农夫守着一地的白菜，却羡慕别人有一地的花生，那就是自找烦恼。是白菜就是白菜，种好自己的白菜就行了，让自己的白菜长成最好的白菜就是最大的成功。即便白菜的市价不如花生，也要无怨无悔，要感谢上天给了你这一地的白菜。

海夫人： 农夫的责任就是看护好自己的庄稼，无论这庄稼是水稻还是麦子，都要让庄稼茁壮成长，而不是非要把白菜变成花生。

5／孩子需要什么

网友：亲爱的海夫人，还有一事打扰。昨天中午，我一位同事的哥哥和嫂子告诉我，他家孩子上小学一年级，内向，"宅"，做什么事都很慢，不和家里说学校的事，被老师提问时紧张得抽动、歪嘴角、翻眼睛。孩子的老师说让家长带孩子看心理医生。我给他们推荐您，但他们还是固执地不看心理医生。

海夫人：小学一年级的孩子一般不会有什么大的心理问题。当一个孩子出现内向、"宅"、不和家里说学校的事情、老师提问就紧张等情况时，家长需要停下在现实社会中匆忙的脚步，正视孩子出现的问题。

◎ 孩子"宅"，内向，不和家里说学校的事情

孩子内向可能是性格使然，但"宅"是后天养成的习惯，这和家长有很大的关系。

什么样的孩子容易"宅"？生活单调，没有玩伴，父母没有积极引导并培养孩子形成良好的兴趣和爱好，比如对运动的热爱、对书的热爱、对交朋友的渴望等。另外，家长陪伴质量低的孩子也容易"宅"。

来看这两段话：

"幼儿对情感的需要就像吃饭一样，第一种情况是吃饱了就不会到处找吃的，孩子没有吃饱，肯定会找你要；第二种情况是孩子非常担心没有吃的，尽管现在吃饱了，但是他担心过一会儿没有吃的，或是你不给他吃的了，所以即使现在吃饱了，眼睛还老是盯着食物。就像穷人家的孩子，经常饿肚子，没有吃饱的时候，就会到处找吃的，即使现在吃饱了，眼睛还是盯着食物。

"你天天和孩子在一起，把大部分时间给了孩子，并不等于你满足了孩子情感的需要，不等于你和孩子之间有很好的情感交流，也不等于孩子对你就非常信任。妈妈和孩子之间，更重要的是母子的情感体验和交流。"

家长陪伴质量不高的孩子内心容易缺爱，内心缺爱的孩子容易"宅"。孩子刚开始都非常渴望家长的陪伴和交流，后来因失望而沉默，于是转为看电视、玩电脑游戏或者看书。孩子愿意看书是比较幸运的，看书属于主动思维，看电视属于被动思维，只是孩子并不知道如何选择有益的书。"宅"继续发展下去，结果就是孩子不和家长沟通交流，不和家里说学校的事情。

◎ 被老师提问，紧张得抽动、歪嘴角、翻眼睛

海夫人：孩子的成长不只是身体的成长，内心一样需要成长。

内向，"宅"在家里，不和家里说学校的事情，所有这一切都表明了孩子的孤单和无助，孩子既没有家长这个朋友，也没有同龄朋友。

如果家长没有用心陪伴孩子，家长的爱就无法触及孩子的内心深处。

如果一个孩子的内心缺乏爱的陪伴，缺乏爱的阳光雨露，他内心的成长就会比较缓慢。

向阳花木早逢春，花草树木如此，我们的内心也是如此！心力弱的孩子容易敏感、胆小、脆弱，孩子抽动的表现是在释放内心的焦虑和紧张。

1. 孩子需要心理医生吗

孩子这个时候需要的是心理医生吗？

孩子没有心理问题，孩子只是不快乐，孩子被家长忽略，受到了不正确的爱的对待，孩子需要的是爸爸妈妈用心的陪伴和爱的守护。

孩子在上小学一年级之前的这段时间，也许经历的是以下情况：

（1）父母在物质上对孩子百依百顺，溺爱孩子。

（2）父母对孩子的爱是有条件限制的爱。

这两种不正确的爱都不是孩子需要的。

家长们其实只需要放慢在外面世界打拼的脚步，房子可以小一点，私家车可以没有，但是不要错过孩子的童年，童年对人的影响是终生的。

孩子需要什么？孩子不需要心理医生。孩子需要的是幸福快乐的童年，需要在这个幸福快乐的童年里有爸爸妈妈用心的陪伴！

在目前的情况下，家长该如何帮助孩子呢？首先家长的态度要温和又有耐心。家长的焦虑只会让孩子更加退缩，更加封闭自己。

2. 从孩子的兴趣点入手

如果孩子喜欢看电视，不妨就从孩子喜欢看的动画片开始，家长陪伴他一起看，一起谈论情节和内容。家长也可以邀请别的小朋友来家里和孩子一起看动画片，然后一起讨论交流。家长需要提前做好功课，需要了解这个动画片最有益的闪光点是什么，最能打动孩子的是什么，功课提前做好了，和孩子一起交流讨论的时候家长就能积极正确地进行引导。

3. 游玩和游戏

玩是孩子的天性，只要家长肯陪着孩子玩，真正投入地陪着孩子玩，不是虚伪的敷衍，孩子都会很开心。我孩子小时候最喜欢玩的游戏就是家庭大战，每次一说要玩这个，孩子都兴奋得两眼放光，手舞足蹈。每次我都和他一边，他爸爸单独一边。我们的武器是枕头，大战的开始也就是快乐的开始，他爸爸最后总要假装被我们打败，然后儿子趴在爸爸身上，觉得自己是个将军。

4.讲故事

好像没有不喜欢听故事的孩子，有哪个孩子在童年的时候不喜欢听故事吗？

现在许多家长爱用手机或者 CD 机代替父母给孩子讲故事，我觉得这不可取。

孩子小时候临睡前躺在你怀里，或者围坐在你身边，然后你开始讲故事，你可以一边抚摸孩子，一边绘声绘色地讲述，用你的语言和你的思维方式演绎这个故事。同一个故事由不同的人讲，效果是不一样的。你讲故事的过程其实就是在向孩子传递爱的过程，也是在用你特有的语言方式对孩子进行启蒙教育。

我的孩子在很多方面的启蒙老师都是我。以前孩子每晚临睡前都要躺在我怀里听我讲故事，这是我们母子相处的黄金期。我讲故事的过程也就是对孩子语言启蒙的过程。如果语言启蒙做得好，孩子的语言学习就比较顺利。

5.聊天谈心

其实聊天谈心非常简单，家长不用一门心思地对孩子的事情刨根问底，只需要适时表达自己的想法。家长可以和孩子讲讲自己的童年、少年、求学过程等等。当孩子对家长足够信任时，孩子便会开口讲，这个时候家长要仔细倾听。每次孩子倾诉的时候，家长要认真地倾听孩子的感受和想法，倾听的时候要接纳孩子的状态。

很多家长这时容易犯的错误就是打断孩子，并且急切地指导孩子，比如说："你怎么能这样？你不应该这样！"家长的这种做法会让孩子失去倾诉的渴望，一次，两次，三次，孩子慢慢失望了，就什么也不和你说了。

海夫人：*孩子需要什么？孩子其实只需要你陪伴他一起成长，这个陪伴需要注入家长们心中的爱和情。*

第六篇

精选案例

不一样的孩子成就不一般的妈妈！

不一样的孩子需要不一般的妈妈！

我们有不一样的孩子，所以需要我们成长

为不一般的妈妈！

第一章 "沐浴阳光群"案例分享

1/ 困惑过，成长中

> 男孩，2005年出生，7岁多抽动症症状大爆发，症状表现包括张口、翻眼、摆头、甩手、弯腰、发声、走路前走后退、情绪恶劣、成绩差、没有自信心、自残等。8岁多抽动症稳定，孩子现在10岁多，成绩优秀，身体健康，阳光自信，幽默。

我们生活在一个小县城里，儿子患有抽动症。这里没有名医，没有心理咨询师，有许多偏见，有大家都会遇到的各种压力。幸好我遇见了海夫人，在她的指引下，我们从困惑到豁然开朗，从无助到不断成长，从压抑到幸福温馨……感谢走在我们前面，给我们经验、信心、力量的海夫人！

从2012年12月到2013年12月，我们经历了一次春、夏、秋、冬的轮回，经受了严冬的考验，看到了春天的希望，经过了夏日的成长，已经看见秋日的收获。这一年，抽动症让我感触最深的是：我们的孩子是天使，他是来救赎父母的；抽动症是磨难，也是馈赠！

2012年12月，儿子抽动症爆发时，脸色青黄，感冒不断，鼻炎严重到了晚上睡觉呼吸困难的程度，情绪糟糕得无法控制，症状有张口、翻眼、摆头、甩手、弯腰、发出"嗯嗯嗯"的声音、往前走时突然停下后退几步……抽动症孩子会有的症状他都有，甚至还有掐额头、用笔戳手等自残行为。他在学习上无法集中注意力，对写作业、考试充满恐惧，几乎到了无法继续学业的地步。

孩子被确诊为抽动症后看过一次中医，血常规检查、微量元素检查、脑电图检查都显示无异常，除了吃了10天的中药调理身体以外，再没因为抽动症看过医生。

群里有的妈妈为孩子熬粥、做糕点，我都没弄过，因为儿子不爱吃软的食物。

我们对儿子的饮食、看电视、看书等都没有禁忌，只是按照海夫人所说的那样，让孩子多运动，增强体质，注重心理疏导，增强心力，帮助孩子重新找到自信，改变家长的观念、态度，为孩子营造安全、和睦、温馨的家庭氛围。

这一年，在迷茫中摸索，一点点地看到希望，在曲折中前行……过程确实很不容易。我想把我经历的、感受到的、思考过的写下来，也许有些混乱，但都是最真实的东西，希望能给在同一条战线上奋斗、煎熬的家长们一点思考。

海夫人：抽动症康复的关键是内外结合，以内为主，以外为辅。"外"就是多运动，增强体质，"内"就是注重心理疏导，增强心力，从身心两个方面一起努力帮助孩子康复，这位妈妈的领悟和努力方向都很正确。

○ 关于孩子抽动症的思考

我认为抽动症的内因是孩子的神经发育不平衡，内心脆弱，体质也相对弱，积累的负面情绪得不到释放。抽动症的孩子大都存在很明显的优点和缺点。他们聪明，敏感，感受并接收的东西比同龄人更多，容易产生压力，而他们身心的成熟度远远达不到能够正确处理这些压力的水平。抽动症的外因包括不良的环境、不当的教育、压抑的氛围等。

我们改变不了社会、学校的环境，但是可以改变家长的观念和家庭的环境，从而让孩子的内心由弱变强。

以我儿子为例，他身心的状况在上小学以后发生了明显的改变。当时，由于无知和疏忽，我们没有考虑到他性格中的优点和缺点会让他在刚进入小学的适应期里遇到极大的困难。那时我们不仅没有给他所需要的帮助，还"落井下石"。我因手术后休息不够而身体变差，精力不足，脾气暴躁，从"天使妈妈"变成了"恶魔妈妈"。儿子失去了曾经给予他温暖和支持的港湾，掉入了孤独无援的困境，抽动症全面爆发。

○ 抽动症爆发前后的情况

1. 2012 年 10 月以前

（1）儿子的优点

儿子 6 岁前身体不错，很少生病，偶尔生病时吃点药就好了，极少打点滴；语言表达能力好，想象力丰富，记忆力好，知识迁移、联系能力强；善良，热情，关心他人，乐于分享；对知识充满着好奇心，我没专门教过他认字，但是他通过看电视以及平时自发地问大人认识了很多字，普通话说得字正腔圆；等等。

（2）儿子的不足

儿子从小皮肤敏感，容易长湿疹；不爱运动，身体平衡性差，精细动作做不好，学会拿筷子、扣扣子、系鞋带的时间都比别人晚很多，涂色时总是把颜色涂到线外；缺乏安全感，胆小怕事；追求完美，像碎了的饼干、不完整的鸡蛋、弄皱的纸这样的东西都不喜欢；有强迫倾向，所有的东西都要物归原处，并且不允许改变位置，就连上街走的路线也要求往返一致；等等。孩子 6 岁以后容易感冒，开始有轻微的鼻炎。

（3）儿子的成长经历

在我怀孕头三个月，我有过少量流血，当时心里很紧张。此外，整个孕期一切正常。儿子出生时七斤半，羊水早破，胎位略有不正，自然生产不成功，只好剖宫产。

儿子从小就非常敏感。从他出生开始，我发现只要哪天我心情不好，比如和爸爸吵架了，当晚孩子一定睡不安稳，莫名地哭，只让我抱，只在我的怀里睡。

儿子两岁开始上幼儿园，喜欢跟着老师，喜欢看电视，喜欢读图画书，不喜欢跟别的小朋友追逐打闹玩耍，畏惧攻击性强的小孩。

4 岁多，儿子做疝气手术（全麻）。医生不允许家长陪孩子进手术室，是护士推着儿子进去的，进去时儿子唱着"小兔子乖乖……"，表现正常，但手术结束后一醒来，哭得很委屈。

上小学前，没有学业的压力，儿子还是挺开心的。虽然他不太搭理人，但多数小朋友会主动和他玩。幼儿园的老师很喜欢他，说他讲文明，有礼貌，爱干净，爱看书，爱思考，从不欺负人，还说他的思维与众不同，是真人版的"十万个为什么"，过于谨慎，害怕运动，等等。

儿子上小学一年级时，与小伙伴格格不入。他依然喜欢观察，喜欢思考，喜欢问问题，他的兴趣集中在大脑的运转上，而不像别的小朋友那样喜欢活动，喜欢动手，喜欢在一起玩耍。儿子不大合群，不喜欢参与集体活动，害怕攻击性强的小孩子，容易被别的孩子捉弄、恐吓。儿子的成绩并不突出，经常由于记不完整而漏写作业，有时写了作业却忘记交，老师的批评比表扬多。

海夫人：我们每个人都有自己的性格特点、天赋秉性，不能说哪种性格好，哪种性格绝对不好，我们所能做的就是尽量发挥自己的优势，避开自己的短处，挖掘自己的潜力，弥补自己的不足。

（4）家里多种教育理念并存，孩子无所适从

儿子和妈妈：妈妈温和民主，表情丰富，乐观开朗，愿意耐心地陪他玩，陪他笑，陪他闹，耐心回答他的各种问题，不吝啬表扬，在安全的前提下允许他自主地做所有想做的事。妈妈从他两岁半到七岁半的五年里，在寄宿中学当班主任，工作太忙，每天早上6点10分就到学校，每个周六都要给学生补课，陪伴他的时间极其有限，比较固定的陪伴时间只有每天放学后、晚饭前以及周日。妈妈的教育理念是以人为本，和孩子做朋友，儿子和妈妈的关系最好。

儿子和爸爸：爸爸话少，偏内向，笑容少，有洁癖，喜清静，缺乏耐心，很少表扬儿子，总是对孩子说："别乱动！""不要！走开点！""你怎么这么不听话！""这么大个孩子了，什么都不会做！""你看你，又弄糟了！"爸爸脾气一上来，能把儿子屁股打出五个手指印，很久不消，还曾经把孩子推出门，恐吓他："不要你了！"

爸爸下班回家后不爱出门，很少带儿子玩。爸爸沿袭了父辈的教育理念，总要体现家长的权威，和妈妈的教育理念完全相反。在过去的八年里，儿

子和爸爸的关系最糟糕，不喜欢跟爸爸在一起。现在，爸爸进步了，儿子和爸爸妈妈的关系一样好。

儿子和奶奶：奶奶勤俭节约，任劳任怨，是传统的家庭妇女，话不多，性子急，常常催促儿子，没耐心听儿子讲话，也没耐心等待儿子穿衣穿鞋、收拾东西等，直接包办，剥夺了儿子动手锻炼的机会。奶奶还常常拿儿子的表姐（儿子姑姑的女儿，比儿子大一岁半）和儿子做比较，说儿子"没有用"。奶奶很辛苦，她的能力停留在"养"上，但不懂"育"。她不能理解妈妈的理念，也反对爸爸的打骂，却常常和爸爸一起数落儿子的不足。

儿子既喜欢奶奶，又讨厌奶奶。他常说："奶奶很好，但是没文化，她总是不理解我，总是说我没有用。"

儿子和外婆：外婆爱笑，能倾听，有耐心，性子慢，愿意陪儿子玩耍，做到了对儿子无条件的爱，但儿子一个星期或者半个月才见外婆一次。儿子上小学后，外婆就很少来我们家了。外婆常常对妈妈感叹："那么好的孩子，经常挨他爸爸骂，多可怜，你要多劝劝他爸爸；我一来你们家，他奶奶就和我讲这个孩子多难带，总讲孩子的表姐能干。"

儿子的爷爷在儿子两岁半时过世了。儿子只记得爷爷带他去商场买东西，记得爷爷骑自行车带他去玩，儿子为爷爷因病离世感到遗憾。

儿子的外公爽朗乐观，但很少单独带儿子。

2. 2012 年 11 月到 12 月，抽动症诱发期

2012 年 11 月到 12 月是孩子抽动症的诱发期，我们的无知给孩子带来了巨大的伤害。

2012 年 9 月 26 日，我因病做了腹腔镜手术，9 月 30 日出院，10 月 14 日开始上班，只休息了 18 天。

也许是因为以前体质不错，我平时不太注意身体，这次做手术伤了元气，气血两虚、体质下降、腿关节疼痛、感冒等问题困扰了我很长一段时间。孩子爸不仅不体谅我，还责怪我乱吃东西，不忌口；不注意保暖，自己找罪受；等等。当时我很难过，因为感觉不到老公的温暖和关怀。

除了 9 月底住院的那几天没管儿子之外，其他时间里都是我管儿子学习、

作业签字等。

每天晚餐后，孩子爸爸就走进卧室，把门一关，啥也不管。我对他说我身体弱，陪不了儿子做作业，他就说："我更陪不了，他爱做不做！"如果我强行要求他管儿子，他就对孩子非打即骂。那时，我对儿子也有不满：这小子也太折磨人了，已经上二年级了，注意力还集中不了，写作业的习惯也不好。我对孩子爸爸的教育方式也有很多不满。

我开始和孩子的爸爸一样，打骂、威胁、恐吓儿子，和爸爸、奶奶一样骂儿子"没用""笨蛋"，还因为他拿笔姿势不好而掐他的手，拧他的耳朵说他"不听话"。当他看书不认真、写字慢时，我就扔掉他的书和作业本，还恐吓他："你再这么气妈妈，折磨妈妈，妈妈很快就会死掉，你就再也没有妈妈了！"

我其实是借骂儿子的机会在发泄，我希望孩子的爸爸能有所改变。令人悲哀的是他听不到我心底里的呼喊，只把我当成了一个泼妇，依然无动于衷。我却忽略了儿子越来越忧郁的眼神，没注意到儿子越来越发青的脸色和时常被吓得跳起来的惊恐样子。

回想起来，儿子面对我的无知带给他的巨大的伤害，表现出来的是超乎想象的包容和忍耐。写到这里，我的泪水就止不住了，我感到悔恨、无地自容啊！

那时我骂儿子，他默不作声，由我骂。

我恶狠狠地提醒儿子，他总是轻轻地说："知道了，妈妈。"

我歇斯底里地吼他，他说："妈妈，你累了就去休息吧！"

我扔掉他的书和作业本，他慌忙抢救，哭着让我不要扔。

我掐他、打他，他躲闪；我说我会被他气死、折磨死的，他说他永远爱我，他会能干的，妈妈一定不能死……

多乖巧的儿子，多可恶的妈妈，多冷漠的爸爸！

那时，儿子遭受了那么多的打击——爸爸的打骂，奶奶的不理解，老师的否定，同学的排斥，原以为可以一直爱着他、陪伴他、给他温暖和力量的妈妈，居然也讨厌他了，这对他简直是毁灭性的打击！而当时，我像着了魔一样，浑然不知自己在伤害着把我当成天使一样无条件爱着我的，只有7岁多的儿子。儿子承受不住了，很快出现了异常。儿子开始掐自己的手和头，他讨厌自己管不住自己的注意力，管不好自己的手；开始有张口的动作了，然后眨眼、摆头、吸鼻子、敲打桌子，一拿起笔就发出"嗯嗯嗯"的声音……

海夫人：无论是孩子还是成年人出现反常或异常的情况都是有原因的。

我依然不知道这是儿子求救的信号，不知道已经把儿子逼出病来了，我还在反复责怪和恐吓他：

"你要伤害自己是不是？我来帮你！"

"学这些怪里怪气的动作，你就要变成疯子了！"

"再做这些疯子才做的动作，我就把你送给街上捡垃圾的人！"

儿子的身心状况越来越糟糕，经常患感冒、鼻炎，易受惊吓，易怒，注意力无法集中，在家做作业很慢很慢，在学校考试无法做完试卷，完完全全地变成了另外一个人。在那段日子里，儿子的症状有增无减。

孩子的爸爸终于慌了，我们开始在网上搜索、查询，终于知道儿子得了抽动症。

2012年12月3日，"抽动症"这个词第一次出现在我的生活里，便如晴天霹雳般击中了我。我们被搜索出来的内容吓坏了，和所有刚知道孩子患抽动症的家长一样痛苦、焦虑、困惑、无措！

我马上联系在城里的妹妹以及学中医的朋友，让他们帮忙了解抽动症的诊疗情况。反馈回来的信息是：这是一种比较复杂的心理障碍疾病，需要到医院确诊，不要轻易吃西药，可以先考虑看中医，按摩、针灸、吃中药。

孩子爸爸了解到一位比较有名的儿科中医专家古医生，我们马上预约，12月6日去找这位古医生看病。

那些天，我想得最多的是：可怜的孩子，会不会像电影《叫我第一名》里的男主角那样，将面临更艰难、更漫长的考验？这种病有没有办法治疗？每每念及，我会泪如雨下，不分场合。

3.2012年12月到2013年1月，抽动症全面爆发

2012年12月到2013年1月，儿子抽动症全面爆发，但幸运的是我们在焦急不安中遇到了好医生，在困惑无助中遇到了海夫人。

2012年12月6日，我们见到了古医生，确诊孩子患的是抽动症。古医生很慈祥，很有耐心，不仅给孩子望闻问切，还花很多时间和我们讲他接触过的抽动症案例。他告诉我们，药物只是辅助手段，关键在于心理疏导，父母的教育理念和教育方式的改变很重要。古医生让我们带孩子检查了血常规、微量元素、脑电图，结果都无异常，他开了服用十天的中药，药方里有柴胡、白芍、当归、郁金、茯苓、白术、合欢花、熟地、石菖蒲等，还有其他几种我不熟悉的药材。

古医生举例说明他遇到的抽动症孩子的家庭环境。我马上意识到了，我家孩子爸爸和那些患儿家长有很多相似的表现——有洁癖，追求完美，没耐心，限制孩子，否定孩子，斥责孩子……我明白了，我和孩子爸爸形成不了教育的合力。同时，我陪伴儿子的时间太少，忽略了他的需要。特别是这两个月来，我也加入了"摧残"儿子的行列，让儿子觉得连妈妈都成了"魔鬼"，导致了抽动症的爆发。

我很感谢古医生。我们如此着急治病，他却花了很多时间跟我们聊家庭教育，告诉我们抽动症的根源。

我迅速调整自己，停止了对孩子的"迫害"，我能做的就是找回曾经的"天使妈妈"。但是抽动症到底是怎么回事，要怎么做才能让儿子的病情不再严重下去，我依然是一头雾水，不知从何入手。

我和孩子爸爸在网上看了很多相关文章，希望遇到有同样经历的家长，希望有经验可循。在这期间，孩子爸爸听说了海夫人，他认为海夫人很有智慧，有成功的经验，他推荐我加入了海夫人的群。

海夫人：抽动症孩子的动作（症状）是身心的晴雨表，要趁着有症状的时候找到原因。

那时儿子在吃饭时有过一次持续十几分钟的动作：张口、眨眼、甩手、弯腰、发出"嗯嗯嗯"的声音。我放下碗，抱着儿子。动作做完了，儿子

很紧张，他问我还爱他吗。我的眼泪迅速地流下来，我告诉儿子我很爱他，任何时候都不会离开他，我愿意帮助他，和他一起面对所有的困难。安抚了儿子好久，我让爸爸和奶奶都离开，我单独和儿子交流。

儿子告诉我，前些日子妈妈像魔鬼一样，很可怕。他怕妈妈会死，怕妈妈不要他，怕妈妈不喜欢他，他希望妈妈回到从前，做温柔的、爱他的、理解他的好妈妈。我向儿子道了歉，告诉他："妈妈缺钙导致情绪变差，妈妈最近老生病，工作又累，太着急了，妈妈一定改正错误。"我和儿子都哭了。后来，我让他像"恶魔妈妈"那样掐妈妈的手，拧妈妈的耳朵，把"害怕"还给妈妈。他开始不敢，我说我会像当初他宽容我一样宽容他，妈妈想知道妈妈伤害他时他的感受。儿子哭着掐了我两三分钟，然后说好了，不掐了，他怕妈妈会疼……

如果说爸爸对儿子的伤害是慢性伤害，让儿子逐渐形成自卑、胆小、逃避困难的性格的话，那么妈妈对儿子的伤害是急性伤害，在短时间内席卷了儿子仅有的温暖和力量，使他恐惧、不安、焦虑。爸爸的问题需要长时间去改善、解决，妈妈的问题必须马上解决，刻不容缓。

要想改变儿子的状况，就得帮助儿子把已经被摧毁的自信心重新建立起来。我告诉儿子，爸爸妈妈以前读小学一二年级时，表现比他糟糕多了；还告诉他有关小姨、小舅曾经留过级和被排挤的小故事；还告诉他我教过的学生现在在名牌大学读书，小时候学习也不好。这些事真真假假，都是为了让儿子知道他并不差。

我开始细致观察儿子微小的进步，用放大镜找他的优点，及时肯定、鼓励儿子，他写 10 个字，有 9 个字写得不好，只有 1 个字写得好，我就表扬他写得好的那 1 个字，忽略另外 9 个字；他写作业时注意力比之前多集中了几分钟，我就表扬他有进步。他考试时有很多题空着没做（其实都会做，就是注意力集中不了，写不下去），考试分数低，他很难过，还担心妈妈不高兴。我心平气和地和他一起找原因，很坚定地告诉他不必担心，妈妈不会因为他的分数低而不高兴，要他先掌握知识，以后慢慢培养注意力，下次空着的题目只要比上次少就是进步，学会考试，分数自然就上去了。

很快，效果就出来了，儿子的情绪变好了，最明显的变化是当妈妈在身边的时候他的动作明显少了。

海夫人：抽动症孩子表现出症状的时候就是一个极好的机会，你可以细心体贴地走进孩子的内心世界，做他贴心的朋友和保护伞。要想让抽动症得到康复，就要在每次症状爆发的时候，帮助孩子查明原因，教孩子应对，提高孩子的心理承受能力和自我调节能力。

在孩子被确诊为患抽动症十几天后，我不再惊慌失措。因为症状并不可怕，这是孩子以一种特殊的方式向我们求助。我们必须用智慧帮助孩子，我们需要不断学习、坚持下去。

我并不忌讳谈抽动症，但是孩子的爸爸忌讳。他担心儿子被排挤、被歧视、被别人异样的目光所包围。我理解他的心思，也尊重他的意见，多一事不如少一事。

儿子很在意别人对他的评价，我对儿子说："你进步一点点，妈妈就看到了；每天进步一点点，过一段时间以后，老师就会看到；再坚持更长的时间，周围的人就会看到。"

我曾考虑要不要把抽动症的事告诉儿子以及儿子的老师。为此，我单独和海夫人聊过，海夫人的意思是看具体情况而定，并非一定要说，也并非一定不说。

考虑儿子的性格以及当时的状态，我怕儿子承受不了，所以没有告诉他实情。在他为动作来袭且无法控制而感到担心、害怕时，我编了一些善意的谎言，说妈妈小时候也这样。按照海夫人的理念，我告诉他这就像得了感冒的人打喷嚏一样，没事。我经常拥抱儿子，告诉儿子我很爱他，任何时候我都不会离开他，我愿意帮助他。

我也没告诉老师关于孩子患抽动症的事。因为在自己尚未弄清楚抽动症之前，我无法准确地解释，所以我担心比较重视分数的老师不能正确对待儿子的症状，会伤害到儿子。我只和老师说儿子性格内向、胆小，动作协调性差，麻烦老师多鼓励他。我开始比较频繁地和老师沟通，让老师多了解儿子。我想等儿子有了进步，老师完全接纳儿子时，有必要的话再跟老师讲。

4. 2013 年 1 月到 3 月，煎熬中成长

2013 年 1 月到 3 月，孩子在煎熬中成长，我们看到了希望，有了信心。

（1）一次疏导小事例

2013 年 1 月上旬，我第二次看到儿子出现持续十几分钟的动作。那天天气很好，温度较高，儿子放学前上了体育课，放学后到我的单位找我，他的内衣湿了两件，头发也湿了，还穿着毛衣、外衣，怎么也不肯脱。

我急了，强硬地要他脱衣服，语气较重。儿子想起了此前"魔鬼妈妈"的样子，心里一慌，动作就出现了。我马上意识到自己的错误行为又吓着儿子了，及时地调整了自己，面部表情变得柔和，任儿子发泄。等他动作结束以后，我抱着儿子的肩膀，告诉儿子我尊重他的意愿，不想脱衣服就不用脱，还表达了我对儿子的爱，告诉他我不会因为他不听我的话就不爱他。后来我弄明白了儿子不愿脱衣服的原因，他觉得在公共场合要衣冠整洁，不能把棉毛衫穿到外面。我认可了他的理由，说他注意自己的形象，这也是一种礼貌。我告诉他在特殊的情况下也可以特殊处理，大家都能理解，我跟他说了脱衣服和不脱衣服的利弊，让他自己选择。

我还让他观察从我们身边经过的老人、成年人和拿着衣服的小学生。后来，儿子再也没有发生过拒绝脱衣服的事，温度高了，他会主动脱衣服。

这就是海夫人所说的"疏导"的效果吧。也许我们遇到的情况和海夫人儿子的情况不完全相同，但是海夫人总结出来的理念是可以共用的，就看你有没有真正领悟，能不能做到具体问题具体分析。

海夫人：心理疏导体现的是父母的爱心、耐心和智慧。

（2）爸爸妈妈沟通交流，共同进步

此后，我再也没见过儿子长时间出现幅度大的动作。儿子跟爸爸在一起的时候动作比较多，幅度比较大，持续时间比较长。爸爸向来不善于和儿子相处，儿子患了抽动症以后，他不知道该怎么办。只要妈妈晚上上自修课不在家，爸爸就焦虑，他能做的就是不再限制儿子，给儿子完全的自由并纵容他。这样也不对，可我明白爸爸处在调整阶段，他能做到这些已

经是很大的进步了。

以下是我上班时，孩子爸爸发给我的短信和我的回复。

孩子爸爸的短信：

"我一叫他写作业，他就有症状，根本写不下去。他要看电视，我只能由着他了。要想让他高兴点，我该怎么做啊？"

我的回复：

"别怕症状，先了解他遇到了什么困难，搞清楚他为什么拒绝写作业，是上课没听讲，不会做作业，还是会做作业，不愿意做？你告诉他，高高兴兴地学习，认认真真地做作业，可以锻炼大脑，让他更聪明。他中午写作业的状态很不错呢！妈妈是老师，每天也要主动看书、写字呢！

"今天，儿子有些沉重地跟我说，他从来没害怕过学习，学习是很简单的事，但是，他做作业时常常觉得紧张，总会担心自己掌握的知识不够，担心做错了老师会批评，爸爸妈妈会不高兴，同学会取笑……

"我跟儿子说，会担心说明他长大了，这是很正常的。妈妈也会担心工作做不好，被校长批评，也会担心很多很多事。每个人都会担心，但是担心没什么可怕，只要认真做就行了，错了可以改正，这次没做好，下次就做好一点。每个人都是从不会做变成会做的，这样想，'担心'就不见了。

"我告诉儿子，当初他学叫'妈妈'，学习走路，都是重复了上千遍才学会呢。如果害怕说得不标准就不开口，担心摔跤就不迈步，那么现在会怎么样呢？儿子笑了。我还给儿子讲了妈妈上小学时会和他一样担忧，还有妈妈以前做的一些错事、丑事，儿子变得轻松了。

"今晚做作业，你要特别强调他做对了很多题目，还可以顺便告诉他你小时候作业错得多么离谱，多么好笑。让他相信，其实大人们都是这么过来的，不要害怕做不好，只管认真去做。"

孩子爸爸的短信：

"儿子的症状很多，我看了就心痛。看样子他很难坚持，没法做作业了，你能不能请假回家？"

我的回复：

"首先，你要对他充满期待和信任。儿子很敏感，他能感知到你内心的想法。如果你心里想的是他坚持不下去了，你没办法了，太让人焦虑了，你的眼睛和神态就会出卖你的心灵，儿子会接受你的负面情绪。其次，说点你小时候表现很糟糕的故事给他听。如果没有发生过，你就编几个，以儿子为原型来编，假装是你的经历。还有，鼓励儿子要落到实处，比如懂得爱护书本了，写作业的速度快了，卷面更漂亮了，等等。"

孩子爸爸的短信：

"他现在动作多，发声多，作业做不了。他要看电视，也让他看了，他看电视时还会有动作，还会发声……"

我的回复：

"跟儿子说，工人要做工，农民要种田，老师要上课，科学家要做实验……社会中的每个人都要做自己的事，各有各的辛苦，也各有各的收获。你问他，学生要做什么呢？未来的发明家要不要学知识？想学好知识要不要写作业？他会知道的，然后再用信任的目光看着他，从他身上找点闪光点来表扬他。

"看看我打印的海夫人的文章，这个妈妈令人佩服，我们多研读她写的东西，反思我们自己。慢慢来吧，会好起来的，只是这个过程比较艰难。你不能漠视儿子的动作，不能因为难受、焦虑就选择逃避，让他一个人做完作业。回家我再问问他情况。

"海夫人说孩子每一次表现出症状的时候都是帮助孩子的机会，你也要慢慢学着去帮助儿子。最近你太纵容儿子了，这是不对的。理解、关心儿子，给儿子力量和安全感并不等于没规矩、不要求。我们要弄明白儿子紧张、担心、愤怒的原因，才能有针对性地疏导，让他敢于面对，让他知道一切都很正常，没什么大不了的。"

孩子爸爸的短信：

"儿子从起床开始，整个早上都在做动作，好严重，头摇得像拨浪鼓一样，情绪糟糕透了。"

我的回复：

"我离家时看到你脸上的愁容、眼底的无奈，我的心感到了刺痛。我知道为什么儿子单独跟你在家时拒绝写作业了。因为你以前在他写作业时总是批评他，这些回忆会让他产生恐惧。而现在，你面无表情，满心忧愁，周围气场冰冷无力，儿子的状态又怎么会好呢？相信儿子吧！要让自己满怀希望，才不会在艰难跋涉中失去方向和光亮的指引。

"我们不能苛求自己，也不能苛求别人，要允许自己犯错，也要允许别人犯错，特别是孩子。你对儿子的爱、信任和适当期望会带给儿子正能量；反之，漠视、怀疑、不满、厌恶会伤害儿子的心灵。我们的面部表情、眼神、语气都会传递内心的真实感受，这比语言来得更真实、更直接，很多时候我们自己都未能觉察，但敏感的人很容易就捕捉到了。我有时做得也不好，我也在反思，在修炼。老公，我们一起努力吧！"

孩子爸爸的短信：

"我们在你学校的操场边，上完课你快出来吧。他的动作好多，他连路都走不了，脚一直扭，一直抖，他都难过得哭了，我实在不忍心看他。"

我的回复：

"老公，别着急，别焦虑，儿子的状态是我们长时间输入错误信息的结果。我们只有用更长的时间输入正确的信息，真正地接受孩子，无条件地爱孩子，从强化儿子的优点做起，让他找到自信，才能让他更好地成长。对了，你提醒一下妈妈，别老是一脸忧郁地盯着儿子看，别说那些口头禅'没用''傻瓜'了。我上完课就请假回家，我会尽量多陪儿子的。

"你把孩子的动作当成不良情绪的肢体宣泄吧。他心力弱，外界的一点点刺激都可能给他带来身体的反应。若你看了会紧张焦虑，就别看他。"

孩子爸爸的短信：

"他蛮开心的，只是症状说来就来，一有动作，情绪就暴躁，自己还打自己，也不让我问他一句话。"

我的回复：

"你知不知道你的消极状态在对儿子产生负面影响？你可不可以不受

儿子的状况控制？你能不能带点微笑，多点乐观，多点坚定？我上班前从你的样子和说话的语气中感受到了你内心的无力和无奈！你可以告诉儿子你今天上班很累，用坚定的语气对儿子说，相信他可以把作业做得又快又好，给爸爸一个惊喜，也让妈妈下班回家后吃一惊。然后，你让儿子自己安排自己的事，你只管进房间听听音乐，看看杂志，或者什么也不做，就在床上躺一下，调整好自己的心情再去面对儿子，自修一结束我就回家。

"等他平静了，你问问他，是不是因为快开学了而有些担心？是不是身体不舒服？是不是自己有什么事没做好，讨厌自己？还是早上发生了什么事情，他一直忍耐着，忍耐久了不舒服就爆发？你要和儿子谈谈心，告诉他你和妈妈一样爱他，你很愿意和他一起解决遇到的问题。

"前几天，我很严肃地批评他，他都没出现动作，情绪也稳定。不过，凡是我批评过的地方，过后他都会特别注意。只要他有一丁点儿进步，我就会表扬他，从正面强化。也许是因为你以前经常否定他，他跟你在一起时缺少信心，他感受不到你在学习方面对他的信任和肯定。你的'无所谓'实则是一种'无奈'。儿子感受到了，他就没有战胜自己的勇气，于是选择逃避。你先说服自己，让自己觉得儿子很能干，他只是有自己的个性，在按照自己的节奏成长，他需要我们的信任和帮助。"

孩子爸爸的短信：

"儿子刚刚睡下，洗澡前摆头，掐自己的头，发脾气。我觉得他一发脾气就说明症状要出现了，还好他现在安静地睡下了，我也想安静地坐一坐。"

我的回复：

"老公，要想更好地帮助儿子，我们需要有更好的身体和精神面貌。你要注意身体，感冒好些了吗？头还痛吗？你别担心，儿子总会长大的，只是他有着自己的节奏。我们无须为他加速，也不能再让他背不该背的包袱，一切都会好起来的，你看他最近表现好很多啦！

"老公，你已经进步很多了。这是以前我想象不到的，我真的很高兴，真的感谢抽动症。我知道你的心在受着煎熬，但这一段路必须走过去，我们一定会守得云开见月明的。以前你的眼神透露出的是烦躁、冷漠，最近常是忧郁、无奈。你也许习惯了这样的状态，自己没有察觉，但我和儿子都感觉到了。我不是在责怪你，只是告诉你我真实的感受。

"该有的原则还是要有的，否则就会带来新的难题。难道我们要一直跟在问题的背后转，而不能主动避免某些问题的产生？一定要让儿子完成作业后才能看电视。只有在做完一件事以后再做另一件事，才能让注意力集中。

"你告诉儿子，你知道他学知识又快又好，老师也说他学得快，学得好，通过写作业，我们不仅可以检查知识的掌握程度，还可以培养认真、仔细、注意力集中、有恒心的好习惯。有好习惯的人会越来越聪明，越来越能干。想当发明家，就要从小培养坐得稳、注意力集中等习惯，要不将来怎么有毅力坚持做长时间的实验？

"老公，有些做法见效慢些，需要更多的时间和耐心，但是可以形成好习惯，必须坚持。现在的'难'是为了将来的'不难'，现在的'教'是为了将来的'不教'，现在的'管'，是为了将来的'不管'。我们就是因为曾经没做好，才会遇到今天的难题。如果今天做到位了，将来难题就一定会减少。"

这类信息内容大同小异，无非是儿子有动作，有情绪，老公不知怎样让儿子做作业等。我一条条地查看手机里的信息，从2012年12月到2013年3月都有，4月、5月一条也没有，6月有一条，7月没有，8月有一条："今天早上儿子发狂打我，我实在受不了，打了他。"往后的这几个月里，这样的信息一条也没有了。

其实，孩子爸爸也看了海夫人的一些文章，但要让孩子爸爸接受海夫人的理念等于完全否定他自己。要让他跟自己的习惯性思维、做法做个了断，这太不容易了！在儿子背后，他常常叹息、焦虑，但无论如何，他都在反思自己，改变自己，他的脸上有微笑了，他变得有耐心了。爸爸看到了孩子跟妈妈在一起的效果，也看到了希望，有了信心。

最令我惊喜的是，抽动症出现后，我们有了共同面对的困难，也就有了共同的目标。孩子爸爸居然主动跟我交流教育问题了，主动向我求助，也听得进我的建议了。这是我渴求了多少年也未能实现的事啊！我相信苦难是化了妆的幸福！

5. 2013年3月到6月，剖析根源，齐心协力，效果明显

2013年3月到6月，我们深入思考，剖析根源，齐心协力，效果明显。

儿子患抽动症这件事只有我妹妹和两个远方的朋友知道。我没有跟父母说，不想增加老人的烦恼；我没有告诉身边的闺蜜，她们帮不上忙，我也不想让她们担忧；我没有告诉领导，因为家家都有本难念的经，领导照顾不了太多；我没有在QQ上、生活圈子里透露，因为不想引来别人的议论，我没有时间去解释，也无法清楚地说明这一切。

从2012年9月到2013年2月，这半年我过得很辛苦。我在9月份做了手术，体质下降，身体还没有恢复；我是毕业班的班主任，工作繁重；孩子频频感冒，鼻炎发作，患抽动症，在学校的状况令人担忧；老公在成长，但需要我的帮助，儿子已经相对稳定了，而老公的很多习惯性观念和做法还没改变。

在单位，我更加努力地工作，把工作完成以后就看书，看网上关于儿童心理、家庭教育、抽动症的文章，随时保持和老公的电话、短信交流。我要兼顾的东西太多，坚持得久了，就很累。

每隔一段时间，我就会出现一次心情低落。导火索通常是老公，他的进步速度达不到我的要求，我会对他失望，会心凉。我知道他在努力，也不忍心像从前一样和他怄气，就把工作当成借口来逃避。因为家庭需要我，儿子需要我，最终我让自己很疲惫，很压抑。我求助的最佳对象就是海夫人。我一这么想的时候，就在QQ里向海夫人求助。

我告诉了海夫人我的困惑，为了让海夫人更好地了解我的情况，我发了几篇日志给海夫人看。而后，海夫人准确地指出了我的问题以及我面对的困难。

（1）海夫人所说的内容整理（2013年3月初）

"你是否在潜意识中拒绝老公？你本身就可以自我丰富，不用依赖别人。如果女人太强，太完美，男人的自信和威力就无从表现。你的强势刻在骨子里，我相信你能把所有事情都处理得非常好，但正是这个原因，让

你老公感觉自己很失败。如果你足够强大，你就可以帮他，让他有满足感，这是做女人的技巧。孩子身上反映的就是你们之间的问题。

"我老公以前也不知道关心我，因为他无法体会我的感受，他本人非常健康快乐。现在他知道关心我，我也会表现出高兴、撒娇的样子，总之让他感觉到我需要他。

"身体不好对人而言也是礼物，这要看你如何理解，要注意休息，多运动。

"老公对儿子不满，其实就是对妻子不满，可能你从来没意识到。

"你可以引导他，慢慢等他成长，然后你们才能拥有真正意义上的幸福。这也是给孩子最好的礼物。你的责任很重，他身体不好，心情容易不好，你要帮助老公成长。"

我明白了，我的婚姻虽然表面看起来很幸福，看似平静美好，但实际上我是在用理智强迫自己接受现实，其实我心有不甘，情有不愿，在情感上隐藏着抱怨。我心底里的抱怨被聪明、敏感的儿子接收到了，爱我的小人儿也排斥他的爸爸，于是，我们三人之间的情感形成了恶性循环。

也许因为抽动症的孩子天生存在神经发育不平衡的问题，所以他们的性格与众不同，需要特别的呵护。家庭里的不和谐、父母不当的教育方式是抽动症发作的导火索，会引发症状。

要不是海夫人给我指出我的错误，就算经过我和老公的共同努力，儿子的状况暂时好转，也很容易复发。因为我没有从心底真正地接纳老公，我们的相互抱怨是罪魁祸首。海夫人的话让我审视自己，使我在刹那间获得了成长。我去除了"怨夫"的心魔。

我要做一个内心强大但需要老公的小女人，真正改善和老公之间的关系。这才能给儿子真正的、长久的温暖幸福的家。

（2）我和老公的原生家庭情况

①老公和他的原生家庭

因为老公的心脏曾经做过手术，肝也不太好，所以他心情经常不好。在身体上，老公容易疲惫，缺少耐心。

老公不是不爱我，只是他没有学会爱。

老公的父亲是当兵出身，有大男子主义思想。老公从小在父亲简单粗暴的教育下长大。老公尽管有艺术天赋，但总是被父亲否定、责骂、苛求，得不到认可、理解和支持。他将近30岁时，在家里依然没有发言权（那时候我们还没结婚）。他的母亲是任劳任怨、勤劳节俭的传统女人，包办了家里的一切。父亲不允许老公干家务，母亲也没给老公干家务的机会，于是，老公从小就没承担过什么家庭责任。上学后，老公性格文静，成绩不突出，属于被老师和同学遗忘的人；喜欢画画、音乐，却被父母认为不务正业，老被责骂，找不到自信。也许为了保护自己，得到温暖太少的他也不会主动温暖别人，他习惯紧闭心扉，他的世界是孤独的、冷清的。

②我的原生家庭以及自己的伤痕

我的父母感情一直不和，从我懂事起，父母经常吵架闹离婚。半夜里父亲推自行车离家，母亲在一边拖着车子哭闹的场景，永远清晰地刻在我的脑海里。从我10多岁开始，母亲就向我抱怨父亲，于是，性格开朗大方、热情负责的父亲，在我心里变成了一个负心汉的形象，让我缺少安全感。久而久之，每当碰到性格和父亲相似的男子，我就会觉得没有安全感，这是在潜意识中形成的。

回想起来，我的老公是一个在合适的时候出现并且和父亲性格完全不同的男子，于是他吸引了我。我给了他机会，我们走进了婚姻。

有了孩子以后，我才慢慢知道，我们的性格相差太多，成长经历相差太多，会带来许多矛盾。老公拒绝和我交流，有时我便将怨气压在心底，藏不住了就发泄到儿子身上。

我和老公都受到了我们原生家庭的影响，而我不像他的母亲那样隐忍，他也不像我的父亲那么温暖，他控制不了家庭的氛围，于是变得紧张焦虑，我对他的冷漠和逃离很恼火。多年里，我们经常在"暗斗"，谁都没有胜利，反而在两败俱伤中伤害了我们都深爱的儿子。

我由衷地感谢抽动症，否则我不会遇到海夫人，不会思考自己和老公的问题，不会思考家庭教育。

儿子抽动症爆发后，我和老公才开始有深层次的交流。几个月下来，我思考了很多很多，也明白了很多很多。我才意识到，我最大的幸福感、归宿感、成就感是来自我的孩子和家庭，遗憾的是我曾忽略这些。

温馨、和睦、宽松的家庭氛围，对孩子的成长多么重要！

海夫人说得对！妻子对丈夫不满，孩子也往往不满爸爸；丈夫对妻子不满，常常把气撒在孩子身上；通过看一个孩子是否快乐就能看出一个家庭是否幸福。孩子有颗敏感的心，夹在父母中间的他会在不经意间吸收我们看不见、摸不着的怨气！

我们的怨气潜滋暗长，伤害了我们最爱的人，那就是身心皆幼小的孩子！

怨，是毒。怨，会屏蔽掉阳光、温暖、爱和幸福，也会阻碍成长和福分！还怨什么呢？既然相爱，就不该相怨。走在一起是缘，在一起走不该有怨。既然爱孩子，就不该让怨有藏身之处，而要为营造充满爱意的温馨氛围而共同努力。爱孩子，首先是爱孩子的父亲或母亲！

我终于明白，爱一个人，要了解，也要开解；要道歉，也要道谢；要认错，也要改错；要体贴，也要体谅；是接受，而不是忍受；是宽容，而不是纵容；是支持，而不是支配；是慰问，而不是质问；是倾诉，而不是控诉；是难忘，而不是遗忘；是彼此交流，而不是凡事交代；是为对方默默祈求，而不是向对方提诸多要求。

6. 2013 年 7 月到 12 月，坚持努力，效果喜人

2013 年 7 月到 12 月，我们坚持努力，家庭氛围温馨和谐，效果喜人。

我意识到，家里心力相对强大的家庭成员可以调节家人之间的关系，一定要换位思考，理解心力相对弱一些的家庭成员的不容易，要帮助对方，等待对方成长。心力弱一些的家庭成员要尽快成长，以便跟上对方的脚步，这样才能琴瑟和鸣。

我开始有意无意地在儿子面前表达对他爸爸的欣赏和崇拜，在每一个可以展现爸爸男子汉气概的时机都不吝啬对爸爸的表扬，让儿子慢慢感受到爸爸充满智慧、有绘画和音乐的天分、爱思考等优点，也让儿子知道爸爸的身体不好，工作辛苦，我们要相互关心和理解。几个月下来，爸爸在

儿子心中的形象来了个 180 度大转变，儿子接纳了爸爸，有时甚至会为爸爸打抱不平了。

我适时地表扬老公，说儿子的进步多亏了他，要不是他，我就不会遇见海夫人；要不是他，我就不知道自己会无助迷茫到什么时候。我说我们俩在一起可以取长补短，缺谁都不行。老公开始体谅我的难处了，他不再像以前那样冷漠，不再无视我的需要。我的耳塞坏了，他主动给我买；我的 U 盘坏了，他马上送一个给我；我想去兜风了，他很乐意当我的司机……

当我们的关系越来越亲密的时候，儿子的表现也越来越好。我发挥我的长处，继续在情绪调适方面帮助儿子，让老公也有用武之地，让他更多地陪伴儿子运动，亲近大自然，指引儿子思考。

几个月下来，虽然儿子偶尔还会有一点动作，但是他的情绪整体还不错，学习也轻松多了，再也没有发生过像 1 年前畏惧做题、考试时做不完试卷那样的情况，儿子写的每篇作文都能成为范文。老师说儿子在学校的表现和以前比简直判若两人，对他的表扬比批评多得多。老师还邀请我作为家长代表在家长会发言，讲讲我是怎么帮助儿子成长和进步的。

我知道孩子在学习上没有什么问题，有很多患抽动症的孩子在学习上的表现都那么出色，关键是要解决身体、心理上的问题。当孩子身体好了，心理上觉得安全、温暖、有力量了，只要掌握正确的学习方法和养成良好的学习习惯，就一定不会比别的孩子学得差，甚至还会学得更轻松、更好。

时光不会倒流，我们对孩子造成的伤害需要一点点地去修复。我们要帮助的不仅是孩子，更是我们自己。

○ 接纳关爱，阳光成长

1 年之后，在 2014 年 12 月 4 日，这位妈妈（网名叫科科）在我的 QQ 空间里给另一个网友的留言：

网友：孩子各方面能力不行，常受同学的讥笑和捉弄，不愿去学校，去了也给我打电话哭诉。我有些时候对孩子放手不管，可孩子的症状还是复发了。

科科：我儿子曾经也是这样。你要了解儿子为什么被讥笑、捉弄，你可以在哪些方面帮助他改变，让他重新找到自信。你要找到根源，对症下药。

我儿子上小学一年级的时候，我们没有意识到他遇到了那么大的困难。当时我们没帮他，甚至不理解他。儿子从小运动能力较差，满脑子都是奇思异想，思维跳跃性大，喜欢刨根问底，没提前学习过任何小学知识，不会拿笔，写字很慢，不会考试……于是常被捉弄、讥笑、否定、排斥。在种种压力之下，他无法平衡自己，又得不到外界的帮助，二年级开学不久，他的抽动症爆发得很厉害。

幸运的是我们在网上找到了海夫人，读了海夫人的文章，及时调整了我们的态度。我们和儿子形成统一战线，理解他，帮助他，先引导他看到自己拥有的而别人不具备的优点，也让他知道自己的缺点，接纳一个"正在进步、某些方面比别人快、某些方面比别人慢"的自己。我们告诉他，爸爸妈妈爱他，不仅爱能干的他，也爱有缺点的他，我们会一起努力。我们修复亲子关系，肯定他的点滴进步，这个过程我们花了将近1年。

三年级时，儿子几乎没再出现动作，情绪也变好了。三年级时孩子刚好开始学习作文和英语，我打算以这两项很多孩子都会觉得困难的学习科目为契机，让儿子在这两项上表现突出，让他在学校里建立自信。

我按照自己的思路，让儿子"教"我学英语，陪孩子多读一些英语单词；告诉他写作文其实是件很简单的事，无非是把围绕某个题目讲的话写出来而已……一个学期下来，儿子对英语和作文信心满满，也成了班上表现最突出的孩子，这种信心还带动了他在其他科目上的进步，他开始有力量面对困难了。

到了三年级下学期，儿子的各方面都有很大进步，老师不断夸奖他，同学们也很少欺负、排斥、捉弄他了，他的各科成绩都在班级名列前茅。

现在，儿子已经读四年级了，我只是他的倾听者，了解他的思想和心情，不怎么管他的学习了。我告诉儿子，聪明的孩子都是在上课时就掌握了老师讲的知识，课后才能把作业做得更快，才有更多的时间看书、看电视、运动、玩耍。

在刚结束不久的阶段考试中，他进入了全年级前二十名，开家长会的时候老师又特别表扬了他好学善思、知识面广……

别着急，每个孩子的优点和缺点都不同，前进的步伐也是不同的。如果我们了解孩子，给他所需要的指引和帮助，帮他找回信心，就一定能改变现状，只是这个过程需要时间，需要我们耐心地去等待孩子的成长。

○ 静待花开，越来越好

2015年5月17日，我和科科交流之后，科科给我介绍了孩子现在的情况。

孩子现在是10岁3个月大，上小学四年级，身高约150厘米，体重36.5千克。

孩子已经坚持跑步一年多了，坚持跳绳半年了，每周运动三四次，每次慢跑1800米左右，跳绳3分钟。孩子的体质正在增强，鼻炎很少犯了；心力也增强了很多，比较自信，能接受自己的失败，也有勇气面对困难。

孩子和以前相比进步很大，变得更容易沟通了，但和别的孩子相比，仍然容易急躁，喜欢较真，追求完美。

孩子和爸爸的关系改善了很多，孩子成了夫妻间感情交流的纽带，和同学的关系也比以前好了，一切都在往好的方向发展。

两年来，孩子没有出现过长时间持续的明显动作，偶尔出现过一般人看不出的小动作以及"嗯嗯"声，但孩子的情绪不会像两年以前那样突然变糟糕了，所以我们都觉得没什么，只是经常和他交流，了解他的心理动态，帮助他面对烦恼和困惑。

如今孩子的学习成绩挺不错，从三年级开始每个学期他都能拿回奖状。

现在，他的表现和别的孩子没什么两样，在很多方面还颇受老师、别的家长欣赏。儿子的优点很多，如善良诚实、对知识充满好奇心、热爱学习、喜欢阅读、不怕写作、积极思考、能约束自己不吃垃圾食品等。

我清楚地了解儿子的不足：胆小腼腆，情绪容易受别人的影响，身体的协调性比较差，不是太合群……我不苛求他和别的孩子一样好，我坚持用欣赏的眼光看待他，接受他的成长速度，必要时予以帮助。心理调适是我的强项，我可以在生活中根据情况随时帮助他。体育运动方面，我也继续带动他。

孩子的情况稳中有进步，正在成长。我在守望中关注和帮助孩子，静待花开。孩子爸爸也不再焦虑，他在孩子患病之后的这两年多成长了很多。家里的氛围轻松、快乐，再也没有了几年前的压抑、不满、怨气，我终于拥有了以前一直渴望的幸福。所以，我很感谢孩子，感谢抽动症，感谢给我们指引和信心的海夫人！

○ 我们若能进步，孩子便会给我们惊喜

这是科科 2015 年 8 月 29 日在海夫人 QQ 空间的留言。

海夫人，谢谢你的关注、指导和鼓励，谢谢你给我们带来的学习、交流、结识朋友的平台。我不常来，但常想你，有时会来看看你的近况，吸收你传递的正能量。我儿子越来越让我们省心、舒心了，而两三年前根本不敢想象他能像现在这样健康、阳光、幽默、能干。我曾一度认为婚姻是爱情的坟墓，孩子是夫妻争吵的源头，但现在我认识到婚姻为我们提供了成长的机会，孩子是促进我们成长的动力，我们若能进步，孩子便会给我们带来惊喜。

科 科

"沐浴阳光 1 群"（86373940）

2／我的俩兄弟——感恩加入"沐浴阳光群"一周年

我家有二宝，哥哥 2004 年生，8 岁时有症状表现，弟弟 2006 年生，6 岁时有症状表现。刚开始时，我奔走医院，后来转变态度和方法。目前兄弟俩情况良好，抽动症稳定，兄弟俩感情深厚。

金秋十月，硕果累累，是丰收的季节，给人希望，给人力量。对我来说，2014年的10月显得更加特别，因为我踏入"沐浴阳光群"整整一年了。这一年里，我有过彷徨，有过无助，有过忍耐，有过哭，有过笑，最重要的是，我有了改变，变得安心。一年之前，我踏进"沐浴阳光群"时，结识了一位伟大的妈妈——海夫人！她的文章让我认识到自己的不足，让我明白要改变自己的缺点，让我重新学习如何做妈妈，如何跟孩子相处，更重要的是她告诉我该如何面对抽动症。

○ 发现抽动症

首先，说说我是如何发现孩子的抽动症的。2012年5月中旬，哥哥在上一年级下学期，晚上写作业的过程中，我发现孩子一直在眨眼睛。开始我以为原因是孩子在学校从不午休，睡眠不足。于是我带着孩子去检查眼睛，大夫说有结膜炎，给开了眼药水，我回来给孩子滴上眼药水以后，症状仍不见好转。

6月1日，正值儿童节，我带着两兄弟去儿童乐园玩。在游乐园中，我发现哥哥眨眼、歪嘴、张鼻孔，整张脸都扭曲了，这可能就是海夫人所说的，孩子在高兴地释放。孩子的整张脸歪得不像样，当时我觉得这绝对不是结膜炎那么简单了。

于是我开始上网查资料，我第一次知道了"抽动症"这三个字。我在网上查到某家医院神经科可治这种病，就带着孩子去看病，医生什么情况都没有问，直接开了硫必利和小儿智力糖浆两种药。大夫嘱咐，硫必利一天吃两次，一次吃半粒，糖浆一天一支。大夫还特别嘱咐我要给孩子一个轻松的环境，不要总制止他的行为，让孩子多休息，饮食以清淡为主。吃了半个月的硫必利后，孩子的症状减轻，再巩固半个月，症状完全消失了。

○ 反反复复

我以为孩子就此康复了。到了同年的10月，因为换季孩子感冒了，之前的症状又如排山倒海般来袭。

当时我又带着孩子去医院开了上次开的那两种药，只是剂量增加一倍，给他吃了两个月。到年底时，孩子又好了。

乐观的情况一直维持到2013年的3月，初春万物发芽，孩子的症状又开始了。我再带他去开那两种药，大夫说剂量还要增加。当时我害怕了，因为自从吃了那两种药，我发现孩子老想睡觉，胃口也差了好多，面黄肌瘦的。

我不想再让孩子吃西药，便上网查资料，这次查到一种中医疗法。

我带着儿子去看中医，一位老中医劝我们以中药为辅，以靶向治疗为主，双管齐下，让孩子彻底远离抽动症。

当时的靶向治疗费用每次8000元，而且要做4～6个疗程。这个靶向治疗听起来让人觉得可怕，要在孩子的大脑里植入一种金属的东西，目的是打通孩子的经络。那不就意味着要动手术吗？但院方说只是小小的手术，对孩子没什么害处。

当时我护子心切，想让孩子快点好，有些心动。孩子爸爸说，先吃中药，到时看情况再说。大夫开的中药全部是名贵药材，有蝎子、蜈蚣、龟板等，一个月的中药就7000多元钱。

从医院出来，我埋怨孩子爸爸为什么不考虑手术治疗，孩子爸爸当时说了句让我刻骨铭心的话：钱是小事，可是在大脑里动手术是非常大的事，到时候儿子变成傻子怎么办？怎么能随便对大脑动手术呢？

现在想想，这话确实有道理啊！我们把中药带回家，让儿子吃了一周后，症状确实有所减少。等吃完一个月，确实没有症状了，我那悬浮不定的心又安定了下来。

到了9月底，儿子又感冒了，抽动的症状又一次如排山倒海般爆发。这次眨眼的频率特别高，一秒钟一下，一直不停，眨眼的同时，还伴着歪脸、歪嘴角，整张脸都是扭曲的。

我又上网查资料，查到可以通过针灸和推拿来治疗抽动症。我又迫不及待地带着孩子前往，国庆七天假期，我带儿子连续针灸了七天，症状终于缓解了。针灸的同时，儿子还吃了些平肝息风的中药。

○ 哥哥未好，弟弟又表现出症状

哥哥刚有些好转，弟弟因为不满我控制所有的电子产品，也开始与我作对，说凭什么哥哥眨眼害他也不能看电视、玩电脑，那还不如他也跟哥哥一样。当时我也没有考虑太多，就威胁他，说如果他跟哥哥一样，我就不要他，就打死他。也许是孩子心有不满，跟着哥哥学了几次，又因为我吼骂，不停地提醒，弟弟便一直眨眼，停不下来了。

当时我真的觉得全世界都黑暗了，一个孩子已经搅乱了我的神经，两个孩子都这样叫我怎么活呢？只记得在那个国庆节，我天天带着两兄弟来回坐4个小时的地铁，往返于公司和医院之间。

与此同时，我在无意中进入了抽动症患儿家长群，在那里结识了好多抽动症患儿家长，好多家长都提及海夫人，还有维尼老师。特别是海夫人，刚听到这个名字时，我就觉得这是个非同寻常的女人，肯定有着和大海一样宽大的胸怀。经过群友的介绍，我终于进了"沐浴阳光群"，在群里我拜读了海夫人所有的文章，终于发现，自己是一切的根源。

○ 自己是一切的根源

海夫人的文章让我重新认识抽动症，也重新认识自己，重新检讨自己的一点一滴。这时我才明白自己的育儿方法原来都是错误的。溺爱，包办，用自己的思想控制孩子的思想，我以为这就是爱孩子，这就是对孩子好。所谓要孩子听话，就是要无条件地听我的话，殊不知我自己都是错误的，还怎么教孩子？

进群之后，我经常听取群里妈妈们的意见。对于症状，我一直坚持海夫人的原则，尽量做到忽略症状，关注内心。因为海夫人说过，关注症状，收获的永远是症状。

海夫人：关注什么就收获什么，如果家长关注的是症状，收获的就是捉摸不定的症状；如果家长关注的是孩子内心的阳光与健康，收获的就是自己和孩子真正的成长以及整个家庭的幸福。

◎ 一场秋雨一场寒，一次笑纳一次轻

从那时开始，我决定彻底地改变自己，对孩子的症状只字不提，由之前的提醒、嘲讽、威胁、恐吓，变为对孩子内心的关注。

对于生活中的大小事情，我都以商量为主，让孩子弄清楚事情的利弊，再让孩子自己做决定，以尊重孩子为中心，以信任孩子为前提，由之前的吼叫、命令改为分析和建议。

慢慢地，我发现孩子对我的警惕性也放松了，就算是有症状，他也不会偷瞄我了。说到偷瞄，跟大家说一个小插曲。刚开始，因为孩子怕被我骂，所以每次做动作时都要偷偷的，生怕我会看见。做之前还要偷瞄我一下，看我有没有在看着他，如果我没有，他就赶快动一下，动完好像就舒服了。我的态度改变后，孩子再偷瞄我，我就故意笑着对孩子说："你看着妈妈干吗？是妈妈脸上脏吗？"我边说边摸自己的脸。时间长了，孩子对我的警惕性慢慢地消失了，到后来完全不再偷瞄我了。

孩子的症状慢慢缓解了，我不敢说孩子已经痊愈了，但是通过我的努力，孩子确实一天比一天好起来。春节过后，孩子在家里随心所欲地玩耍，症状也消失了。

◎ 做好心理疏导，成功面对一次反复

年后，哥俩的情况一直很平稳，只是哥哥在4月份因为暴力作业症状又反复了15天。当时因为疏导及时，也因为有了海夫人对抽动症康复的指导，他的症状很快缓解。

在这里讲述一下这次症状表现的过程。那一天，哥哥放学回来说老师要求罚抄数学概念。

孩子那晚的情绪很暴躁，很激动地自言自语，一边抄一边骂，说老师因为大家没积极举手回答问题，就罚大家抄数学概念。我当时一直安慰他，我说要用平常心对待这件事，全班几十个学生都被罚抄作业，又不是只有他一个人，但无论我说什么都不管用。

第二天起床以后，他就出现症状了——张鼻。当天下午班主任打电话

过来，说哥哥脸抽得厉害。哥哥放学回来后，我注意到他的症状有些明显，症状稳定了 4 个月之后又出现了。

我当时真的要坚持不住了，还好及时调整了自己的心态。

那晚我抱着他，让他坐我的腿上，问他这两天是不是不舒服。他低着头说，又抽了。我摸着他的头，让他把头抬起来，跟他说要自信一点，没事的，可能是因为那天抄作业太急躁了，情绪有些小波动，事情都过去了，但是感觉不舒服时要告诉妈妈，要学会调节自己的心情。这时他有些想哭，我说想哭就哭，不要忍着，书上说爱哭的小朋友内心都很善良。那晚我抱着他，感觉到男孩同样需要拥抱。

就这样，哥哥的症状一天一天减轻，持续了两个星期，就慢慢缓解了。

我很欣慰，现在两兄弟的情况很好，症状微忽其微，有时候因为缺少睡眠或者用眼过度，会有些小症状。由于我的刻意忽略和孩子的自行调整，情况并没有往坏的方向发展。

在这里，我真的要特别感谢海夫人，没有海夫人，就没有现在安心的我和平稳的两兄弟；也要感谢群主建了"沐浴阳光群"，让我们有一个交流的平台，为了孩子一起改变，一起成长；还要感谢当时群里的管理员和其他热心的群友，是他们让我度过了最困难、最无助的时光。他们的善良和友好感染了我，也使我后来坚定了无论如何都要留下来继续帮助他人的决心，继承和发扬"沐浴阳光群"感恩助人、互助的精神。

在群里很多妈妈都会问我，两兄弟都有抽动症，是不是因为遗传？其实，我可以很肯定地说，这不是遗传。如果非要说遗传，那就是两兄弟是由同一个妈妈教育，从出生到现在，一直都是由我这个妈妈带在身边。为什么两个孩子都有问题呢？很简单，是因为妈妈有问题。大家不要把责任都推到遗传因素上。正确认识到自己的错误，才是对孩子最好的治疗。

在这里，再次提醒群里的妈妈们，抽动症康复是个漫长的过程，自己的改变和孩子的适应都是需要时间的。我相信只要我们改变自己，孩子的症状就一定会缓解。

孩子就是我们家长的镜子，面对镜子照出的脏东西，要先把自己的脸洗干净，而不是一味地去擦镜子。海夫人的文章一定要多看，多悟，多理解，更要按照文章中的方法去行动。不管怎么样，我都谨记海夫人的话："我要像个辛勤的农夫努力地耕耘，因为我相信我头上必定是一片苍翠！"

到2014年10月，我踏入"沐浴阳光群"整整一周年，感谢群主！感谢曾经给过我帮助的群友们！为了孩子，我们一起努力！

菩提树

"沐浴阳光2群"（115820087）

2014年9月30日

3／我只要平凡地幸福着

女孩，2001年生，6岁开始有症状表现，10岁抽动症稳定，现在14岁，抽动症好了。目前女孩开朗乐观，自信，社会适应能力强。

我是一位14岁女孩的母亲，也是二胎准妈妈，正在家安心待产，我们家小宝还有不到一个月就出生了。

前几天海夫人和我联系，她知道我家女儿抽动症已好，让我写篇文章分享心得。

说实话，人有逃避不愉快经历的本能，我不愿回顾那段不堪的过去，再加上天气炎热，身体不适，我迟迟未动笔。海夫人一直在抽动症前沿坚守的精神时时鼓舞着我，虽然女儿已经康复好多年，但我一直选择留在群里，就是因为自己非常理解新入群家长的煎熬、茫然与无助，我一定要将自己的心得分享出来。

我当时懵懵懂懂地进入群里，遇到了海夫人，是她指给我正确的道路。我非常幸运，及时调整了自己和家庭的状态。虽然过程很艰辛，但我毕竟成功了，从此我的女儿和我的家庭也得到了很大的改观。

现在上初二的女儿开朗乐观，在老师眼里是个聪明又懂事的好学生，大家都觉得她潜力很大。虽然她学习成绩不算冒尖，算是中上游，但她一直很自信。尤其是女儿的社会适应能力很强，能独立处理很多事情。在女儿成长过程中，我体会到了身为家长的平凡、快乐和幸福。当单独二孩政策放开后，我特别想再生一个孩子，一是为了给这么好的女儿在人世间再创造一个亲人，二是想再一次体会为人母的快乐和幸福。女儿尤其期待这个小宝贝的到来。对照新闻报道的孩子坚决反对父母生二胎的情况，我觉得自己幸福多了。

晒完幸福，言归正传。大家可能纳闷，有过一个抽动症孩子就够辛苦了，为什么我还有勇气生二胎。其实我想说的是，感谢我的女儿曾经用抽动症教育了我，使我的人生步入了良性循环，开始了真正的幸福之旅。为什么这样说呢？先回顾一下我以前的生活吧！

◎ 不知道如何为人父母

其实，女儿出生时我并没有做好充分的思想准备，更不知道如何为人母，可爱的小生命就在我们初为父母的跌跌撞撞中充当着我们的试验品。

对女儿，我们曾经奉行立规矩、有错必纠必罚的原则，有时为了一点小错误，就用生硬的方式逼着女儿当面认错，甚至罚站，罚她在门外思过。

现在写到这儿，我的心就疼。我不知道那小小的心灵在我们自以为是的教育下曾经受到过多么大的伤害。有时姥姥姥爷看不下去，给孩子求情，我们还偏执地认为老人惯孩子。

从前的我们之所以那么偏执，是因为我们不懂教育，不懂儿童心理。曾经也有从事儿童教育工作的人士推荐有关书籍给我们看，但我们当时对此不屑一顾。

我以前顽固地认为孩子小错不改就会酿成大错，小枝杈不砍就会长成歪树。孩子天天在我们容不得沙子的眼皮底下生活，想想这是多么恐怖的事情。

这就是女儿患抽动症的首要诱因——偏执而焦虑的家长和家庭氛围，

让孩子失去自由成长的足够空间，孩子整天生活在家长高标准、严要求、望子成龙的高压管教中，一举一动都受到关注和约束。

如果父母双方都处于焦虑的心境中，难免就会有磕磕绊绊，于是家庭生活也会出现各种不和谐。在处理生活和事业的关系时，我们也会顾此失彼，疲于奔波，时时都觉得快到崩溃的边缘。"家事杂，公务需，晨早起，晚归宿，眠少梦，食不期。思多虑，行常急，明镜里，偶嗟嘘，华年失，星斗移。"这是我当年写的《中年谣》，也是孩子患病以后相当长的时间里我们生活状态的写照。

○ 诱因

患抽动症的孩子有一些共同特征，比如比较敏感、聪明、反应快；多为过敏性体质，容易出现结膜炎、鼻炎、咽炎、唇炎等过敏性症状；晚上睡觉容易盗汗，入睡难，脾胃虚弱，脾气暴躁；等等。另外，抽动症孩子心力比较弱，他们更容易受外界影响。当然这都是我根据自己孩子的特点和情况得出的结论，不一定科学和专业，海夫人的文章里有更详细和全面的解释。

在上幼儿园时，孩子偶尔有耸鼻子、挤眼睛、舔嘴唇的毛病，她有时把嘴唇舔得像火腿肠一样。当时我单纯地觉得这是孩子的坏习惯，老是批评孩子，现在想想十分汗颜。

等到她上了小学，恰巧遇到一位非常严厉苛刻的班主任。孩子上学早，没有上过学前班，所以刚开始对学写字和写作业还不适应。班主任要求家长每天督促孩子写作业，孩子整天焦虑，这就是病症的直接诱因。

孩子后来嗓子开始发声，严重时抽肚子。症状出现时，我们带孩子到医院求医问药，做了脑电图等检查，最后大夫确诊孩子患的是抽动症，开了一些药。大夫说没有什么好的办法，而且开的药副作用很大。我开始感到绝望，幸运的是我通过网络结识了海夫人。

我开始对孩子的病症进行理性分析，下决心从根本抓起。我主要在以下几个方面努力：

1. 坚定信念

只要是不属于器质性病变的抽动症，把发病诱因一一清除，孩子就一定会好起来的。

2. 达成同盟

我与家人做了充分沟通，大家的意见都达成了一致，不再纠结孩子的症状，要刻意忽略这些症状，使孩子不再感受到亲人在意自己症状的压力。

我们和孩子做好沟通，告诉孩子这些症状是上帝对聪明孩子的一种考验，如果经受住这种考验，孩子就会变得更加坚强、更加优秀。我们还与孩子的老师沟通，让老师了解孩子情况，不至于因不了解而错怪孩子。好在二年级换了班主任，这位老师的教育方式与原先的老师相比有很大改善。

3. 釜底抽薪

从根本上改善自我，提升自我。

（1）放低目标，一切以孩子的健康为主

我要放低目标，一切以孩子的健康为主，将原来的苛责化为平和，对孩子的成长泰然处之。孩子的成长有自己的规律，我要慢下来，给孩子充足的空间，静待花开。我对自己的生活和事业也报以平常心，从容应对。

当然这不是一日之功，需要种种磨砺，这也是锤炼自己心性的艰难过程。多读些自我修养的书，参悟人性和人生，使自己更加达观。

（2）多理解孩子的感受

我从孩子的角度思考问题，试着多理解孩子的感受。

女儿一直不敢独自睡觉，我们以前常常给她树规矩，说道理，要求她独自睡。孩子每次都是委委屈屈地、装作很乖地去睡，但常常在很晚或者半夜时，小心翼翼地来敲门，说她害怕。当时我却粗暴地批评女儿一顿，又撵她回去，让她自己睡，即使我去陪她睡时也要严厉地批评她，让她在委屈中入睡。试想，在这样的心境中成长的孩子能不生病吗？现在写起这些我还想哭，当时我怎么那么不懂事！

后来，我就尽量满足孩子的情感需求，而且是愉快地满足，让孩子有更多的安全感，给孩子更多的抚慰，慢慢地增强孩子的心力。当孩子遇到困难时，我要让她知道，父母是她最安全的依靠。当孩子犯错时，我要让她明白，无论她怎么样，父母都爱她，这种爱是没有条件的。

（3）科学调理孩子的身体

女儿出生后，由于我奶水不好，她的身体一直很弱。我们从调理孩子脾胃入手，请中医给孩子开了些调理脾胃的中药，孩子慢慢地能吃饭了，能安睡了，抵抗力也慢慢增强了。

在这里要说一说专门针对抽动症的药，刚开始女儿吃药长达半年，但都是些营养神经的药，副作用不是那么强。

我发现，不管她吃不吃药，每次的症状都持续一两周时间，然后就会减轻或者稳定。虽然每次症状不一，反反复复，但我的信念一次比一次更加坚定，那就是让她逐步离开药物，并让自己全心全意地在孩子身上投入感情，用心爱孩子，尊重孩子，给她做好沟通和疏导。慢慢地，女儿发病的时间间隔越来越长，每次发病的持续时间越来越短，甚至有时持续一两天就好了。女儿会说："妈妈，我又想叫。"我就说："你最近学习压力有些大，想叫就叫，没关系。"我放松的态度让女儿不再介意自己的症状，就这样平安无事了。

当然，想让孩子没有压力，家长必须真正让自己的心里不再有压力。以前孩子考得不好，我虽然表面不在意，但内心还是着急。现在孩子无论考好考坏，我都能真正做到波澜不惊，只是尽可能为她提供她愿意接受的辅导。

（4）说说我的小妙招

我坚持了好久，发现有一招特灵。即使偶尔和孩子发生争执，甚至发生很大的冲突，我也会尽量做到晚上睡觉时和孩子道声"晚安，好梦"，每天早晨出门时祝孩子好运！

有一句话说得特别对，整天担忧孩子的家长就会把担忧传递给孩子。试想整天生活在父母忧虑中的孩子能有好运吗？只有时时给予孩子祝福的父母，才能把好运赐给孩子。每天带着父母的祝福入睡和出门，时间久了，孩子必会得到好运的眷顾。

现在我们就这样平凡而幸福地生活着，这一切都应该感谢女儿！

小　鹿

"沐浴阳光1群"（86373940）

2015年6月5日

4/ 让孩子健康快乐地成长

> 男孩，2006年生，6岁时开始表现抽动症状，8岁开始发声。妈妈早在孩子上幼儿园时就意识到自己的家庭教育方式需要改进，从那个时候起就开始积极努力。孩子8岁时发声症状出现，妈妈进一步反思和反省自己，持续前进。妈妈再没有因为孩子的症状而盲目焦虑，开始关注孩子内在的健康成长。目前孩子9岁多，抽动症稳定，孩子原来性格内向封闭、胆小、不合群，现在成长为一个自律、自信、有毅力、有恒心的优秀孩子。

○ 6岁初次表现症状

2012年，儿子6岁多了，在幼儿园毕业典礼时，第一次出现眨眼症状。他的眼睛结膜明显充血，像普通的细菌性结膜炎。我带他去医院眼科检查，大夫的结论与我的估计一致，大夫给孩子开了瓶眼药水让回家点。三天后症状好转。隔了一天，儿子的症状由频繁眨眼变成了用力挤眼，而且是用很大的力。我又换了几家医院看病，此时孩子的结膜并未充血红肿，但依旧挤眼。

直到又换了一家医院，医生说："你孩子得的是多动症，可以做物理治疗，每天半小时……"我只说想复印检查结果（医生说检查单要存档）。帮我复印的护士正是当天负责儿子做测试的护士，她对我说："你家小孩得的不是多动症，放心吧，不用做治疗，他测试时的反应比有些中学生还快呢！"

护士好意的提醒正好印证了我自己的猜测，那就是我孩子得的不是多动症。我的儿子到底怎么了？他得的是抽动症吗？我再次查阅关于抽动症的概念、诊断、治疗、康复的内容。

◎ 是抽动症还是过敏性鼻炎

到了 2012 年 8 月中旬，开学在即。我和老公谈了一次，儿子患的病有可能是抽动症，也可能是过敏性鼻炎或结膜炎。抽动症病因与神经发育不完善有关，青春期后多数自愈。对于抽动症的治疗，用精神抑制药无异于饮鸩止渴。对于过敏性疾病的治疗，除了切断过敏原，提高抵抗力以外，也没什么其他的好办法。总之，无论儿子得的是抽动症还是过敏，我们要做的都是，不提醒、不制止儿子挤眼，同时做好亲友的工作，让他们见到我儿子挤眼睛时别说、别问、别提醒。我们对外声称儿子得了过敏性鼻炎、结膜炎。

从 2012 年 8 月到 2014 年 8 月的两年中，在每年的春夏之交和秋冬之交，儿子必定出现挤眼的症状，其余时间时好时坏。我每天坚持给他用盐水洗鼻，以控制他的过敏症状。我时常陷入人格分裂般的焦灼中，对于儿子是否患抽动症的问题，一会儿极度怀疑，一会儿极力否认。我曾对儿子有过诸多限制，比如不许他吃花生和西红柿，不许他到花草密集的地方，不许他玩毛绒玩具，等等，因为这些都可能是过敏原。

◎ 8 岁开始发声，儿子确实患的是抽动症

2014 年 8 月，儿子开始发声，时不时发出轻轻的"哼哼"或"嗯嗯"的声音，紧接着出现深呼吸、抬头、仰脖、瞪眼、皱鼻等动作。两年来，我一直强迫自己淡定的神经瞬间崩溃！我的儿子真的是患了抽动症！

老公是个心很大的人，面对我的强烈反应，他只是说："老婆，没关系，咱儿子又不缺胳膊又不缺腿，又这么聪明可爱，抽动就抽动呗！"我逐渐冷静下来，接受了儿子抽动的事实。和老公商量之后，我们一致决定不给儿子吃药，等待他自愈。

在8月份，儿子的症状很多，我的心情也跟着跌宕起伏。9月份开学了，儿子症状略有改善，但仰脖、抬头、深呼吸、时不时发声等现象仍很明显。我有些扛不住了，担心同学会笑话儿子，我在考虑要不要试试那个物理治疗……

○ 醍醐灌顶

我继续上网搜索抽动症的相关信息，加入了一个群，很幸运地看到群里有人提到海夫人。我加了海夫人的QQ，开始学习海夫人QQ空间里的文章，看了之后如同醍醐灌顶一般，我的头脑逐渐清晰，心情也豁然开朗。如果说过去的两年我好比盲人摸象的话，那么海夫人的文章便成了我的双眼，引领我走出黑暗，让我更加全面系统地认识抽动症。

我彻底安下心来，一边反复阅读学习海夫人的文章，一边反思自己以往教育方式中的不妥之处。我明白了，正是自己以往教养不当，让儿子的安全感严重缺失，才让儿子患上抽动症。孩子没病，病的是家长。我和老公谈了，老公很忙，没时间看文章，我便经常将自己所学、所得、所思、所悟告诉老公，我们很快达成共识，要营造温馨的家庭环境，做好自己，做孩子的榜样。

老公性情很随和，需要改变的是我，是我急躁的性格和脾气。鉴于儿子的脾气也很坏，动辄大吼大叫（这正是我的翻版呀），我和儿子约好，我们尽量克制自己的火暴脾气，尽量不发火，有话好好说。

关于这一点，我改变得很快，儿子却做得不好。每当他喊叫时，我会默默地看着他。当他意识到自己又发脾气了，我就说："刚才说的不算，咱们重说一遍吧。"儿子便会好好表达自己的意愿，我会抱抱他说："你看，你是可以好好说话的。"

我反复学习海夫人的文章，真正地接纳了儿子的症状和海夫人的理念。在群里，我常常和群友们交流，时时反省，不断调整自己，我的焦虑减轻了，儿子的症状也明显减轻了。大约是在2014年9月，儿子的所有症状基本消失，稳定了。时至今日，儿子已稳定一年了。这期间有过小反复，但都是一过性的，基本睡一觉就没事了。

抽动症，是对父母不当的家庭教养方式敲响的一个警钟。我在这里详述9年来我个人对儿子的教养经验及教训，希望能给群友以参考和帮助。

○孩子的成长

儿子刚出生时只有2.5千克，对于新生儿来说，这是刚刚及格的体重。我没有母乳，他在两岁之前都吃配方奶粉。3岁之前儿子体质很好，很少生病，属于特别好带的孩子。

在儿子8个月的时候，我休完产假上班。这期间，我家两个月内换了7个保姆。儿子被迫面对分离焦虑和频繁更换的新面孔，原本活泼开朗的孩子变得特别怕生。除了我和保姆以外，他拒绝任何人。别人看他，他就会哭；别人和他讲话，逗他玩，他也会哭；抱他走进人群，他也会哭；看不到妈妈，他也会哭……

他的生活也面临着突然变故，每天朝夕相处的妈妈不见了，取而代之的是一个又一个陌生人。他那么小，不明白为什么妈妈不见了，他只能每次见到我就拼命抓紧我，我每次去上班时都要一根一根掰开他紧握我衣角的手指。他的安全感彻底崩盘，对任何人都充满戒备。可是那时候我并不理解他，我常常觉得这个黏人的小家伙好烦呀！

海夫人：频繁更换的陌生监护人让孩子缺乏安全感，安全感的缺失会让幼小的孩子紧张、焦虑，对人充满戒备，并出现退缩封闭的行为。

那个时候是我工作最忙的阶段，24小时不回家是经常的事，我又是一个很看重事业的人，分身乏术，我只能嘱咐保姆多带他出去玩。

儿子一天天长大，用玩具代替了与人交流，语言表达能力明显滞后，但是对数字特别敏感，而且表现出浓厚的兴趣。奶奶送给他一个别人用过的数学宝，上面有语音数数、加减乘除法口诀和各种数字小游戏。儿子每天抱着这个玩具玩，吃饭的时候都不撒手。就这样，他不到两岁的时候，会从1数到100；不到3岁的时候，会独立背乘法口诀，会20以内的加减法。别人都说儿子是个天才，可是我知道，这只是他玩数学游戏的机械记忆而已。

我家的小保姆是个 18 岁的小姑娘，她非常爱孩子，和孩子日夜相伴，把孩子照顾得无微不至。我自己也忽略了对孩子自理能力的培养。儿子两岁了，还不会穿鞋袜，不会拿筷子，不会自己吃饭，出门就要人抱，仍然拒绝和其他小朋友玩……

我们剥夺了孩子多少体验成长的机会呀！

海夫人：无微不至的照顾类似于精细化养育，孩子的各种能力就得不到发展。孩子在一天天长大，但相应的能力没有发展起来。

这一年单位撤编改制，我的工作变得比较清闲，这样我才有时间来关注这个我本应用生命去呵护的宝贝。我每天用大量的时间陪伴他，我很快发现，当别人主动逗弄他时，他会十分紧张无助，会紧紧搂住我的脖子，把头藏到我怀里，拒绝与人对视。我甚至怀疑我的儿子有自闭倾向，还真带他去医院检查了。医生只看了儿子一眼，说："你儿子没事，回去吧。"后来我发现，儿子会悄悄观察别人，而当别人去注视他或和他讲话时，他会感到被侵犯，瞬间把自己屏蔽起来。于是我告诉我的亲朋好友，不要主动逗弄孩子，也不要去看他，让他尽情地去观察每个人。就这样，我仍带他满街满院乱转悠，给他创造观察人群的机会。

一两个月后，儿子终于可以接受成人善意的注视和问候了，但对小朋友仍然十分戒备，仍然不会和小朋友玩耍，但与成人交流已无障碍。

1. 入园篇

（1）胆小，不合群

群里很多爸妈在为孩子胆小黏人而忧心，我也曾为此十分苦恼。当时的儿子是我见过的最胆小、最不合群的孩子。事实证明，只要家长肯用心努力，孩子就一定会朝着阳光成长。

儿子 3 岁入园，在入园的第一天，小家伙不吃不喝，不哭不闹，不睡觉。晚上接他时，园长都急了，跟我说从没遇见过这样的小孩，赶快带回去给孩子吃点喝点，肯定饿坏了、渴坏了。我听得心如刀绞！回到家里，我问儿子明天还去幼儿园吗？儿子可怜巴巴地说："妈妈，我去。"我瞬间泪崩……他是在迎合我的心思，小心翼翼地讨我喜欢呀！

孩子的安全感严重缺失，在妈妈面前都不敢表达自己的意愿，小时候家里频繁换保姆和妈妈的突然离开对他伤害很深。可惜那时我并没有意识到这一点，我没有告诉他我只是去上班，不是不要他，不是不爱他。

我抱着他哭了很久。我对儿子说："儿子，妈妈非常爱你。之所以让你上幼儿园，是因为你必须学会过集体生活。明天去幼儿园，你能吃饭喝水吗？"儿子小声说："我想用自己的杯子喝水。"我说："好，没问题。"第二天与老师沟通后，儿子被特许带自己的水杯入园，我喂他吃了早饭后才离开。我离开时，儿子撇撇嘴，并没哭出来。

海夫人：孩子胆小，不合群，并且压抑。

面对这种情况，是继续送儿子入园，还是等几个月再送？我权衡之后决定坚持送。孩子越小，可塑性越强，越容易改变。想想儿子在幼儿园孤独无助的样子，我心痛且无奈。

（2）一个人的情绪没有出口，日久定生变故

回到家里，我开始反思。儿子新入园不哭，到底是不是好事？我以前教儿子上幼儿园要听老师的话，不能哭，我是不是做错了？一个人的情绪没有出口，日久定生变故。

一语成谶，儿子最终抽动了。

我告诉儿子："妈妈以前说得不对，在幼儿园想哭就哭，老师和妈妈一样爱你。你哭了，老师也会和妈妈一样抱抱你，哄哄你。"可是，儿子入园后一直不哭，不抗拒，也不说话，不和任何人交流。幼儿园的老师其实对儿子非常好，尤其是周老师（现在已当了园长），只临时带了他们班一个月，对儿子尤为关注。她告诉我，孩子没问题，是家庭教育有问题！

我知道我的教育有问题，可是问题出在哪里？

（3）一不小心对孩子的爱变成溺爱

3岁以后，儿子的语言表达能力突飞猛进，忽然变得能说会道起来。我和老公总觉得孩子在幼儿园压抑一天了，在家里对他十分纵容，有求必应。儿子变成了典型的"窝里横"，在外老实巴交，在家飞扬跋扈。溺爱的恶果逐渐凸显出来。

儿子 4 岁时，为了多给儿子创造与小朋友接触的机会，我征得儿子同意后给他报了个昂贵的幼儿英语班。我也给英语老师讲了，我让儿子学英语的目的是利用这种寓教于乐的方式，让儿子和小朋友一起玩耍。幼儿园里孩子太多，一个班有 60 多个孩子，老师根本没有过多的精力去关注某一个孩子。出乎意料的是，儿子对英语产生了浓厚的兴趣，这个学习班为他将来的英语学习做了良好的启蒙。在这个班学了两年以后，班上换了一个英语老师，儿子拒绝再去上课，劝解无果，我尊重了他的意见。

他不愿接受新老师，根本原因还是他没有融入到小朋友中，没有学会与同龄人相处。

儿子在幼儿园中班下学期之前，在园里几乎不说话。上小学后他才告诉我，老师总说"安静，安静"，他以为老师不喜欢说话的小孩，所以才不说话。

（4）通过融合教育巧妙帮助孩子

在幼儿园中班下学期，孩子的班上转来一个性格十分开朗活泼的小女孩，名叫丽丽，她住在我家楼下。如此良机，我怎肯放过？我和她妈妈商量放学后把她接到我家，让两个孩子一起玩，她妈妈欣然同意了。此后俩人成了形影不离的好朋友。儿子在丽丽的影响下，发生了很多变化。他在幼儿园终于开口讲话了，也开始和小朋友投入地玩游戏了。

这意味着历时两年，儿子真正接纳幼儿园了。

上大班的时候，有一次老师非常惊喜地告诉我，儿子和小朋友打架了，他赢了，并且哭了，这是儿子入园三年来第一次打架，第一次哭。他终于敢在幼儿园表达自己的愤怒和委屈了。

（5）幼儿园期间的变化和进步

在儿子上幼儿园这三年里，他发生了很大的转变。我着意帮他重塑自信，手把手教他人际交往，鼓励他表达自己的真实意愿，并充分尊重他人。

◆入园时尽量让儿子学会穿衣服。

◆多带孩子出去玩，尽量带孩子去各种场合。

◆把儿子画的画贴满墙壁，允许儿子在他床边的墙面上任意涂鸦。

◆大班下学期，锻炼儿子独立入园，起初在离园门口 1 米远处和儿子分手，让儿子独立入园，到后来，在我送儿子过马路之后就分手，他独自走 300 米入园，我会在马路另一边悄悄尾随。

◆刚开始帮儿子约小朋友来家里玩，带儿子去别人家玩，后来他可以自己约人，自己去别人家玩。

◆让儿子独自去买东西，并让儿子算出花了多少钱，找回多少钱。

◆经常请儿子帮我去邻居家拿东西或送东西。

◆凡事都与儿子商量，尽可能向他描述可能会发生什么，教他如何应对，让他有充分的心理预期，克服对未知事物的恐惧与抵触。

◆4 岁后，每年带他去旅游，开阔眼界，见识各种各样的人。

2. 入学篇

上小学后，儿子顺利地度过了幼小衔接，养成了很好的学习习惯。这些年来，我一直在反复思考一个问题，我和老公都个性开朗，为什么儿子如此胆小怯懦？我的教育方式究竟错在哪里？儿子上大班后，我彻底想明白了，我的错在于没有给儿子足够的安全感，同时又把他照顾得无微不至，总怕儿子在外面受委屈或欺负，总担心他这做不好那做不来，把所有事都包办代替下来，没有给孩子成长的机会。我一直过于纠结孩子交际能力弱，却忽视了对他的生活能力的培养，而这两者是相辅相成的。

儿子入学后，我不但注重他学习习惯的养成，更注重对他自理能力的锻炼。如果孩子在生活上不能自理，自信也就无从谈起。

大班时，为了幼小衔接，老师们开始零星地教孩子们学数字、拼音，老师每天布置的作业都是写两行数字或拼音。我趁机告诉儿子，每天放学后先写作业，完成作业后再玩，儿子就养成了好习惯。

（1）良好学习习惯的建立

越早培养习惯，就越容易养成习惯。入学前，我这样告诉儿子：

"你长大了，马上要成为一名小学生，小学的知识很简单，只要养成好习惯，你最多只需用五成力就可以学好了。有几点你需要知道：

"第一，上课专心听讲，积极发言，回答错了也没关系。会学习的孩子都会专心听讲。

"第二，认真完成作业。妈妈不会在你写完作业后另外加题。越早写完，你玩的时间就越多。

"第三，学习是你自己的事，妈妈可以为你保障后勤，但不负责帮你记作业。

"第四，分数不会影响妈妈对你的爱。你考100分，妈妈会很开心；你考个鸭蛋，我也不生气，你抱回来咱煮煮吃了。所以，看你自己喜欢考多少分，并为之去努力。"

最后我送给儿子一句话："要学就踏踏实实地学，要玩就痛痛快快地玩。"我还送给儿子一个记作业的小本，教会他简单记录的方法。

儿子在学习上完全无负担，并且明白了自己在学校该注意什么。入学伊始，他就自己记作业并独立完成。不仅因为我相信他能独立完成，而且他无人可以依赖，只能靠他自己。

就这样，小家伙开开心心地去上学了。

（2）独立能力的引导和培养——独立上学放学

学校离我家所在的小区很近，离我单位更近。接了儿子一个月，国庆节后，我便让儿子每天放学自己到我单位来，在我办公室写作业，等我下班后我们再一起回家。学校门口有专人负责送孩子过马路，再到我单位就不用过马路了。

回家路上，我教儿子怎样通过小区门前的十字路口，路口的车很多，而且人行道的交通灯变绿时仍会有转弯车辆驶过。儿子每次过这个路口时，都紧紧抓住我的手。

二年级下学期的一天，我找借口说不能和他一起回家，他必须自己通过那个十字路口回家。通过一年多的锻炼，他其实完全可以自己过十字路口，只是没信心，有些害怕。那天我悄悄守在马路边，并请了个他不认识的叔叔（老公的同学，装作陌生人）跟着他一起过的十字路口，毕竟安全第一。回家后儿子很兴奋地说："妈妈，其实过那个十字路口并不难，你以后不用接我了，我自己能回家！"从此，儿子上学完全不用接送了。

独自通过十字路口回家这件事，让他感到很自豪。因为很多五六年级的孩子家长每天等在路口，只为接孩子过十字路口。

（3）良好学习习惯的养成

整理学具：初入小学时，我教了儿子一周，之后他就完全可以自己整理学具了。方法是列出每天上学所需学具种类并逐一对照。学习是他自己的事，首先体现在独立整理学具上。

检查作业：儿子到现在也没养成检查作业的好习惯。每次写完作业，他很少主动检查。但我签字时也绝不会帮他检查，做错或做对都由他自己负责。其实这个习惯很重要，但我并不逼他，强迫只会带来儿子对学习的厌倦。

（4）鼓励孩子

第一次期末考试后，我问他："你认为自己学习好吗？"他说还可以吧，我觉得他对学习没信心。我告诉儿子："其实你学习特别好，因为别人都要用百分百的努力，并且家长给予辅导，而你只花了很少的精力，完全独立学习，你能有这样的成绩，已经很棒了！"此后，儿子对学习信心满满，成绩也越来越好。

一个人对自己的定位决定了他努力的方向。

3. 钢琴篇

儿子5岁时要求学钢琴，和我死缠烂磨了一个月，我才答应。我说："学琴很辛苦，一旦学了就不能放弃。在别的方面我可以尊重你的意见，但是一旦决定学琴，就要学十几年。哪天你说不想练了，我是不会答应的，要学就要坚持到底，你还学吗？"儿子表示不怕苦不怕累，坚决要学。从此，我们走上了艰辛的学琴之路。

儿子的新鲜感和热情维持了两年，之后多次表示不想学了，每次我都说，之前我们约定好了，要坚持到底。

我认识一个上初一的孩子小A，儿子也认识。

小A上初中之后，主动要求重新开始中断的钢琴学习，可是学了一个月以后，由于学业太紧张，被迫第二次放弃。

小 A 这样问妈妈："我们同学都多才多艺，为什么我小时候你不让我上特长班呢？"

妈妈说："你学过画画、跳舞、围棋、电子琴，可是到后来你都不愿意学了呀。"

小 A 说："那你为什么不逼我呢？我们同学都是妈妈逼着学出来的。"

这位妈妈无言以对，她不知道自己哪里做错了。

我把这件事讲给儿子听，我告诉他："你这么喜欢钢琴，如果现在放弃了，将来一定会后悔，却没有时间再学了。现在妈妈督促你坚持下来，将来你就会感谢我。"如此拉锯了一年，儿子终于度过了厌倦期。

2014 年儿子跳考五级，暑假里练琴很辛苦，每天都要练两个多小时，弹得不好还要挨我的训斥，甚至体罚！考完以后，孩子的抽动症状全面爆发，各种动作轮番上演，这是因为我给他施加了太大的压力。后来我找到了海夫人，加入了"沐浴阳光群"，采用了正确的引导方法，儿子的症状很快缓解。

2015 年儿子考六级，暑假里每天练琴三个多小时，主要是因为平时不用功，到了考前二十天，才弹好一首曲子。这次我采取怀柔政策，连哄带骗外加鼓励。我说："考过了最好，考不过也没关系，只要你努力了就行。"这期间儿子弹哭过好几次，我任他尽情地宣泄，然后抱着他，安慰他，鼓励他。在这期间，我经常想，儿子承受得了这种辛苦吗？会不会又被我逼得出现症状？同时我也知道，这个世界上没有专门为谁准备的真空环境，有些压力他必须面对。有一次儿子对我说："考完级我要做一件事，我要把考级书撕了！"我说："可以，没问题，但是你把大型乐曲书留着可以吗？万一考不过明年咱们还得用。"儿子被我气得哭笑不得。

就这样，我们坚持考过了六级。当儿子知道自己通过了，高兴地说："耶！妈妈，我成功了！"我说："有付出才有收获，你的辛苦没有白费，恭喜你，儿子！"

2015 年为考级练得更辛苦，但儿子没有出现症状。我的方法改变了，他的抗压能力也提高了。

海夫人：许多成功案例都告诉我们，对抽动症孩子而言，最重要、最需要的就是及时的心理疏导和在此基础上心力的提高和增强。看，这个孩子抗压能力增强后，参加六级钢琴考试虽然辛苦，但他并没有因此出现大反复。因为他所获得的稳定是有内在基础的真稳定。

我们约定，以后把功夫下在平时，每天坚持一小时，假期里就不用这么辛苦了。

有时看着儿子在外面玩得正高兴，我实在不忍心喊他回来弹琴；有时看着儿子一遍一遍地练习弹琴，我感到很心疼，真想让他放弃算了，想让孩子开开心心地去玩儿……可是孩子都没有说放弃，我又怎能轻言放弃？儿子真的很喜欢弹琴，经常让我帮他打印出曲谱，他自己弹唱。如果没有他的这份热爱，我可能就不会如此执着。

学琴需要耗费大量的时间和精力，在长期枯燥的练习中，孩子能坚持下来靠的是孩子的兴趣和毅力，绝不能靠家长粗暴的打骂逼迫。

◎ 我的几点体会

从儿子出现抽动症到现在已经三年多了，对于抽动症，我起初茫然无知，逃避否认，如今能做到从容面对。下面是我的几点体会。

1. 家庭环境

以前我很强势，脾气暴躁，用老公的话说，就是脾气来了像疯狗一样，逮谁咬谁。从前的我不懂克制自己的情绪，不会管理情绪，甚至觉得没必要克制，反正谁都让着我。儿子抽动以后，为了改掉我的坏脾气，我看了很多文章，每天提醒自己有话好好说，每天反省自己今天有没有乱发脾气。我很快发现控制情绪并不是件多么难的事情。随着我的改变，夫妻关系和亲子关系都越来越好了。

2. 要给孩子尽可能多的理解

当我真正理解儿子，遇事站在他的角度去考虑之后，我发现儿子也变得善解人意起来，更容易沟通，不像过去那么执拗了。

3. 有原则地放手

让孩子学会独立生活的本领，他才能具备独立思考的能力。

我相信，只要坚持正确的方法，并持之以恒，儿子最终就会痊愈的。

最后，感谢海夫人！感谢"沐浴阳光群"！

行走中

"沐浴阳光6群"（95092050）

2015年9月15日

5/ 感谢抽动症

女孩，2003年生，8岁出现症状，后来变得严重，压抑，不开心，且有些自虐，目前抽动症好了。虽然性格依旧敏感、细心，但是阳光开朗，知道体贴人。

○ 一个QQ小窗的要求

林林：海夫人，我是一个抽动症孩子的妈妈，孩子8岁时出现症状。当时我几乎感觉天塌下来了，在网上收集了好多资料，悟出了自己的不足，艰难地改变自己的坏习惯。孩子现在12岁，抽动症好了，比以前开心好多。我想为群里那么多焦急的妈妈提供一些帮助，请再把我加入群吧！我希望能尽我的一点绵薄之力！是"沐浴阳光群"帮助我度过了那段最艰难的时光！

我告诉她群号，她又重新加入"沐浴阳光群"。下面是林林在重新加入群的当天在"沐浴阳光3群"（群号为337561375）的发言，我收集并整合到一起。

○ 林林的分享

首先，抽动症孩子都是那么天真可爱，孩子的症状大多不是由身体上的疾病导致的，而是由错误的家庭教育和恶劣的家庭环境造成的，是因为家长把社会压力传给了孩子。我们首先要停止对孩子的控制，还孩子一个轻松快乐的童年。

我说说我以前是怎样对待孩子的。在孩子 4 岁时，我让她去学钢琴，5 岁时我强迫她去学舞蹈。她每次一回家就对我说不想去学了，但我从来不理会她的想法，只告诉她必须去。6 岁时我又给她报了合唱班和主持班，一个星期里女儿连一点休息的时间都没有。如果她没有学好，我就会对她大声责骂或者大打出手，根本不听孩子的任何意见。

现在我一想起这些就会掉眼泪，孩子以前很阳光，很可爱，在小学二三年级时，孩子慢慢变得沉默、不说话、不开心，班主任给我打电话说起过这些情况。三年级的时候，孩子开始发出清嗓的声音。我妈妈发现后让我带她去医院看病，看了两三个月也没有看好。当时以为是喉咙的问题，让她吃了两三个月的中药（必须让她喝），结果一点作用也没有，女儿还出现了耸肩的症状。我问医生这是怎么回事，医生说可能是抽动症。

当时我觉得没什么，因为从来没有听说过这样的病。后来，我在网上看抽动症资料，不看不知道，一看就觉得天都要塌下来了。我开始疯狂查找资料，那一个月我就瘦了 10 多斤。我当时甚至都做好了卖房子的准备，觉得只要孩子能医好，就满足了。

我又带女儿看中医，医生开的是专门针对抽动症的中药。为了治这个病，我和老公专门在孩子的学校附近租了房子，这样我们就能天天照顾孩子（孩子住校）。

那个时候，我过得简直生不如死，但是每天孩子放学回来时，我都会强忍着心中的痛，用笑脸面对她。

那个时候，我每天都在网上查资料，没有上班，抑郁症都离我不远了。网上关于抽动症的治疗方法有很多，比如吃药、针灸、艾灸、按摩等。这些方法我都让孩子试过了，都没有效果。

有一天，我听一位妈妈讲述了她的经历，跟我的经历如此相同。我当时就决定马上给女儿停掉中药，不让她再喝那么苦的药。我也不会强制让她完成作业，这样卸下了她好多的包袱，也卸下了我好多的包袱。我满足了她好多需求，以前不让她吃零食，不让她做这做那，现在都给了她自由，当然孩子的健康安全是要保证的。就这样坚持了几天时间，孩子就有了明显的变化，耸肩的频率低一些了。

要改变自己的习惯实在是太难了，直到现在我还在努力。许多人都说我现在像换了一个人一样，特别是在对孩子的态度上。

其实，我还真得感谢抽动症，它让我了解了女儿，让我懂得了儿子，不至于对儿子（我还有一个儿子，现在6岁）犯下同样的错。我儿子很阳光，很快乐，我女儿现在基本上没有什么症状了，话也比较多，也比以前阳光了，开心多了！

林 林

"沐浴阳光3群"（337561375）

2015年4月2日

6／母爱泛滥的伤害

男孩，2011年生，3岁时开始有症状表现，刚开始的症状是挤眼睛。2014年3月被确诊为抽动症，2014年5月妈妈加入"沐浴阳光群"，2014年6月孩子抽动症稳定。目前孩子性格阳光开朗，说话算话，是标准的小男子汉。

◇ 一位妈妈在群里的分享

我与抽动症抗争了一年零六天，儿子已经稳定了十个多月，我相信他一定会继续稳定下去。现在儿子性格阳光开朗，行动利索，说话算话，几乎没有症状。我没有让儿子吃过一粒药，只是一直按照海夫人的理念执行。

2014年3月15日，儿子第一次出现挤眼症状，我觉得儿子那种用力的样子十分难看。我曾对他简单粗暴地呵斥，这对他症状的缓解没有任何好处。

当时我觉得可能是因为他看电视和玩平板电脑太多了，就禁止他接触这些电子产品。两三天后，儿子的症状不见好转，我决定带他去医院眼科看病。医生说孩子患的是结膜炎，滴几天眼药水就会好。两三天之后，挤眼症状有增无减，后来想想，也许是孩子对被禁止使用电子产品的反抗和对滴眼药水的恐惧引起了挤眼症状。

通过上网搜索，我第一次知道了抽动症。我和老公决定不给他吃药，即便他永远挤眉弄眼，也没关系，丑就丑点吧。我和老公都知道，吃西药的结果是只能靠不断加大药量来控制病情。

2014 年 3 月 22 日，医生确诊儿子患的是抽动症。当时我感觉自己的心理崩溃了，那一阵我和老公经常半夜抱头痛哭，问老天为什么对我们如此不公。我和老公都是心地善良、勤奋努力的人，事业也处在蒸蒸日上的时候。这样的打击让我失去了活下去的勇气，也曾经想过避世。

幸运的是我在 5 月 12 日进入了"沐浴阳光 5 群"，认识了海夫人、群主，还有很多热心的妈妈，正是她们的帮助，才换来了儿子的长久稳定。

在进群之初，群里的家长都在讨论家庭和谐对于抽动症孩子的重要性，对此我深感疑惑。当时我自认为我的家庭很和谐，我和老公恋爱 8 年才结婚，该吵的都吵完了，夫妻感情十分和谐，我们很少打骂孩子，一直科学地养育儿子。他怎么就抽动了呢？我认为自己对儿子没有过多的要求，只是希望他健康快乐地成长。我在群里不断地剖析自我，后来我才明白，原来还有种伤害叫无微不至、包办、限制和高要求。

○ 说说我对孩子的爱

我是一个特别有爱心、母爱泛滥的人，喜欢孩子，总能和孩子打成一片。我觉得孩子是最纯真的，我真挚地爱着我认识的所有孩子。

姐姐的孩子是我一手带大的。当初我上大学时，一放假就奔回家，全天陪伴外甥女。工作之初，外甥女放暑假，我就请假两个月回家陪她，老板不同意我请假，我就辞职。那时外甥女是家里唯一的孩子，我们全家人都对她很娇惯。现在外甥女上初中了，她的性格依然乖张跋扈。面对我的儿子，我又走到了溺爱的另一个极端——严格要求和过多限制儿子。

孩子在18个月时就被送入托儿所,我美其名曰是为了锻炼他的集体生活能力。其实现在回想起来,或许是我自己的虚荣心在作祟,我不想让孩子输在起跑线上,看到别家孩子都在学习,怕自家孩子落于人后。另外,我已经失去了带孩子的耐心。

我发现,对待别家的孩子,我娇宠过后不必承担后果,若娇宠自己的孩子,我就得自己品尝恶果,于是我从娇宠这个极端走到了另一个高要求的极端。我要求儿子出门垃圾不能乱扔,必须扔进垃圾桶,如果乱扔了,就必须自己捡起来扔进垃圾桶,我们曾经为了这件事在路上僵持了半小时,儿子的鬼哭狼嚎也没有让我心软。我要求儿子买东西必须排队,我告诉他这是规矩,如果不遵守规矩,世界就乱套了。我要求儿子见人就要问好,打招呼……

现在想来,这何尝不是自己的虚荣心在作祟,认为高素质的自己必定能教育出高素质的孩子。旁人对孩子啧啧称赞让我脸上很有光彩,所以我变本加厉地"爱"他,根本不明白这是一种深深的伤害。

现在我明白了,家长的行为、气场一直在影响着孩子。大人在做,孩子在看。

现在孩子乱扔垃圾,我什么都不会说,只是默默地捡起来,扔进垃圾桶。一年下来,孩子出门不乱扔垃圾了,即使手里有垃圾,也会一直拿着,直到找到垃圾桶。

我不再要求他必须和我一样排队,他可以到前排去看看,而我不再唠叨,默默地排在队尾,孩子看在眼里自然就明白了。

至于见人打招呼,只要我们大人做得多了,孩子也自然而然地这样做了。很多时候孩子不想做某件事,我也不再强迫,反而会帮他解释:我们第一次见到某人,暂时不认识,以后慢慢熟悉了就愿意打招呼了。换作以前,我总免不了对孩子一顿批评。

另外,我的孩子从来没有挑选玩具、衣物的权利,都是我说了算。玩具必须选开发智力的,书籍必须选励志的,衣物必须选时尚的,儿子从来没有挑选的机会，我也从来没有想过孩子的喜好和感受。出门旅游时，孩子玩得正起劲，我硬逼着他摆个姿势，然后我拍个照片传到微信朋友圈，引来阵阵羡慕，心里很是痛快。

儿子得了抽动症后的这一年，我才真正地放松了。

我开始放手，一切都放手，为自己活，不再为了家人、老公、孩子、朋友牺牲自我。以前我的生活重心都在别人身上，我永远都在为别人做牺牲。为了让爸爸妈妈过得舒心，我努力承担家里的一切，我是一个孝顺的女儿；为老公的工作出谋划策，照顾家庭，让他没有后顾之忧，从来不拿家事和孩子烦他，我是一个好老婆；为了朋友，一切都可以迁就，我是一个好朋友；为了孩子，我自认为是一个好妈妈，所有的高标准、严要求都是为了他的将来好，其实我不是一个好妈妈。

2014年6月，我开始养花种草，开始阅读，开始烘焙，自得其乐，对于外界的很多要求，我学会了拒绝。我对孩子也放手了，以前我会说，要这样玩才对，那样玩不对，等等。孩子曾经不会随便玩，因为总有规矩在束缚他。我意识到，不当的爱是一种伤害，有问题的妈妈亲手缔造了一个抽动的娃，不要去怪罪别人和环境。

我的孩子特别敏感，对环境中的一些不健康因素，孩子感知和接收到的更多，受到的伤害也就更大一些。另外，不当的教养方式不仅仅包括打骂和不和谐的家庭关系，还包括过于精细的养育习惯，如控制、限制、包办、干扰、过度保护等。

1. 控制

控制是指家长用自己的想法左右孩子，希望孩子的一举一动都遵照家长自己的意志，孩子的自我意志被压抑。

2. 限制

限制是指家长为了保证孩子的安全、卫生，或者符合家长的行为标准，对孩子的行动进行过多的限制，孩子如果想做点带有危险和不卫生的事，就会被限制。

3. 包办

包办是指家长对孩子的事情大包大揽，包括吃饭、穿衣服等，不给孩子自己尝试、学习和行动的机会，孩子的自我发展被压抑。

4. 干扰

干扰是指家长用自己的标准衡量孩子的一举一动，频繁地对孩子进行干涉，比如"玩具应该这样玩""东西要这样摆放""吃饭要这样吃""我来喂你""要这样做"或者"我来帮你"等。过多的干涉使孩子的本能受到压抑。

5. 过度保护

过度保护或养育过分精细会导致孩子自我保护和生存能力减弱，其原理类似于在无菌环境中长大的孩子没有对细菌的抵抗力。

如果我们过度干扰孩子的成长，就会影响孩子自我能力的发展，使孩子的自我发展受限，孩子就像长在大树脚下那颗接受不了阳光和雨露的小树一样，身心的发展受到了影响。在身体方面，如果孩子总不经风雨，就会变得弱不禁风；在心理方面，过度被关注和干扰，孩子就无法获得自己处理问题、面对挫折的经验，心力得不到发展，变得脆弱、承受力很差。伤害不是一朝一夕形成的，不要指望家长半个月的改变就能换回一个健康快乐的孩子。最后，建议妈妈们多看看海夫人的文章，一切的精髓都在里面，当然也需要大家的领悟。

苏－爱化解

"沐浴阳光6群"（95092050）

2015年4月6日

7／一场心灵的救赎

男孩，2006年生，4岁时开始有症状表现。孩子6岁时好转，好转期间有反复。每次反复都是机会，家长更为用心地对待孩子出现的每次反复，孩子症状反复持续的时间越来越短，症状表现越来越轻。孩子7岁时出现过一次小反复，反复只持续了几天。目前孩子抽动症好了，主要是因为家庭氛围发生了很大的改变，幸福和谐，家庭中的每个人都获得了进步。

◎ 来看看妈妈的感言

四川小旺06：孩子抽动前，我俨然是虎妈的翻版。我平时溺爱孩子，但又对孩子很严格，说一不二，不允许他犯错，有错必罚，总要求他做到最好。我以前对小孩的未来和教育一无所知，总认为我只要给他最好、最多的爱，他就不能辜负我的付出，就应该做到最好、最优秀。我不仅对孩子这样，对老公也一样要求完美，只要有一点点不合意，就当着孩子的面与老公吵架打闹。孩子变得很不开心，还很怕我，胆小，敏感，动不动就发脾气，而我则变本加厉。

因为孩子出现抽动，我开始了一场心灵的救赎。

我开始学习，阅读有关医学、心理学、儿童教育、营养、养生等方面的书籍。就这样，我慢慢找到了方向，不再是摸着石头过河。

经过一系列学习，我开始注重调理孩子的身体，增强他的体质；接纳他的抽动，并及时安抚他的不良情绪；每天上学前给孩子一个拥抱；对孩子的每一点进步都给予肯定和鼓励；不溺爱和纵容他的小情绪，但与之共情；针对他胆小、敏感的性格，进行疏导；经常带孩子到户外活动，节假日带他外出旅游。慢慢地，孩子的抽动症状没了，性格好了，阳光了，学习也进步了。

看着孩子一点点地远离了抽动，我的信心更加坚定了，对于每一次抽动症反复，我都沉着应对。

用了三四年的时间，我让孩子重新找回了他的童真与快乐。其中进步最大的人应该是我。我走出了原生家庭的阴影，开始正确对待生活中遇到的种种不快，也能接受并理解老公的种种缺点，我的心态变得平和了。孩子抽动带给我的这场心灵的洗礼，让我像变了个人一样。我开始扬起嘴角，带着微笑面对生活和工作，不再纠结和抱怨。老公感觉和我在一起没有了压力，孩子也变得快乐起来。

走过这段痛并快乐的日子，我感谢抽动症带给我的这场生命的洗礼，让我有了一颗忍耐、豁达、睿智的心。更感谢海夫人和很多热心的群友，是他们在我最无助的时候给了我耐心的解答和指导，感谢他们让孩子很快走出抽动的阴影。在这里，我真心地告诫抽动症孩子的父母，爱是抽动症孩子最好的良药；也告诫那些孩子抽动好了的父母，面对孩子，我们只需"守望"，无须"牵制"。每个人的人生只有一次，不要再回到那条艰辛的路上去。

◦ 妈妈分享孩子被人恐吓偷东西的经历

有一天，儿子回到家里，又紧张又害怕地对我说："妈妈，怎么办？以后上学路上会有人打我。"我正在做饭，觉得儿子这话说得有些严重，便停下手中的活，问他事情的来龙去脉，儿子讲了事情发生的经过。

他说，在放学回家的路上，经过一个小卖部，他进去买了东西。从小卖部出来的时候，在路口碰到一个年龄大一点的男孩，这个男孩让他去偷小卖部的棒棒糖，还说不去就要打他。他怕被打就去偷了，后来被老板发现了，老板骂了他，还罚他20元钱。儿子当时很害怕，因为当时有别的同学在场，还有小区里的小朋友在场。

我听了儿子的讲述后很生气，我生儿子气的原因是别人让他做什么，他就去做什么；另外让我生气的是那个小男孩，自己不敢去做的事，让别人替他去做，而且恐吓别人。

我当时很不留情面地批评了儿子，很想打他一顿，但最后控制住了，我得想办法帮助儿子化解这件事情，不能在他心里留下什么负面的影响。这件事情如果处理得不好，就可能会在儿子的心里留下不好的烙印。

于是我带着儿子坐出租车来到小卖部，找到老板，当面了解了事情的经过，也说明了自己的来意，并让儿子给老板道歉。老板娘根本听不进我的陈述，一口咬定儿子就是"小偷"。我向老板娘解释，说在这件事上儿子有错，他应该受到处罚，但他是被别人恐吓才这样做的。

我当着儿子的面对大家理直气壮地说："我了解我儿子，他不可能去偷别人的东西，他不可能是小偷，现在不是，以后也不是！自己教养的小孩自己最清楚。不然今天儿子也不会一回家就对我说，我今天也不会马上到这里来处理这个事情。"

虽然事后儿子得到了大家的理解，但他还是担心同一个小区的小朋友会对其他小朋友说起他偷东西的事。我对儿子说："如果有人说你偷东西，你就理直气壮地对他们说，你是迫不得已才做的。"

这事儿就这么过去了。第二天早上上学前他还在担心这件事情。我还是站在他的立场上，给他肯定的回答，我说只要爸爸妈妈相信他是好孩子，相信他不是小偷就够了，这个比什么都重要。儿子开心地去上学了，放学回来也很开心。一段时间过后，悬在我心里的石头才算落下来。

○ 孩子被人排斥怎么引导

我家楼下有一个大孩子，特别喜欢我儿子，但有些霸道，要让我儿子什么事都听他的，他说如果儿子不听，就让全小区的小孩都不和儿子玩。面对这个问题，我想出了一个办法。每次碰到那个孩子时，我就对他微笑，赞扬他。有一次，我组织小区里的20多个小孩一起做体育比赛游戏。那个男孩子刚开始不好意思参加，后来他一直在小区广场里转，很想加入，我让儿子邀请他加入。结果意外的一幕出现了，那个男孩子当着所有小孩的面向儿子道歉，儿子也向他道歉，这是我没有想到的。那时儿子5岁，正是抽动症比较严重的时候。我引导了自己的孩子，同时也教育了那个男孩。

四川小旺 06

"沐浴阳光 3 群"（337561375）

2015 年 9 月

8/ 一封抽动症孩子妈妈的来信

> 男孩，2002 年生，两岁多开始有自闭倾向，7 岁时开始有抽动症症状表现，8 岁多症状大爆发，疯狂得可怕。妈妈无数次崩溃到无法坚持，最终是爱的力量战胜了一切困难和阻力。"现在我的儿子浑身散发着健康的青春气息，阳光、快乐！"孩子从"小魔鬼"变成了一个阳光男孩。孩子的抽动症好了，家庭也重新沐浴阳光。

海夫人，您好！我是"沐浴阳光 6 群"抽动症孩子的家长，是您忠实的读者。我感觉我的孩子现在已经有能力战胜抽动症了，他现在阳光、快乐、积极向上，能冷静地控制情绪。

看完下面的内容，您就明白了，您是我们全家的救命恩人！虽然我非常不愿意揭以前的伤疤，但为了报答您的恩情，我想先把这篇文章发给您，让您知道又有一个家庭因您的付出重生了，也希望给还在受抽动症折磨的家长们一点信心，一份正能量！

○ 先从我成为"恶魔妈妈"开始说起

毕业后，我和老公在两个不同的城市工作。为了避免两地分居，生完孩子后我便辞职，跟着老公到了他工作的城市生活。老公很忙，太阳没出来就走了，月亮很高了还不回来，隔三岔五地出差，一年中在家的日子最多 3 个月。在孩子 5 岁时，老公被调到外地去了，家里只有我和儿子。我没有工作，没有朋友，没有亲人，没有带孩子的经验，在陌生的城市感受冰冷的人情，孩子三天两头生病……所有这些让我喘不过气来！想请婆婆来帮忙带孩子，我出去工作，可一番折腾后以失败收场。为此我付出了惨痛的代价，要不是有孩子，我一定会和老公离婚。

我磕磕绊绊地往前走，后来我抑郁了，性格孤僻，喜怒无常。孩子成了我发泄的对象。心情不好时，我歇斯底里地打他、骂他，还不准他哭。在我眼里，他做什么都不对，不做什么也不对。发泄完后，看着孩子身上的淤青、惊恐的眼神、发抖的小身体，我的心又像被刀割一样难受。我恨自己，恨不得杀了自己，于是跑到一边疯狂地自残，直到比孩子身上的淤青更多，然后我把儿子紧紧地抱在怀里，不停地胡乱道歉，不停地抚摸他身上的伤，泪流满面。懂事的儿子会一边哭，一边给我擦眼泪（写到这里，我写不下去了，泪奔）。

就这样，我生气时打孩子，打完后又加倍地补偿他，加倍地疼爱他，周而复始，形成恶性循环。每次孩子被我打了以后，总是怯怯地偎在我身边。因为没有别人可以庇护他，家里只有我们俩。

回想起来，当时的我就是个精神病人，喜怒无常，经常整夜不睡，一个人在屋子里走来走去，自言自语，从南阳台到北厨房，再从北厨房到南阳台，再从南到北，从北到南……累、苦、委屈、烦恼在脑子里像放电影一样，一遍一遍重复着，颠过来倒过去无法控制。我打孩子也变本加厉了，我能在大半夜把孩子一脚踢出家门。楼道里没有灯，孩子就那样被我关在门外趴在黑暗的楼道里哭！

1. 孩子开始自闭

孩子两岁多时，我发现他不对劲了。他不跟别人交流，总是自己跟自己玩，自己跟自己说话，喊也不答应，眼神空洞，像什么人都看不到一样。

我惊恐万状地跟老公说起孩子的这些表现，老公却怀疑我有病，说我疑神疑鬼的。多次诉说无效后，我也以为是我乱猜疑，孩子只是很安静、听话而已。

儿子3岁上幼儿园时，老师发现他不对劲，对我说他从不跟别的小朋友玩，也听不到老师跟他说话，对着他的脸说话，他也好像看不到，好像整个世界就他一个人一样，并建议我带他到医院看看。但是这并没有引起我们足够的重视，反而觉得老师太过分了，她怎么能这么说我们的孩子！孩子上了幼儿园后生病更频繁了，上幼儿园一个星期，就可能要请病假在家养两个星期。我们认为是老师照顾不周，于是给孩子换了幼儿园。3年期间我们给孩子换了4个幼儿园，孩子的自闭情况越来越严重。

在儿子一次又一次走丢后，我才开始害怕。我与儿子几乎零交流，他总是想起什么就走了，既不说话，也听不到别人说话，一转眼他就不见了。其中有一次他从幼儿园走丢后我们报警了，动用了好多警力，最后在马路快车道上找到他。他正蹲在那儿玩玩具。

其实我早就有感觉了，只是不愿意相信这是真的，不敢接受事实。我战战兢兢地上网查阅相关资料，确认孩子真的是自闭了！网上那些自闭孩子的症状惊得我全身冰凉，脑子里一片空白，慌乱、震惊、恐惧、自责，感觉天要塌了！

我们去了最权威的儿童医院，但医生没有任何好办法。按照医生的说法，要多给孩子温暖，多和他交流，少让孩子感冒。

仔细回想一下，我认为我孩子患的不是真正的自闭症。因为他两岁以前很活泼，也许是长期被我的喜怒无常吓坏了，心理上的自我保护使得他把自己封闭起来。于是怀着赎罪的心态，我又错误地从一个极端走向了另一个极端——溺爱。

有风的日子我不让孩子下楼，有雨的日子不下楼，有霾的日子不下楼，突然降温的日子不下楼。我时刻关注孩子热不热、冷不冷、渴不渴。天气热一点，我就赶紧给他脱衣服，怕他淌汗了会感冒。天气冷一点，我就赶紧给他再穿一件衣服，怕他受凉感冒。一看到他嘴唇有些干，就赶紧给他喝口水，怕他嗓子会上火发炎。我包里永远带着一块干毛巾，只要发现儿子淌汗，马上就用毛巾塞在他后背的衣服里。所有我认为会有危险的地方都不让儿子去，所有我认为会有危险的事都不让他做，他要什么就给什么。我一厢情愿地以为我这是在补偿亏欠孩子的母爱。孩子的自闭确实有所好转，但我没有想到这种完全包办式的母爱使孩子失去了自我，另一种痛苦的种子已悄然发芽——孩子开始抽动。

2. 孩子开始抽动

在小学二年级下学期，孩子开始抽动了，最初表现为一写字铅笔芯就断。每天上学都带上十几根削好的铅笔，但还是不够用，而且写字时老是擦掉重写，一个字要重写七八遍，本子都被擦破了。三年级时，孩子的症状发展到耸肩、挤眼、胳膊抽动、脖子往后歪等。最初我以为这是孩子的坏习惯，也没在意，随他去。但是老师多次找我说孩子有不少毛病，上课时自言自语，做鬼脸，乱动，坐不住，让我好好管管。老师在家长会上公开批评说我没有管教好孩子，影响别的孩子学习。

于是我又疯狂了，开始限制他，不让他动，一天到晚都盯着他，一看到他动就大声地批评他，说他像个精神病人一样难看，还故意学给他看，把他发出的怪声用手机录下来，放给他听，责备他。儿子皱眉、歪嘴、吸肚子、不停发声等各种症状轮流出现，就像有个东西在他身体里不停地拱动一样。

孩子痛苦不堪，爱发脾气，大声尖叫，说自己很难受，说肚子里有东西在拱。孩子入睡困难，每天在床上扭来扭去折腾一两个小时，实在困得不行了才能睡着。我竟然给他规定只能翻多少次，再乱翻身不睡着的话就大声地骂他，甚至打他，说他毛病真多。天知道我都干了些什么！写到这里，我整个身体都在发抖。

海夫人：天知道我们都干了什么，我的心也在颤抖！妈妈对待孩子的方式从一个极端走到另一个极端，孩子从自闭转为抽动。

就这样，孩子动得越来越厉害了，不能正常上学，不断地请假在家休息。

到儿童医院看病，医生说孩子患的是抽动症，没什么大事，吃点药就好，给孩子开了几种西药。吃了一个多月后，孩子的症状果然减轻了，可是孩子开始掉头发，早晨起床后枕头上会有一层头发。我赶紧给他停药了。

儿子的脾气越来越大了，一句话也不让说，甚至有时候他会先动手。一天晚上他爸从外地回来，看到儿子对我发脾气就想教训他，结果两人扭打在一起。让我没想到的是，孩子竟然没哭，面对打累了的爸爸，发疯地吼叫："再打我，再打我，你打死我吧，我不想活啦！"并疯狂地自己打自己，头往墙上撞，脸被自己抽得红肿，接着是撕心裂肺地哭喊。

孩子那可怕的目光、拼死的行为，让我们感到从没有过的惧怕！我惊呆了，那一刻我感觉要出大问题了，他爸脸色白得吓人，我们就这样恐惧地看着孩子疯狂的行为，不知所措。

孩子接下来症状大爆发，不停地吸肚子，无法正常吃饭，好不容易吃点进去又被挤出来，还不停地耸肩，头往后歪，翻眼，歪嘴，抽胳膊，扭腿，尖叫，摔东西，撕书……所有的症状都出现了。我崩溃了！我无法面对这样的局面，这种日子啥时候是个头啊？我该怎么办？谁来教教我？我一个人真的撑不住了，真想死了算了，好早点结束痛苦。

海夫人：这个时候症状爆发是孩子内心深处的自救行为。虽然这种行为举动是无意识的，但是意义重大。如果父母此时被点醒了，孩子自身的转机也就出现了。

晚上抱着熟睡中的孩子，看着他的小脸，我又千般万般地不舍。我若去了，留下他怎么办？他身体太弱，爱生病。后妈能对他好吗？他有这病谁能接受他？他爸常年在外地工作，孩子对他爸没有感情。他爸偶尔回家，孩子看到爸爸都没有反应。爷爷奶奶一年都不来看孩子一次。我想过十几种死的办法，又都被否定了，因为我舍不得孩子。我最终决定带着孩子一起死，我不能把这个可怜的小人儿独自留在世上（写到此处，我已泪流满面）。

海夫人：可怜的妈妈，她多需要鼓励，需要爱，需要支持……为了孩子，她必须勇敢面对。

我家住在4楼，负一楼储藏室建在地面之上，4楼就相当于5楼，人跳下去就能摔死，可阳台和窗户都安了防盗网，虽然上面留了小门，但太小，没法同时通过两个人。既然没法跳楼，那就吃安眠药，可在医院一次只能买到两粒。我想跳河，好几次带着孩子到了湖边，看着孩子玩水时灿烂的笑脸，我又不忍心了。我怎么能剥夺他的生命权呢？他还是个孩子，像刚升起的太阳一样，人生才刚刚开始。

海夫人：还好这个妈妈挺了过来，否则怎么会有孩子的今天，怎么能有一个阳光、快乐、积极向上的孩子。为这个妈妈点赞！为她的勇气和努力喝彩！

○ 遇到海夫人

我长年累月地劳累、饮食无规律、痛苦、揪心、抑郁，我的身体越来越差，频繁胃疼，且一次比一次加重，但这并没有引起我的重视。孩子太爱生病，我也没有精力重视自己。

孩子一生病，我别说吃饭了，连水都不敢喝，输液室里人挨人，只要药水没输完，我就根本不敢丢下孩子上厕所。孩子经常在夜里发烧，我经常一夜只睡个把小时。最严重的一次是孩子住院，我整整两个夜晚和三个白天几乎没睡没吃。

就这样，自杀计划还没来得及实现，我先病倒了。我的病很严重，做胃镜检查，取样，化验，又让做免疫系统功能检查。

老公从外地赶回来了。从医生严肃的表情和故作轻松的安慰中我隐隐约约地感觉到了什么，夜里老公压抑的抽泣更证实了我的猜测。说实话，我心里不害怕，心想死了算了，这种日子过够了，只是愁孩子怎么办。他还这么小，我给了他生命，却不能把他带大，我怎么对得起他！

老天可怜我，这时我遇到了海夫人。因为生病请假在家，上网时无意间看到了《如何治愈抽动症》这篇文章，我打开看了一下。看完后我像抓住救命稻草一样马上加了海夫人的QQ，进入她的空间，像疯了一样一篇一篇地看。天哪！原来孩子自闭是被我打出来的，孩子抽动是被我给"爱"出来的，我亲手制造了孩子的痛苦！我是个罪人！我不能死，我要赎罪，我要还我儿子一个本该属于他的健康快乐的人生。

海夫人：当你发出爱的誓言时，你的力量和能力会被空前激发出来。爱就是最强大的力量，爱是最好的良方。

○ 战胜抽动

我把海夫人的文章打印出来，分类装订成一摞厚厚的资料，读了一遍又一遍，认真学习、研究。我仔细揣摩海夫人对抽动症成因的分析以及各种症状的应对方法和心理疏导技巧，然后比对我孩子的具体情况，确定我的孩子属于海夫人说的第三种情况：体质弱，心力弱，伴有明显的心理问题。可喜的是这种情况也是完全可以治愈的，无非是要我多付出而已。为了我可怜的孩子，我愿意付出，付出什么代价我都愿意！

于是我每天必到海夫人的QQ空间，阅读海夫人的文章，认真梳理思路。不能打无准备的仗，我没有多少时间可以浪费了。我开始积极配合医生治疗自己的病，2013年4月做第一次手术，2014年7月做第二次手术。记得当时手术醒来后，麻醉的药劲还没完全过去，我就打开手机看海夫人的"QQ说说"。那天我收到了海夫人的鼓励和祝福以及姐妹们的关心，虽然身体疼痛，但心里很温暖，我觉得自己并不孤单，而且充满力量。

接下来我讲讲我和孩子共同战胜抽动症的经历。

1. 我调整自己的心态

通过泡书店查心理学方面的书籍资料，认真揣摩，并尝试自我疏导，我发现原来只要想明白了，从抑郁中走出来并不难，其实就是一念之差的事。于是我放下心中的一切怨恨和对名利、面子的追求，放下强势，少抱怨，多感恩，我觉得生活并没有亏待我。想让孩子内心充满阳光，我必须充满正能量，要让快乐成为一种习惯。如果做不到这一点，那么一切都是徒劳。一个满心怨恨的妈妈怎么能带给孩子快乐呢？

2. 同时增强孩子的体质和心力

（1）带孩子到医院找权威专家仔细检查，确认消化系统没有器质性疾病，然后到中医院开一些助消化的中药，最好别选择苦药，因为我认为再有效的药，如果孩子不愿喝的话都等于零，强迫他喝反而容易加重他的抽动症状。

（2）每天晚上坚持用热水给孩子泡脚。我买了一个大号的泡脚盆，和孩子一起泡，泡脚盆既能按摩又能冒泡泡，再放上几个小玩具，孩子很喜欢。

（3）睡前坚持按摩孩子的耳朵，我带他到中医院请大夫贴了耳穴贴。如果他抽得太厉害，我就给他喝中药（一种医院自制的汤，不苦，对我家孩子特别有效，可能对有的孩子没有效果），这样可以先控制住症状，暂时缓解一下孩子的痛苦。

（4）拒绝零食。我跟孩子说妈妈生病花了很多钱，我们家没钱了，零食好贵，不能再买零食了，孩子真的同意了。

（5）促进孩子的食欲。家长首先要对吃饭表现出极大的兴趣，在饭菜上桌时就开始渲染气氛。他爸在家时，我们就抢着吃，孩子慢慢地被感染了，胃口也好了。其实孩子只要消化系统正常，少吃零食，再加大运动量，胃口自然就好了。

（6）增大孩子的运动量。我让孩子自己走路上学和走路放学回家，这样既能增加运动量，又能锻炼体力，还能提高心力。从我家到学校要经过3个十字路口和1座桥。从家走到学校需要半个多小时的时间，一天要来回走好几趟，运动量不小，也是对胆量的考验。

第一次他赌气不走，我笑着说："好吧，那我送你去。"我故意让他感觉我走的每一步都很痛苦、吃力，还没走到楼下，孩子就对我说："算了，妈妈，我还是自己走吧。"

我故作吃惊地说："只有长大了的孩子才能自己上学，难道……"他犹豫了一下，不太自信地说："那我长大了。"我马上抓住机会说："我上楼走不动怎么办？要是你愿意扶我一下的话，妈妈会很高兴。"没想到他真的过来扶着我的手。我说："哦，儿子真是长大了。妈妈病了，爸爸又不在家，你就是家里的男子汉，以后只有靠你来照顾妈妈了。"

儿子没说话，他的眼神闪着一丝惊讶和一丝窃喜，那是一种被认可的骄傲。

我当时估计孩子那天得迟到，就先给老师打了个电话，说明情况，争取老师的理解和帮助。感谢那位尤老师，当我儿子因迟到而在校门口犹豫不敢进去时，她主动把他带进去，并当着全班同学的面表扬了孩子照顾生病妈妈的孝心，夸他长大了，并希望他不要再因此迟到。那真是一个非常好的开始，我看到了希望，也坚定了我必胜的信念。

虽然晚上回来后孩子抽得更厉害了，但我不再恐惧了。海夫人在文章里详细地说明了，这只是孩子自我调整的过程，要无视症状，该做什么就正常做什么。

就这样，我慢慢地把他力所能及的事情一点一点地交给他自己做。虽然他常常做得一塌糊涂，但我总能从中找到亮点来肯定他，支持他坚持下去。家长的心态会影响孩子的心态。慢慢地，孩子也能看到自己的进步，不再需要我事事疏导。孩子的能力得到锻炼后，心力必然得到提高。具体怎么疏导请参照海夫人的文章，文章里有对各种情况的详细解释，请认真研究，静下心来研究。

我回头想想，要想帮孩子康复，一定要让他增强体质，提高心力，事事用"太好了"的心态来对待。

最重要的一点是家长要先提高自己的心力。心理疏导的方法再好，也要家长先做到无条件地接受孩子。如果家长不能坦然接受孩子的症状，家长自己先急躁发火，又怎么能疏导好孩子呢？家长还要在孩子面前适当地示弱，认可和尊重孩子能激发出孩子的责任感和成就感。一个强势的妈妈会剥夺孩子成长的机会，致使孩子的能力得不到发展，孩子无力解决问题就会加重焦虑、自卑，会抽动得更厉害。

3. 阳光男孩

为了和以前的日子彻底告别，2015年暑假以后，我辞去了奋斗多年的体面工作，带着儿子到老公工作的城市生活，我们重新开始，给儿子一个完整的家。在这儿没人知道儿子的过去，没有歧视。他完全放开了，变成了一个再正常不过的孩子。

现在我的儿子浑身散发着健康的青春气息，阳光、快乐。2015年暑假，他参加了市演讲比赛，取得了第二名的好成绩。他爱好画画，喜欢音乐。晚上我们经常一个弹琴，一个吹笛，母子俩合奏一曲，他爸在一边傻傻地乐，天下最幸福的生活莫过于此。儿子的学习也不用我多操心，全年级共有400多个孩子，他的排名总是在前20名以内。他积极参加学校组织的各种活动，每天快快乐乐地上学，平平安安地回家。我的身体也在逐渐恢复，我打算找个力所能及的工作，我们的生活充满了希望和阳光！

永远感谢海夫人！

江苏 - 星 -13 岁男

"沐浴阳光 6 群"（95092050）

2015 年 12 月 19 日

第二章 天使受伤记

1／妈妈，我的好妈妈，请温柔一点

首先感谢这位妈妈的分享，也许从她的经历中我们能看到自己的影子，获得警醒。知错能改，明天会更好。

○ 家里的情况

先说说家里的情况，孩子主要由我和我妈妈带。孩子生病以前，我没有多少耐心，经常焦虑，脾气暴躁，我会突然一下火冒三丈。我妈妈也没耐心，爱唠叨，特别细致，啥都放心不下，孩子出现症状后，她虽然不发火，但是特别爱抱怨。我爸爸在孩子两岁前爱陪孩子玩，但比我们更焦虑，碰到一点小事就感到很为难，爱争论输赢。孩子爸爸的性格很温和，没脾气，但是没主见，陪孩子玩几分钟就能自己先睡着。

让我们来看看这个家庭中每个成员的特点：

妈妈：没耐心，焦虑，暴躁。

爸爸：温和，不主动。

姥姥：没耐心，爱唠叨，细致，喜欢抱怨。

姥爷：有童心，特别容易焦虑，好争论。

从家庭方面来说，妈妈具备了她原生家庭的特点，容易焦虑，没有耐心，脾气暴躁。她小时候也许受到过多限制和约束，她的爸爸妈妈都容易焦虑。在成长过程中，她曾经被压抑的情感需要找一个突破口。

焦虑是心理学中一个很重要的概念，焦虑对人的心理活动有着重要的影响。现代社会快速变化，各种压力、刺激和挑战使人越来越难以适应，焦虑和不安便由此产生。焦虑分为正常焦虑和非正常焦虑两种。正常焦虑不会使人产生心理压抑和心理冲突，而非正常焦虑会打破内心的平衡，导致严重的心理压抑和心理冲突。在日常生活中，如果我们没有及时地对自己的焦虑情绪进行自我调整和疏导，久而久之，正常焦虑就会演变成非正常焦虑，从而陷入恶性循环，让人的心理产生紊乱。

姥姥喜欢抱怨，容易焦虑，不具备勇于承担责任的品质，这也是没有安全感的表现。过于细致，有个风吹草动就紧张，说明姥姥敏感，不自信，缺乏自我肯定。姥姥和家里人缺乏良性沟通，姥姥和姥爷之间缺乏直达内心深处的共情。沟通和共情的缺失让姥姥无法弥补缺失的安全感，姥姥持续焦虑，没耐心，喜欢抱怨，也导致了姥爷的焦虑，反过来，姥爷的焦虑、好斗（好争论）也维持了姥姥的焦虑。

○ 孩子妈妈在怀孕期间状态不稳定

我是全职妈妈，怀孕前就辞职了，怀孕初期跳绳有过见红，为了保胎躺了1个月后才稳定。怀孕期间，妈妈来我和老公定居的城市照顾我。妈妈虽然照顾得很细心，但是总唠叨婆婆该来照顾我，所以我一直满怀歉意，还担心胎儿，有不少忧虑。

海夫人：怀孕时状态不稳定，生活和情绪都不稳定，孕妇的情绪和心理对胎儿会有影响，但是这已经过去了。对于既成的事实，就不必反复讲，反复懊悔，我们不可能重来一次。吸取曾经的教训，好好面对今后的生活，才是正确的生活态度。

怀孕4个月时，妈妈接我回娘家城市住了。直到怀孕6个月，我回到老公身边，相处1个月后又回了娘家待产。

海夫人：来回奔波，如果内心是平和宁静的，那该多好。

婆婆无法照顾我，也不来看我，但是我一直没有怨言，因为她身体不好。

海夫人：这是一个好媳妇，知道体谅长辈。如果媳妇怀孕，婆婆就一定得照顾，这个想法太霸道。

怀孕期间，我一直担心宝宝，买了胎心监护仪，经常听胎心，常常紧张焦虑。我觉得女儿敏感，容易紧张，与我怀孕时的情绪有很大的关系。

海夫人：女儿的情绪和妈妈孕期的情绪有一些关系，但是孩子出生后父母的教养方式和养育环境能起到缓解和改变的作用。通过妈妈怀孕时紧张的情绪可以看到她遇事的特点：紧张，焦虑，急迫，并且自我调节的意识不强。她的性格和情绪同原生家庭有很大的关系，但是如果她继续保持从原生家庭带来的性格特点，那就是给孩子复制了自己幼年时的成长环境，她的孩子长大以后就会存在和她一样的问题，或者更严重，因为伤害的递增远比爱的递增来得快。

○ 孩子妈妈忧虑，孩子爸爸没进入角色

我生女儿是采用剖宫产。孩子出生后因为黄疸高在保温箱住了几天，那几天我非常担心。听说在这样的心情下产出的奶水质量不好，孩子喝了也容易忧虑，不知有没有依据。

海夫人：妈妈心情不好，有可能影响奶水的分泌。妈妈的好心情是会传递给孩子的。婴儿期的孩子主要通过触摸来感受妈妈温暖的爱和怀抱。

孩子一直是由我和我妈妈带。孩子出生后，老公一直没进入角色，总是早出晚归，一回家就睡觉或者上网。

海夫人：其实养育孩子是父亲和母亲共同的责任，为什么要让爷爷奶奶或姥姥姥爷代替呢？孩子最好由父母亲手带大。夫妻共同抚育孩子的过程也是增进夫妻感情的过程，这么好的机会为什么要错失？还有什么比夫妻感情和谐更幸福的事呢？夫妻如果不共同分担、分享，感情如何培养？甜蜜又从何而来？

女儿体质不好，刚出生就住院，两个月大时住院7天，6个月时患了轮状病毒腹泻，10个月时染了肺炎。如果说以前我只有担心，那么到女儿1岁时，我除了担心以外，还有对老公的不满，更有对娘家和婆家的抱怨。我的性格开始变化，变得很暴躁，烦躁时就大声嚷嚷，一脸不快，总是觉

得又累又烦，甚至自杀的念头也会偶尔闪过。那时我妈妈对我婆家也很不满，孩子经常生病，我妈妈本来就没耐心，被孩子折腾得更爱抱怨了。

海夫人：从怀孕到孩子出生，妈妈就没有出现过平和的情绪状态。在持续的情绪波动中，孩子自然会体弱，担惊受怕对脆弱的婴儿是很有伤害的。想想，一个还不具备战斗力和适应能力的人被派到枪林弹雨的战场上，会怎么样？

当孩子还在母体内时，妈妈会把焦虑传递到胎儿身上。如果出生后孩子面对的是一个混乱、不和谐的环境，周围全是焦虑和缺乏耐心的人，像焦虑、不安、烦躁这样的情绪就会干扰刚出生的婴儿。

在生命之初，每个人都开始建立对这个世界最基本的信任。毫无生存能力的新生儿需要完全依赖身边的人。在一个动荡、嘈杂、没有安全感的环境中，婴儿该如何艰难地生存？他们怎么能身心健康？他们如何能不生病？有时候婴儿生病也是一种抗议的方式，只是成年人不懂婴儿的特殊语言。

○ 女儿有睡眠障碍

女儿一直有睡眠障碍，大人们也跟着睡眠不足，我们很头疼。

海夫人：孩子的睡眠障碍是受到惊吓所致。刚出生的经历对孩子影响不小，这个时候应该努力安抚孩子，多抚摸、爱抚孩子，多温柔地对待孩子。也就是说，请耐心地对待她，请一定好好地对待她！幼年时期虽然短暂，但幼年的经历对人的影响将是终生的。孩子的睡眠障碍是人为造成的，后天的原因多于先天的原因。

解决的办法是给予孩子足够的安全感。妈妈每天把心静下来，妈妈的心变得宁静安详后，带着爱与耐心爱抚孩子半个小时，就能让孩子睡得好，睡得香甜安稳。（参看《孩子入睡困难怎么办》）

我妈妈坚持让孩子不脱衣服睡，所以女儿在冬天那几个月整晚都穿着厚厚的棉衣睡觉，躺下时没法翻身，而且晚上睡不踏实，总是哭。直到女儿6个月大时，我发现她还不会翻身，才给她脱衣服睡觉。脱了衣服后她开始学翻身，晚上出奇地睡安稳了。我这才发现以前犯了多么愚蠢的错误。

海夫人：老人带孩子有经验，但是老人的方法不一定都对。对于好的方法，妈妈可以借鉴；对于不好的方法，妈妈可以放弃，妈妈自己应该合理定夺。为什么睡觉要脱衣服？是为了睡得更舒适，也是为了身体健康。谁都知道如果睡觉不脱衣服，睡下时就会感觉沉重，并且起床后容易感冒。

女儿经常输液，输液前往往没叫醒女儿，女儿经常睡得香香的就痛醒，一睁眼就看到陌生的护士在给自己打针。

海夫人：这对孩子来说是一种恐怖的刺激。因为在毫无防备的情况下受到惊吓，连大人都会吓得不轻，更何况是孩子，所以打针之前最好弄醒孩子。

女儿有一阵患了肠炎，每天晚上肚子痛得直哭。我们当时不知道孩子哭的原因，以为是民间说的"夜哭郎"。结果女儿这样哭着痛了半个月，我们才带女儿去看病，然后大夫让女儿住院治疗。入睡难也许和肠炎有关。

海夫人：孩子真的有睡眠障碍吗？真的入睡困难吗？还是家长的粗心导致孩子睡眠功能的紊乱？这种睡眠功能的紊乱必然会影响孩子的健康，孩子越小，睡眠就越重要，人体的生长素就是在夜间睡眠时间分泌的。

○ 孩子受到惊吓

孩子1岁以后，为了让孩子快速入睡，我们犯了严重的错误，总是拿她最害怕的东西吓唬她。她怕模特，我们就用模特吓唬她；她怕一个娃娃，我就用这个娃娃吓唬她。有几日，我哄她到半夜，她还是没睡着，我气急败坏地把她最怕的娃娃丢她枕头边，大叫："你睡不睡？不睡我就把它放你这儿！"她吓得不轻。

我曾经指着家里客厅的挂钟很凶地吼："你看几点了，还不去睡！"从那以后，孩子怕我们家里的挂钟，只要我们说"你看几点了"，她马上答应去睡觉。一直到如今，4岁的她还是怕姥姥家和自己家客厅里的挂钟。我后来分析这也许是心理阴影。后来她发展到连客厅里挂的字画也害怕，甚至只要是挂在墙壁上的东西她都害怕。这样的伤害如何去弥补？如何消除她的心理阴影？我们已经一年半没指着挂钟吼她了，也把挂钟取下来了。但是她紧张时还会看看挂挂钟的那个位置，然后表现出害怕的样子。

海夫人：孩子从一出生就生活在这样令人惊恐的环境中。这位母亲在孩子小时候的一个小小举动给孩子带来了巨大的创伤，妈妈将来需要付出十倍甚至百倍的努力才能抚平。"妈妈，你爱我吗？我的好妈妈，如果爱我，请温柔地对待我！"

我第一次在女儿面前失态是在她7个月大的时候，当时我和老公带她去婆家。我抱着她时忍不住与老公大吼大吵，积压很久的情绪一下子爆发，在我发脾气的时候，女儿的手指不小心放到我的嘴里，被我狠狠咬到，我发完脾气放下女儿就冲出去了，女儿在陌生的爸爸怀里一直哭。10多分钟后，我才缓过神回去抱孩子。回到自己家后，只要大人一大声说话，她就害怕地哭。这样的情况起码持续了1个月，孩子才适应我们大声说话。

海夫人：孩子受到惊吓！

我第二次在女儿面前失态是在她1岁多时。因为她总看动画片，话都讲不清，我发了很大的脾气，情绪失控。我当着她的面摔了她的扭扭车，连续地猛摔，我坐在地上嗷嗷大哭，甚至一会儿哭，一会儿笑。女儿一直哭，要我抱。我没有理她，最后把她放在床上，她自己睡着了。她到现在还记得这件事情，记得当时的情形，记得当时的恐惧。

海夫人：孩子又受到了惊吓！

到了此时，我这个妈妈已经给不了她安全感了。她从两岁开始，直到今天，只要在家和我单独在一起，她就紧张。我就算轻声细语，她也常莫名地感到害怕。我觉得这都与我给她造成的伤害有关。摔扭扭车的事我刻意1年多没提起，我以为她忘了。最近几日看到别人家的扭扭车，我试探着问女儿玩过吗？没想到她完全记得当时我摔扭扭车的事，甚至记得当时的具体场景。

我第三次失态是在孩子两岁半时，我和老公为了是否去婆家过年又一次争吵。我拍了桌子，瞪着老公，老公也提高了音调。孩子下意识地躲到了她爸爸那边，当时她的表情不是很恐惧，也没有被吓哭。我马上意识到孩子怕我，就不再吵了。

海夫人：孩子再次受到惊吓！

○ 家长过度保护、包办、强制

我妈妈的养育方式是以过度保护、包办和强制为主。

海夫人：如果家长不尊重孩子，不给孩子空间，孩子的自我就无法健康地发展起来。每个人的一生都在成长，成长的过程就是自我实现，越成功的人自我实现越完美。一个连自我成长机会都没有的人，将来就无法做到自我实现。

我以前认为孩子就应该听我的话，我说什么，她就要做什么，而且不能拖拉，我一天到晚都在不停地责怪、念叨她。

海夫人：过度的唠叨和太多的规矩，不仅仅束缚了孩子的手脚，更束缚了孩子的心灵。在这种情况下成长起来的孩子情感压抑，胆小，不自信。

我妈妈也打过孩子，但是比起我做的那些事，我妈妈所做的都算轻微的，她只是在烦躁时拍几下女儿的屁股，念叨几句，不像我给孩子造成了如此强烈的恐惧。不过我妈妈也经常对我女儿念叨、责骂。

我分析，女儿的敏感与遗传和我孕期的糟糕情绪有关，我的过度焦虑、暴躁和对她的过度保护，以及姥姥的唠叨，都是女儿抽动的原因。

海夫人：孩子被过度限制，或者被过度保护，有的成年人认为这是爱，这是为了孩子好，其实这是在剥夺孩子的成长权和自主权。许多父母习惯以爱的名义剥夺孩子的自主权。对于一个没有独立自主机会的孩子来说，意志力如何培养，能力如何形成？一个没有意志力和能力的人将来如何去爱，如何发展出爱的能力？孩子对周围世界的信任、内心的希望、对发展意志力和能力的渴望全被扼杀。这是很可怕的，孩子在一天天长大，但是他们除了身体在成长以外，心灵没有获得成长，反倒收获了恐惧。

"虽然我很小，走路不快，但是请让我自己走，请让我用自己喜欢的方式走。因为这是我的人生，不是吗？"

○ 抽动症表现的过程

再说说孩子抽动症表现的过程吧!

女儿在 2015 年刚满 4 岁,我在她两岁半时发现她有抽动症,那是在我第三次失态,和老公吵架后,我们去了婆家过年,从婆家回来之后,女儿第一次出现抽动症状。女儿本来就胆小,没和婆家人相处过,去了奶奶家很不适应,在奶奶家的那一周经常哭。我本来就不愿意去婆家,本来就心情不好,我一见女儿哭就骂她。

从婆家过完年回来,孩子病了,又咳嗽又呕吐,连着几天输液,孩子的病慢慢好了。

回家后,她睡觉时看到墙上有影子,问我是什么东西,我吓唬她,催她睡觉,她更害怕了,马上睡觉。

接连几天我都用影子吓唬她睡觉。没过 1 周,女儿眼睛开始出现抽动。女儿第一次抽动的症状就是挤眼。我们一度认为这是女儿的坏习惯,曾严厉制止过她,甚至讲过"再眨用牙签戳她"等恐吓的话。被吓唬后,女儿本来轻微的挤眼变成了频繁的用力挤眼。

海夫人:越控制抽动症的症状,症状就越厉害,单纯"止抽",一味"止抽",都会物极必反。

我这才上网查,知道了抽动症,马上采取忽略的态度,然后分析女儿发病的原因。原来是因为孩子睡觉时害怕墙上的影子,我却连续几日吓唬她不睡影子就来了。找到原因后,我给女儿换了睡觉的地方,她的症状马上得到缓解。

女儿 3 岁时症状第二次出现,当时我们去老公所在的城市,给老公过生日。婆婆在那里摔倒了,敷药时,女儿就被吓着了。我到如今也不知道是中药的气味还是黑黑的颜色吓着了她,或者是婆婆痛苦的表情和我紧张的表情吓着了她,也可能是所有这些事都刺激了她。女儿这次出现抬胳膊、耸肩膀的症状,持续快两月才缓解。我们应对的方法是一直陪她玩,让她开心放松,后来症状便慢慢缓解。

第三次出现症状是在女儿刚入园时，吸肚子半个多月，后来她不哭就消失了。

第四次出现症状是在入园第一学期中间，翻眼睛两天，后来自己好了。

第五次出现症状是在暑假。因为她乱打家长，还吐口水，我纠正她一个月她都不听，所以我骂了她，打了她，她便出现严重的翻眼睛症状，一周后好了。不巧的是这时她摔了一跤。第二天女儿症状大爆发，甩手，扭屁股，跺脚，跳跃，简直无法走路，还歪嘴咬牙，用力磨咬，自己常说牙齿痛。这也是我第一次为女儿的抽动症状着急，因为这已经影响到生活了。我们努力使她放松，抽动症状只持续一周多便缓解了。女儿到现在偶尔还会咬牙，抬眉毛，其他都还好。

海夫人：不知道现在这个妈妈是否有所醒悟或者明白了什么。孩子在成长，随着生命力的增长，一切问题都会表现出来。那些曾经受到的伤害不会躲在角落里沉默不语，它们会跳出来刺激你，跳出来的过程就是向你求助的过程，也是给你机会让你改变的过程。

生命之初所受的伤害，需要付出十倍乃至百倍的努力来弥补和修复。如果此刻你拒绝修复，那么将来就需要千倍、万倍的努力，否则遗留给孩子的就是终身之痛。

我想请海夫人帮忙分析一下，我该怎么做才能让孩子重新信任我？我已经认识到抽动症主要是由心理问题引起的，我一直努力改变心态和爱她的方式，对着孩子就笑。可是她的恐惧根深蒂固，经常因为听到我们大声说话、看到娃娃、想到钟而紧张。只要女儿单独和我一起在房间，她就会感到紧张。我陪她做游戏，让她分散注意力，但她还是紧张。女儿看到娃娃类玩具、图像特别容易害怕，看到家里墙壁上的钟也会害怕。女儿去酒店、饭店、别人家等陌生的地方也会紧张，一进去就要出来。

海夫人：对待4岁的孩子，妈妈不用讲太多道理，遇到事情时，把孩子搂在怀里，安抚孩子，告诉孩子你爱她，告诉孩子妈妈就在这里。妈妈是温柔、和善、充满耐心和温情的。

你每天都要耐心地爱抚孩子，和孩子交流，时间不少于半小时。今后你要做一个极具爱心和耐心的妈妈，你的身体语言，你的表情，时刻都在告诉孩子你爱她，在向孩子表白。

和孩子聊天时，要用孩子能听懂的方式和孩子沟通、交流。如果曾经不懂爱，那么从现在开始学会爱。

再说说孩子爸爸。从 2015 年开始，我长期住在娘家，我单位就在娘家附近。孩子与爸爸每月能相处 4 天。孩子爸爸除了赚奶粉钱以外，一直没参与过养育。孩子 3 岁前和爸爸不亲，几个月见不到爸爸，孩子也不念不想。从 3 岁到现在，孩子爸爸在看到孩子生病以后，做了很多努力。现在孩子特别亲爸爸。老公特别有耐心，从不骂孩子。

海夫人：爸爸和妈妈的差别很大。如此说来，应该让爸爸多带孩子，妈妈太凶，脾气太暴躁，以后尽量让爸爸多参与到孩子的生活中来，让爸爸多安抚孩子，多给孩子一些温暖的拥抱。爸爸可以带孩子到大自然中玩，可以给孩子讲故事，可以和孩子一起玩游戏。妈妈在孩子心中造成的恐怖印象需要时间来化解，更需要爸爸的参与来分散。

我很迫切地想让女儿重新信任我，希望她的心力能增强。

海夫人：我很理解你的迫切心情，但是为了你的孩子，我希望你改变遇事急躁的性格，让自己慢一点，再慢一点。目前让爸爸多亲密接触孩子。你的个性太强了，太急了。如果你过于强势，孩子的空间就被剥夺了。你容易上火发脾气，孩子就会害怕。

我知道海夫人最近一直很忙很累，我不急，我希望海夫人给我一些好的建议，万分感谢您抽时间回复！

海夫人：如果你真的想帮助你的孩子，让孩子痊愈，就踏踏实实地努力，一分耕耘，一分收获。对你来说，最难的并不是孩子的抽动症，而是你自己。如果你有一个成熟的自我，完善的自我，就不会在不经意间给孩子造成如此大的伤害。孩子越小，恢复的概率就越高，所以你完全可以借此机会让自己变得更好。某一天，当你感觉到自己内在的变化，感受到那些像魔鬼一样跟随你的暴躁和焦虑烟消云散时，你的孩子差不多就好了。

要想帮助孩子，首先，需要给孩子足够的爱和安抚，弥补曾经缺少的安全感（用袋鼠妈妈的方法）；其次，尊重孩子，给孩子足够的空间和自由，让孩子发展她的自我；再次，让孩子加强体质锻炼，多运动，多到大自然中去；最后，妈妈需要提醒自己减少焦虑和暴躁脾气，营造一个和谐的家庭环境。另外，要提醒妈妈的是，在对待孩子的方式上，不要从一个极端走到另一个极端，不要从过多的限制转变为溺爱。

海夫人： 这个案例的特点是母亲从怀孕时情绪就不好，常处在焦虑、担忧和紧张中，孩子出生后经历了太多的惊吓，老人在带孩子的过程中包办限制过多。

◎ 孩子现在的状况挺好

再看看孩子妈妈 2016 年 2 月 25 日给海夫人的留言：

孩子现在上小学一年级，一切都还好。偶尔会有小动作，孩子的情绪和胆量等方面都越来越好了，成绩处在中上等。从老师那儿打听到她上课能认真听讲，回答问题很积极；她和同学相处得很好，人际交往的进步最大。我现在能站在孩子的立场考虑问题了，但是有时还免不了朝她吼。

2／ "小爱" 的伤害

网友：一直以来，我就想把孩子的成长经历用文字的形式记录下来，可就是没有付诸行动。在这里我回忆一下这 10 年来孩子和我们之间的点点滴滴。

2013 年 9 月，孩子刚满 10 周岁。当初刚怀孩子的时候我才 22 岁，什么都不懂，既然怀孕了那就生呗。虽然领了结婚证，可喜酒还没有办。从怀孕到分娩挺顺利的，我基本上没有什么早孕反应，到马上要生的时候我坐公交车去医院，婆婆在后面叫我慢点走，我还是健步如飞，一点儿都不娇贵。

◎ 剖宫产

我生女儿是采用剖宫产，刚出生的女儿身体健康，我在医院住了一周，就出院了。

海夫人：剖宫产对孩子是有一点影响的，同自然分娩的孩子相比，剖宫产孩子少了一个经历产道的过程。这个过程其实是每个人一生当中第一次接受锻炼和考验的机会。

◎ 婆媳矛盾

出院之后，我和孩子住在乡下的婆婆家，老公在市里上班，只能每个星期天回来，有时加班就不能回来。

海夫人：许多的家庭都是这样，孩子出生后，老人帮着一起看孩子。如果在孩子出生之前，媳妇和公婆之间已经经过磨合，彼此都比较了解，可以和谐相处，那么孩子出生后，老人帮着一起带孩子是可以的。如果没有了解，那么意味着孩子从出生开始就处在矛盾中，孩子内心的天平会被破坏。大人的不和谐必定会形成不同的标准，孩子容易变得不安和烦躁。

在我坐月子的时候，我婆婆为了方便照顾孩子，在我的房间搭张小床，和孩子一起睡。晚上孩子要吃奶时，她就把孩子抱过来，孩子吃完以后就跟她睡，我没感觉太累。后来孩子满月后，晚上就一直跟她睡。现在想想我那时晚上没有亲自照顾孩子，心里很后悔。

白天公婆做饭，烧菜，把我照顾得无微不至。可是时间久了，矛盾就慢慢地出现了。我婆婆很强势，我也挺任性。譬如给孩子洗澡，她只管抱着孩子，逗孩子，让我去准备洗澡水，我心里极不情愿，可是我没有说。另外，抱孩子出去玩的永远是她，我只能在家里整理孩子的东西或者洗衣服。次数多了，我就说："你把我当成奶妈了，孩子饿了就抱过来让我喂奶，吃完马上抱走。"

我的奶水不多，有时我想早上给孩子喂奶水，可她已经给孩子喂奶粉了。我问她为什么，她说孩子饿了，她就泡了。我说："你早上抱过来肯定有奶水的。医生也说了，要小孩多吃，奶水才会多。"我说过几次，她还是我行我素。那段时间我觉得她要把我的孩子抢走。我妈妈开导我说："你毕竟是孩子的妈妈，谁也抢不走的。"其实如果那时我晚上自己带孩子，也许一切矛盾就解决了。

海夫人：这样的矛盾必定会发生。妈妈虽然被照顾得很好，但是失去了第一监护人的地位。其实，对孩子而言，妈妈是第一位的，婆婆应该尊重并听取妈妈的意见。但是婆婆因为付出得多，自然觉得自己有资格这样。

○ 母女分开

孩子8个月大的时候，我到市里工作，婆婆不愿跟我们到市里生活，我只好把孩子留在乡下，由婆婆照顾孩子。

我们一到星期天就回家看孩子，孩子跟我们不亲。在乡下，我要孩子跟我们睡，孩子不肯，婆婆怕我们不会带孩子睡，不让孩子跟我们睡。当着孩子的面，我跟婆婆又吵起来，吵着吵着就变成了我孤军奋战。那段时间每次回乡下我们都要吵。

海夫人：我很理解妈妈的心情，谁都希望自己的孩子和自己最亲。我也能理解婆婆的行为，过度保护孩子，不放心年轻的父母，婆婆的确为这个孩子辛苦付出了许多。其实大家都是爱孩子的，结果却在各自的"小爱"中丢掉了最宝贵的和睦气氛。

孩子到了3周岁，我想让孩子上市里的托儿所，请婆婆在市里帮助接送，婆婆不答应，我只好继续把孩子留在乡下，我们每个星期天回去看孩子，有时遇上加班，我们一个月都不能回去看孩子，孩子跟我们的感情越发淡了。

海夫人：婆婆在潜意识里已经把孙女当成了自己的女儿。

○ "小爱"的矛盾

孩子4周岁了，该上幼儿园了，我下定决心要让孩子上市里的幼儿园，婆婆显然不放心我们自己带孩子，很不情愿地跟孩子一起来到我们家。

原以为孩子在和我们住在一起以后跟我们的感情会很快变好，可我忽略了在孩子成长最重要的头三年，她已经把我婆婆当作是最重要的人了。

也许我那时心里很急，想马上让孩子把我当成她心里最重要的人。晚上孩子在我婆婆房间玩，我就叫孩子过来看电视，看动画片。她刚开始对电视一点也没有兴趣，因为婆婆难得看电视，她也不看，每天就跟着婆婆到田里玩。现在的她特别喜欢看电视，对电脑倒没多大兴趣。

海夫人：在大人的矛盾纷争中，最受伤害的就是孩子。婆婆让孩子这样，妈妈又让孩子那样，大人的矛盾会造成孩子内心的冲突，影响孩子的成长。大人们却毫不知情，都觉得自己在爱孩子，自己是为孩子好。其实孩子多到田间地头接触大自然没什么不好。

我婆婆虽然人在城里，可一到星期五马上带孩子回乡下。孩子可能从乡下到城里生活不适应，再加上乡下城里来回折腾，刚上幼儿园一个礼拜后就病了，因急性肺炎住院输液。

在医院期间，我跟婆婆吵架，我怪她既然来市里了就不要老想着回老家去。她怪我每天晚上不让孩子早睡，非要和孩子玩，看电视。最后我和婆婆的矛盾变成了我和老公的矛盾。孩子出院没几天又咳嗽，总是干咳，我们以为肺炎又犯了，就带她到医院输液，输了几天也没见好，医生也没说出为什么。

海夫人：这个时候很可能就是抽动症症状表现。

我们考虑换家医院。我婆婆听说张家港有一家中医院治咳嗽效果很好，就带着孩子去看，配了好多中药，要吃好几个疗程。刚吃完一个疗程，孩子就好了，可婆婆说药还是得吃完。看着孩子吃药，还得哄着吃，我心里特难受。

孩子好了以后，我婆婆就对孩子更加呵护了。孩子上学时，中午接回家来睡午觉，睡完再送去学校，就这么折腾着。婆婆要求孩子晚上必须早睡，也不准她看电视，总告诉她什么东西该吃，什么东西不该吃，不让吃海鲜，不让吃鱼类。我说只要不咳嗽就可以吃，她就是不让孩子吃，我们会当着孩子的面吵。我要让孩子跟我们睡，我婆婆就是不让。为了这些事，我和婆婆不知吵了多少回。孩子虽然不懂，可都看在眼里。

那段时间孩子特别抗拒睡觉。婆婆非要叫孩子早睡，多睡，中午接回来两个小时非要叫孩子睡觉，哄着，骗着，陪着她睡，晚上7点就要孩子睡，孩子不听，她就说到孩子听她话为止。

那段时间孩子半夜总会惊醒，要哭好长时间。孩子在幼儿园的3年几乎是在药罐子里长大的。我跟我婆婆的矛盾也越来越深，终于到了爆发的一天。

孩子又咳嗽了。我虽然人在上班，但心里特别难受，孩子每次咳嗽我心里就非常着急。为什么孩子咳嗽迟迟不好？于是我上网查，想找一家好的医院给孩子治病。我在网上看到一家专门治疗咳嗽的医院，离我们家也挺近，我就想带孩子去试试。我把这个想法跟婆婆说了，婆婆第二天说她打听过那家医院了，去看过病的人都说不好（其实那家医院在我们当地是专门治疗呼吸道疾病的医院，还蛮有名气的），不同意我带孩子去那家医院看病。

我又因为给孩子看病的事和婆婆吵起来，这次吵完后婆婆就回乡下了。我就辞职独自在家带孩子。我带孩子到那家医院去看了，也没有得到我期望的答案，孩子还是这样无缘无故地干咳。我一听到她的咳嗽声就特别揪心。

经过半年的折腾，我又出去找了份工作，婆婆又进城带孩子，矛盾仍然继续着。

海夫人：孩子这个时候已经表现出抽动症症状，可惜大人们没有察觉。矛盾在继续，错误也在继续，所以孩子的症状也在反反复复。

◎ 症状持续出现

这个咳嗽的怪病一直在我们家里阴魂不散，过段时间就来，孩子一感冒就把我们全家人吓得你怪我，我怪你，不可避免地发生一场战争。

对于这个咳嗽的怪病，我们一直按呼吸道疾病来医治。如果孩子有别的症状出现，比如摇头、点头等，我们就有可能少走些弯路。

后来我们又在耳鼻喉科按照鼻炎来治疗，治了一半，咳嗽还是没好，大夫建议我们到神经内科去看看，我这才第一次听说抽动症。

◎ 确诊抽动症

我们带孩子来到神经内科。医生听完我们的叙述，就给孩子配了点药，是什么药我忘记了，反正是精神类药物，副作用也蛮大的，他还说要连吃3个月。

回到家以后我上网查药的副作用，一查把我吓一跳。这药就是给忧郁症、精神病患者吃的，副作用很多，它还会引起发胖、记忆力减退等症状。

我不想再让孩子吃药了，于是在网上寻找抽动症的康复方法。无意中我看到了一个抽动症网站，一进去就看到好多家长在为孩子咨询各种问题。我看到其中有一个家长提到是海夫人的文章激励了他，我就去读海夫人的日志。我一口气读了好几篇日志，觉得终于找到不用吃药就能治疗孩子的病的方法了。我也从海夫人的文章中领悟出女儿为什么会这样一直干咳。

○ 调整，转变

从确诊孩子患抽动症至今已有快 3 年的时间。在这期间，我一直在调整自己，尽量不在孩子面前跟我婆婆吵架，即使有了矛盾，我也忍下来。孩子的脾气还是很大，症状不仅仅是干咳，有时点头，有时摇头，在紧张的时候总是干咳。是我们大人之间的矛盾影响了孩子，孩子才变成这样。

海夫人：这位妈妈的觉悟非常不错，很快发现问题的根源并马上改变。所谓积重难返，多年的家庭矛盾对孩子的影响不是短时间内就可以抚平的。这位妈妈需要更大的努力和进步，还需要得到家庭成员的配合。如果她是一个人孤军奋战，那么想让孩子康复，难度比较大。不和谐的家庭环境给孩子造成了创伤，要修复这创伤，和谐是首要的条件。

我一直在努力，可收效甚微。我知道，这是孩子在向我讨回几年前我们欠她的债，我会一如既往地爱孩子，我会引导孩子做个正直、善良、内心没有缺陷的人。

海夫人：坚持努力别放弃，付出一定会有收获。

婆婆是个特别强势的人，什么事都是她做主，什么事她都要过问，也很有力气，是干农活的一把手，比我公公都厉害。

老公什么事都听父母的。以前我常常和他吵架，把我跟婆婆之间的不开心告诉他，经过这么多年，我知道说也没有用，现在我不说了，我的转变对老公也是有影响的。

在我老公家里，我婆婆跟老公的爷爷奶奶之间有着很深的积怨，我老公从来不叫爷爷奶奶。刚进入这个家庭时我感觉很别扭。在我女儿两三岁的时候，有一次老公的奶奶叫我女儿，我让我女儿叫老奶奶。我女儿说："奶奶不让我叫，还不让我去他们那里玩。"我想再怎么深的积怨，也不要牵扯到下一代。老公的爷爷住院，我说过好几次要跟他去探望，老公都不肯，好不容易被我说服了，我买了点东西，他还跟我吵。他爷爷奶奶现在都去世了，可我觉得婆婆跟他们之间的积怨依然埋在我老公的心里，我不希望我的孩子也在仇恨中成长。

海夫人：婆婆居然把和上代人的积怨这么直接地告诉孩子。虽然我明白婆婆是因为积怨太深，自己内心无法排解，才会在孩子面前表现，但婆婆的这种行为真的不大妥当。家人应该多关心婆婆。如果婆婆可以在家里人面前适当宣泄，就不会如此。其实每个人都需要关心，都需要爱，无论是老人、孩子，还是我们自己，善待身边的人其实就是善待我们自己，福去福来，爱出爱返。

合理有效的沟通，适时的心理疏导，对我们每个人都是有益无害的。

我以前是个特别任性的人，是我的任性伤害了孩子幼小的心灵，还让年迈的父母为我担心。当知道孩子得了抽动症以后，我在积极改变，我希望我的改变能影响到孩子和老公。我对婆婆还是心存芥蒂，老人的想法太难改变了。

海夫人：你可以让自己变得更好，一直努力下去。每个人自身都有一个磁场，当你足够好的时候，你身边的人都能感觉到，相信自己，加油！

这位妈妈的压力比较大，她知道问题的根源在哪里，但是目前没有能力完全应对，当然也不必太焦虑。孩子已经10岁了，已经不是那么好引导了，所以妈妈一定要努力，多学习，多思考。所谓事在人为，坚持努力，一定别放弃，多和家人沟通，用他们可以接受的方式沟通。既然都爱孩子，就从为孩子好的角度出发，相信家人，更相信自己。

海夫人：这个事例具有代表性，大人们以"小爱"的名义抢夺孩子，使家庭积累了矛盾，爆发了冲突。冲突之下，伤害的是孩子幼小稚嫩的心。这个世界上最宝贵的不是黄金白银，而是一颗正在成长的心。心受伤了，痛了，世界都将失去颜色！

○ 孩子现在一切正常

再看孩子妈妈 2016 年 2 月 25 日给海夫人的留言：

孩子现在挺好的，一切正常，已经不像小学时那样频繁生气。她现在上初一，青春期的叛逆也出现了。我们一说她，她就会跟我们顶嘴，我们有时候都说不过她，不过我们都在努力积极地引导她。我现在心态挺平和，就是接纳所有的一切，再尽力引导。

3/ 和谐是生命的畅想曲

网友：我出生在一个军人家庭，父母两地分居。父亲在某军区部队工作。母亲在铁路系统工作。我从小跟爷爷奶奶在乡下老家生活，直到 20 世纪 70 年代中期才回到城里读书。

我的童年不是很快乐。在乡下，我的体质不如当地孩子，玩的游戏也跟他们不一样，偶尔回到城里和妈妈在一起生活的时间也比较短，没有固定的小伙伴，大家都把我当成外来人。

上小学后，爸爸调回老家前的那两年半时间我很快乐。我在班里的体育成绩很好，小伙伴玩的游戏我样样都很精通，大家都爱和我玩，我的学习成绩一般，但并不差。妈妈要上夜班，根本没有管过我，妹妹比我小好几岁，回家还可以逗妹妹玩。父亲调回老家后，我们搬到了部队大院居住，直到成年以后我随父亲到外地，离开老家。

○ 军人家庭，家教严格

我家的家教很严格，父亲的要求是：无论走到哪里，都要让别人说你一个"好"字。我现在觉得这个要求太高了。这个要求不仅是针对我们，也是针对他自己。我觉得他很辛苦，在外面没有人说他不好，都说他脾气好，性格好，处理问题有方法，有水平。父亲凭着自己的能力和勤奋，从老家调到外地，一直干到正军职退休，按政策我随他调到了外地。

人总是在寻求平衡。父亲在外面都忍着，在家里脾气就相当暴躁，和我们说话时态度简单粗暴，都是命令式的。他的口头禅是："服从命令是军人的天职。""我说的时候你们就听着，有则改之，无则加勉。"如果我稍有不听，再和他犟嘴，换来的就是拳打脚踢。

我记得我最后一次挨打是在成年后，我都上大学了，父亲还当着我男朋友的面对我一通暴打。

我从小就恨我爸爸，我宁愿有一个捡破烂的爸爸，每天陪着爸爸外出捡破烂，只要他在刮风下雨的时候能给我披上一件衣服，不打我，也不骂我，默默地给我做好一口饭，这就够了。

说实话，我父亲有些瞧不上我和妹妹，他说，如果有个儿子，他就会好好培养。母亲在家没有话语权，她对自己的评价是"野地里的一棵小草，自生自灭"。

我上大学时恋爱了，毕业后只要结婚，单位就能分房。为了早点脱离这个家，我没有征求父母的意见，自己拿着户口本就把证领回来了。

因为家教严格，我的原则性也特别强。父亲说："做不到的事，不要承诺，做到了，不说别人也会看得见。"我受父亲的思想影响很深。老公夸夸其谈许下的诺言，让我觉得虚假、不诚实，仅仅一年我就和他离婚了。

海夫人：服从命令是军人的天职，而家是讲情的地方，如果把家当成了部队，家庭就失去了基本的温馨和谐。在家庭中一旦缺少和谐，难受的就是家庭中的每个人。

和谐是生命的畅想曲。如果没有和谐，家庭成员之间就无法正常沟通交流。家庭成员之间的情感交流一旦被堵塞，每个人的生命就无法从家庭中得到养分。

僵化、扭曲、固执、漠视，这些因情感交流被堵塞而出现的负面情绪产生的影响将会成倍增长。

和谐的家庭能滋养家庭中的每个人，不和谐的家庭会给家庭中每个成员带来不同的伤害。

○ 悲剧性延续原生家庭的模式

在别人眼里，我好像高不可攀，但我真的很难找到合适的结婚人选。

后来我无奈地和现在的老公结婚，婚后几乎没有感情基础。紧跟着女儿意外地降临了。女儿的降生让我很失望。如果我生的是男孩，我就能在父亲面前扬眉吐气了；我只有把女儿培养得非常优秀，才能战胜父亲。我好像一直就不服气，不但自己工作努力，评了高级职称，还努力兼职做自己的事情，就是不能让我父亲瞧不起我。

祸根就这样埋下了。我对孩子拔苗助长，要求苛刻，原则性极强，要求她做到的事不能打一点折扣，对孩子没有耐心和爱心，总之我把父亲对我的那一套都用在了她的身上。

我还安慰自己，我对孩子的做法比父亲当年对我的做法宽松多了。毕竟我还会爱她，还会给她讲道理，还会陪她，等等。现在看来，只能说我的孩子没有我的抗压能力强。有时候回想起在面对我父亲时，我曾经愤怒得说话都结巴了，不知道这是不是抽动症状，那时我心里肯定翻江倒海或思路混乱。这导致我平时不爱多说话，说多了就会口吃。我讲述一件事不够生动有趣，也不爱与人闲聊瞎侃。随着年龄的增长，我几乎没有这些障碍了。

海夫人：她没有意识到她在复制父亲的模式，把自己曾经经受的一切痛苦又全部给了自己的孩子，并且这种复制带着愤恨的情感。"种瓜得瓜，种豆得豆。"她用恨的情感在孩子的内心能种出什么？

我把孩子送到了当地最好的小学，并且让她上寄宿班。孩子从小就不会爬，运动协调能力差，在学校参加体育活动时跟不上同学。她提前一年上学，在班上年龄最小，个子最高，在班上没有一点优势，总有同学不爱和她玩，这都没有引起我的重视，甚至我根本不知道这些事。上初中后她才告诉我，她在小学过得很压抑，没有好朋友。上寄宿班的孩子都很成熟，同学之间的圈子很多，她什么圈子都加不进去。上中学就好多了，至少她比在小学快乐。

海夫人：其实这时家长就应该意识到孩子敏感、不抗压的特点，不能对她过于严格，要改变教育方法。妈妈处处要求孩子做到最好，完全是出于对自己父亲的报复和要面子的心理，她忽略了孩子的内心和情感方面的需要。教育需要因材施教。

上小学的孩子对父母非常依恋，有很多情感需要，这个时候我认为不适宜住校，尤其在小学五年级之前最好不要住校。

○ 女儿的症状表现

女儿 5 岁多出现眨眼症状，去医院看病，大夫怀疑是抽动症，吃了药进行调理，后来就好了。

上小学二年级时，孩子出现了摇头、甩胳膊、仰头、点头等症状，我又带她去看病，医生说孩子患的是抽动症。

这一看就是 4 年多，断断续续地吃药，反反复复地出现动作。我不明白她的头为什么会动，我还无数次问她能不动吗，她再动就去看医生。孩子就说可以不动，可我看她还在动，就继续带她看病吃药。我当时不了解抽动症，无法理解这种现象。

海夫人：妈妈从来没有想过改变自己的态度和方法，妈妈只是一直带孩子看病，一看就是 4 年多。

我在网上疯狂地查资料，但还是不明白，不理解。我看到一句话：抽动症到了青春期就会好。于是我就盼着她来例假，一来就会好了，我自己从来没有想过做改变。

小学升初中时，我还给孩子施加压力，那时她的症状全面爆发了，不停地摇头，每分钟都在摇，连嘴角都有肌肉绷紧的表现。我又带她看医生，但根本止不住。5 月份她来例假了，但依然止不住地摇头，我彻底崩溃了。

6 月份女儿开始发声，从早到晚都在嗷嗷叫。看着她不停地摇头，不停地嗷嗷叫，我无言以对，我发誓不再对她发脾气，要耐心地对待她。

从那以后，当我痛苦无助的时候，从不喝酒的我会在夜里端起啤酒杯默默地喝酒。我抑郁了。我到了医院，在医生面前痛哭流涕。大夫说有好多这样的孩子都在他们医院看好了，让我们到儿科去看看。

尽管我看到群里很多人都在说西药的坏处，可我没有办法了，决定试试。医生说药物治疗至少要 1 年，最多 3 年就能稳定了。我抱着希望，给孩子吃了西药，吃了7个月。孩子还是有些小动作，而且一直在发胖，例假也不正常了，到后来一直不来例假了。看着体型变样的孩子，我下决心给她停药了。不管她是否反复，我都不会再给她吃西药了。

海夫人：抽动症孩子症状的表现是身心状况的晴雨表。孩子症状爆发得越厉害，就说明孩子由身心不平衡造成的内心煎熬越大。如果单纯"止抽"，就好比孩子体内有个疯狂的魔鬼在肆虐，想要跑出来，家长却想用强制的方法硬把这个魔鬼压回去，压回孩子的身体内。

抽动障碍是由孩子的特殊性和环境的不和谐引发的一种身心不平衡的表现，既然是身心不平衡导致孩子抽动，那么家长要努力帮助孩子，让孩子身心达到平衡，抽动障碍就会好起来。（参看本书《海夫人关于抽动症康复的理念》《抽动症最简单的康复方法——平衡》）

2013年2月底，我给女儿停了药。4月份她又开始摇头、发声，虽然症状比2012年稍轻点，但也很猛烈。中药、西药、针灸，还有颈椎治疗，我都给她试过，哪一种办法都没效果。我现在横下一条心，反正是不能给孩子用药了。孩子摇头多的时候我尽量少看她，发声多的时候，晚上吃完饭我们就出去遛弯。回到家我还是要笑着面对她，提升老公在家的地位，自己真正做到爱老公、爱孩子，把自己对她的爱说出来。

我深刻地意识到孩子这样是家长的问题，家长放不下，孩子就会受到压抑。我不断地要求自己改变，想想海夫人的孩子完全好了，这样的例子就是我的希望。我在改变中等待，我在痛苦地自我蜕变中等待她的好转。

为了减少家里的矛盾，我父亲和母亲都搬回老家住了。2015年过年时他们看到孩子时感到很欣慰。孩子体型正常了，减肥成功了，几乎没有症状了。偶尔有发声，我认为那只是发泄一下，我相信她肯定能彻底好的。因为她自主能力很强，我相信她能战胜自己。

我觉得，孩子患有抽动症，问题大多出在家长身上，而且父母一方的原生家庭肯定有问题。家长自己就是带着问题长大的，只是没有意识到，或者随着时间的推移，家长自身的强大已经抹去了过去曾经受到的伤害。

海夫人，现在孩子和我们的沟通还是不多。我的话稍没说好，她就会不高兴。暑假时有一次她哭得非常伤心，我问她有什么事，她说和我无关，就是心里特别不舒服，心里难受，这种难受是我理解不了的。我说："你有什么事跟妈妈说吧，妈妈就是你最好的听众。"她说她就是不想跟我说，她要找一个我不认识、她也不认识的人聊，或者在网上找个不认识的人聊聊。

海夫人，您能说说她这是为什么吗？我该怎么帮助她？

海夫人：孩子已经进入青春期，有了自己的个性和认知，此类情况的应对方法可参看本书《抽动症孩子到了青春期怎么办》。无论是从内心情感上，还是从身体上，这个孩子受到的伤害都是不小的。前面的路还很长，希望这个勇敢的女孩能自己面对并走出来。

我给这个妈妈的建议就是尊重孩子，尊重孩子的自我，尊重孩子的生命状态。

我知道妈妈迫切希望孩子立刻能好。损毁一样东西比修复它容易得多，妈妈现在面对的就是最艰难的修复过程，采取什么样的方式，效果才能更好呢？

1. 尽量成为孩子的知心朋友

家长要尽量成为孩子的知心朋友，我们只会在知心朋友面前坦露心声。如果抽动症孩子不向父母坦露心声，父母就无法做到合理有效的疏导，疏导的前提就是充分的沟通和了解。

2. 多运动

父母要让孩子多运动。我从15岁开始情绪自救的第一步就是跑步。我经常提醒父母要多带孩子到大自然中运动，这是因为一个人如果每天运动半小时以上，并且长期坚持，就可以极大地改善情绪，让不稳定的情绪逐渐稳定。运动可以缓解焦虑，改善抑郁状态。

3. 接纳生命中的一切状态

父母要接纳生命中的一切状态。这位妈妈还无法做到这一点。她口头上说改变，实际上她的这种改变是表面的，她只是希望孩子不再出现症状，并没有爱孩子爱到骨子里，并没有真的坦然接受孩子抽动症的事实。为了治愈孩子的抽动症，她什么方法都用了。现实逼着她接受，但她骨子里还是没有接受，她只是希望孩子不再出现症状。

我的批评可能有些重。如果她对抽动症始终无法有一个本质的认同和接纳，她就无法走上真正帮助孩子的"长征之路"，想要扭转乾坤必须"长征"。

海夫人：这个案例最典型的特点是孩子的内心一直是堵着的，父母没有对孩子进行心理疏导。为什么会这样呢？因为家庭成员之间缺乏沟通交流，妈妈一错再错。妈妈受原生家庭的影响，不懂得同身边的亲人和谐相处，总是采用强制的方式。

○ 孩子目前比较稳定

再看孩子妈妈 2016 年 2 月 25 日给海夫人的留言：

现在孩子还好，算是稳定了，会有些小动作，但我已不关注这些了，我关心的是她的心理健康和亲子关系。昨天她过 15 岁生日，我和她爸爸各自写了一封信给她，她很感动。我们现在生活得很开心！要谢谢您给了我无形的力量。我真的很佩服您能这么真实地展示自己和孩子的一切。我从来没有对任何人说起过这些事，真的是没有勇气面对，哪怕已经过去。很感谢您帮助了千千万万个迷茫的家长！

4/ 与症状死磕的十年

网友：海夫人，您好。今年有幸知道有您这样一位好妈妈，您的书我还没有拜读完，就想迫不及待地想和您聊聊，真羡慕您家的孩子已经好了。

我儿子今年 15 岁，2008 年 12 月初得了过敏性紫癜，入院治疗一个月，后来得了抽动秽语综合征。那时我从来没有听说过这种病。孩子刚开始眨眼睛，后来手脚不由自主地乱动。我带着他到处寻医问药，好多个医院都去过了，不停地咨询、治疗、吃药、调药，中药和西药都用过了，还是没能治好孩子。

2013 年，有大夫推荐我去北京治疗，她说别在本地浪费时间了，去北京看病吧，要不然孩子就要得上精神病了。于是我们去了北京，开始了长达四年的治疗。刚开始治疗的效果很好，孩子的病情得到了控制。到了2014年，病情开始反复，时好时坏，严重时医生就加大药量，直到2018年，即使用了最大剂量的药物也控制不住症状了，于是就换了其他药物，但就是好不了。

直到2019年，我儿子的数学老师给我推荐了您的书，读了您的文章以后，我果断地把吃了四年的西药停了。

我要是早点儿认识您该有多好，孩子停药两个月后还比较稳定，最近又出现了症状，我仍然没有再给他吃药。

海夫人，我家孩子的状况和您的孩子非常相似，我现在该怎么办？

十年了，在这十年里，为了给孩子治病，我快要倾家荡产了，房子卖了，花了几十万元，孩子遭了很多罪，用过中药，用过西药，用过物理治疗法，只要哪里有治疗的办法，我都去试过了，现在我真的没有办法了，一看见他出现症状，我的心就像被针扎了一样难受。我给予了他生命，却不能让他快乐地活着。

海夫人：过敏只是导致出现抽动的诱因，并不是导致抽动症的成因。（建议参看本书第四篇的文章《抽动和抽动症的区别》《鼻炎、颈椎问题、过敏、扁桃体肿大等情况引发的抽动》）

孩子本来就患有抽动症，只是过敏性紫癜让症状变多了。孩子因为过敏性紫癜而住院接受治疗，这个时候即使抽动症状变多了，还是应该治疗过敏性紫癜，只要将过敏性紫癜治好就可以了，不需要反复治疗抽动症。

这是一个与症状死磕的案例。家长反复求医问药，十年来做的事情就是为症状而忙碌，十年的目标就是控制症状，消灭症状。家长以为只要症状没有了，抽动症就好了。家长觉得消灭症状，让症状消失就是在治疗抽动症。

在长期反复求医问药的过程中，如果这位家长碰巧遇到一位好医生，如果医生告诉家长不要过度关注症状，也许家长不再与症状死磕，就会不再四处奔波求医问药，转而好好生活。

果果是大蒋拍摄的纪录片《妥妥的幸福》里的那个广州女孩，她在最后一次就医时，在北京遇到了一个好医生，然后停掉了吃了十年的药，不再继续四处治疗。

从家长上面的那段话中，大家可以感受到家长的抱怨、痛苦、愤恨和不平。家长觉得上天很不公平，并没有做到反思和反省。因为在这十年求医问药的过程中，家长的关注点一直指向外部，家长认为孩子病了，孩子出了问题，孩子需要治疗，孩子需要吃药。家长只是在纳闷孩子吃了药，为什么不好起来呢。

试问一下，在长达十年求医问药的过程中，家长爱的真是这个孩子吗？家长到底爱的是这个孩子本身，还是家长头脑中完美的、符合标准的、理想中的孩子呢？

这位家长认为，孩子出现症状说明孩子的表现不够完美，孩子不符合家长心里的标准。孩子只有符合了家长的标准，家长才不会感到焦虑，才会对孩子感到满意，才不会觉得失败、丢人。

症状本是孩子的一种表达，却变成了家长眼睛里容不下的沙子，家长无法容忍孩子出现这样的症状。

◎ 错误的认知导致错误的行为

有的家长过于关注孩子的症状，以至于无法看见孩子，无法明白孩子症状背后要表达的信息。

海夫人当年牵着孩子的手走在马路上，当孩子抽得又蹦又跳的时候，当孩子抽得往前走三步往后退一步的时候，当孩子抽得会突然停止脚步，身体像拧麻花一样紧缩一下的时候，我看到的是孩子，并不是症状，我会看着孩子，告诉孩子："宝贝，没关系，没什么，想动就动。"

我如果当年看到的只是症状，而不是孩子，就无法做好心理疏导，会因为症状而焦虑得疯掉。

正是因为我始终看到的都是孩子，看见就是爱，所以在那段艰辛痛苦的日子里，我的孩子虽然经历着巨大的干扰和影响，我的爱始终陪伴着他，我的理解和接纳始终陪伴着他。

我的爱并不能减轻或缓解他的痛苦，只能温暖他的内心，我可爱的孩子在 8 岁的时候就这样表达过。干扰、苦难和折磨能让一个 8 岁的孩子过早地思考、深思。

我孩子的抽动症之所以得以康复，是源自他自己的力量。在孩子成长的过程中，在我的引导下，在我爱的陪伴下，孩子的身体、情绪和内心都得到了锻炼和提高，从而获得了康复。

这位与症状死磕的家长说过一句话："我给予了他生命，却不能让他快乐地活着。"她表达的依旧不是爱，而是对于十年求医问药没有获得理想的效果（抽动症好了）的幽怨情绪。

爱他便如他所是，而非我所愿。

◌ 本该正常生活的十年

在这十年里，这个孩子完全可以快乐地生活，完全可以像普通的孩子一样生活，经历本该经历的，面对本该面对的，追求本该追求的，而不是一直背负着"我有病，我得看病，我需要治疗"的沉重负担，每天面对着家长的焦虑、担心和郁郁不快。

如果孩子的抽动症不是很严重，那么一般无须治疗。目前抽动症的成因不明，没有哪种药物能够治愈抽动症。无论是药物，还是仪器，还是手术，都只能起到缓解症状的作用。

只有在抽动症非常严重的时候，比如引起了躯体性障碍，或者损伤到了躯体，甚至严重地影响了孩子的日常生活，影响到了孩子的睡眠，才需要进行综合治疗，也就是药物治疗和心理辅导相结合。药物治疗能够帮助孩子缓解症状，缓解身心的紧张感，保护孩子的躯体，避免影响到孩子的日常生活，等到症状缓解或稳定后，就可以考虑慢慢停药。此时治疗的效果只是在极端的情况下暂时缓解症状，减少妥妥的痛苦，并不能治愈抽动症。

抽动症真正的康复需要妥妥自身的力量、自身的努力、自身的调节和自身的成长。在抽动症的康复过程中，妥妥自身的作用永远排在第一位，任何外在的治疗方法都只是辅助手段。

5/ 治疗抽动症的十八年

○ 一个整整治疗了十八年的真实抽动症案例

这是一个真实的个例，家长给孩子坚持治疗了十八年，在这十八年里，孩子从来没有断过药。家长错误地理解症状，错误地理解抽动症，走入了治疗误区，孩子的十八年到底是怎样度过的？从孩子初中开始治疗，一直治疗了十八年，一直治疗到现在。

孩子从初中开始接受治疗，当时便辍学在家，被当成了一个病人，一个不正常的人，从此开始了漫长的病人生涯，辍学不学习，闲着不工作，十八年里唯一做的事情就是看病、吃药、治疗，如今变成了一个三十多岁的孩子，没有工作，没有结婚，没有自己的朋友圈，没有属于自己的生活。

海夫人：关于抽动症的治疗，家长应该在势在必行的情况下经过权衡利弊后做出选择。治疗的目的是暂时缓解症状，暂时减轻妥妥的痛苦，避免影响妥妥的日常生活。家长不应该将这种治疗持续终生，更不应该单纯采取药物治疗。

○ 从来没有放手，一直高度管控孩子的家长

当我和这位家长预约咨询的时间到了，电话铃响了起来，电话接通后，对方用免提的方式讲话，我能听到电话里有两个声音，一个人的声音非常清晰响亮，是妈妈的声音；另一个人的声音弱弱的，像是爸爸的声音。妈妈在电话里告诉我，他们是孩子的爸爸妈妈。

我问："孩子多大了？"

妈妈说："孩子 30 多岁了。"

我一下子愣住了，孩子已经 30 多岁了，已经是成年人了，父母的做法很不妥当。这个 30 多岁的成年人早已不是孩子，他应当独立面对自己的问题，自主选择自己的人生，自己决定自己的道路，包括这次咨询，这是属于他自己的事情，自己的事情怎么能由他人代劳呢？即便这个人是父母。

我非常清晰地告诉妈妈："孩子 30 多岁了，已经是成年人了，你把电

话给孩子，我直接和孩子说。"

孩子接过电话，非常有礼貌地说："海阿姨，你好！"

我回答："你好！你到房间里接电话，进房间后把房门关上。"

这个 30 多岁的成年人照做了。

我和这个抽动症成年人聊到快结束的时候，他跟我说："海阿姨，你能不能跟我妈妈说一下？我爸爸妈妈一直把我当成病人，当成不正常的人，什么事都要管，这个也怕，那个也怕，怕我出去会出问题，总是管着我。"

我说："好。"然后我让孩子把电话交给妈妈。

妈妈拿起电话后的第一句话就是："海夫人，你看他这个药……"

我告诉妈妈，关于吃药的这个问题我已经和孩子聊过了，我希望她不要继续管控孩子了，孩子的人生是属于他自己的，孩子已经失去了十八年，不能再这样下去了。

还没等我把话说完，妈妈就打断我的话说："可是，海夫人，他出去总是和别人发生矛盾，和别人吵架。"

我有些生气了："他和别人吵一次架，就会获得一次经验和体会，他自己会思考。他和别人吵两次架，就会获得两次经验和体会，会再次进行思考，经验和体会积累多了，他自己就会慢慢学习和调整。如果你怕他出去和别人吵架，把他关在家里，那么他如何成长，如何学习，如何提高？"孩子的成长过程是属于他自己的，如果没有任何经历和体会，那么就如同被人为地掐断了脖子一样。

这么多年以来，这位妈妈一直对孩子高度管控，认为孩子有病就要辍学治病，觉得孩子经常和别人吵架，就把孩子关在家里，觉得孩子能力不够，就不让孩子参与任何事情，比如学习和工作。

这位妈妈好像对我的话接受不了，我继续说："你们曾经错误地理解抽动症，错误地理解孩子表现出来的症状（动作），你们用错误的方式耽误了孩子十八年，难道你们还想这样继续下去吗？"

我和这位妈妈聊了大概 10 分钟，我感觉这位妈妈是家里的主导人物，家里的大事小事都由妈妈拿主意。

这位妈妈对孩子包办管控过多，采用的是共生的养育方式，不相信孩子，不给孩子成长的机会和空间。（有关共生的养育方式的相关内容，建议参看海夫人的第二本书《看见才是爱》）

○ 被耽误十八年的成年"孩子"

在咨询过程中，我一直在和这个已经 30 多岁的抽动症孩子聊。

1. 治疗经历

他告诉我，在他上初中时抽动症爆发，于是开始看病治疗，一直吃药到现在，整整治疗了十八年。

他服用西药的最高纪录是一天吃 8 片氟哌啶醇和 4 片治疗精神分裂的药物，目前吃四种精神类西药。

他还去莆田系医院做过脑部手术，具体是哪种脑部手术，我没有去问，也不需要问，手术肯定不靠谱，因为事实就摆在这里。

他还曾经长期吃中药，到后来一吃中药就吐，就停了中药。

2. 最初只是抽动症

听完这个已成年的抽动症孩子对治疗过程和经历的介绍，我问他患的是不是单纯的抽动症，是否还有其他并发症，比如抽动症并发精神分裂、抽动症并发强迫症等。他说他没有并发症，好几家医院都确诊为抽动症。

3. 最初抽动症症状爆发只是强烈的身体动作表现

这个已成年的抽动症孩子告诉我，他在初中症状爆发得很厉害，动得很厉害，根本没法上学，所以就辍学了，开始采用药物治疗。

我告诉他，抽动症的这股力量是需要释放出来的，症状爆发并非坏事，做出动作比压抑着好。你如果当初知道应该把这些动作释放出来，现在就不会是这个样子。十八年的药物治疗都是在控制症状，是在"止"抽，没有进行运动锻炼，没有进行心理疏导。

因为错误地理解症状，错误地理解抽动症，他的父母和他理所当然地认为需要通过治疗来消除症状，所以才会一直反复地进行治疗。

任何外力都无法消除掉抽动症的这股力量，因为抽动症的这股力量是属于妥妥自身的。要想化解抽动症的这股力量，需要采用由内而外的化解方式，外部治疗只能起到暂时缓解症状的作用，无法将抽动症治愈。

这个孩子治疗了十八年，他们现在终于相信无法单凭药物治好抽动症，但是他们现在不敢停药，也没法停药。

4.长期服用精神类西药导致身体有了依赖性

这个已成年的抽动症孩子告诉我，家长带他去看中医的时候，中医告诉他，最好不要吃用来治疗精神分裂症的西药，一旦吃了就如同上了贼船，上去容易，要想下来却很难。

事实的确如此。如果一个人长期服用大量治疗精神分裂症的药物，结果就类似服用轻微剂量的毒品。

吸毒的人为什么很难戒掉毒瘾呢？因为戒毒的过程太痛苦了，戒毒的时候会出现生理和心理的双重反应，生理的痛苦反应会引发内心极度崩溃的状态。

这个已成年的抽动症孩子告诉我，在中医的指导下，他一边服用中药，一边开始慢慢减少服用西药。他曾经花了两年半的时间慢慢减完所有的西药，比如用一两个月的时间减掉半片，减药的速度很慢，但是在减完所有的西药后，他难受得要命，出现了强迫思维，身体变得僵硬，脸部变得歪斜，内心痛苦得想死掉，他马上住进了医院，重新吃上了西药。

5.十八年单纯治疗引发的其他问题

我问这个已经30多岁的成年抽动症孩子现在是否存在强迫的情况，他回答说："有。"他告诉我他很容易出现不良情绪，火气很大。

我告诉他，这十八年来，他一直在压抑和控制抽动症的这股力量，这股力量无法往外跑，于是只能向里（内）跑，通过其他的方式表现出来，他的强迫和情绪问题都是这股力量往里（内）跑的表现。

我还告诉他，抽动症的这股力量在往里跑，会通过强迫或情绪问题来表现，不仅如此，这股力量还会继续往里跑，让他的内心感到很不舒服。我问他是不是经常觉得内心很不舒服，并且连他自己都说不清楚这种不舒服是怎么回事，而且他会在性格方面比较偏执，在外面容易和别人发生矛盾，别人也很容易让他感到不舒服。

这个已经30多岁的成年抽动症孩子说是这样，所以家长老管着他，不让他干这，也不让他干那。

他的情绪障碍和内心淤堵的状况除了和长期控制症状有关，还和他的原生家庭有直接关系。妈妈对他高度管控，采用共生的养育方式，把自己的感受当成孩子的感受，把自己的想法强加给孩子，当成孩子的想法。妈妈其实并没有真正地看见他，看见才是爱。

6.十八年来锲而不舍地"止"抽

这个已经30多岁的成年抽动症孩子反复告诉我，是因为当初症状特别严重才开始吃药治疗的。他也曾反复表达过，在十八年的治疗过程中，他也曾经有过"治好"的时候。这其实是一种短暂的假稳定状态，当时没有什么动作（症状），但是这个假稳定的过程很短，很快动作就又出现了。

听完他反复的讲述，我发现他和他的父母都完全错误地理解了症状，错误地理解了抽动症，所以才导致了这样的十八年。十八年的吃药治疗只是为了消灭症状，只是为了看不到任何动作表现，只是为了他们所谓的抽动症好了。

他们觉得，只有孩子的抽动症好了，没有动作出现，孩子才是正常的。他们错误的认知导致他们反复治疗，锲而不舍地长期治疗，他们让自己深深地陷入了一个巨大的坑里，而这个坑就是他们自己亲手挖掘的。

海夫人：抽动症的症状表现是妥妥自身情况的晴雨表，症状的出现是自身防御协调机制的需要，症状表现的过程就是康复的机会。症状表现的过程，就是妥妥积极发现问题，勇敢面对问题，并积极主动地帮助自己康复的过程。如果妥妥不让症状表现出来，不利用症状表现的机会来找到自己的薄弱点，不针对薄弱点来进行提高，就等于放弃了康复的机会。

7.十八年治疗换来的人生

这个已经30多岁的成年抽动症孩子告诉我，在他刚刚出现动作的时候，他的爸爸妈妈非常严厉，粗暴地打他、骂他，就是希望他不要动，不要出这种怪样子。后来他便开始了漫长的治疗。

家长把他当成病人，当成不正常的人，又因为感到懊悔而开始溺爱他，不让他做任何事情，让他辍学在家，每天玩游戏，游手好闲。家长一直这样暗示孩子："你是病人，你只要好好的就行，别生病就行。"

在这漫长的十八年里，他和社会脱节，整天宅在家里，整天玩游戏，无所事事，白天的精力无处释放，深夜无法入睡。

一个十八岁或者二十多岁的年轻人，如果什么都不用干，不用学习，不用上班，不用干活，那么到了晚上怎么能正常睡着呢？他自然会晚睡，自然会沉迷网络或游戏，否则他怎么活？

十八年来，父母一直这样暗示孩子："你有病，你的病属于精神不正常的疾病。"因为从刚开始他就是在精神病院拿药，医生开的药都是治疗精神分裂症的药，父母也许对抽动症的理解有误。

十八年来，父母对他的教育方式从粗暴转为溺爱和管控，孩子告诉我他觉得自己很弱，没有什么能力，多年来习惯依赖父母了。

我告诉他，他需要出去工作，需要结交朋友，需要独立，应该去过属于自己的生活，而不是掉进错误理解抽动症的深坑里而被活埋。说完这些话以后，我突然觉得自己的这些话貌似好听但很虚空。因为他要做到这些实在是太难了，但是再难也需要去努力，需要为了自己而勇敢行动，否则他一辈子都会陷在这个坑里，一辈子都会为这个错误买单。

○ 海夫人的建议

1. 身体方面

我告诉他一定要开始运动，做大肌肉的有氧运动，户外运动和健身房运动相结合。无论他是否停药，都要开始运动。

我告诉他，健身房的运动项目往往是单独针对身体的某个特定部位的。如果他的胳膊抽动，就可以到健身房专门锻炼胳膊部位，如举杠铃、吊单杠等。

我建议他每天都要到户外运动，锻炼大肌肉群的有氧运动一定不能少。

我问他是否能做到，他的回答不是很肯定。他告诉我因为他长期宅在家里，无所事事，身体非常虚弱。我告诉他慢慢来，循序渐进，可以从每天运动30分钟开始，慢慢增加运动的时间。

他最需要的是自救，自己行动，自己努力。

2.心智方面

在情绪和心理方面，我告诉他，他需要去学习，多看书，看一些能对他有帮助的书，来提高他自身的能力。

我建议他出去工作，无论做什么工作，搬砖头、干苦力都可以，只要能自食其力就好。

他需要多体验，需要让自己慢慢成长起来。等他有力量了，有能力了，我建议他搬出去住，不要继续和父母住一起。因为父母对他高度管控和共生的养育方式会妨碍他的成长，如果他继续和父母住一起，那么共生带来的伤害和影响就会一直持续。

他长期以来无所事事，他对父母的依赖已经成为习惯，长期被父母养着，自己只是负责"病"着，他要戒断这个依赖的瘾不是那么容易。他需要心理帮助。

3.请保持觉察

他已经停滞了十八年，在这十八年里基本没有成长，对社会几乎一无所知，他需要从零开始努力。万事开头难，他会很容易被击败，重新回到原来穴居的状态。他需要随时保持觉察，需要看见自己，觉察自己，无论出现什么情况，都要努力地去觉察自己和看见自己。

4.保持努力，坚持，坚持，再坚持

当遇到困难或挫折时，一个人如果无力应对，自然就会采用防御的方式。防御在刚开始都是为了自我保护和避免直面痛苦，所以这种防御即便有时是错误的，也是必需的，比如一个人的烟瘾、酒瘾、网瘾、赌瘾、毒瘾等，比如一个人的抑郁状态、强迫状态和焦虑的应急反应等。一个人如果没有初期的这种防御方式，痛苦就有可能直接击垮他。

人生的任何经历、机遇和创伤都不是为了击垮你而存在，而是为了让

你变得更好更强而存在。所有的一切都是成长的契机，前提是你能够正面面对它，而不是一直采用防御的方式。防御的方式只是一种暂时得以喘息的选择，如果一直陷入防御的泥潭，就等于放弃了成长的契机，跌入更深的坑里。这种防御最终就会变成捆绑你的绳索和绞杀你的利刃。

正面面对，看见自己，通过反思反省来认识真正的自己，接纳真实的自己，而不是出于防御的需要来虚构出一个假自我，用这个假自我来自我麻痹。一个人如果无法接纳事实和真相，就意味着拒绝重新开始，就会一直用虚构的假象来自我安慰，或者一直用防御的方式来逃避人生，就像这个一直处在"病"的状态，穴居了十八年的成年抽动症孩子。

没有人能叫醒一个装睡的人，也没有人能改变一个用防御方式逃避现实的人。因为从零开始改变需要的不仅仅是勇气和信心，还包括对事实的接纳、对真实的自己的接纳，也就是要坦然地看见自己，认识自己，愿意从零开始改变，愿意重生。无论经历怎样的痛苦和磨难，都不逃避，也不否认。

力量从来都是一点一点累积出来的。信心也是如此，信心是踏实的产物。虚荣和好高骛远只会摧毁和碾碎信心。一个人无论过去经历了什么，进入了一种什么样的状态，从现在开始，都需要自己对自己负责，自己对自己的成长负责。

海夫人：为了治疗一种症状而长期吃药求医，放弃了成长，放弃了原本正常的人生，他们所做的选择是多么得不偿失啊！

图书在版编目（CIP）数据

爱是最好的良方 / 海夫人著. -- 青岛 ： 青岛出版社，2016.7
　ISBN 978-7-5552-4076-1

Ⅰ.①爱… Ⅱ.①海… Ⅲ.①小儿疾病 - 神经系统疾病 - 康复 Ⅳ.①R748

中国版本图书馆CIP数据核字（2016）第141356号

书　　名	爱是最好的良方
著　　者	海夫人
出版发行	青岛出版社
社　　址	青岛市海尔路182号（266061）
本社网址	http：//www.qdpub.com
邮购电话	0532-68068091
责任编辑	尹红侠
特约编辑	同明书坊　王呈祥
责任校对	赵慧慧　李靖慧　王　韵
封面设计	祝玉华
摄　　影	厉晓东
制　　版	光合时代
印　　刷	青岛双星华信印刷有限公司
出版日期	2016年7月第1版　2024年4月第2版第23次印刷
开　　本	16开（710mm×1010mm）
印　　张	30.25
字　　数	380千
印　　数	154501-163100
书　　号	ISBN 978-7-5552-4076-1
定　　价	52.00元

编校印装质量、盗版监督服务电话：4006532017　0532-68068050